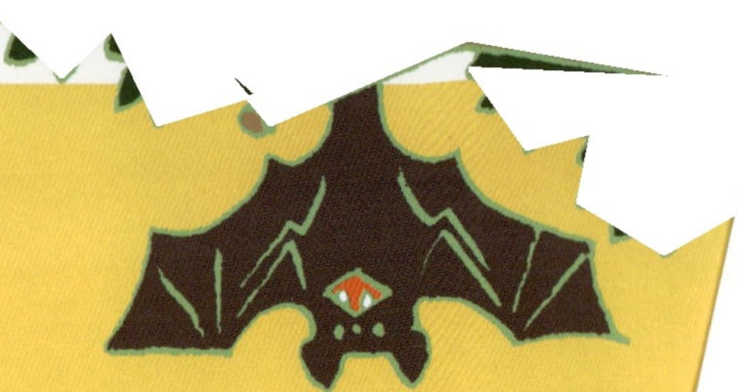

症例から学ぶ

輸入感染症 A to Z ver.2

忽那賢志 著

国立国際医療研究センター
国際感染症センター

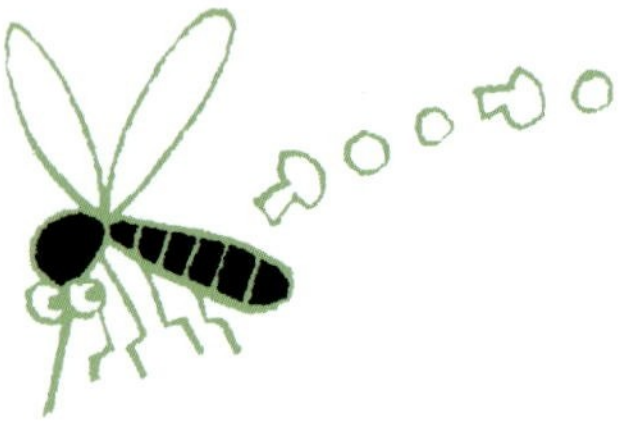

中外医学社

第 2 版の序

『症例から学ぶ　輸入感染症 A to Z』を書いて 4 年が経ちました．4 年前に私がこの本を書いていた頃，西アフリカではエボラウイルス病（エボラ出血熱）が流行しており，いつ日本にも輸入症例が発生するかと戦々恐々の状況でした．国内では 9 例の疑似症が発生したものの，確定例はなく 2016 年 3 月には西アフリカでの流行も終息しました．その後，2015 年には韓国で MERS（中東呼吸器症候群）がアウトブレイクしました．これも日本への輸入例が危惧されましたが，持ち込まれることなく韓国でのアウトブレイクも終焉しました．さらには，2016 年にはジカウイルス感染症の中南米での大流行がみられ，ジカウイルスに感染した妊婦から生まれた新生児が小頭症をはじめとする先天性ジカウイルス感染症の症状がみられたことから大きな社会問題となりました．何を隠そう，私はジカウイルス感染症の国内輸入例の最初の 3 例を診断しており，第 1 版にもその 1 例について「こんな珍しい蚊媒介感染症もあるんだよ～」という感じで紹介していたのですが，まさかこの感染症がこんなに大事になるとは思いもしませんでした……．2017 年にはブラジルで黄熱が流行し，そしてマダガスカルではペストが流行しました．

というわけで，本書が出た後も輸入感染症を巡る状況は刻一刻と変わっています．ありがたいことに，私はこの 2018 年 1 月から国際感染症対策室 医長を拝命し，まさに日本を輸入感染症から守るための仕事に就くことになりました．私にとって天職だと思っています．しかし，もちろん私一人で日本を輸入感染症から守ることはできません．本書が皆さまの輸入感染症の診断・治療のお役に立ち，またそれが日本を輸入感染症から守るための一助となれば幸いです．

2019 年 3 月

忽那賢志

第2版の序

[illegible]輸入感染症 A to Z を書いて[illegible]。[illegible]の本を書いていた頃、西アフリカではエボラウイルス病[illegible]輸入症例が発生するかと[illegible]ものの、確定例はなく[illegible]流行も終息しました。その後、[illegible]年には韓国でMERS（中東呼吸器症候群）がアウトブレイクしました。これらも日本への輸入[illegible]

[illegible]

[illegible]、ありがたいことに、私はこの2018年1月から[illegible]、また日本を輸入感染症から守るための[illegible]。[illegible]しかし、もちろん私一人で日本を輸入感染症から守ることはできません。[illegible]

2019年[illegible]

忽那賢志

初版の序

本書のタイトルは『症例から学ぶ輸入感染症 A to Z』です．最初にお断りしておきますが，看板に偽りあり，です．本書は輸入感染症のすべてを網羅しているわけではありません．実臨床で遭遇する頻度が高い疾患については網羅していますが，無鉤条虫症やスナノミ症などの疾患は扱っていませんし，MERSやインフルエンザH7N9などについても触れていません（初版時）．読者の方が「過大広告だ！」と訴訟を起こされる前に自己申告しておきたいと思います．

本書は「日本で」輸入感染症を診療する際の一助となることを目的として作成いたしました．熱帯感染症やトラベルメディシンの良書はすでにたくさんありますし，私ごときがかなうべくもありません．また，日本国内には私よりも熱帯感染症やトラベルメディシンの造詣が深い先生がたくさんいらっしゃいます．しかし……しかし，なぜ私が本書を書くに至ったかと申しますと，こと「日本で輸入感染症を診る」という点においては，それなりに自負があるからであります．アフリカで診るマラリアと日本で診るマラリアは同じ感染症であっても違います．それは診断へ至る過程の鑑別疾患であったり，検査方法であったり，また治療方法であったり．この本は「日本で」輸入感染症をどう診るのかという視点から書かれており，同じく日本で実臨床をされている臨床医の先生方のお役に立てるのではないかと思っております．

実は本書を書き始めたきっかけは，国立国際医療研究センター国際感染症センター（DCC）で出版予定の『グローバル感染症マニュアル』という本のコラムでした．そこで本書のような「症例から学ぶClinical Problem Solving形式」を取り入れてみたのですが，どうにも前衛的すぎたのか編集者の方に「ちょちょ，ちょっとこれは……（絶句）」ということで不採用になってしまいました．危うくお蔵入りになりかけたところに，中外医学社の岩松さんが「いいですね！」と言ってくださりトントン拍子に書籍化ということになってしまいました．中外医学社の英断（なのかどうなのかわかりませんが）に感謝いたします．本書を書き始めたのは2014年12月ですが，あまりにトントン拍子に進みすぎたため，元々の『グローバル感染症マニュアル』と発売時期が被りそうなのでちょっと気まずいのですが，『グローバル感染症マニュアル』は輸入感染症だけでなく渡航前相談も詳しく載っていますし，マニュアル本として使っていただくことを想定しています．輸入感染症の診断にフォーカスした本書とは内容の重複はあまりないはずですので，ぜひそちらもお読みいただければと思います（よし，これで早川先生には怒られないはずだ……）．なお，本書の内容は私忽那の個人的見解に基づいたものであり，国立国際医療研究センター 国際感染症センターの見解ではありませんので，そこんとこよろしくお願い致します．

私が輸入感染症に興味を持ったのは，ある一人の患者さんがきっかけでした．2010年10月のことです．当時，私は奈良市の市立奈良病院という市中病院で一人感染症医をやっていました．そこで非常に珍しい輸入感染症を経験したのですが（本書にも登場します），私はその症例を通じてすっかり輸入感染症の魅力に取り憑かれてしまいました．ちょうど大曲貴夫先生が国立国際医療研究センターに移動されるという話を聞きつけ，「ここしかない！　そしてこのタイミングしかないッ！」と思い家族を説得し，2012年に国立国際医療研究センターの国際感染症センターという部署にやってきたわけです．そこで今回の国内デング熱や西アフリカでのエボラウイルス病のアウトブレイクといっためくるめく輸入感染症系のイベントを経験できました．東京にやってきて早3年ですが，楽しい仲間に囲まれて本当に退屈しない日々が続いています．もしこの本を読んで輸入感染症に興味を持たれた方がいらっしゃいましたら，ぜひ国立国際医療研究センター 国際感染症センターで一緒に働きませんか？　いつでも見学可能ですのでお待ちしております．

最後に，私に輸入感染症の世界を教えてくださったボス・大曲貴夫先生を始めとする国際感染症センターの皆さま，そして私に学ぶ機会を与えてくれたすべての患者さんに心より感謝いたします．あと，上村も．

2015年3月

忽 那 賢 志

目次

各感染症の流行地域と潜伏期間

01 マラリア感染のリスクのある地域（2010 年）

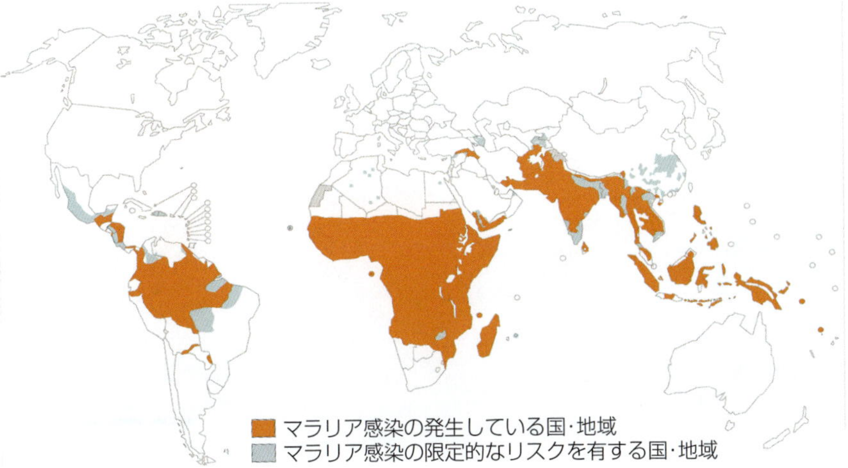
マラリア感染の発生している国･地域
マラリア感染の限定的なリスクを有する国･地域

02 デング熱のリスクのある地域（2013 年）

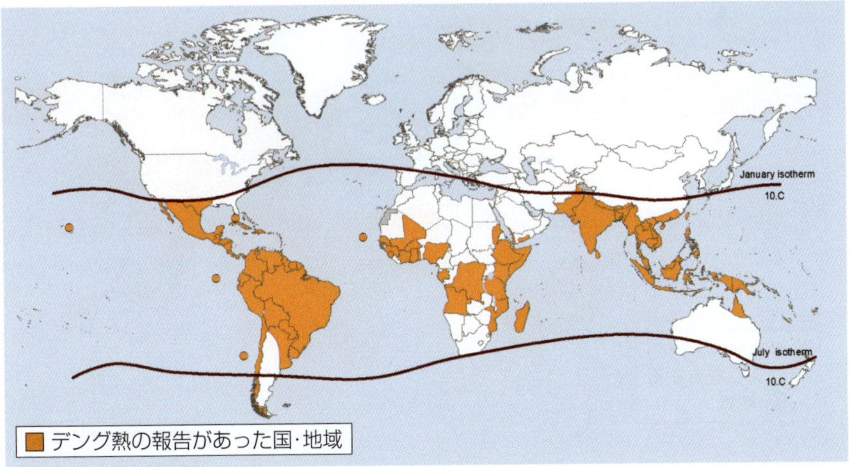
January isotherm
10.C
July isotherm
10.C
デング熱の報告があった国･地域

03 A 型肝炎のリスクのある地域

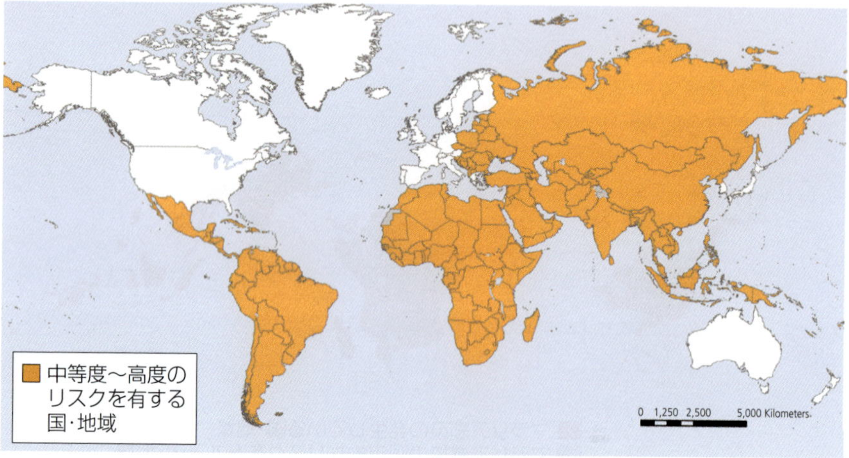
中等度〜高度の
リスクを有する
国･地域
0 1,250 2,500 5,000 Kilometers

04 B 型肝炎のリスクのある地域

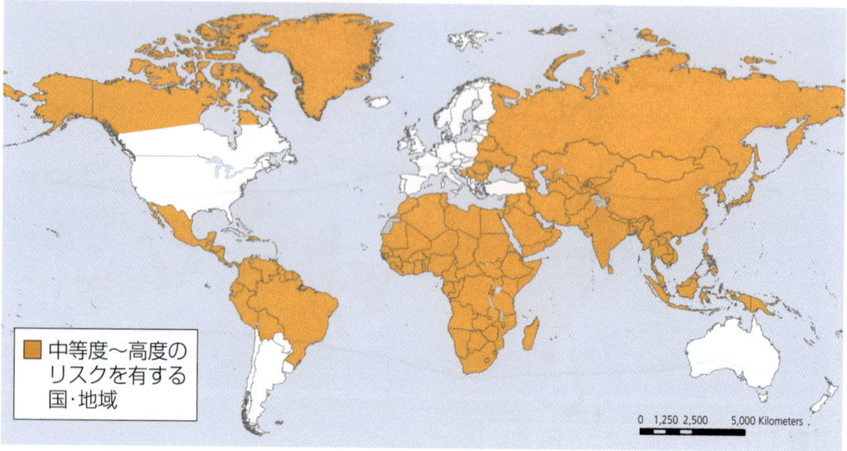
中等度〜高度の
リスクを有する
国･地域
0 1,250 2,500 5,000 Kilometers

05 狂犬病の発生状況

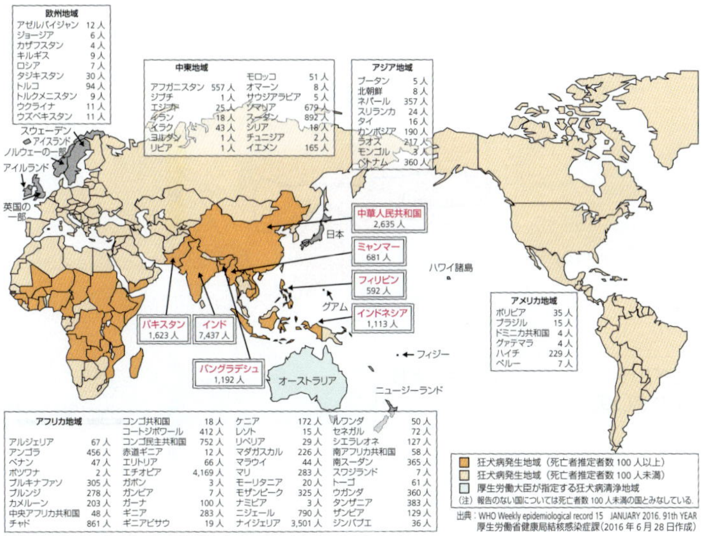
欧州地域
アゼルバイジャン 12 人
ジョージア 6 人
カザフスタン 4 人
キルギス 9 人
ロシア 7 人
タジキスタン 30 人
トルコ 94 人
トルクメニスタン 9 人
ウクライナ 11 人
ウズベキスタン 11 人
中東地域
アフガニスタン 557 人
ジブチ 1 人
エジプト 25 人
イラン 18 人
イラク 43 人
ヨルダン 1 人
リビア 1 人
モロッコ 51 人
オマーン 8 人
サウジアラビア 5 人
ソマリア 679 人
スーダン 892 人
シリア 18 人
チュニジア 2 人
イエメン 165 人
アジア地域
ブータン 5 人
北朝鮮 8 人
ネパール 357 人
スリランカ 24 人
タイ 16 人
カンボジア 190 人
ラオス 217 人
モンゴル 3 人
ベトナム 360 人
スウェーデン
アイスランド
ノルウェーの一部
アイルランド
英国の一部
中華人民共和国 2,635 人
日本
ミャンマー 681 人
フィリピン 592 人
グアム
インドネシア 1,113 人
ハワイ諸島
パキスタン 1,623 人
インド 7,437 人
バングラデシュ 1,192 人
オーストラリア
フィジー
ニュージーランド
アメリカ地域
ボリビア 35 人
ブラジル 15 人
ドミニカ共和国 4 人
グァテマラ 4 人
ハイチ 229 人
ペルー 7 人
アフリカ地域
アルジェリア 67 人
アンゴラ 456 人
ベナン 47 人
ボツワナ 2 人
ブルキナファソ 305 人
ブルンジ 278 人
カメルーン 203 人
中央アフリカ共和国 48 人
チャド 861 人
コンゴ共和国 18 人
コートジボワール 412 人
コンゴ民主共和国 752 人
赤道ギニア 12 人
エリトリア 66 人
エチオピア 4,169 人
ガボン 3 人
ガンビア 7 人
ガーナ 100 人
ギニア 283 人
ギニアビサウ 19 人
ケニア 172 人
レソト 15 人
リベリア 29 人
マダガスカル 226 人
マラウイ 44 人
マリ 283 人
モーリタニア 20 人
モザンビーク 325 人
ナミビア 3 人
ニジェール 790 人
ナイジェリア 3,501 人
ルワンダ 50 人
セネガル 72 人
シエラレオネ 127 人
南アフリカ共和国 58 人
南スーダン 365 人
スワジランド 7 人
トーゴ 61 人
ウガンダ 360 人
タンザニア 383 人
ザンビア 129 人
ジンバブエ 36 人
狂犬病発生地域（死亡者推定者数 100 人以上）
狂犬病発生地域（死亡者推定者数 100 人未満）
厚生労働大臣が指定する狂犬病清浄地域
（注）報告のない国については死亡者数 100 人未満の国とみなしている.
出典：WHO Weekly epidemiological record 15 JANUARY 2016. 91th YEAR
厚生労働省健康局結核感染症課（2016 年 6 月 28 日作成）

06 日本脳炎のリスクのある地域（2012 年）

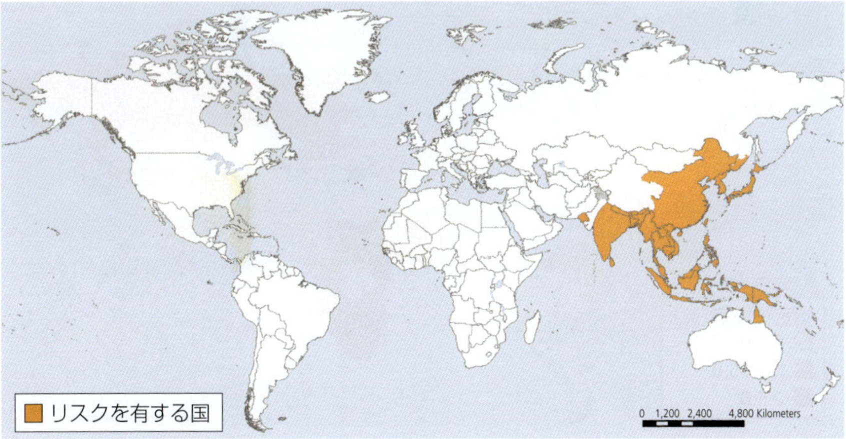
リスクを有する国
0 1,200 2,400 4,800 Kilometers

07 髄膜炎菌性髄膜炎のリスクのある地域（2011 年）

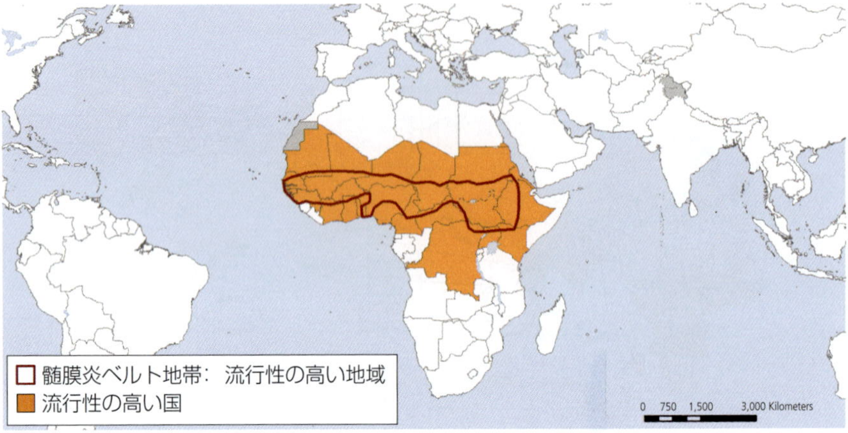
髄膜炎ベルト地帯：流行性の高い地域
流行性の高い国
0 750 1,500 3,000 Kilometers

08 HIV の推定罹患率（2009 年）

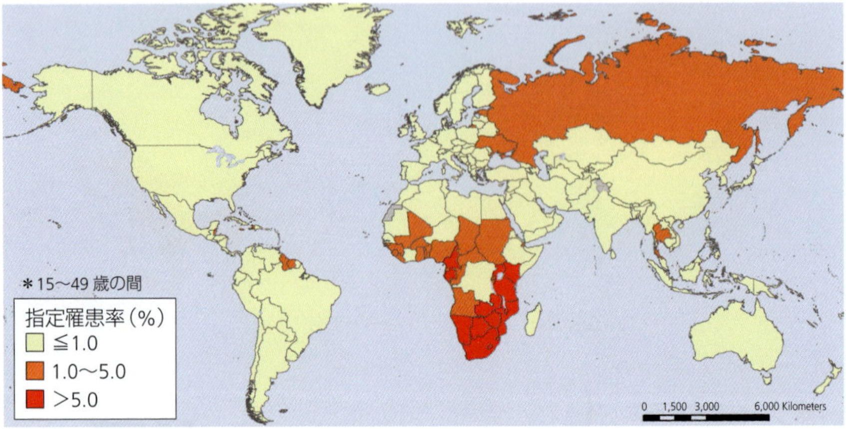
＊15〜49 歳の間
指定罹患率（%）
≦1.0
1.0〜5.0
＞5.0
0 1,500 3,000 6,000 Kilometers

09 住血吸虫症のリスクのある地域（2011 年）

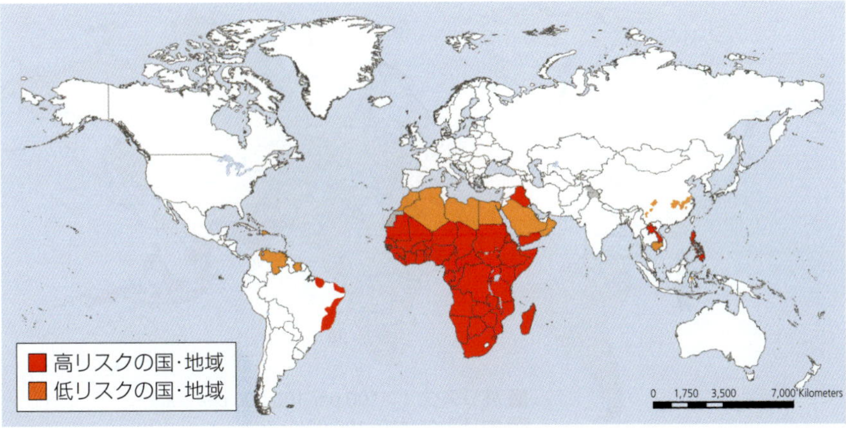
高リスクの国・地域
低リスクの国・地域
0 1,750 3,500 7,000 Kilometers

10 チクングニア熱の流行地域（2018 年 5 月時点）

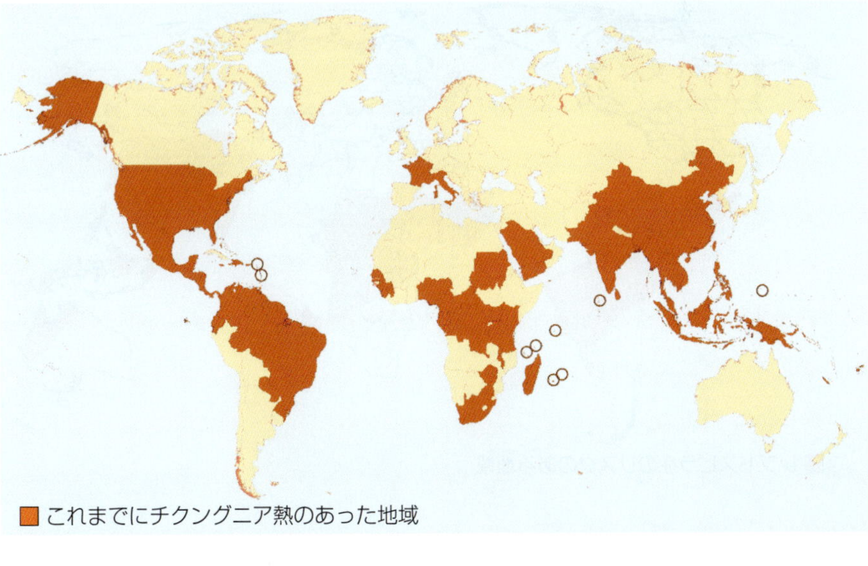
これまでにチクングニア熱のあった地域

11 腸チフスのリスクのある地域

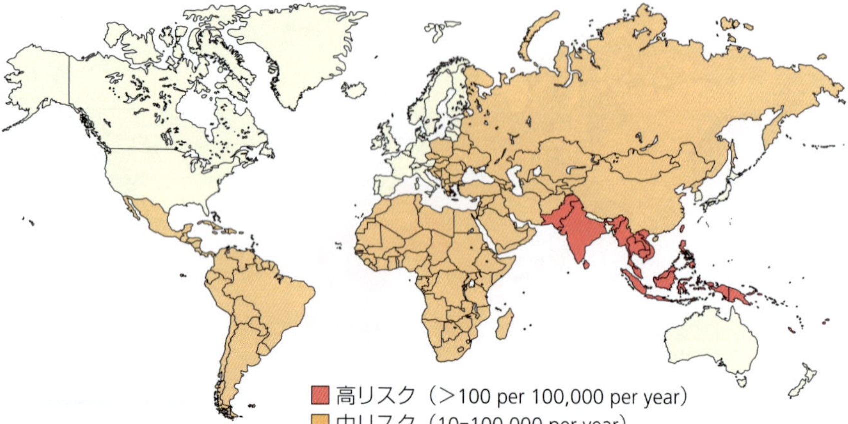

■ 高リスク（>100 per 100,000 per year）
■ 中リスク（10-100,000 per year）
■ 低リスク（<10 per 100,000 per year）

12 レプトスピラ症のリスクのある地域

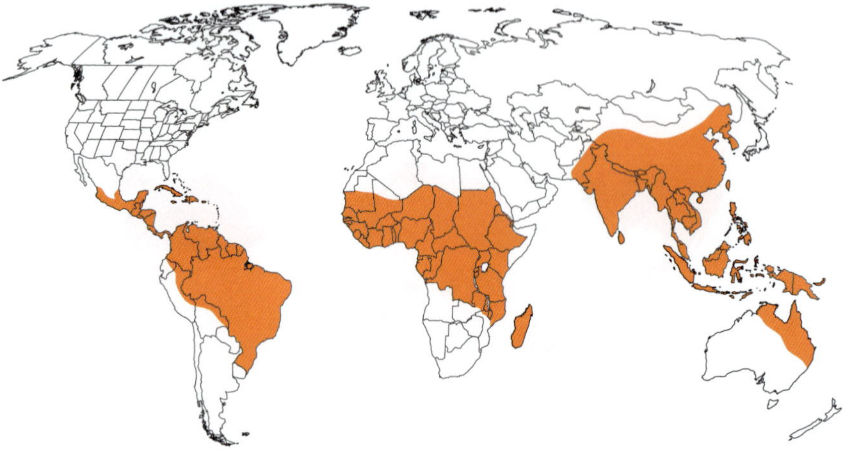

■ レプトスピラ症のリスクのある地域

⑬ エボラ出血熱の流行地域

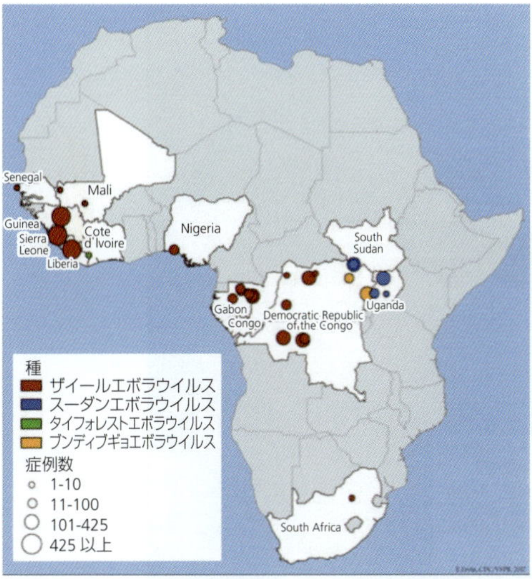

Senegal
Mali
Guinea
Sierra Leone
Cote d'Ivoire
Liberia
Nigeria
South Sudan
Gabon
Congo
Democratic Republic of the Congo
Uganda
South Africa
種
ザイールエボラウイルス
スーダンエボラウイルス
タイフォレストエボラウイルス
ブンディブギョエボラウイルス
症例数
1-10
11-100
101-425
425 以上

⑭ マールブルグ病の流行地域

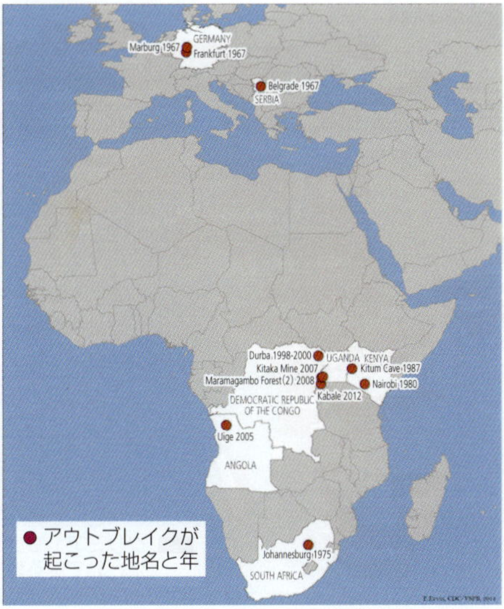

GERMANY
Marburg 1967
Frankfurt 1967
Belgrade 1967
SERBIA
Durba 1998-2000
UGANDA
KENYA
Kitaka Mine 2007
Kitum Cave 1987
Maramagambo Forest (2) 2008
Nairobi 1980
Kabale 2012
DEMOCRATIC REPUBLIC OF THE CONGO
Uige 2005
ANGOLA
Johannesburg 1975
SOUTH AFRICA
アウトブレイクが起こった地名と年

⑮ ラッサ熱の流行地域

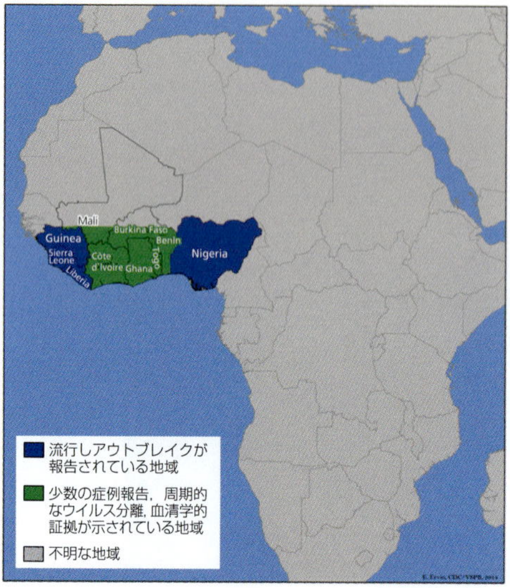
Mali
Burkina Faso
Guinea
Benin
Nigeria
Sierra Leone
Côte d'Ivoire
Ghana
Togo
Liberia
流行しアウトブレイクが報告されている地域
少数の症例報告，周期的なウイルス分離，血清学的証拠が示されている地域
不明な地域

⑯ クリミア・コンゴ出血熱の流行地域

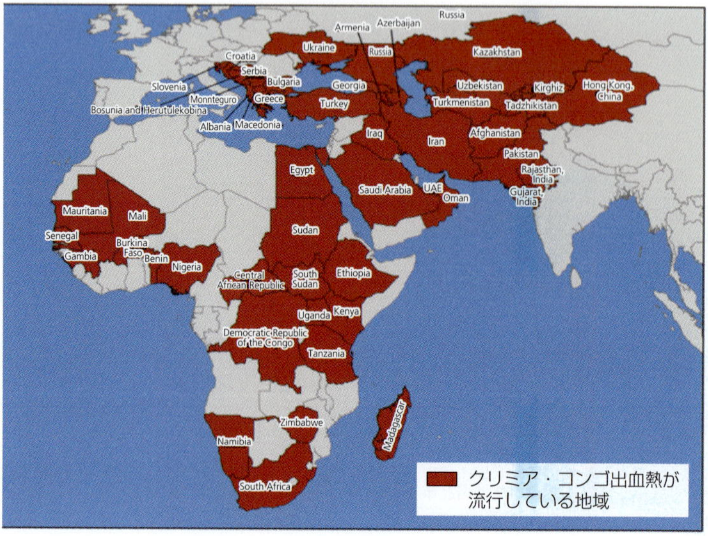
Russia
Armenia
Azerbaijan
Ukraine
Russia
Kazakhstan
Croatia
Serbia
Bulgaria
Georgia
Slovenia
Uzbekistan
Kirghiz
Hong Kong, China
Monnteguro
Greece
Turkey
Turkmenistan
Tadzhikistan
Bosunia and Herutulekobina
Albania
Macedonia
Iraq
Iran
Afghanistan
Pakistan
Egypt
Rajasthan, India
Saudi Arabia
UAE
Oman
Gujarat, India
Mauritania
Mali
Senegal
Sudan
Gambia
Burkina Faso
Benin
Nigeria
Central African Republic
South Sudan
Ethiopia
Uganda
Kenya
Democratic Republic of the Congo
Tanzania
Madagascar
Zimbabwe
Namibia
South Africa
クリミア・コンゴ出血熱が流行している地域

17 ペストの流行地域

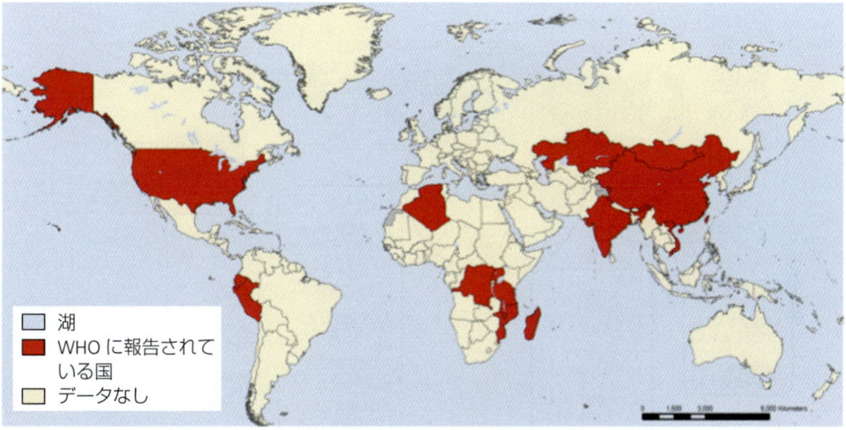
湖
WHO に報告されている国
データなし

18 中東呼吸器症候群の流行地域

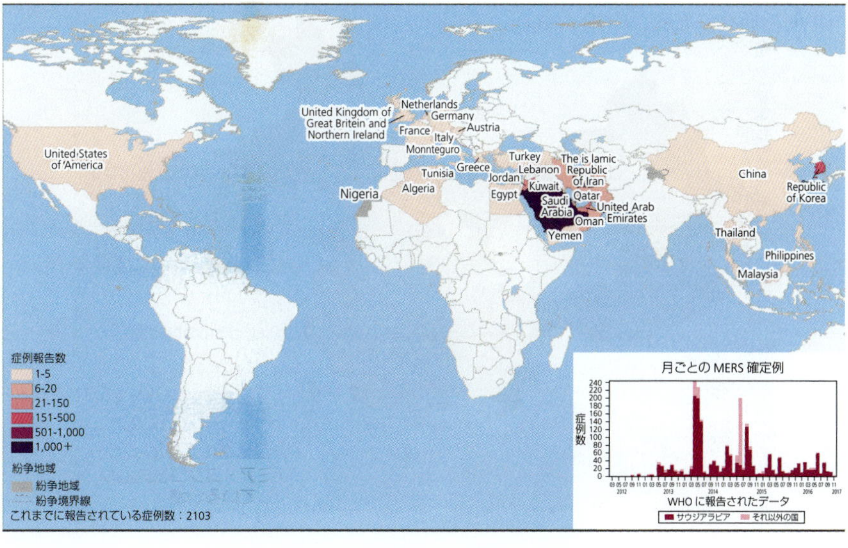
United Kingdom of Great Britein and Northern Ireland
Netherlands
Germany
Austria
France
Italy
Monnteguro
Turkey
The is lamic Republic of Iran
Lebanon
Greece
Tunisia
Jordan
Kuwait
Egypt
Qatar
Saudi Arabia
United Arab Emirates
Oman
Yemen
Nigeria
Algeria
United States of America
China
Republic of Korea
Thailand
Philippines
Malaysia
症例報告数
1-5
6-20
21-150
151-500
501-1,000
1,000＋
紛争地域
紛争地域
紛争境界線
これまでに報告されている症例数：2103
月ごとの MERS 確定例
症例数
WHO に報告されたデータ
サウジアラビア
それ以外の国

19 鳥インフルエンザ H5N1 の流行地域

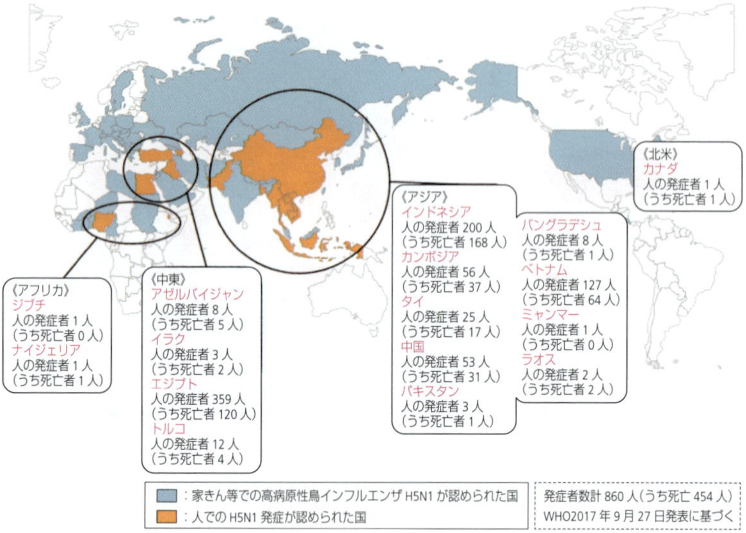
《北米》
カナダ
人の発症者 1 人
（うち死亡者 1 人）
《アジア》
インドネシア
人の発症者 200 人
（うち死亡者 168 人）
カンボジア
人の発症者 56 人
（うち死亡者 37 人）
タイ
人の発症者 25 人
（うち死亡者 17 人）
中国
人の発症者 53 人
（うち死亡者 31 人）
パキスタン
人の発症者 3 人
（うち死亡者 1 人）
バングラデシュ
人の発症者 8 人
（うち死亡者 1 人）
ベトナム
人の発症者 127 人
（うち死亡者 64 人）
ミャンマー
人の発症者 1 人
（うち死亡者 0 人）
ラオス
人の発症者 2 人
（うち死亡者 2 人）
《アフリカ》
ジブチ
人の発症者 1 人
（うち死亡者 0 人）
ナイジェリア
人の発症者 1 人
（うち死亡者 1 人）
《中東》
アゼルバイジャン
人の発症者 8 人
（うち死亡者 5 人）
イラク
人の発症者 3 人
（うち死亡者 2 人）
エジプト
人の発症者 359 人
（うち死亡者 120 人）
トルコ
人の発症者 12 人
（うち死亡者 4 人）
：家きん等での高病原性鳥インフルエンザ H5N1 が認められた国
：人での H5N1 発症が認められた国
発症者数計 860 人（うち死亡 454 人）
WHO2017 年 9 月 27 日発表に基づく

20 鳥インフルエンザ H7N9 の流行地域

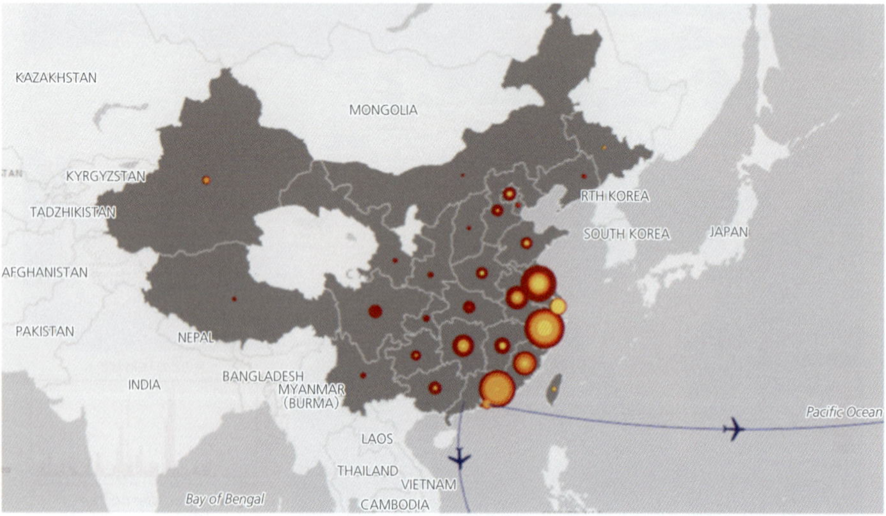
KAZAKHSTAN
MONGOLIA
KYRGYZSTAN
TADZHIKISTAN
RTH KOREA
SOUTH KOREA
JAPAN
AFGHANISTAN
PAKISTAN
NEPAL
INDIA
BANGLADESH
MYANMAR
(BURMA)
Pacific Ocean
LAOS
THAILAND
VIETNAM
Bay of Bengal
CAMBODIA

21 麻疹の流行地域

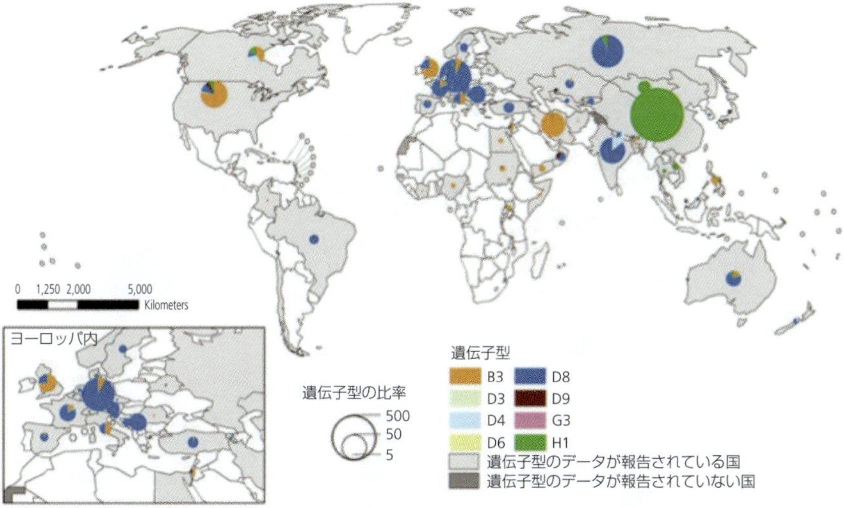
0 1,250 2,000 5,000
Kilometers
ヨーロッパ内
遺伝子型の比率
500
50
5
遺伝子型
B3
D8
D3
D9
D4
G3
D6
H1
遺伝子型のデータが報告されている国
遺伝子型のデータが報告されていない国

22 *P. knowlesi* 感染症が報告されている地域（数字は感染者数を表す）

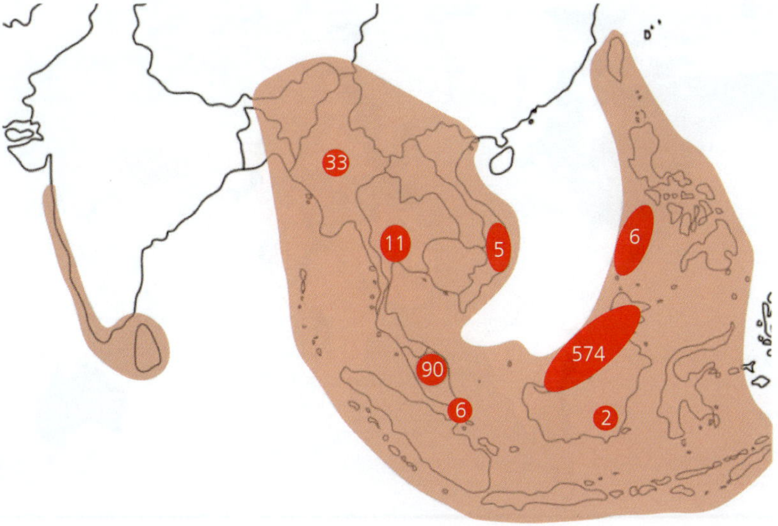
33
11
5
6
574
90
6
2

23 代表的な輸入真菌症の流行地域

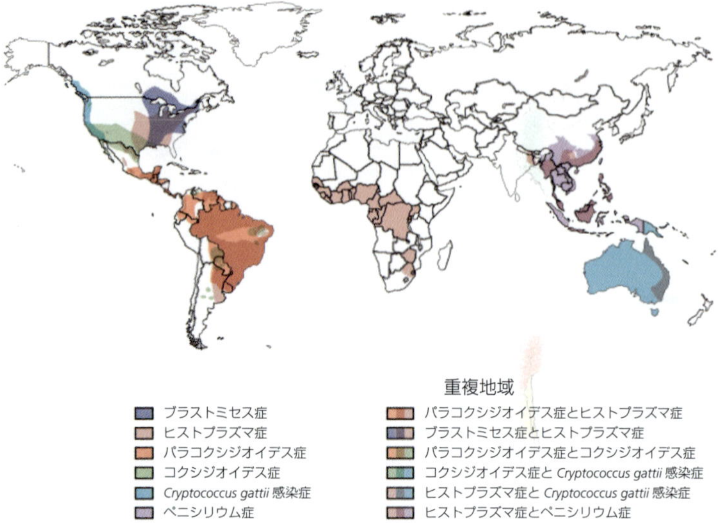
重複地域
ブラストミセス症
ヒストプラズマ症
パラコクシジオイデス症
コクシジオイデス症
Cryptococcus gattii 感染症
ペニシリウム症
パラコクシジオイデス症とヒストプラズマ症
ブラストミセス症とヒストプラズマ症
パラコクシジオイデス症とコクシジオイデス症
コクシジオイデス症と *Cryptococcus gattii* 感染症
ヒストプラズマ症と *Cryptococcus gattii* 感染症
ヒストプラズマ症とペニシリウム症

24 ブルセラ症の流行地域

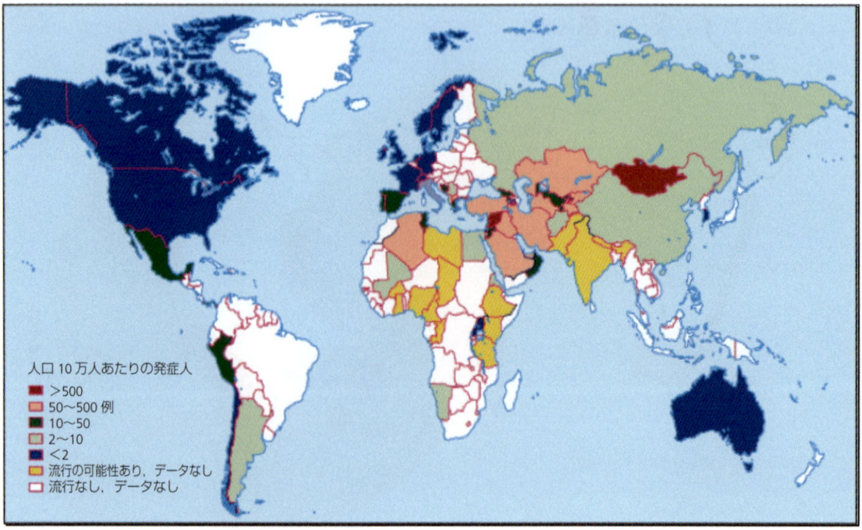
人口 10 万人あたりの発症人
>500
50～500 例
10～50
2～10
<2
流行の可能性あり，データなし
流行なし，データなし

25 地域別にみた旅行者下痢症のリスク

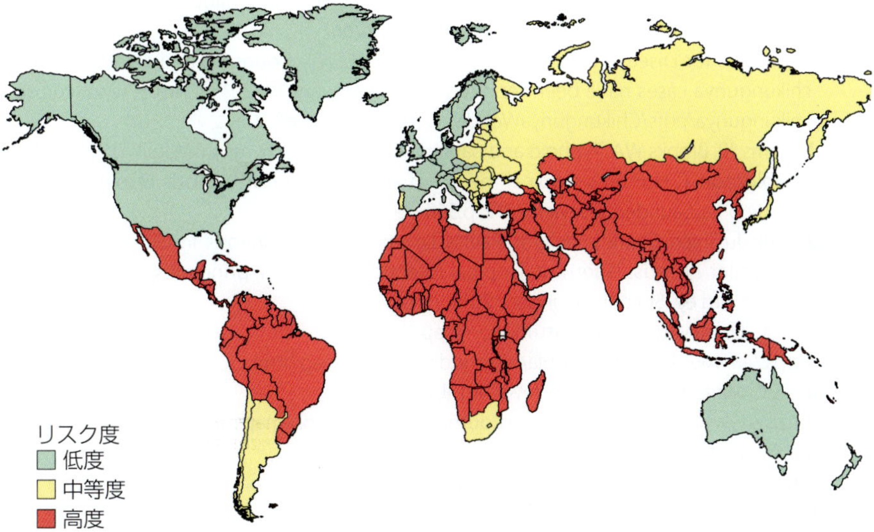
リスク度
低度
中等度
高度

26 潜伏期別にみた輸入感染症

Short（＜10days）	Medium（11-21days）	Long（＞30days）
デング熱	マラリア（特に *P. falciparum*）	マラリア
チクングニア熱	レプトスピラ症	結核
ジカ熱	腸チフス	ウイルス性肝炎（A，B，C，E）
ウィルス性出血熱	麻疹	類鼻疽
旅行者下痢症	トリパノソーマ症	急性 HIV 感染症
黄熱	ブルセラ症	住血吸虫症
リケッチア症	トキソプラズマ症	フィラリア症
インフルエンザ	Q 熱	アメーバ肝膿瘍
レプトスピラ症		リーシュマニア症

[出典]

01〜09, 17, 19, 21: World Health Organization（WHO）. International travel and health. Disease distribution maps. http://www.who.int/ith/en/

10: Centers for Disease Control and Prevention（CDC）. Countries and territories where chikungunya cases have been reported（as of February 10, 2015）. http://www.cdc.gov/chikungunya/pdfs/ChikungunyaWorldMap_02-10-2015.pdf

11: Harris JB, Brooks WA. Typhoid and paratyphoid（enteric）fever. In: Magill AJ, Ryan ET, Hill D, Solomon T. Hunter's tropical medicine and emerging infectious diseases. 9th ed. Philadelphia: Saunders Elsevier; 2012. p.568–79.

12: Wun-Ju Shieh, Charles Edwards, Paul N. Levett, et al. Leptospirosis. In: Guerrant RL, Walker DH, Weller PF, eds. Guerrant Tropical infectious diseases–principles, pathogens and practice. 3rd ed. St Louis: Saunders; 2011. p.303–7.

13: CDC, Ebola virus disease distribution map
https://www.cdc.gov/vhf/ebola/history/distribution-map.html

14: CDC, Marburg hemorrhagic fever distribution map
https://www.cdc.gov/vhf/marburg/outbreaks/distribution-map.html

15: CDC, Lassa fever distribution map
https://www.cdc.gov/vhf/lassa/outbreaks/index.html

16: Crimean-Congo hemorrhagic fever distribution map
https://www.cdc.gov/vhf/crimean-congo/outbreaks/distribution-map.html

18: https://www.who.int/emergencies/mers-cov/map-17-november-2017.png?ua=1

20: ECDC, Distribution of confirmed A（H7N9）human cases
https://gis.ecdc.europa.eu/influenza/H7N9/

22: Kantele A, Jokiranta TS. Review of cases with the emerging fifth human malaria parasite, Plasmodium knowlesi. Clin Infect Dis. 2011; 52: 1356–62.

23: Schwartz S, Kontoyiannis DP, Harrison T, et al. Advances in the diagnosis and treatment of fungal infections of the CNS. Lancet Neurol. 2018; 17: 362–72.

24: Pappas G, Papadimitriou P, Akritidis N, et al. The new global map of human brucellosis. Lancet Infect Dis. 2006; 6: 91–9.

25: Jong EC. Traveler's diarrhea: prevention and self–treatment. In: Jong EC. Jong travel and tropical medicine manual. 4th ed. Philadelphia: Saunders; 2008. p.1–17.

26: Spira AM. Assessment of travelers who return home ill. Lancet. 2003; 361: 1459–69.

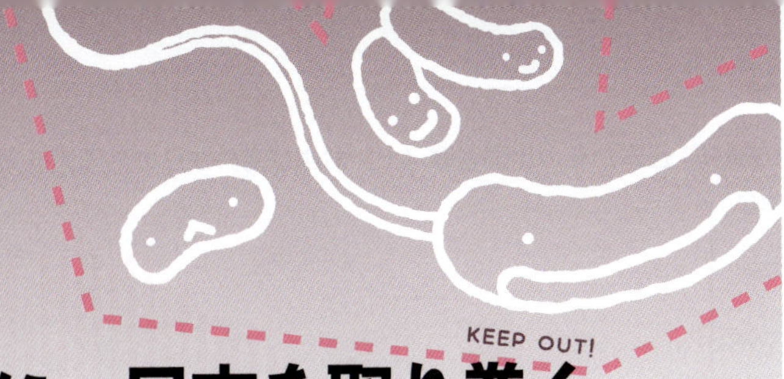
KEEP OUT!

A: はじめに〜日本を取り巻く輸入感染症

忽那: 上村よ．名著『症例から学ぶ　輸入感染症 A to Z』が出版されて4年が経とうとしているな．

レジデント上村: そうッスね．あれ，さっぱり売れなかったッスね．

売れ行きのことは言うなッ（泣）！　しかし，出版社があまり刷ってくれなかったせいでもはや絶版化しており，一部のマニアの間では高値で取引されているという…….

そんな話，聞いたことないッス．

だが上村よ……4年というのは長いよな．思えばこの4年の間にいろんなことがあっただろう…….

はい……例えば佐村河内守さんのゴーストライター問題とかありましたね．

どうでもいいことを思い出させるなッ！　そうじゃない，輸入感染症関係の話題だッ！　例えば外国人観光客がこの4年間にどれくらい増えたか知っているか．

え……えーと，4億人くらいですか？

多すぎだッ！　普通は空気を読んで少なめの数を言うんだよッ！　第1版が出た2015年には約2000万人だった外国人観光客が，2018年は約3000万人と1.5倍に増えてるのだッ！

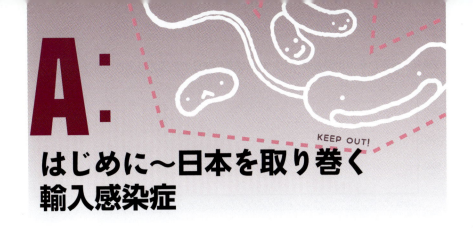

図A-1 日本からの出国者数（上）および海外からの外国人観光客の推移（下）

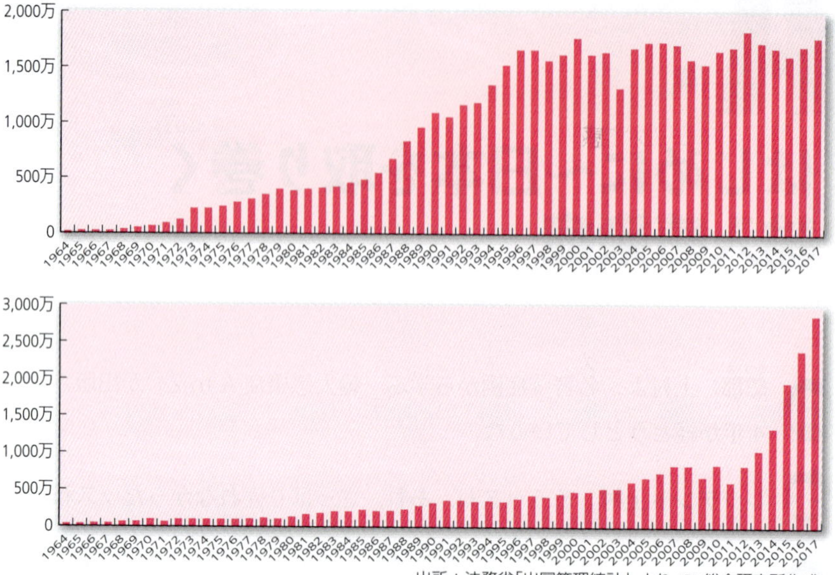
2,000万
1,500万
1,000万
500万
0
1964 1965 1966 1967 1968 1969 1970 1971 1972 1973 1974 1975 1976 1977 1978 1979 1980 1981 1982 1983 1984 1985 1986 1987 1988 1989 1990 1991 1992 1993 1994 1995 1996 1997 1998 1999 2000 2001 2002 2003 2004 2005 2006 2007 2008 2009 2010 2011 2012 2013 2014 2015 2016 2017
3,000万
2,500万
2,000万
1,500万
1,000万
500万
0
1964 1965 1966 1967 1968 1969 1970 1971 1972 1973 1974 1975 1976 1977 1978 1979 1980 1981 1982 1983 1984 1985 1986 1987 1988 1989 1990 1991 1992 1993 1994 1995 1996 1997 1998 1999 2000 2001 2002 2003 2004 2005 2006 2007 2008 2009 2010 2011 2012 2013 2014 2015 2016 2017

出所：法務省「出国管理統計」より JTB 総合研究所作成

（法務省出国管理統計および日本政府観光局発表資料より）

ほ～ん．確かに最近中国人旅行者とかよく見かけますよね．爆買いとか流行りましたしね．

図A-1 のように，日本から海外に行く人は毎年 1600 万人前後で安定しているが，海外から日本に来る観光客は急激に増加傾向なのだッ！

……だから輸入感染症が増えると？　つまり「オレの時代が来る」って言いたいわけですか？

いや，オレの時代ってわけじゃないけど……増えるか増えないかで言ったら増えるだろ．実際にデング熱の報告数なんか経時的に増えてるしな．

うーん，なんか短絡的なんだよな～．

ムカッ！　それだけじゃないぞッ！　2020 年には東京オリンピック・パラリンピックが開催されるだろう．

そうそう．オープニングは誰が演奏するのか気になりますね．個人的には佐村河内守さんに務めてほしいと思ってます．

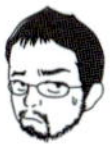
いいかげん佐村河内守のことは忘れろッ！　オリンピック開催は確かに興行的には重要だが感染症のリスクがあることも忘れてはならないのだッ！

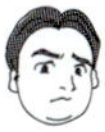
オリンピックで感染症ですか？

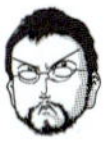
東京都によるとオリンピック期間中の一日の来場者数は最大 92 万人にも上るという……これは言い換えればマスギャザリング（mass gathering）なのだッ！

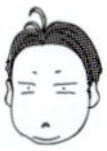
マスギャザリング？　なんですかそれ？

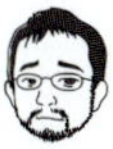
マスギャザリングとは，日本集団災害医学会では「一定期間，限定された地域において，同一目的で集合した多人数の集団」と定義されている．まさにオリパラのためにある言葉だろう．

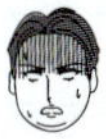
すいません，「マスギャザリング」って言葉を聞くと，なぜかルー大柴が「トゥギャザーしようぜ！」と言っている光景が脳裏に蘇るんですけど…….

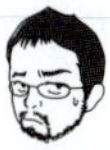
ホントになんでなんだよ．

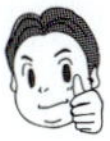
でも待てよ……マスギャザリングってつまり，ある特定の場所に多くの人がトゥギャザーしちゃうってことですよね？　ルー大柴の言ってることは間違ってないじゃないですか！

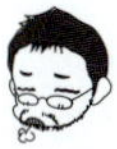
なんでそんなにルー大柴の肩を持つんだよ．

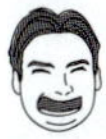
でもマスギャザリングの何がまずいんですか？　一緒にトゥギャザーすればいいじゃないですか．

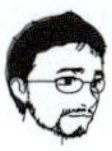
率直に言うと，感染症が流行するんだよ．例えば世界スカウトジャンボリーってイベントを知ってるか．公式ホームページによると「世界スカウトジャンボリーは，4 年に 1 度開かれる世界スカウト機構主催のスカウトの大会です．世界スカウト機構は，世界で 3,000 万人が参画する世界最大の青少年運動組織です」とある．

へー．スカウトの大会ってのがよくわかりませんが，何やら楽しそうですね．

その世界スカウトジャンボリーが 2015 年に日本の山口県で開催されたのだッ！

なんでまたそんな何もないところで…….

何もないから集まりやすかったようだな．なんとここに世界 155 の国と地域から約 3 万 4 千人の青少年が集まり，約 2 週間にわたって，キャンプをしながらワイワイ楽しんだらしい．

ちょ！　それめっちゃ甘酸っぱいイベントじゃないですか！　風紀が乱れているッ！　許せないッ！

羨ましいだけだろ．

しかも人のいない山口県に 3 万 4 千人って……トゥギャザーしすぎでしょ！　山口県民はパニックになりますよ！　さすがのルー大柴もストップをかけますよ！

おまえは山口県民をどう思ってるんだ．別にパニックになりはしない．参加者はキャンプをするわけだから，県民に大きな影響はない．

若者たちが集まってキャンプか……なんだかいかがわしいことがいっぱいありそうですね．

いかがわしいこともあっただろうが，この世界スカウトジャンボリーでは髄膜炎菌感染症のアウトブレイクが起こってしまったんだよ．

髄膜炎菌？

飛沫感染する危険な感染症だ．この大会に北スコットランドから参加していた 3 名，スウェーデンから参加していた 2 名が日本からの帰国途中または帰国後に髄膜炎菌感染症と診断されたのだッ[1]！　日本の，山口県のような人のいない田舎町でも人がたくさんトゥギャザーすれば感染症が流行しうる．これがマスギャザリングの怖いところだ．

表A-1 マスギャザリングで流行が懸念される感染症

・蚊媒介感染症：デング熱，チクングニア熱，ジカ熱など
・髄膜炎菌感染症
・麻疹・風疹・おたふく・水痘
・インフルエンザ（熱帯・亜熱帯地域からの持ち込み）
・感染性腸炎（ノロウイルス，サルモネラ，病原性大腸菌 O157）

（Gautret P, et al. Int J Infect Dis. 2016; 47: 46–52 を参考に作成）[2]

先生こそ山口県のことを何だと思ってるんですか．山口大学出身のクセに．

ちなみにマスギャザリングで流行しうる感染症は髄膜炎菌感染症だけではない．これまでにマスギャザリングと関連して流行した感染症，流行が懸念される感染症としては 表A-1 のようなものが挙げられる．

ほーん．で，マスギャザリングが起こるから輸入感染症を知っておくのが重要だと．プラマニュよりも重要だと．

いや，決してそこまでは…….

でもまあ確かに 2014 年のとき[3]みたいに国内でデング熱が流行ったりしたら困りますもんね．

そう，その通りだッ（キラーン）！　我々は 2020 年に向けて輸入感染症についての知識を今一度再確認する必要があるのではないだろうか！

うーん，まあそうかもしれませんね．

よしッ！　ではさっそく症例から学んでいこうではないかッ！

参考文献

❶ Kanai M, Kamiya H, Smith-Palmer A, et al. Meningococcal disease outbreak related to the World Scout Jamboree in Japan, 2015. Western Pac Surveill Response J. 2017; 8: 25–30.

❷ Gautret P, Steffen R. Communicable diseases as health risks at mass gatherings other than Hajj: what is the evidence? Int J Infect Dis. 2016; 47: 46–52.

❸ Kutsuna S, Kato Y, Moi ML, et al. Autochthonous dengue fever, Tokyo, Japan, 2014. Emerg Infect Dis. 2015; 21: 517–20.

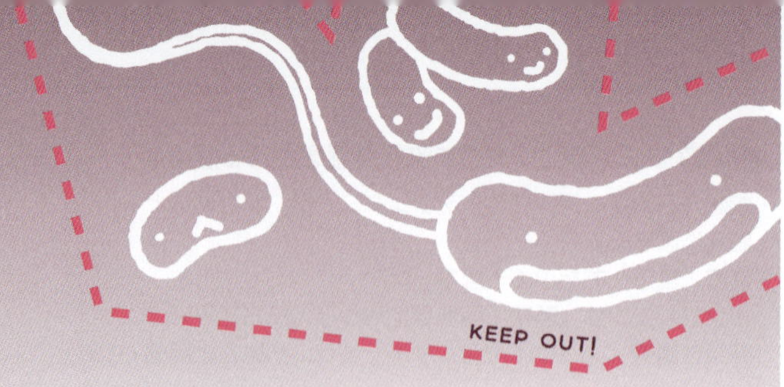
KEEP OUT!

B: 海外渡航歴を取ろう！

CASE

特に既往のない40代の日本人男性が３日前に出現した発熱・頭痛・関節痛を主訴に国立国際医療研究センター（以下NCGM）を受診した．

発熱が出現した当日に近医を受診し，感冒と診断され対症療法で経過観察されていた．その後も症状が改善しないため本日近医を再診したところ，当院に紹介となった．

よし，上村．まずはこの症例から学んでいこう．さっそくアセスメントすべしッ！

えーと，40代男性の発熱・頭痛・関節痛ですか……．これって典型的なインフルエンザ様症状ですよね．たいしたことなさそうですし，インフルエンザの迅速診断検査をやって，陽性であっても陰性であってもオセルタミビルを処方して帰宅してもらおうと思います．以上ッス．

いきなりたくさん突っ込みどころのあることを言うんじゃないッ！　そもそも本当にこの人はインフルエンザらしいって言えるのか？

はい，自分がインフルエンザになったときも高い熱が出て頭も全身も痛かったです．

そのとき他に症状はなかったか？

そういえば……ノドが痛くて，咳も出てました．

そう，普通はインフルエンザでは気道症状を伴うよな[1]．鼻水・咽頭痛・咳のどれもなければインフルエンザらしくはない．そもそも，陽性でも陰性でもオセルタミビルを処方するなら，インフルエンザの迅速診断検査はやる必要はないだろう．

た，確かに……医療費の無駄ですね．

そしてすでに発症から３日経っている基礎疾患のないインフルエンザ患者にオセルタミビルを処方する必要はないだろ．オセルタミビルは 48 時間以内に内服しなければメリットはないッ！

はいはい，そうですね……失礼しました……．

感染症診療も「Choosing Wisely」のアプローチで考えていかねばならないのだッ！

既往歴は特になく，アレルギーもない．現在は３日前に近医で処方された総合感冒薬を飲んでいる．喫煙や飲酒はしない．職業は希少植物を販売する会社の経営者である．周囲の人で同様の症状の人はいないという．

うーん，既往もないし，他にも何の特徴もないですね……．発熱，頭痛，関節痛か……．困ったな……．

何で困るんだ？

だって，感染症であれば普通はノドが痛かったり，咳が出たり，排尿時の違和感があったり，炎症がある部位を示唆する症状があるじゃないですか．この患者さんはそういう症状がないから診断が難しそうじゃないですか．

なるほど．つまり症状が非特異的な全身症状だけだということだな．まず，患者さんが訴えていないからといって本当にフォーカスを示唆する症状がないかはまだわからないだろう．このような患者さんを診るときは，丁寧に Review of Systems を聴取すべしッ！　具体的には，

- 悪寒，寝汗，体重減少
- 視覚異常
- リンパ節腫脹（無痛性・有痛性）
- 鼻汁，咽頭痛
- 咳嗽，痰，息切れ
- 嘔気・嘔吐，腹痛，下痢，テネスムス
- 皮疹，潰瘍病変
- 頭痛
- 感覚障害や脱力，精神状態の変化，けいれんなどの神経学的症状
- 排尿時違和感，尿道分泌物・帯下の増加や性状の変化

などを確認しよう．

わかりました！　聞いてみます．

〈本症例の Review of Systems〉

ROS（＋）：発熱，頭痛，関節痛，筋肉痛

ROS（－）：鼻汁，咽頭痛，咳嗽，嘔気・嘔吐，腹痛，下痢，
排尿時違和感，尿道分泌物，尿道分泌物

忽那先生，よ～く聞いてみましたが，やっぱり炎症のフォーカスを示唆するような症状はありませんでした．

ふむ．とすると，この患者さんはいわゆる「フォーカスがはっきりしない発熱患者」と位置づけることができるな．

先生，さっきからそう言ってるじゃないですか（白目）！

落ち着くんだ上村．白目になるな．「フォーカスがはっきりしない発熱患者」というと，一見診断が難しいように思いがちだが，逆に診断を狭めることもできるんだ．

といいますと……？

もちろんフォーカス不明の発熱には，薬剤熱，深部静脈血栓症，腫瘍熱などの非感染症も含まれるが，急性の経過をたどる感染症に絞って考えると，

〈フォーカスがはっきりしない発熱を呈する感染症の例〉

血流感染症：感染性心内膜炎

肝胆道系感染症：胆管炎，肝膿瘍

泌尿器系感染症：腎盂腎炎，急性前立腺炎

消化管感染症：感染性腸炎（特にキャンピロバクター腸炎の初期）

などが考えられるな．あとはもう一つ，君は何か大事なことを忘れてないかい．この本は何てタイトルの本だったっけ？

えーと，確かレジデント上村くんが指導医に怒られないためのテクニックを紹介した『ドクター上村の愛されレジデントになろうぜベイベー』です！

著作権的に微妙な冗談を言うんじゃないッ！　この本のタイトルは『症例から学ぶ　輸入感染症 A to Z』だッ！

ああ，そうでしたね……それが何か？

マラリア，デング熱，腸チフス，レプトスピラ症，リケッチア症，急性 A 型肝炎といったコモンな輸入感染症は発熱，頭痛，関節痛，筋肉痛といったフォーカスがはっきりしない発熱＋全身症状を呈するのだッ！

ポイント　輸入感染症はフォーカスがはっきりしない発熱＋全身症状を呈することが多い

えっ……でも，この患者さんは海外に行ったなんて一言も言っていませんよ？

海外渡航歴は患者さんが必ず教えてくれるとは限らないのだッ！　だって 海外に行ったことが今の症状の原因になっているなんて，医療従事者じゃなければなかなか考えないだろう．海外渡航歴はわれわれ医療従事者から取らないと！　輸入感染症の診断はまず海外渡航歴を聴取することから始ま

るのだッ！

ポイント **輸入感染症の診断はまず海外渡航歴を聴取することから！**
患者さんが教えてくれるとは限らない！

なるへそ……．じゃあさっそく聞いてみます．

患者に海外渡航歴を確認したところ，夏休みにインドネシアに行っていたとのことであった．

スウォ～イ！　海外渡航歴がありましたッ！

海外渡航歴があるとわかることで鑑別診断が大きく広がることがあるからな．こういう患者さんに海外渡航歴を聴取するのはとても大事ということだ．

こういう患者さんって……例えばどういう患者さんに海外渡航歴を聞けばいいんでしょうか？

うむ．海外渡航歴があるかどうかの確認なんてまあ大した手間じゃないと思うし，すべての患者さんに聞いてもいいとは思うが，さすがに「骨折しました」とか「睡眠薬を飲み過ぎました」とかの主訴の患者さんに海外渡航歴を聞くのはどうかとも思うので，自分は発熱，下痢，皮膚症状のある患者さんには必ず聞くようにしている．あとは時と場合によるかな．

なぜ発熱，下痢，皮膚症状の３つなんですか？

GeoSentinel という NCGM（国立国際医療研究センター）も加わっている世界中のトラベルクリニックのサーベイランス・ネットワークがあるんだが，この GeoSentinel のサーベイランスによると熱帯・亜熱帯から帰国後に病院を受診する患者の主訴として最も多かったのが発熱，下痢，皮膚症状の３つだった．だから私はこの３つの症状のいずれかがあれば輸入感染症を疑うきっかけにしているのだッ！

ポイント **熱帯・亜熱帯地域から帰国後の患者の主訴として多いのは，発熱，下痢，皮膚症状．このいずれかの症状があれば積極的に海外渡航歴を取ろう！**

んな〜る！　わかりました！

よし，じゃあこの調子で診断してみろッ！

診断はズバリ……マラリアです！

えっ……マラリア？　なんで？

いや……その……ノリです．

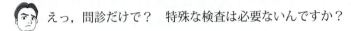

ノリで診断しようとしてんじゃねえ！　このダボがあ！

ひえええええええ！　サーセン！　でも……インドネシアの渡航歴があったことはわかったんですが……そこからどうしたらいいかまったくわかりません．頭の中が真っ白になっちゃって……海外で感染する熱が出る病気っていうとマラリアしか出てこなくて…….

なるほど．じゃあこの患者さんの診療はとてもよい機会だな．患者さんに感謝しよう．輸入感染症の診断のアプローチはそんなに難しくない．基本通りにやれば，多くの場合「問診」だけで鑑別疾患を絞り込めるのだッ！

えっ，問診だけで？　特殊な検査は必要ないんですか？

まあ確定診断には特殊な検査が必要になることが多いけどな．確定診断の前に，いくつまで鑑別疾患を絞り込めるかが輸入感染症の腕の見せどころなのだ…….

な〜る！　やってみます！

参考文献

❶ Call SA, Vollenweider MA, Hornung CA, et al. Does this patient have influenza? JAMA. 2005; 293: 987–97.

❷ Freedman DO, Weld LH, Kozarsky PE, et al; GeoSentinel Surveillance Network. Spectrum of disease and relation to place of exposure among ill returned travelers. N Engl J Med. 2006; 354: 119–30.

COLUMN ＊ コラム

ポケモンGO

ポケモンGO，まだやってるんですよ，私．「あったなー，そんなの」って感じだと思いますが，私はまだ現役です．ブームが起こったのはもう2年前です．あのときは老若男女問わずやってましたね．私もリリースされた当初から初めて，一緒に盛り上がったクチです．しかし，数ヶ月もするとだんだんとポケモンGO人口は減り始め，最初は一緒にポケモンを捕まえに外出していた子どもたちもついてこなくなり，周りでやってるのは中高年だけですな．なんで続けちゃうんでしょうかねえ．もはやポケモンGOプラスっていう自動捕獲グッズまで買っちゃって，自転車通勤中にも捕まえてますからね，全自動で．何が楽しいんだっていう．もちろん課金もしてますよ，ええ．

コレクター本能をくすぐるっていうんですかね．私，マダニも狩ったりすることがあるんですが，それと似たような感覚があるんですよね．「ピカチュウ，ゲットだぜ！」っていう感覚と「フタトゲチマダニ，ゲットだぜ！」っていう感覚が似てるんですよ．似てないか．失礼しました．

そもそも僕，ポケモン世代じゃないから全然知らないんですよ，もともと．ピカチュウしか．まあ今では300匹以上覚えてますけどね．あとは最近はフレンド機能とかもあって，ポケモン友達同士でギフトを送り合ったりバトルできたりするので楽しいんですよ．名前は言えませんが，かの感染症業界で偉いあの先生も私のポケモンフレンドですからね．ちなみに私のトレーナーコードは666533592900ですのでトレーナーの方はぜひ申請を送ってください．おっと，そろそろレイドバトルが開催される時間なんで失礼します．

C:

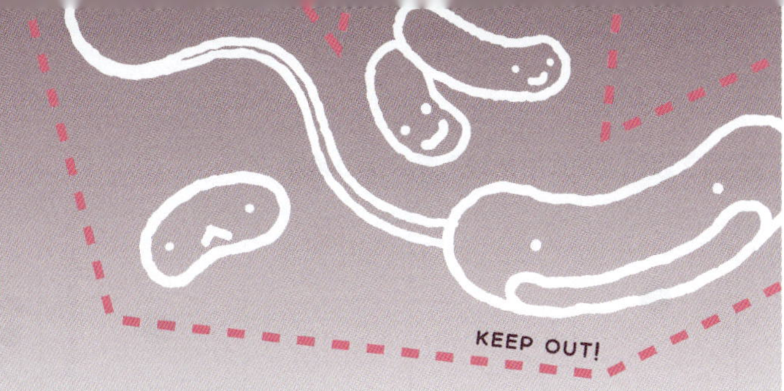
KEEP OUT!

渡航地はどこだ！

CASE

（前回からのつづき）

インドネシアに海外渡航歴がある，特に基礎疾患のない 40 代男性が発熱，頭痛，関節痛を主訴に NCGM を受診した．

インドネシア渡航後であることはわかったんですが，そこからどう進んだらいいかわかりません！

いいか, 上村……輸入感染症の問診で重要なのは「渡航地」「潜伏期」「曝露歴」の 3 つだッ！

ポイント **輸入感染症の問診で重要なのは「渡航地」「潜伏期」「曝露歴」の3つ！**

「渡航地」「潜伏期」「曝露歴」って言われても……よくわかりません！

じゃあまず「渡航地」から考えてみよう．この患者さんはインドネシアに渡航歴があるんだよね．インドネシアはどこにある国かわかるか？

アジアです．

そう，アジア．もっと細かく分類すると東南アジアだ．「東南アジア渡航後」というだけで鑑別はかなり絞られるのだッ！

え，それだけでですか？

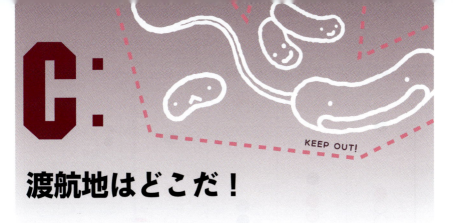

図C-1 渡航地別にみた輸入感染症の頻度

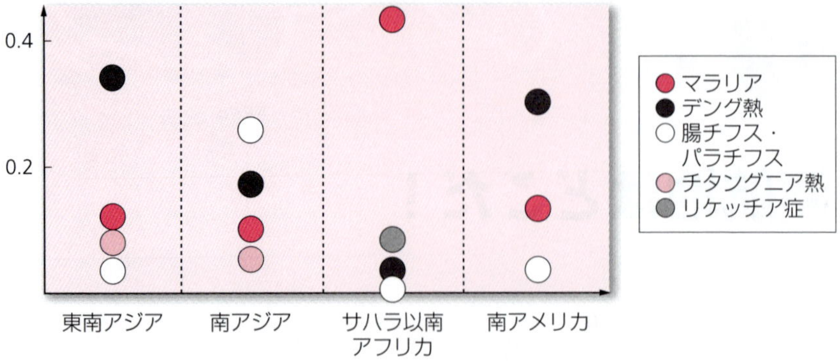
0.4
0.2
東南アジア
南アジア
サハラ以南アフリカ
南アメリカ
マラリア
デング熱
腸チフス・パラチフス
チタングニア熱
リケッチア症

(Leder K, et al. Ann Intern Med. 2013; 158: 456-68 をもとに作成)[1]

図C-1 をみるべし．これは東南アジア，南アジア，サハラ以南アフリカ，ラテンアメリカの 4 つの渡航地ごとにみた輸入感染症の頻度を表したものだ．例えば東南アジアだとデング熱の頻度が高くて，その半分以下の頻度でマラリア，チクングニア熱，腸チフスと続く．その一方で，サハラ以南アフリカをみてみると，マラリアの頻度が圧倒的に高くて，リケッチア症やデング熱，腸チフスを大きく上回っているのだッ！

な～る．確かに地域ごとに特徴があるんですね．

さらに 表C-1 は NCGM の DCC（国際感染症センター）で診断したマラリア，デング熱，腸チフス / パラチフスの 3 疾患を渡航地別にみたものだけど[2]，これも同じような傾向があることがわかるだろう？

確かに NCGM で診断された患者さんも，東南アジアからの帰国後だとデング熱が多くて，アフリカからの帰国後だとマラリアが多いんですね．

そう，腸チフスは南アジアからの帰国後が多い．基本的に日本での輸入感染症の疫学も世界の疫学と大きく違いがないということだな．この患者さんは東南アジアからの帰国後だけど，東南アジアからの帰国後の感染症について少し詳しくみてみようか． 図C-2 は東南アジアからの帰国後に受診した旅行者の疾患の頻度を症状別にみたものなんだが，何か気づくことがあるだろう？

表C-1 NCGM の DCC を受診し，デング熱，マラリア，腸チフス / パラチフスのいずれかと診断された患者の渡航地別の内訳

	デング熱（n=85）	マラリア（n=86）	腸チフス / パラチフス（n=31）
アフリカ	1（1.4%）	55（70.1%）	0（0%）
東南アジア	49（68.1%）	6（7.7%）	4（15.4%）
南アジア	16（22.2%）	8（10.3%）	21（80.8%）
オセアニア	4（5.6%）	5（6.4%）	0（0%）
ラテンアメリカ	2（2.8%）	4（5.1%）	0（0%）
その他	0（0%）	0（0%）	1（3.8%）

図C-2 東南アジア帰国後に受診した旅行者の症状別にみた疾患頻度

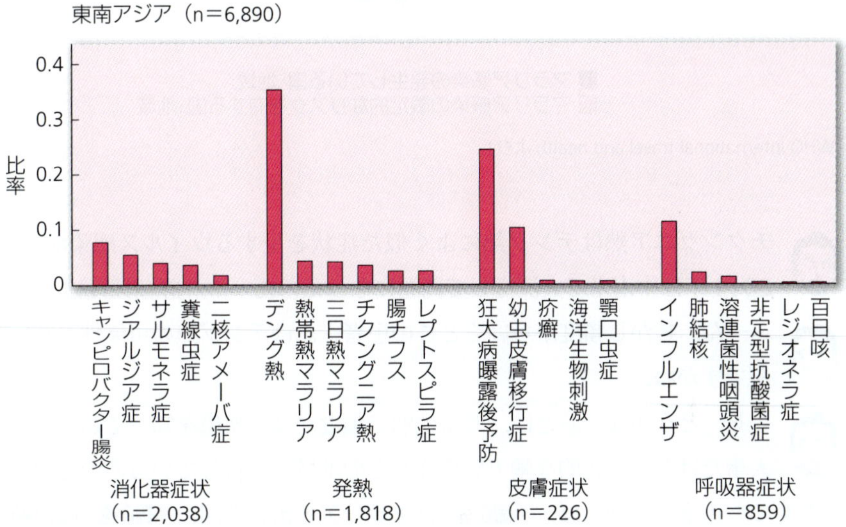
東南アジア（n=6,890）
比率
0.4
0.3
0.2
0.1
0
キャンピロバクター腸炎
ジアルジア症
サルモネラ症
糞線虫症
二核アメーバ症
デング熱
熱帯熱マラリア
三日熱マラリア
チクングニア熱
腸チフス
レプトスピラ症
狂犬病曝露後予防
幼虫皮膚移行症
疥癬
海洋生物刺激
顎口虫症
インフルエンザ
肺結核
溶連菌性咽頭炎
非定型抗酸菌症
レジオネラ症
百日咳
消化器症状（n=2,038）
発熱（n=1,818）
皮膚症状（n=226）
呼吸器症状（n=859）

（Leder K, et al. Ann Intern Med. 2013; 158: 456-68 をもとに作成）[1]

ポイント **輸入感染症は渡航地によって大きく異なる！**
渡航地がどこであったかが大事！

発熱疾患だけでみると，デング熱が圧倒的に多いですね．その次にマラリア，チクングニア熱，腸チフス，レプトスピラ症と続いています．チクングニア熱って病名は初めて聞きました．

図C-3 マラリアの流行地域（2010 年）

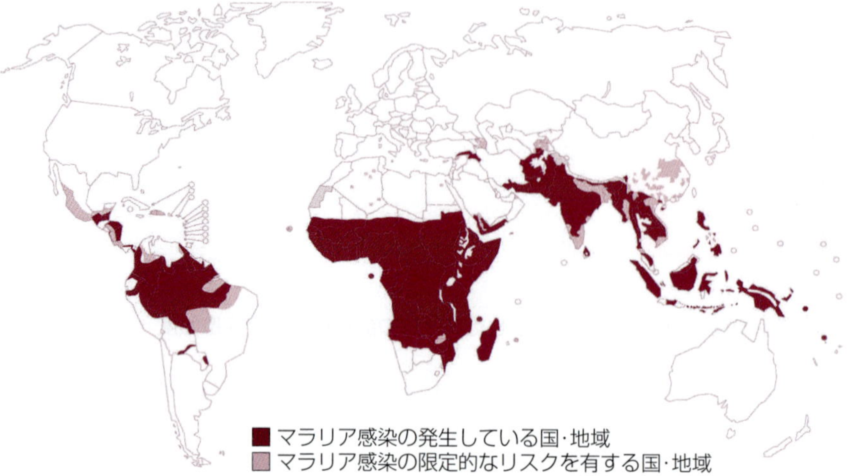
マラリア感染の発生している国･地域
マラリア感染の限定的なリスクを有する国･地域

（WHO International travel and health より）

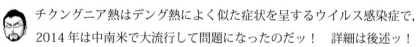

チクングニア熱はデング熱によく似た症状を呈するウイルス感染症で，2014 年は中南米で大流行して問題になったのだッ！　詳細は後述ッ！

ふーん．しかし頻度からいくとこの患者さんはデング熱の可能性が高いんですかね．

さあ，どうかな．あとは，渡航地別で頻度が高い疾患を知っておくのも大事だけど，代表的な輸入感染症がどの地域で流行しているのかを知っておくのも大事だ．例えば，図C-3 はマラリアの流行地図，表C-2 は渡航地別にみた頻度の高い感染症をまとめた表だけど，マラリア，デング熱，チクングニア熱，腸チフス，レプトスピラ症あたりは「どの地域に流行していて，どの地域では流行していない」ということを知っておくのと，渡航地域別にだいたいどういった感染症が多いのかということは最低限押さえておくべしッ！

先生，大丈夫です！　なぜならこの『症例から学ぶ　輸入感染症 A to Z』には主な輸入感染症の流行地図が巻頭に載っているからです！

な，なんだって！　それはすこぶる便利じゃないかッ！

表C-2 地域別にみた頻度の高い，または重要な輸入感染症

	頻度が高い	ときにみられる	稀だが重要
サハラ以南アフリカ	HIV 感染症 マラリア リケッチア症	急性住血吸虫症（片山熱） アメーバ肝膿瘍 ブルセラ症，デング熱 腸チフス，髄膜炎菌感染症	ヒストプラズマ症，アフリカトリパノソーマ症 その他のアルボウイルス感染症（リフトバレー熱，ウエストナイル熱，黄熱） ウイルス性出血熱（ラッサ熱，エボラ出血熱，クリミア・コンゴ出血熱，マールブルグ病） 内臓リーシュマニア症
北アフリカ・中東・地中海		ブルセラ症，Q 熱 Toscana（sandfly fever）	内臓リーシュマニア症
東欧 スカンジナビア		ライム病	ハンタウイルス感染症 ダニ脳炎，野兎病
南アジア・中央アジア	デング熱 腸チフス マラリア	チクングニア熱 内臓リーシュマニア症	クリミアコンゴ出血熱 日本脳炎，リケッチア症 その他のアルボウイルス感染症（ニパウイルス感染症）
東南アジア	デング熱 腸チフス マラリア チクングニア熱	レプトスピラ症 メリオイドーシス（類鼻疽）	ハンタウイルス感染症 日本脳炎，肺吸虫症 その他のアルボウイルス感染症（ニパウイルス感染症） ペニシリウム症，ツツガムシ病
オーストラリア北部		デング熱 マーレーバレー脳炎 Q 熱，リケッチア症 ロスリバー熱	バーマ森林熱 メリオイドーシス（類鼻疽）
中南米	デング熱 腸チフス マラリア	ブルセラ症 コクシジオイデス症 ヒストプラズマ症 レプトスピラ症	シャーガス病 ハンタウイルス感染症 黄熱
北米		コクシジオイデス症 ヒストプラズマ症 ライム病 ロッキー山紅斑熱	バベシア症 アナプラズマ病 エーリキア症 ウエストナイル熱

（Johnston V, et al. In: Magill AJ, et al. Hunter's Tropical Medicine and Emerging Infectious Diseases. 9th ed.Philadelphia: Saunders Elsevier; 2012. p.1021–31 より）[3]

はい，これでたったの 5,800 円！　一家に一冊は欲しいですね！

うむ，そうだな．一家に一兆冊は欲しいな！

しかし，これだけの情報を覚えておくのはなかなか難しくないですか？
僕の脳細胞では限界があります！

そうだな，上村の脳細胞では限界があるな！

失敬なことを言わないでください！

まあ覚えてなくても，何を調べればいいかをわかっていれば大丈夫だ．
今はインターネットでこういった情報をすぐに手に入れられるからな．

ほんほん．どこをみればいいんですか？

じゃあ私が普段使っているサイトを紹介しよう．

1. FORTH: http://www.forth.go.jp/

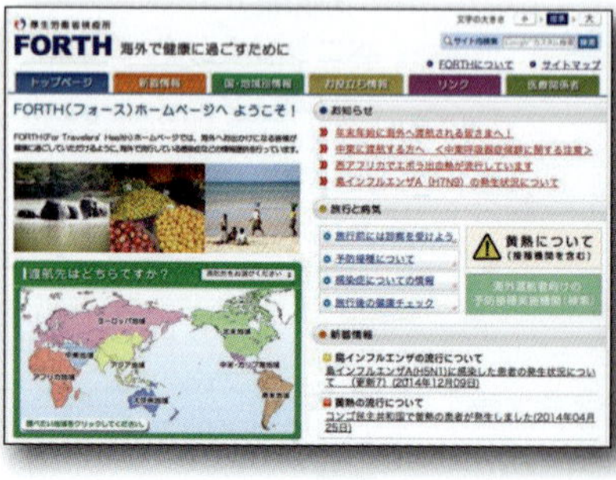
FORTH
海外で健康に過ごすために
FORTH(フォース)ホームページへ ようこそ!
渡航先はどちらですか？
黄熱について

厚生労働省検疫所による海外の感染症情報に関するサイト．
日本語で書かれたものの中では最もまとまっていて，情報の更新も早いので，時間のない外来ではまずはこれをチェックすることをお勧めします．
世界各国の感染症の最新流行情報を調べるときには「新着情報」からアクセスします．
海外渡航にあたって必要となる予防接種や黄熱ワクチンに関する基礎的な知識についても「お役立ち情報」から知ることができますので，渡航後の診療だけでなく渡航前の予防相談にも利用できます．

2. CDC Travelers' Health: http://wwwnc.cdc.gov/travel/

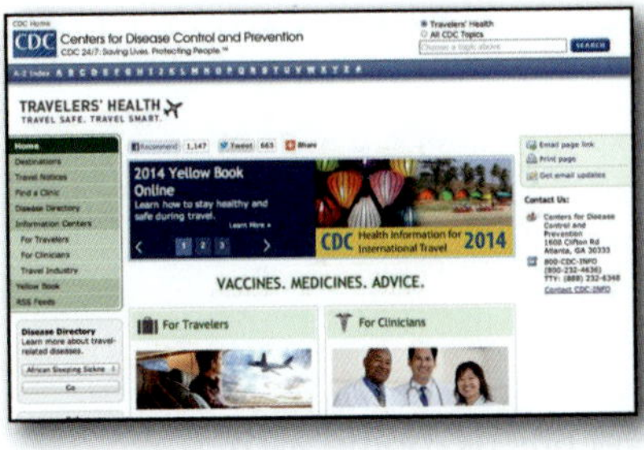
Centers for Disease Control and Prevention
TRAVELERS' HEALTH
2014 Yellow Book Online
VACCINES. MEDICINES. ADVICE.
For Travelers
For Clinicians

CDC（アメリカ疾病予防管理センター）による旅行者の健康情報に関するサイト.
英語で書かれていますが，FORTH でカバーしていない国に関する情報でもここをみれば詳細な情報が得られることがあります.

3. Yellow Book: http://wwwnc.cdc.gov/travel/page/yellowbook-home-2014

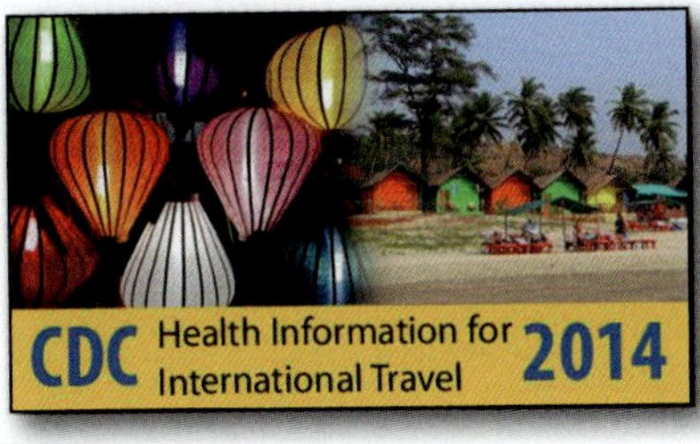
CDC Health Information for International Travel 2014

Yellow Book は CDC が発行する国際旅行のための健康情報をまとめた書籍でして，2 年毎に情報がアップデートされています.
書籍として購入することも可能ですが，なんとウェブサイトでも無料で公開されています！　太っ腹！
髄膜炎ベルトなどの各感染症の流行マップ，国ごとのマラリア流行状況，有名な旅行地の疫学情報，など旅行医学に関するあらゆる情報が網羅されており，診療に役立つだけでなく ISTM（国際渡航医学会）の旅行医学試験 Certificate in Travel Health の受験勉強にも役立ちます.

4. WHO: http://www.who.int/en/
International travel and health: http://www.who.int/ith/en/

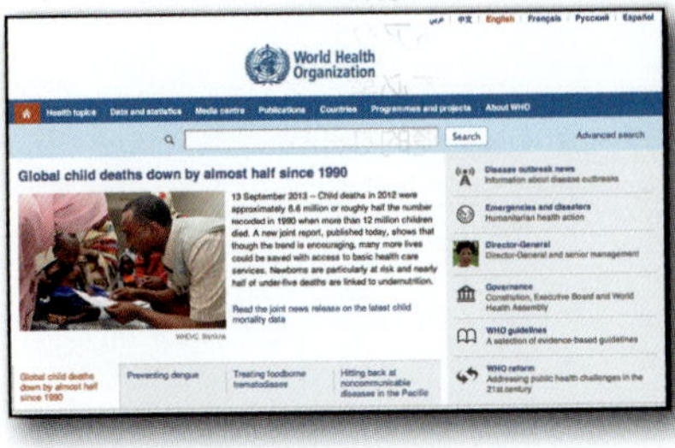
World Health Organization
Global child deaths down by almost half since 1990

WHO（世界保健機構）のサイトです．感染症アウトブレイクの情報は非常に早く信頼度が高いです.
現在問題となっているエボラ熱の情報は正確性に欠けるなどの批判もありましたが，結局のところ WHO の情報に頼るしかないのです…….
WHO によるマラリアや結核，呼吸器感染症のガイドラインもここからダウンロードすることができます.

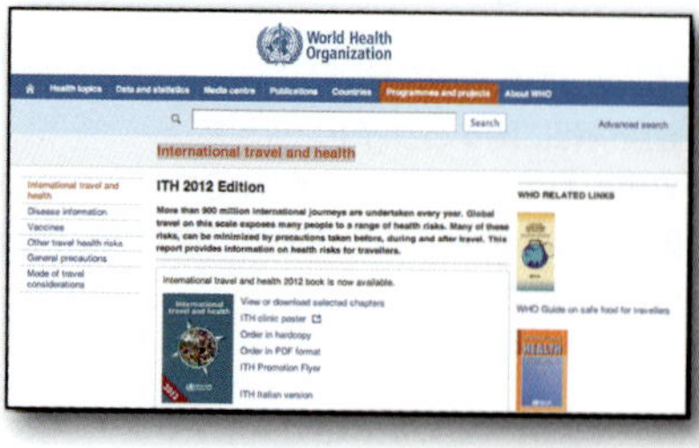
World Health Organization
International travel and health
ITH 2012 Edition
WHO RELATED LINKS

International travel and health は CDC の Yellow Book 的な立ち位置の本で，これもウェブサイトで無料で公開されています．

5. Fit for Travel: http://www.fitfortravel.nhs.uk/home.aspx

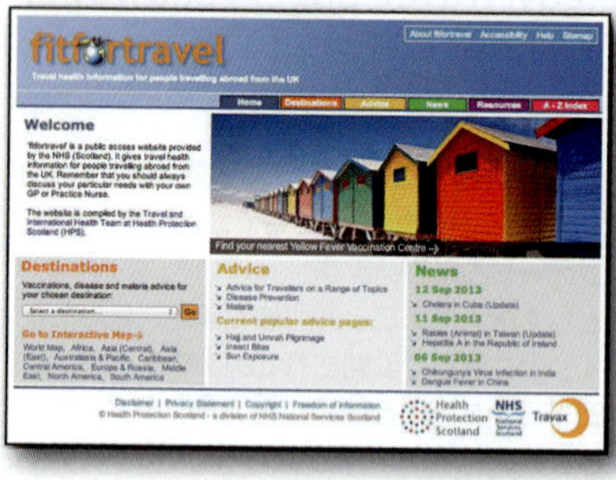
fitfortravel
Welcome
Find your nearest Yellow Fever Vaccination Centre
Destinations
Advice
News
Health Protection Scotland
NHS
Travax

イギリスの National Health Service が運営しているウェブサイト．

CDC の Travelers' Health と同様に，渡航地域で流行している感染症などの情報を調べることができます．

特筆すべきはマラリアマップで，国ごとの流行情報だけにとどまらず，マラリアが流行している地域がどこなのかということまでわかる Malaria Map が公開されています．

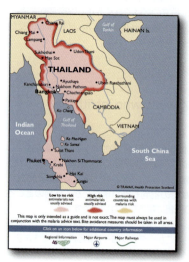
MYANMAR
Chiang Rai
Chiang Mai
Lampang
LAOS
Gulf of Tonkin
HAINAN Is.
Sukhothai
Mae Sot
Udon Thani
THAILAND
Kanchanaburi
Ayuthaya
Nakhom Pathom
Ubon Ratchathani
Bangkok
Chachoengsao
Pattaya
Ko Chang
CAMBODIA
Gulf of Thailand
Indian Ocean
VIETNAM
Ko Pha-Ngan
Ko Samui
Surat Thani
South China Sea
Phuket
Krabi
Nakhon Si Thammarat
Hat Kai
Songkhla
Sungai
© TRAVAX, Health Protection Scotland
Low to no risk antimalarials not usually advised
High risk antimalarials usually advised
Surrounding countries with malaria risk
This map is only intended as a guide and is not exact. The map must always be used in conjunction with the malaria advice text. Bite avoidance measures should be taken in all areas.
Click on an icon below for additional country information
Regional Information
Major Airports
Major Railways

たとえばタイであれば，バンコクなどの都市部ではマラリアのリスクはほとんどなく，国境付近ではリスクが高いということが一目瞭然でわかるようになっています．この地図を見ながら実際にどの地域に行っていたか詳細に問診することで，マラリアのリスクを推定することができます．

6. Malaria Atlas Project: http://www.map.ox.ac.uk/

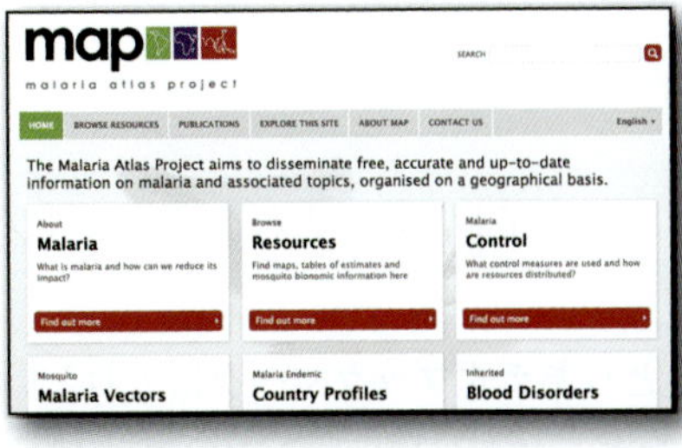
map
malaria atlas project
HOME
BROWSE RESOURCES
PUBLICATIONS
EXPLORE THIS SITE
ABOUT MAP
CONTACT US
The Malaria Atlas Project aims to disseminate free, accurate and up-to-date information on malaria and associated topics, organised on a geographical basis.
Malaria
Resources
Control
Find out more
Malaria Vectors
Country Profiles
Blood Disorders

マラリアに関しては最強のウェブサイトです．Fit for travel のマラリアマップよりもさらに痒いところに手が届く，詳細な地図を見ることができますので，マラリアの詳細な流行地域について細かく調べたいときにはこちらをお勧めいたします．

7. ProMED-mail：http://www.promedmail.org/

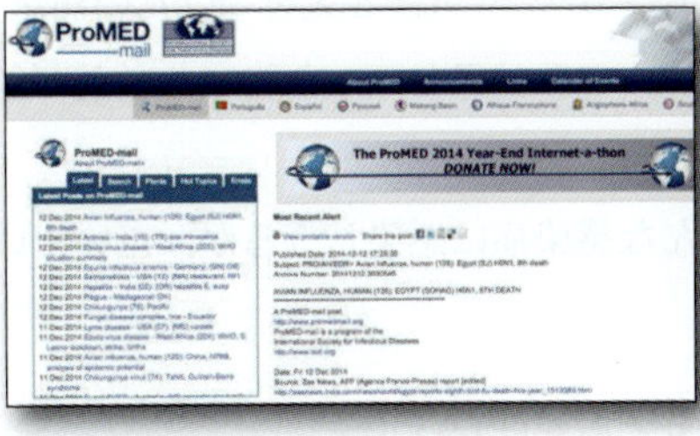
ProMED mail
The ProMED 2014 Year-End Internet-a-thon DONATE NOW!

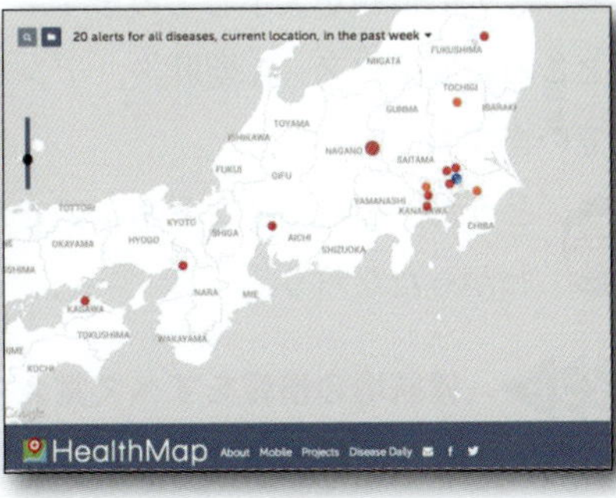
20 alerts for all diseases, current location, in the past week
HealthMap
About
Mobile
Projects
Disease Daily

International Society for Infectious Diseases が開設しているサイト．世界中の感染症の発生流行に関する最新情報が集まっています．メーリングリストに登録して，情報を電子メールで入手することもできます．私もときどき日本の流行状況を投稿して掲載されています．

またヘルスマップ（http://healthmap.org/promed/）は ProMED の情報を反映した世界地図から流行状況を直感的に把握できる便利なツールです．

8. CIDRAP http://www.cidrap.umn.edu/

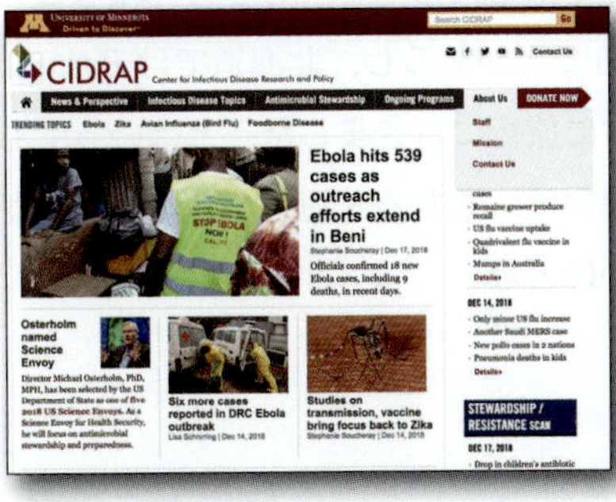
CIDRAP
DONATE NOW
Ebola hits 539 cases as outreach efforts extend in Beni
Osterholm named Science Envoy
Six more cases reported in DRC Ebola outbreak
Studies on transmission, vaccine bring focus back to Zika
STEWARDSHIP / RESISTANCE SCAN

ミネソタ大学が作成しているウェブサイト．

世界中の感染症の最新ニュースが掲載されています．

どこよりも早い感染症の情報がここから手に入ることもかなりあります．

RSS リーダーなどに登録しておくと便利です．

うわああああああああ！　いっきにたくさん出てきたああああ！　イヤだあああああ！

落ち着け，上村！

こんなに……こんなにたくさんのウェブサイト，覚えきれません！（ブルブル）

いや，全部覚える必要はないから．とりあえずブックマークに入れといて，まずはFORTHだけ使えるようになっておけばいいんじゃないか．

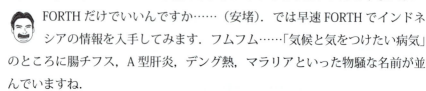

FORTHだけでいいんですか……（安堵）．では早速FORTHでインドネシアの情報を入手してみます．フムフム……「気候と気をつけたい病気」のところに腸チフス，A型肝炎，デング熱，マラリアといった物騒な名前が並んでいますね．

どうだ，これでインドネシアでどんな感染症に感染しうるか，だいたいわかっただろう．

ポイント　**渡航地の情報をすべて覚えておく必要はない．**
どこを調べれば情報が手に入るのかを知っておこう！

また，渡航地で重要なのは「どこの国か」だけじゃない．具体的な地域・都市・町まで聞いておきたいところだな．

国の中でもそんなに違うものなんですか？

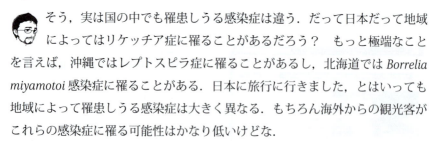

そう，実は国の中でも罹患しうる感染症は違う．だって日本だって地域によってはリケッチア症に罹ることがあるだろう？　もっと極端なことを言えば，沖縄ではレプトスピラ症に罹ることがあるし，北海道では*Borrelia miyamotoi*感染症に罹ることがある．日本に旅行に行きました，とはいっても地域によって罹患しうる感染症は大きく異なる．もちろん海外からの観光客がこれらの感染症に罹る可能性はかなり低いけどな．

なるほど…….

海外の国だって同じことが言える．東南アジアでも田舎の方だとマラリアが流行している地域があるけど，都市部でマラリアに罹ることはかなり稀になってきている．一方で都市部では人や蚊が密集してデング熱に罹ることが多い．具体的にどの地域・都市・町に行ったのかは，大事なポイントなのだッ！

ポイント 渡航地は「どの国か」だけでなく，「どの地域・都市・町か」まで聴取しよう！

渡航地の詳細を問診したところ，スマトラ島のパダン，ムアララボ，コタティーニという地域を訪れていたという．

パダン, ムアララボ, コタティーニ……全然知らない地域ですッ（泣）！

まあ少なくとも都市部ではないということはわかるよな．とりあえず現時点ではそれだけでも収穫ということにしておこう．

参考文献

❶ Leder K, Torresi J, Libman MD, et al. GeoSentinel Surveillance Network. GeoSentinel surveillance of illness in returned travelers, 2007-2011. Ann Intern Med. 2013; 158: 456-68.

❷ Kutsuna S, Hayakawa K, Kato Y, et al. Comparison of clinical characteristics and laboratory findings of malaria, dengue, and enteric fever in returning travelers: 8-year experience at a referral center in Tokyo, Japan. J Infect Chemother. 2015 Dec 18. pii: S1341-321X(14)00418-8.

❸ Johnston V, Brown M. Fever in the Returned Traveler. In: Magill AJ, Ryan ET, Hill D, eds. Hunter's Tropical Medicine and Emerging Infectious Diseases. 9th ed. Philadelphia: Saunders Elsevier; 2012. p.1021-31.

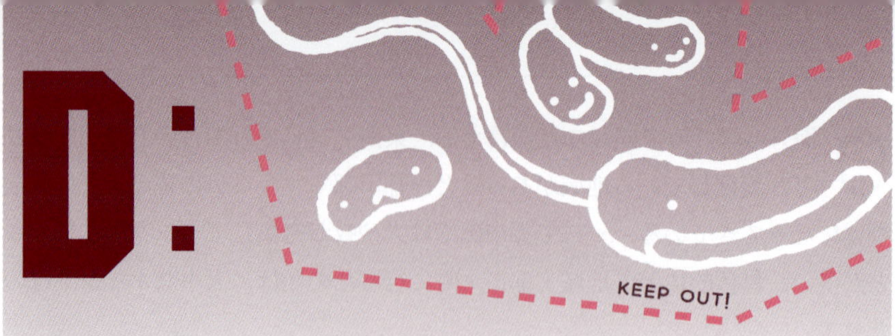
KEEP OUT!

D: 潜伏期から絞り込もう

CASE

（前回からのつづき）
インドネシアに海外渡航歴がある，特に基礎疾患のない 40 代男性が発熱，頭痛，関節痛を主訴に NCGM を受診した.

インドネシアで感染しうる発熱疾患として，デング熱，マラリア，腸チフス，チクングニア熱，レプトスピラ症，リケッチア症などがあることまではわかりましたけど，ここからどう診断を進めていけばいいんでしょうか？

前回，海外渡航歴の問診で重要な 3 つの要素があると言ったが，何だったか覚えてるか？

ちょっと記憶があいまいなんですけど……確か「友情，努力，勝利」の 3 つでしたよね！

だいぶ儚い記憶力をしてるな，上村．たぶん少年ジャンプの三大原則とごっちゃになってるんじゃないか．前回も言ったように海外渡航歴で重要な 3 つの要素は「渡航地・潜伏期・曝露歴」だ.

「渡航地・潜伏期・曝露歴」ですね！　今度こそ覚えました！

うむ．じゃあ渡航地の次は潜伏期だ！　潜伏期というのは「感染してから発症するまでの期間」のことだ。ちなみにこの患者さんはいつからいつまでインドネシアに行っていたかはもう聞いてたっけ？

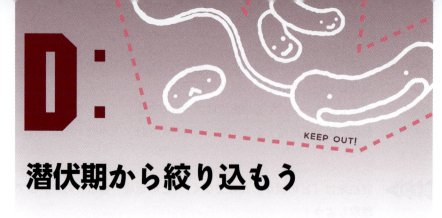

図D-1 本症例のインドネシア旅行と発症日との時間関係

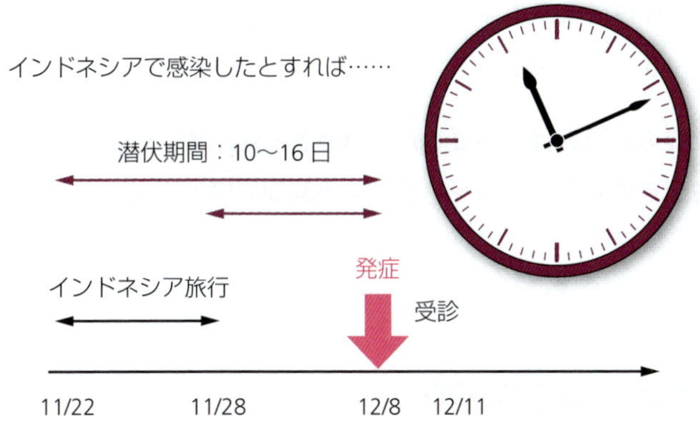
インドネシアで感染したとすれば……
潜伏期間：10～16 日
インドネシア旅行
発症
受診
11/22
11/28
12/8
12/11

あ，まだでした．ちょっくら聞いてきます！

患者は 11 月 22～29 日までインドネシアに出張していたという．帰国後は特に問題なく過ごしていたが，12 月 8 日に前述の症状が出現し，12 月 11 日に当院を受診した．

聞いてきました！　これで何がわかるんですか？

じゃあ，例えば仮にこの患者さんがインドネシアで感染した，と考えると潜伏期は何日になる？

えっ……いつ感染したかなんかわかるわけないじゃないですか！ 11 月 23 日かもしれないし，11 月 28 日かもしれませんよ．

でも何日から何日という範囲はわかるだろ？　図D-1 を見て考えてみようか．

ほう……こうしてみるとよくわかるような……

じゃあ潜伏期は何日から何日になるかな？

わかりました！　もしインドネシアに着いた11月22日にすぐに感染したとすると16日，インドネシアを出る直前に感染したとすると10日，になるから10〜16日ですね！

ポイント **輸入感染症の潜伏期は，感染したと思われる渡航地に着いた日と離れた日を起点にして，○日〜○日という範囲に絞り込む！**

その通りだッ！

っしゃあ！　努力！　友情！　勝利ッ！

いや，まだ気が早い．まだ全然鑑別疾患を絞れてないじゃないか．

そうでした（テヘッ☆）．でも潜伏期が10〜16日ってわかっただけで鑑別が絞れるんですか？

この 表D-1 は主な輸入感染症の潜伏期を「短い」「中くらい」「長い」の3つの区分に分けたものなんだが，どうだ，これをみると潜伏期だけで鑑別疾患をかなり絞れるだろう？

ああ……確かに．この人は潜伏期で言うと「中くらい」に当てはまるので，先ほど鑑別疾患として挙がっていた東南アジア帰国後で最も頻度が高い感染症であるデング熱，そしてチクングニア熱の可能性は低いということでしょうか？

そうだな．デング熱の潜伏期は3〜14日と幅があるけど典型的には4〜7日と言われているからな[2]．10〜16日の潜伏期ということになるとデング熱の可能性は下がるだろうね．同じくチクングニア熱やリケッチア症も可能性は低いと言っていいだろう．

インドネシア渡航後ということでデング熱かと思ってたんですけど……潜伏期によってここまで鑑別疾患が絞れるんですね！　潜伏期パイセン，ぱねえっす！

うむ．じゃあこれで鑑別疾患はどうなったんだ？

表D-1 潜伏期別にみた輸入感染症

Short（＜10days）	Medium（11-21days）	Long（＞30days）
デング熱	マラリア（特に *P. falciparum*）	マラリア
チクングニア熱	レプトスピラ症	結核
ジカ熱	腸チフス	ウイルス性肝炎（A，B，C，E）
ウイルス性出血熱	麻疹	類鼻疽
旅行者下痢症	トリパノソーマ症	急性 HIV 感染症
黄熱	ブルセラ症	住血吸虫症
リケッチア症	トキソプラズマ症	フィラリア症
インフルエンザ	Q 熱	アメーバ肝膿瘍
レプトスピラ症		リーシュマニア症

（Spira AM. Lancet. 2003; 361; 1459-69 を参考に作成）[1]

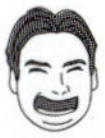
デング熱とチクングニア熱，リケッチア症の可能性は低くなったので，マラリア，腸チフス，レプトスピラ症の３つに絞られたことになります！

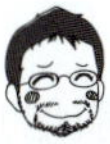
よし，だいぶ鑑別疾患が絞られてきたな．

ポイント **輸入感染症の潜伏期は「短い」「中くらい」「長い」の３つのグループに分けて考える！**

参考文献

❶ Spira AM. Assessment of travellers who return home ill. Lancet. 2003; 361: 1459-69.
❷ Ooi EE, Gubler DJ. Dengue and Dengue hemorrhagic fever. In: Guerrant RL, Walker DH, Weller PF, eds. Guerrant tropical infectious diseases-principles, pathogens and practice. 3rd ed. St Louis: Saunders; 2011. p.504-10.

E: 曝露歴をしっかり聴取しよう！

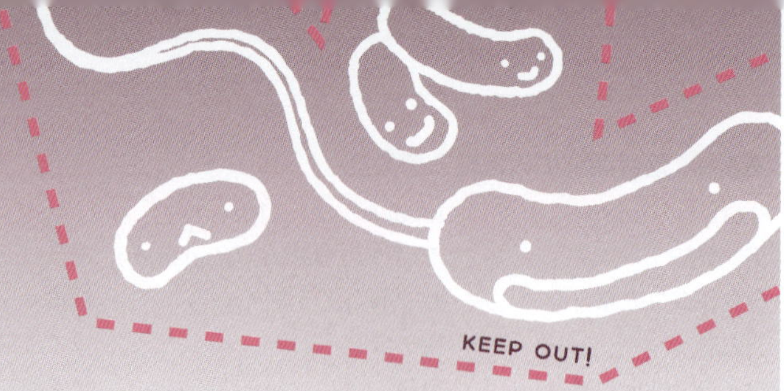
KEEP OUT!

CASE

（前回からのつづき）

インドネシアに海外渡航歴がある，特に基礎疾患のない 40 代男性が発熱，頭痛，関節痛を主訴に NCGM を受診した．輸入感染症だとすると潜伏期は 10～16 日と推定された．

ここまで「渡航地・潜伏期・曝露歴」の 3 つの要素のうち，「渡航地」と「潜伏期」について聞いてきたわけだが…….

はい，ここまででマラリア，腸チフス，レプトスピラ症の可能性が高そうだということがわかりました！

最後は「曝露歴」だッ！　この曝露歴の聴取が問診の中でも腕の見せどころだッ！

フムフム．曝露ですね．じゃあとっておきのやつを……先生，実は僕，誰にも内緒にしてたんですけど，最近痛風に罹っちゃいました…….

うん，その曝露じゃないぞ．そして痛風ならオレも罹ったことがあるから大丈夫だッ！

何が大丈夫なんですか！

それはともかく曝露とはすなわち exposure だッ！　感染症という疾患は，どこかで人と病原体が出会っているんだ．その出会いの場がどこだったのかを突き止めるのが曝露歴の聴取だ！

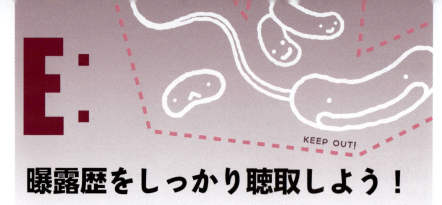

合コンみたいなものですね！

まあそう言えなくもない……のかな？

■曝露歴その1：食事歴

じゃあ途上国で最も頻度が高い曝露は何だと思う？

やはり食べ物でしょうか？

その通り！　途上国では先進国に比べて食べ物が汚染されている頻度が非常に高い．渡航医学の世界には「Peel it, cook it, boil it, or forget it!」という言葉があって[1]，火が通っていない食べ物や，すでに剥かれている果物は汚染されている可能性があるから避けるべきとされている．こういった食事を摂っていないかをまず聴取しよう．

なんか海外旅行に行くと普通にカットフルーツとかサラダとか食べちゃいますよね……．

だからこそ食事を介した感染症は頻度が高いのだッ！　あとは水ッ！　現地の水の摂取による感染も頻度が高い．ペットボトル飲料や煮沸された水は安全性が高いけど，例えばそれに現地で作られた氷を入れて飲んでたりすると，必ずしも安全とは言えなくなる．

氷もダメなんスか……世知辛いッス．

例えば，図E-1は2006〜2009年の間に国外でA型肝炎に感染した50例の感染源を円グラフにしたものだが[2]，A型肝炎っていうとカキをはじめとした海産物ってイメージが強いだろう？　だが実際には肉，水や野菜から感染している人が半分以上いたという結果になっているのだッ！

へえ．僕，東南アジアに行くと屋台で食べるのが好きだったんですけど，あれも危険なんですかねえ．

図E-1 2006〜2009 年の間に海外でA 型肝炎に感染した日本人 50 例の感染源

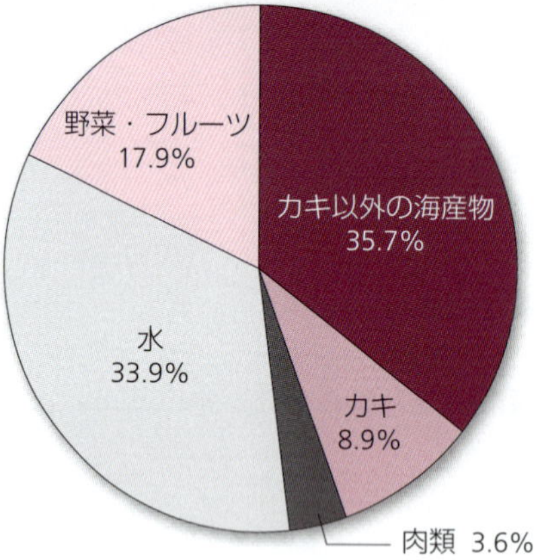
野菜・フルーツ
17.9%
カキ以外の海産物
35.7%
水
33.9%
カキ
8.9%
肉類 3.6%

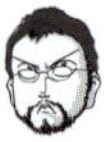
危険だッ！　屋台の食べ物とか，街頭で売られているカットフルーツやジュース類はリスクが高い．素材そのものが汚染されていたり，調理器具や洗浄した水，容器が汚染されていることがあるのだッ！　だからといってホテルやレストランの食事が絶対安全かというと，必ずしもそうとは言えないところも難しいところだが…….

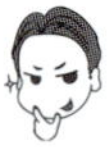
なるへそ．食事摂取歴についてはこれでバッチリっす．

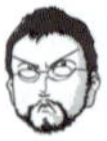
待てッ！　曝露歴で大事なのは病原微生物を意識しながら聴取することだッ！　どのような感染症が食事を介して感染しうるか知っておくべしッ！

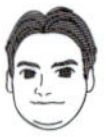
えーと，旅行者下痢症，A 型肝炎，腸チフス，あたりでしょうか？

表E-1 食事を介して感染しうる病原体

	病原体
ウイルス	A 型肝炎，E 型肝炎，ノロウイルス，ロタウイルス，エンテロウイルス
細菌	下痢原性大腸菌（enterotoxigenic *Escherichia coli*: ETEC），enteroaggregative *E. coli*（EAEC），enteropathogenic *E. coli*（EPEC），キャンピロバクター，サルモネラ（腸チフス・パラチフスを含む），リステリア，赤痢菌，ブドウ球菌，クロストリジウム，ビブリオ属（腸炎ビブリオ・コレラ），エルシニア，ブルセラ，バシラス，など
寄生虫	裂頭条虫，無鉤条虫，有鉤条虫，肝蛭，アニサキス，アスカリス，アメーバ，ジアルジア，クリプトスポリジウム

うむ．頻度が高いのはその３つだな．その中でも旅行者下痢症が圧倒的に多い．でも，それ以外にも食事を介して感染しうる病原体はたくさんあるのだ 表E-1 ．

めちゃめちゃたくさんあるッ！　覚えるの無理ッ！（白目）

落ち着けッ！　覚えなくても，この表をみながらやればいいだろ．

あ，そういえばそうですね．

ポイント **食事は最も頻度が高い曝露源！**
具体的にどのような食べ物・水を，どこで，どのようにして食べていたのかを聞こう！

曝露歴その 2：虫の曝露

次は虫だ！

虫ですか！

そうだ，虫だ！

虫ですか！

もういい！　字数稼ぎは止めろッ！　虫の曝露の中で一番重要なのは蚊だッ！　だがそれ以外にも海外旅行中に咬まれて感染症を発症する危険のある節足動物としては，ダニだのハエだのシラミだのサシガメだのたくさんいる．

でも蚊に刺されても気づかないことありますよね？　蚊に刺された覚えのないデング熱の患者さんがいたって聞いたことあります．

表E-2 蚊の種類と疾患，活動時期，活動場所

蚊の種類	イエカ *Culex*	ヤブカ *Aedes*	ハマダラカ *Anopheles*
疾患	日本脳炎 ウエストナイル熱	デング熱 チクングニア熱 ジカ熱 黄熱 ウエストナイル熱	マラリア フィラリア症
活動時期	夕方～夜間	日中	夕方～夜間
屋内 / 屋外	屋内または屋外	主に屋外	主に屋外
活動場所	農村部	都市部	都市部と農村部

(Jong EC. Approach to travel medicine and a personal travel medicine kit. In: Jong EC. Jong travel and tropical medicine manual. 4th ed. Philadelphia: Saunders; 2008. p.1-17 を参考に作成)[3]

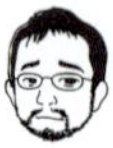
その通り．確かに蚊とかダニには気づかないうちに刺されていることがある．なので，曝露歴を聴取するときは「蚊やダニに刺されたか」を聴くと同時に「どれくらいしっかり虫除け対策をしていたのか」を聴くことが重要なのだッ！

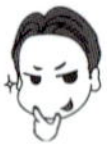
虫除け対策ですか！

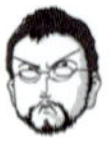
虫除け対策の中でも特に重要な蚊の対策，つまり「防蚊対策」は具体的には以下の 4 つだ！

〈防蚊対策〉

①蚊が多い時間・時期・場所を避ける

②衣服：長袖長ズボン

③防虫剤の適切な使用

④蚊帳の使用

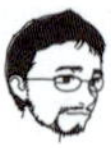
1 つ目の蚊が多い時間帯・時期・場所は蚊の種類によっても異なる **表E-2** ．どういう場所で，どういう時間帯に活動していたかを聴取しよう．2 つ目の衣服はそのままだね．どういう服装だったか．そして 3 つ目がポイントなんだけど，防虫剤の適切な使用！

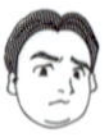
適切な使用ってどういうことですか？　不適切な使用があるってことですか？

表E-3 ディート濃度と持続有効時間

ディート濃度	持続有効時間
10%	2 時間
20%	4 時間
24%	5 時間

(Fradin MS, et al. N Engl J Med. 2002; 347: 13 を参考に作成)[4]

そのとおり！　実は防虫剤の使い方も注意が必要なんだ．日本や海外で手に入りやすいのはディート（DEET: *N*, *N*-diethyl-*m*-toluamide）だが，このディートを含んだ防虫剤は濃度によって有効時間が変わってくるのだッ！ **表E-3** 濃度に合わせて塗り直していたかを確認すべしッ！

日本でよく売ってるディート 12%の製品だと 2 時間毎に塗り直すってことですか……大変ですね．

安心しろ……2014 年の国内デング熱の流行などもあって，国内でもついに 6 時間程度効果が持続するディート 30%の製剤が登場したのだッ！

サーティーパーセントッ！　最強ですね！　宇宙ですね！　でもそんな濃いのを体に塗っても大丈夫なんでしょうか．

確かにディートは皮膚に刺激性もある……濃い製剤は皮膚が弱い人は避けた方がいいだろう．あと小児にも使用可能ではあるが生後 6 ヶ月〜2 歳未満は 1 日 1 回，2 歳〜12 歳未満は 1 日 1〜3 回を目安に使用という制限がある．

1 日 1 回だと長時間外出できませんね……じゃあ皮膚の弱い人や子どもはどうしたらいいんですか．

2016 年はディート 30%製剤が登場したのと同時に，イカリジン製剤も登場した，まさに「虫除けイヤー」とも呼べる記念すべき年だったのだ．

先生しか呼んでないと思いますけどね．で，そのイカリジンは子どもにも使えるんですか？

うむ．イカリジンは皮膚の刺激も比較的少なく，また特に子どもへの使用制限もない．

イカリジン最強じゃないですか！　ちなみにイカリジンはどれくらいの持続時間なんですか？

表E-4 節足動物と刺咬によって感染しうる感染症

蚊	マラリア，デング熱，チクングニア熱，ジカ熱，黄熱，日本脳炎，ウエストナイル熱，フィラリア症
ダニ	ボレリア症，リケッチア症，コンゴクリミア出血熱，Q 熱，野兎病，ダニ脳炎，エーリキア症，バベシア症
ハエ	アフリカ睡眠病，オンコセルカ症，リーシュマニア症，バルトネラ症，ハエ蛆症
シラミ	ペスト，スナノミ症，シラミ媒介性回帰熱
サシガメ	シャーガス病

(Spira AM. Lancet. 2003; 361: 1459–69 を参考に作成)[5]

PMDA の審査報告書によると 10％製剤でも 6 時間くらいは持続効果があるようだな．汗をかいたり濡れたりした際にはこまめに塗り直すというのはディートと同じだ．

ディートもイカリジンもこまめに塗り直すのが重要ということですね．

そのとおり．4 つ目は蚊帳の使用．ホテルなどの空調の効いた閉めきった部屋であれば必要ないけど，蚊が入ってくる寝室では蚊帳の使用が望ましい．というわけで，以上の 4 項目をどれくらいしっかりと行っていたかで「蚊の曝露量」を推定することができる．

なるほど．現地で蚊に刺されたかどうかの記憶も重要ですが，曝露量の推定が大事ということですね．

うむ．節足動物によって感染しうる感染症についてもしっかり覚えておこう 表E-4 ．

ポイント **節足動物の曝露は刺されたかどうかだけでなく，虫除け対策をどの程度しっかり行っていたかが重要！**

▪ 曝露歴その 3：その他の曝露歴

その他の曝露歴としては性交渉歴，淡水曝露歴，シックコンタクト，土壌曝露歴，動物曝露歴などが重要だッ！ 表E-5

JCOPY 498-02123

表E-5 その他の曝露と感染しうる感染症

淡水	レプトスピラ症，住血吸虫症，アカントアメーバ感染症，ネグレリア症
土壌	鉤虫症，皮膚幼虫移行症，内臓幼虫移行症，レプトスピラ症
性交渉	HIV，HBV，HCV，梅毒，クラミジア，淋病，ヘルペス，HPV
シックコンタクト	肺炎，結核，EBV 感染症，髄膜炎，リウマチ熱，ラッサ熱
哺乳類	狂犬病（イヌ，ネコ，サルなど），鼠咬熱（ネズミ），野兎病（ウサギ），Q 熱（ネコ，ウシ，ヒツジなど）

（Spira AM. Lancet. 2003; 361: 1459-69 を参考に作成）[5]

性交渉歴か……海外旅行って羽目をはずしちゃう人が多そうですよね……．

実際に短期旅行者の約 20％は旅行中に旅先で行きずりの性交渉を経験しているという報告もある[6,7]．しかも，その性交渉の 50％はコンドームを使用しないリスクの高い性交渉というから，渡航者の性交渉歴の聴取は重要だな．

淡水曝露歴って何ですか？　あまりイメージが湧かないんですが……．

例えばトライアスロンに参加して川を泳いでレプトスピラ症に集団感染した，なんて事例も報告されているよね[8]．DCC で経験した症例だと「宗教儀式に参加して川に浸かった」ことによるレプトスピラ症の人もいたね[9]．レプトスピラ症以外にも淡水曝露によって住血吸虫症，アカントアメーバ感染症，ネグレリア症などに感染することがある．

シックコンタクトは病人との接触歴ということですよね．

そうだ．百日咳，肺炎球菌性肺炎，結核，髄膜炎菌性髄膜炎，エボラ出血熱などのウイルス性出血熱，中東呼吸器症候群（MERS）などがシックコンタクトによる感染症だな．

土壌曝露歴というのは……？

まあ，例えば砂浜を裸足で歩いたか，とかね．皮膚幼虫移行症のような経皮感染する感染症では大事な曝露歴だな．まあこの辺はルーチンで聞かなくてもいいと思うが，これらの疾患を疑った際には聴取すべき曝露歴だな．

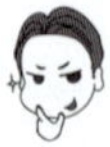
な〜る.

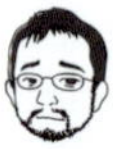
最後の動物接触歴はそのままだな．犬に咬まれたとか，ネズミに咬まれたとか．狂犬病を疑う際には重要な問診になる．

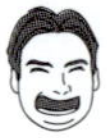
これで曝露歴もパーペキッス！！

ポイント **性交渉歴，淡水曝露歴，シックコンタクト，土壌曝露歴，動物曝露歴も聴取しよう！**

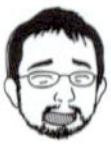
というわけでこれまでに渡航歴の問診で重要な「渡航地・潜伏期・曝露歴」という３つの要素を紹介してきたわけだけど，この３つを余すことなく聞ける問診リストを紹介しよう．

- 渡航の出発日と帰国日
- 渡航先と経由国
- 活動した都市名
- 現地の気候・季節
- 節足動物の咬傷の有無，具体的な蚊の対策
- 動物曝露
- 淡水曝露
- シックコンタクト（病人との接触）
- 現地での性交渉
- 食事や水の摂取
- ワクチン接種歴
- 旅行の種類と目的

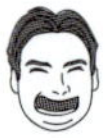
おお！　これをコピペしておけば渡航後患者の診療はバッチリですね！

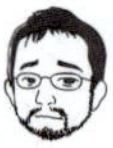
コピペしてもいいが，なんでこれを聞くことが大事なのかを理解しておくのが大事だからな．

JCOPY 498-02123

このリスクの項目はだいたいわかるんですが，現地の気候・季節って重要なんですか？

重要に決まってるだろッ！　雨季は蚊が繁殖するからデング熱が増えるし」，乾季は髄膜炎菌性髄膜炎が流行する[10]と言われているんだッ！

でも雨季とか乾季とか，患者さんは覚えてないんじゃないですか？

うむ，その場合はインターネットで検索すればいいのだッ！　例えば，今回の患者さんが渡航した 11 月はインドネシアが雨季だったかどうかを調べたかったら，Google なんかで「インドネシア 雨季」で検索すればわかるでしょ．

なるほど！　ググってみたら「11 月〜3 月が雨季」とありました．蚊は多そうな時期ですね．その他の項目だと，ワクチン接種歴も重要なんですね．

例えば A 型肝炎ワクチンをスケジュール通りに打っていれば，まず A 型肝炎に罹ることはないから鑑別疾患から除外することができるだろう．ただし不活化腸チフスワクチンは効果が約 70％と言われてるから[11]接種していても腸チフスにはなることがあるし，類縁疾患のパラチフスには予防効果はないからな．この辺りは注意が必要だな．

ほほ〜ん．最後の旅行の形態と目的っていうのは何ですか？　「自分探しの旅」とか「新婚旅行」とか「トレジャーハンター」とか，そういうことですか？

まあそれも大事なんだが，ここでいう旅行の形態というのはパッケージツアーとか，バックパックとか，VFR とかだな．当然 VFR は知ってるよな？

もちろんです．ホンダ VFR にまたがって，濡れた G パンを乾かしながら大草原を駆け巡る旅行の形態ですね．

どんな旅行だよ！　だいぶ特殊な旅行の形態だな！　VFR というのは Visiting Friends and Relatives の略だ．例えば日本に帰化したナイジェリア出身の人が，10 年ぶりにナイジェリアの実家に帰る，みたいな場合のことを言うんだ．

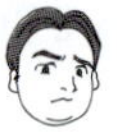
ナイジェリアのお母さんは喜んでいるでしょうね……（グスッ）.

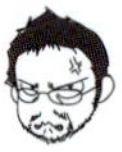
たとえ話で泣くんじゃねえ！　こういうVFRという形態は，現地の住人と同じ生活をするから必然的に曝露が多くなるのだ．現地に住んでいたときは“semi-immune”と呼ばれるマラリアに対するある程度の免疫があった場合も，流行地を離れてしまえばマラリアに対する免疫は急速に失われていくから，罹患すれば重症化するリスクもある．さらにマラリア流行地に住んでいた人々はマラリア予防内服の必要性に関する意識も低いと言われている[12]．そうした人たちが，全くマラリアに対する免疫のない日本に住む自分の家族を連れて出身国に帰ると…….

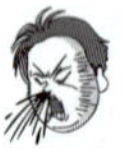
ヤバイことになりそうです！

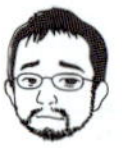
うむ，そういうことだ.

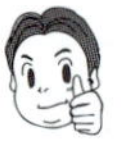
なるほど……VFR，要注意ですね．渡航後患者に聞かなければならない問診事項，よ～く理解できました！

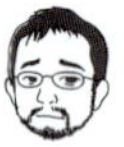
じゃあわかったところで，さっそくこの患者さんに問診をしてみよう.

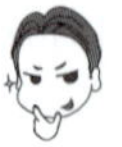
行ってきます！

〈本症例の渡航に関する問診事項〉

- 渡航の出発日と帰国日：11月22日から11月28日まで（現地で感染したとすると潜伏期は10～16日）
- 渡航先と経由国：インドネシア（経由国なし）
- 活動した都市名：スマトラ島のパダン，ムアララボ，コタティーニ（けっこう田舎）
- 現地の気候・季節：雨季
- 咬傷の有無，具体的な蚊の対策：蚊にはたくさん刺された．防蚊対策なし
- 動物曝露：なし

- 淡水曝露：川に入って植物を採取した
- シックコンタクト：なし
- 現地での性交渉：なし
- 食事や水の摂取：火の通った食べ物とペットボトルの水しか摂取していない．ホテル以外の場所での摂取なし
- ワクチン接種歴：なし
- 旅行の種類と目的：仕事（植物の採取）

先生，聞いてきました！

ほう，淡水曝露があるのか……そうか，確か植物を売る仕事をしていると言っていたな……川に入って植物を採取するとはダイナミックだな．

蚊にもけっこう刺されたそうです．

なるほど．食べ物にはけっこう気を遣っていたみたいだから，腸チフスの可能性は少し下がるかな．

ということは，鑑別疾患としてはマラリアとレプトスピラ症が可能性が高そうで，次いで腸チフスという感じでしょうか．

うむ．どうだ，渡航歴をしっかり聞くだけでもここまで鑑別疾患が絞れるだろ？

渡航歴，ぱねえっす！

参考文献

❶Hatz C, Chen LH. Pre-travel consultation. In: Keystone JS, Kozarsky PE, Freedman DO, eds. Travel medicine. 3rd ed. Edinburgh: Mosby; 2013. p.31-6.

❷A 型肝炎-2006～2008 年．IDWR. 2009; 12.

❸Jong EC. Approach to travel medicine and a personal travel medicine kit. In: Jong EC. Jong travel and tropical medicine manual. 4th ed. Philadelphia: Saunders; 2008. p.1-17.

❹Fradin MS, Day JF. Comparative efficacy of insect repellents against mosquito bites. N Engl J Med. 2002; 347: 13.

❺ Spira AM. Assessment of travellers who return home ill. Lancet. 2003; 361: 1459–69.
❻ Matteelli A, Carosi G. Sexually transmitted diseases in travelers. Clin Infect Dis. 2001; 32: 1063–7.
❼ Vivancos R, Abubakar I, Hunter PR. Foreign travel, casual sex, and sexually transmitted infections: systematic review and meta-analysis. Int J Infect Dis. 2010; 14: e842–51.
❽ CDC. Outbreak of acute febrile illness among athletes participating in triathlons-Wisconsin and Illinois, 1998. Morb Mortal Wkly Rep. 1998; 47: 585–8.
❾ Kutsuna S, Kato Y, Koizumi N, et al. Travel-related leptospirosis in Japan: A report on a series of five imported cases diagnosed at the National Center for Global Health and Medicine. J Infect Chemother. 2015; 21: 218–23.
❿ Wilder-Smith A. Meningococcal vaccine in travelers. Curr Opin Infect Dis. 2007; 20: 454–60.
⓫ Anwar E, Goldberg E, Fraser A, et al. Vaccines for preventing typhoid fever. Cochrane Database Syst Rev. 2014; 1: CD001261.
⓬ Romi R, Sabatinelli G, Majori G. Malaria epidemiological situation in Italy and evaluation of malaria incidence in Italian travelers. J Travel Med. 2001; 8: 6–11.

F:

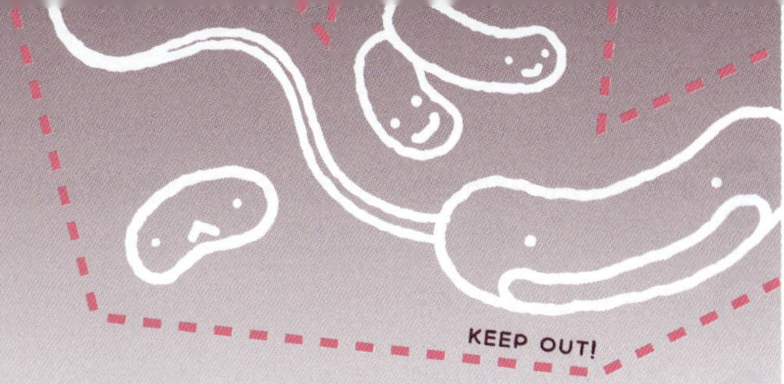
KEEP OUT!

ちゃばい感染症を除外しろッ！！

CASE

（前回からのつづき）

インドネシアに海外渡航歴がある，特に基礎疾患のない 40 代男性が発熱，頭痛，関節痛を主訴に NCGM を受診した．輸入感染症だとすると潜伏期は 10～16 日と推定された．現地では蚊の曝露と淡水曝露歴があることがわかった．

だいぶ鑑別が絞れてきましたね．ここまで来たら，あとは診断を詰めていくだけですね．そろそろ診察しますか．

待てッ！

（ビクッ）な，なんですか急に……まだ何かやることがあるんですか？

診察に移る前に，確認すべきことがある……それは「ヤバい感染症じゃないかどうか」の確認だッ！

ヤバい感染症って何ですか．

具体的には，エボラ出血熱などのウイルス性出血熱，中東呼吸器症候群，鳥インフルエンザなどの新興再興感染症だッ！

それはヤバそうな感染症ですね……．

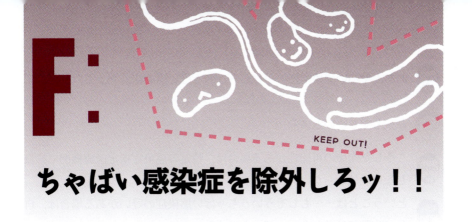

ああ，ヤバい感染症だ……むしろ「ちゃばい感染症」だッ！

どっちでもいいッス．

こうした疾患の可能性がある場合は，特定の感染症指定医療機関で診療しなければならないのだッ！

ということは……もしそういうちゃばい感染症の疑いがある場合は，自分の病院では診れないってことですね．

うむ．これらの症例定義に当てはまる場合には，ただちに保健所に連絡を行い，感染症指定医療機関へ転送するまでは患者との不要な接触は避けるべしッ！

全然ピンとこないんですけど，具体的にどんな感染症のときに「ちゃばいッ！」って思えばいいんでしょうか．

うむ．ここでいう「ちゃばい感染症」とは，具体的には一類および二類感染症を指す．一類感染症はエボラ出血熱やマールブルグ病などのおなじみの面々だな．

全然おなじみじゃないし，馴染みたくないっス．

二類感染症は中東呼吸器症候群や鳥インフルエンザなどの呼吸器感染症がここに含まれるのだ．

なるへそ．つまりどういう点に気をつければいいんでしょうか．

上村よ……輸入感染症で大事なことはいつも同じ３つのことだ……言ってみろ．

努力ッ！　友情ッ！　勝利ッ！（泣）

そう，渡航地・潜伏期・曝露歴だったな．ちゃばい感染症を疑う場合もこの３つが重要なことに変わりはないッ！

ほ～ん．

表F-1 1類および2類感染症の流行地域・潜伏期・感染経路

疾患名（病原体）		流行地域	潜伏期	ベクター/曝露
1類感染症	エボラ出血熱	西アフリカ，中央アフリカ	2～21日	感染者 動物（オオコウモリなど）
	マールブルグ病	中央アフリカ	3～9日	感染者 動物
	ラッサ熱	ナイジェリア～西アフリカ	6～21日	感染者 動物（げっ歯類）
	クリミア・コンゴ出血熱	南ヨーロッパ，アフリカ中東地域，中国北西部	1～9日（ダニ） 3～13日（感染動物やヒト）	カタダニ 感染したヒトや動物
	南米出血熱	南米	7～14日	感染者 動物（げっ歯類）
	ペスト（*Yersinia pestis*）	アフリカ，アジア，南アメリカの辺鄙な地域	2～6日（腺ペスト） 1～3日（肺ペスト）	ネズミノミ
	天然痘	なし バイオテロ？	7～16日	ヒト
2類感染症（結核を除く）	鳥インフルエンザ（H5N1）	東南アジア 中東・エジプト	2～8日	野鳥，家禽
	鳥インフルエンザ（H7N9）	中国	3～7日	家禽
	中東呼吸器症候群（MERS）	アラビア半島	2～14日	感染者 ヒトコブラクダ

（岡部信彦．臨床と微生物．2008; 35: 217-22, Thwaites GE, et al. N Engl J Med. 2017; 376: 548-60 を参考に作成）[1,2]

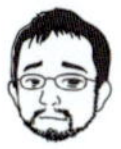
というわけで **表F-1** が一類感染症と二類感染症に指定されている感染症とその流行地域（渡航地）・潜伏期・感染経路（曝露歴）だ．これらの感染症は極めて稀だが，もし発生したら大変なことになる感染症であるからして，渡航歴のある患者では渡航地・潜伏期・曝露歴を評価した後に必ずこの表を思い浮かべるべしッ！

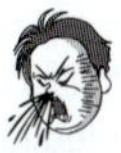
覚えられませんッ！（泣）

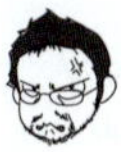
じゃあ壁にでも貼っとけ！　ちなみに本症例ではこれらのちゃばい感染症の可能性はどう考えればいい？

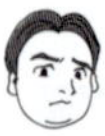
インドネシア渡航後ですから……この中で言うと H5N1 の鳥インフルエンザはあり得ますかね.

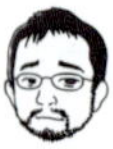
うむ. 確かにインドネシアではときどき H5N1 鳥インフルエンザの症例が報告されているな.

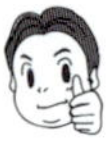
ただ, この患者さんがインドネシアで感染したとすると潜伏期は 10〜16 日になりますので, 鳥インフルエンザ H7N9 の潜伏期 2〜8 日には当てはまりませんッ！　ついでに野鳥や家禽との曝露歴もないので, 鳥インフルエンザ H7N9 の可能性は否定的ですッ！

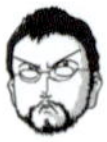
うむ. そうするとこの患者さんはちゃばい感染症ではなさそう, ということになるわけだな. では安心して次のステップに進むことにしよう.

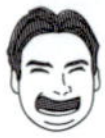
ウイ.

参考資料：一類感染症および二類感染症の流行地域

図F-1 〜 図F-8

図F-1 エボラ出血熱の流行地域

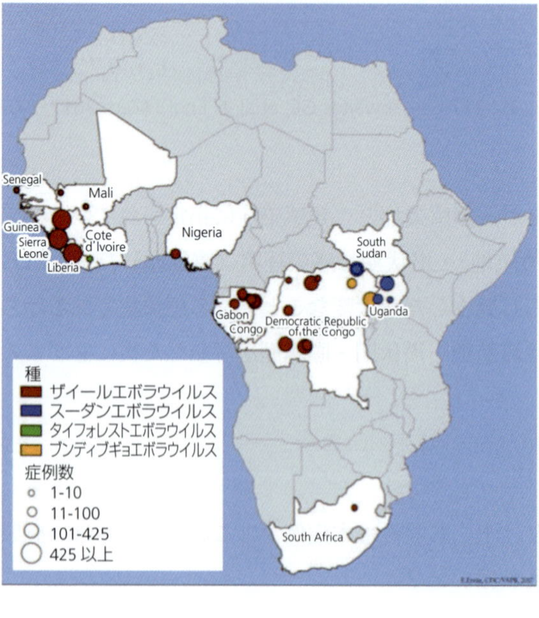
Senegal
Mali
Guinea
Sierra Leone
Cote d'Ivoire
Liberia
Nigeria
South Sudan
Uganda
Gabon
Congo
Democratic Republic of the Congo
South Africa
種
ザイールエボラウイルス
スーダンエボラウイルス
タイフォレストエボラウイルス
ブンディブギョエボラウイルス
症例数
1-10
11-100
101-425
425 以上

（これまでに症例が報告された地域）
（CDC, Ebola virus disease distribution Map
https://www.cdc.gov/vhf/ebola/history/distribution-map.html）

図F-2 マールブルグ病の流行地域

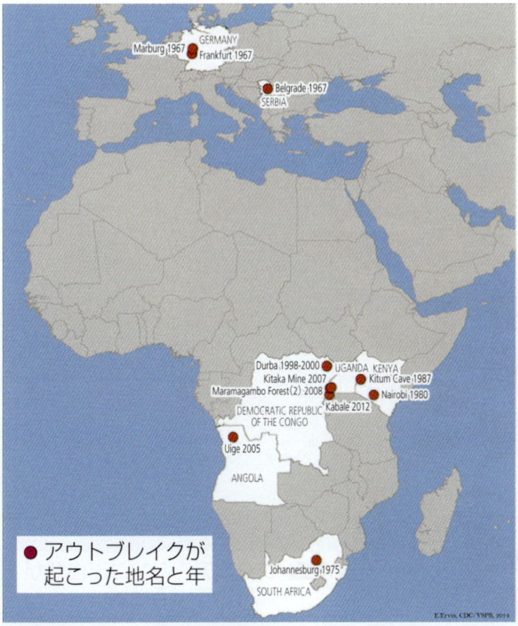
GERMANY
Marburg 1967
Frankfurt 1967
Belgrade 1967
SERBIA
Durba 1998-2000
UGANDA
KENYA
Kitaka Mine 2007
Kitum Cave 1987
Maramagambo Forest(2) 2008
Nairobi 1980
Kabale 2012
DEMOCRATIC REPUBLIC OF THE CONGO
Uige 2005
ANGOLA
Johannesburg 1975
SOUTH AFRICA
● アウトブレイクが起こった地名と年

(これまでに症例が報告された地域)
(CDC, Marburg hemorrhagic fever distribution map https://www.cdc.gov/vhf/marburg/outbreaks/distribution-map.html)

図F-3 ラッサ熱の流行地域

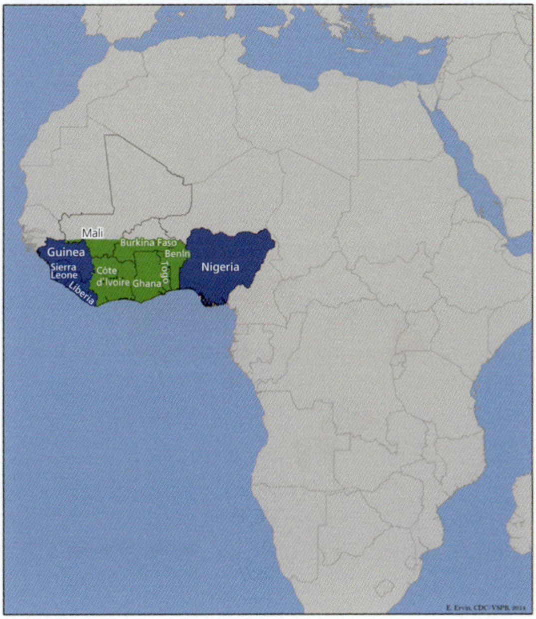
Mali
Guinea
Burkina Faso
Benin
Sierra Leone
Côte d'Ivoire
Ghana
Togo
Nigeria
Liberia

(CDC, Lassa fever distribution map https://www.cdc.gov/vhf/lassa/outbreaks/index.html)

図F-4 クリミア・コンゴ出血熱の流行地域

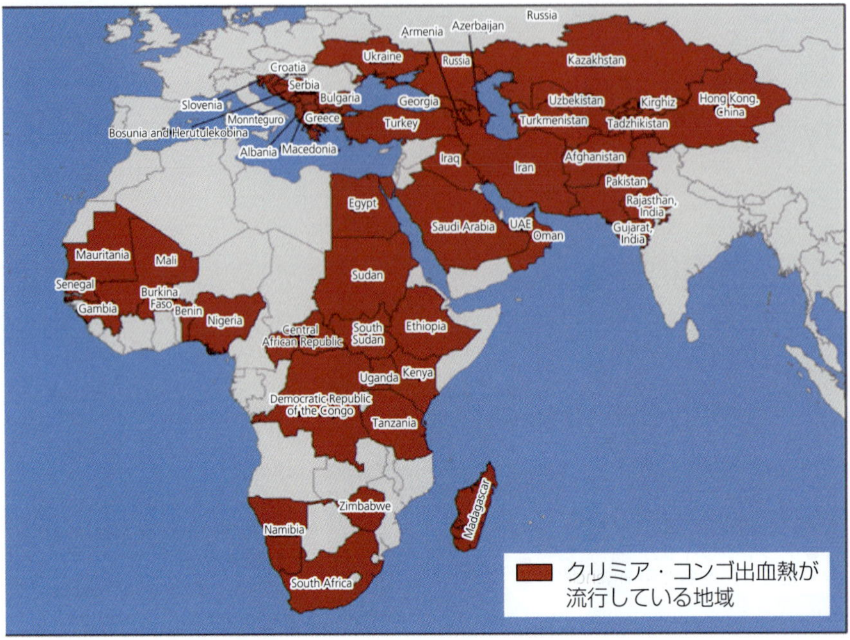
Russia
Armenia
Azerbaijan
Ukraine
Russia
Kazakhstan
Croatia
Serbia
Bulgaria
Georgia
Uzbekistan
Kirghiz
Hong Kong, China
Slovenia
Monnteguro
Greece
Turkey
Turkmenistan
Tadzhikistan
Bosunia and Herutulekobina
Albania
Macedonia
Iraq
Iran
Afghanistan
Pakistan
Rajasthan, India
Egypt
Saudi Arabia
UAE
Oman
Gujarat, India
Mauritania
Mali
Sudan
Senegal
Burkina Faso
Benin
Gambia
Nigeria
Central African Republic
South Sudan
Ethiopia
Uganda
Kenya
Democratic Republic of the Congo
Tanzania
Madagascar
Zimbabwe
Namibia
South Africa
クリミア・コンゴ出血熱が流行している地域

(Crimean-Congo hemorrhagic fever distribution map
https://www.cdc.gov/vhf/crimean-congo/outbreaks/distribution-map.html)

図F-5 ペストの流行地域

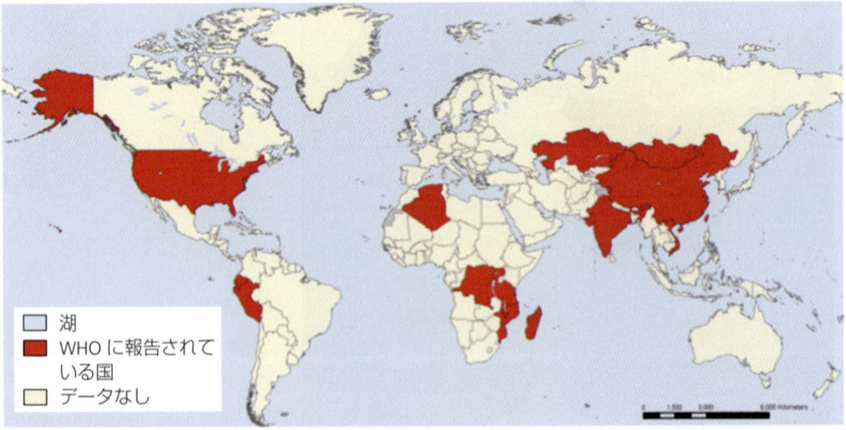
湖
WHO に報告されている国
データなし

(WHO International travel and health より)

図F-6 中東呼吸器症候群の流行地域

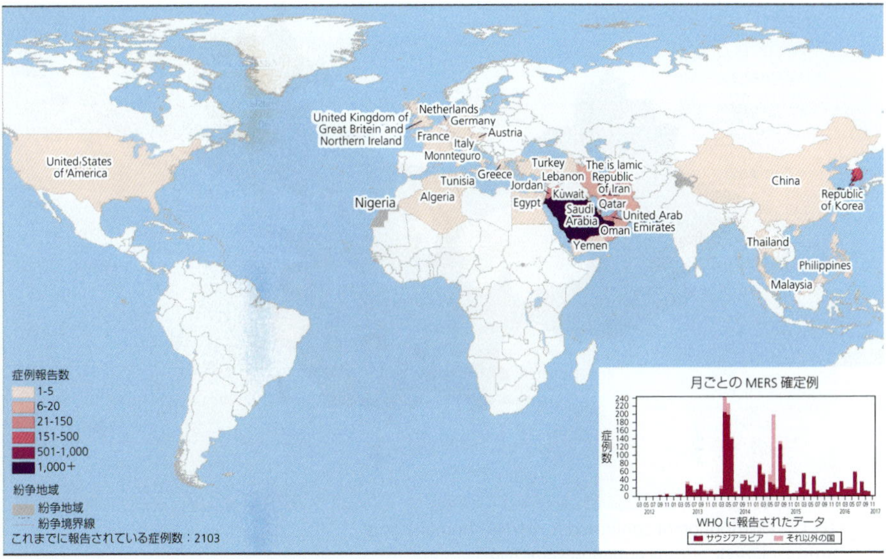
United Kingdom of Great Britein and Northern Ireland
Netherlands
Germany
France
Austria
Italy
Monnteguro
Greece
Turkey
The is lamic Republic of Iran
Lebanon
Jordan
Tunisia
Algeria
Nigeria
Egypt
Kuwait
Saudi Arabia
Qatar
United Arab Emirates
Oman
Yemen
United States of America
China
Republic of Korea
Thailand
Philippines
Malaysia
症例報告数
1-5
6-20
21-150
151-500
501-1,000
1,000＋
紛争地域
紛争地域
紛争境界線
これまでに報告されている症例数：2103
月ごとの MERS 確定例
症例数
WHO に報告されたデータ
サウジアラビア
それ以外の国

(https://www.who.int/emergencies/mers-cov/map-17-november-2017.png?ua=1)

図F-7 鳥インフルエンザ H5N1 の流行地域

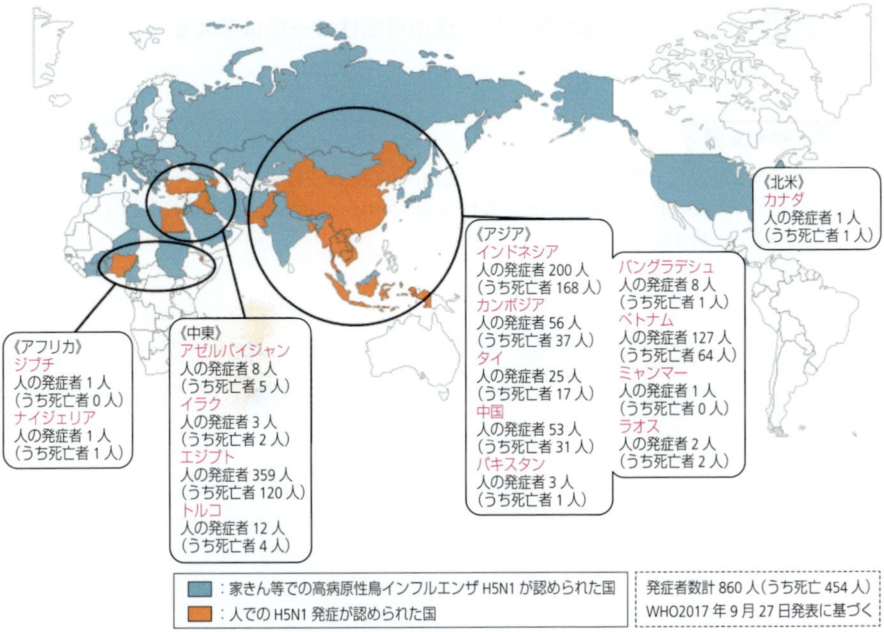
《北米》
カナダ
人の発症者 1 人
(うち死亡者 1 人)
《アジア》
インドネシア
人の発症者 200 人
(うち死亡者 168 人)
カンボジア
人の発症者 56 人
(うち死亡者 37 人)
タイ
人の発症者 25 人
(うち死亡者 17 人)
中国
人の発症者 53 人
(うち死亡者 31 人)
パキスタン
人の発症者 3 人
(うち死亡者 1 人)
バングラデシュ
人の発症者 8 人
(うち死亡者 1 人)
ベトナム
人の発症者 127 人
(うち死亡者 64 人)
ミャンマー
人の発症者 1 人
(うち死亡者 0 人)
ラオス
人の発症者 2 人
(うち死亡者 2 人)
《アフリカ》
ジブチ
人の発症者 1 人
(うち死亡者 0 人)
ナイジェリア
人の発症者 1 人
(うち死亡者 1 人)
《中東》
アゼルバイジャン
人の発症者 8 人
(うち死亡者 5 人)
イラク
人の発症者 3 人
(うち死亡者 2 人)
エジプト
人の発症者 359 人
(うち死亡者 120 人)
トルコ
人の発症者 12 人
(うち死亡者 4 人)
：家きん等での高病原性鳥インフルエンザ H5N1 が認められた国
：人での H5N1 発症が認められた国
発症者数計 860 人(うち死亡 454 人)
WHO2017 年 9 月 27 日発表に基づく

(2017 年 10 月 11 日　厚生労働省健康局結核感染症課作成)

図F-8 鳥インフルエンザ H7N9 の流行地域

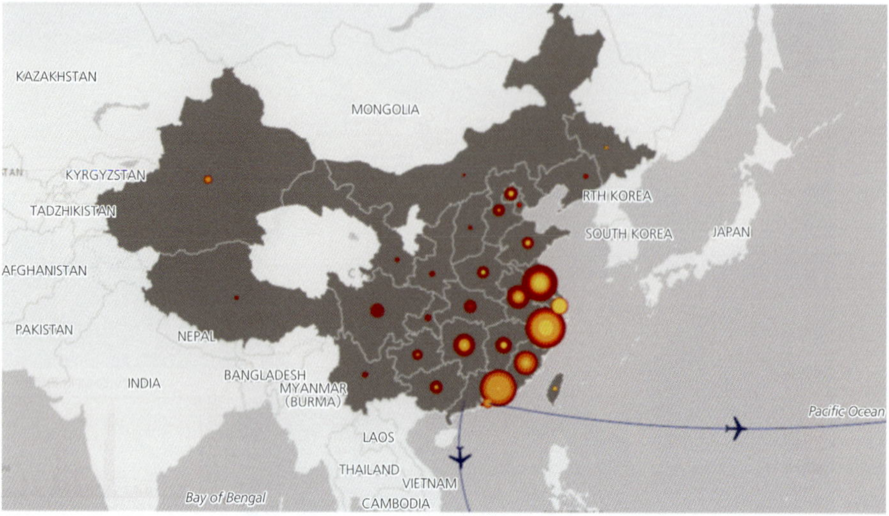
KAZAKHSTAN
MONGOLIA
KYRGYZSTAN
TADZHIKISTAN
AFGHANISTAN
PAKISTAN
NEPAL
INDIA
BANGLADESH
MYANMAR (BURMA)
LAOS
THAILAND
VIETNAM
CAMBODIA
Bay of Bengal
RTH KOREA
SOUTH KOREA
JAPAN
Pacific Ocean

（ECDC, Distribution of confirmed A（H7N9）human cases
https://gis.ecdc.europa.eu/influenza/H7N9/）

ポイント 稀であっても危険な感染症の可能性は一度は考えるべし！

参考文献

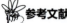

❶岡部信彦．一類感染症．臨床と微生物．2008; 35: 217–22.
❷Thwaites GE, Day NP. Approach to fever in the returning traveler. N Engl J Med. 2017; 376: 548–60.

ちゃばい感染症を除外しろッ!!

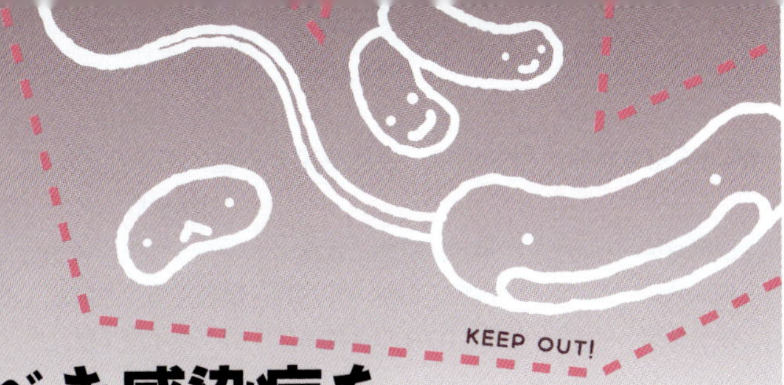
KEEP OUT!

G: 隔離すべき感染症を除外しろッ!!

CASE

（前回からのつづき）

インドネシアに海外渡航歴がある，特に基礎疾患のない 40 代男性が発熱，頭痛，関節痛を主訴に NCGM を受診した．輸入感染症だとすると潜伏期は 10～16 日と推定された．現地では蚊の曝露と淡水曝露歴があることがわかった．

上村よ……ついにここまで来たな…….

先生，ちゃばい感染症じゃないこともわかったことですし，そろそろ診断をつけたいんですけど（ウズウズ）.

バッキャロウ！　それでも感染症医かッ！　ちゃばい感染症以外にも注意しなければならない疾患があるだろう！

え～，まだあるんですか？　ちゃばい感染症じゃなければもう危険はないはずでしょ～よ.

上村よ……貴様，ジャスティン・ビーバー氏から何も学んでいないな…….

えっ，ビーバー氏から何か学ぶことがありましたっけ？　歌とダンスですか？

歌とダンスも学びたければ学ぶがいい……そしてデビューすればいい……だが，我々が一番学ばなければならないのは「ジャスティン・ビーバー氏 麻疹事件の教訓」だッ！

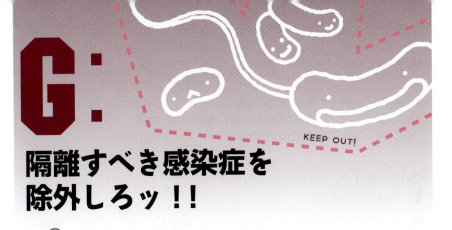

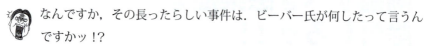

表G-1 空気感染，飛沫感染，接触感染する輸入感染症の一例

	病原体
空気感染	麻疹，結核，水痘
飛沫感染	風疹，おたふくかぜ，髄膜炎菌，百日咳，インフルエンザ
接触感染	ノロウイルス感染症，ロタウイルス感染症，腸チフス

なんですか，その長ったらしい事件は．ビーバー氏が何したって言うんですかッ!?

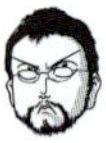
あれは2016年の夏……海外で麻疹に罹患した10代男性が，発熱・皮疹が出ている状態で2万5000人が参加するジャスティン・ビーバー氏の独演会に参加してしまったという悲劇的な事件だッ！

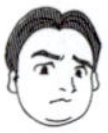
ああ，そういえばありましたねえ……でもビーバー氏は全然悪くないじゃないですかッ！　で，あの事件から僕らは何を学べばいいんですか？

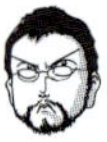
まず重要な点として，海外渡航後に警戒しなければならない感染症として麻疹などの感染性の高い疾患を考慮しておかなければならないということだッ！

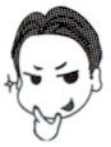
ほ～ん．具体的にはどういう感染症に注意すればいいんでしょうか．

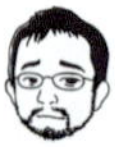
表G-1 は空気感染・飛沫感染・接触感染によって伝播する病原体の一例を示したものだが，空気感染する麻疹や水痘，結核は特に注意すべしッ！

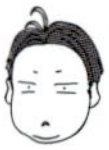
ほーん（ホジホジ）．

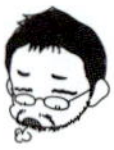
上村よ……ことの重大性がわかっていないな……もし麻疹の患者さんが，診断されずに大部屋に入院したとしたらどうなる……さらにその大部屋には免疫不全の患者さんがいたりしたら…….

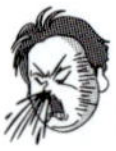
ちゃばい……激ちゃばッス！

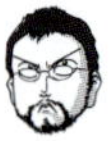
そのとおり，激ちゃばだ．これらの疾患は周囲に感染するリスクが高いのだッ！

図G-1 麻疹の感染力

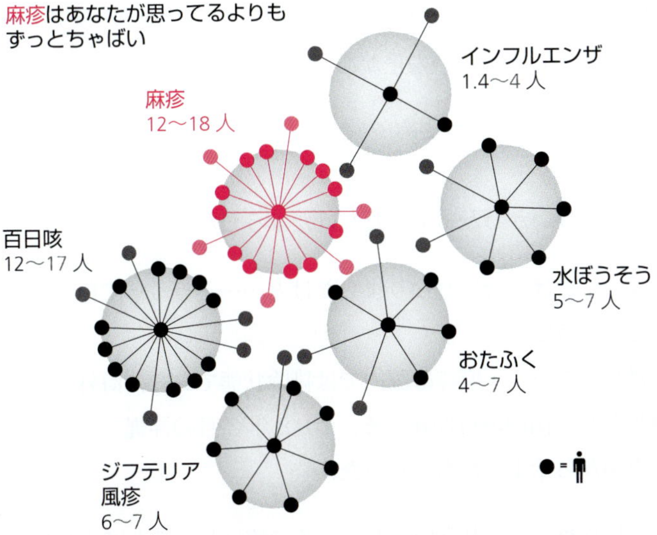
麻疹はあなたが思ってるよりも
ずっとちゃばい
インフルエンザ
1.4〜4 人
麻疹
12〜18 人
水ぼうそう
5〜7 人
百日咳
12〜17 人
おたふく
4〜7 人
ジフテリア
風疹
6〜7 人
●=

（https://ecdc.europa.eu/）

ポイント **隔離が必要な感染症，特に空気感染するような感染症を見逃すなッ！**

図G-1 はヨーロッパCDCのインフォグラフィックだが，この図の意味するところがわかるか．

……線香花火，ですか．

情緒豊かだな，おまえは！　これはそれぞれの感染症が 1 人の患者から何人にうつるのかを表したものだ．

つまりどういうことだってばよ！

つまりだ……麻疹は 1 人の患者から 12〜18 人にうつるってことだよ！

天文学的数字！！

そのとおりだ……例えば2015年に韓国でアウトブレイクした中東呼吸器症候群MERSの基本再生産数は0.69だからな．ぶっちゃけ，ラディッツとラディッツに殺された村人くらいの差があると言って良いだろう．

戦闘力たったの0.69か……ゴミめ…….

いかに麻疹がちゃばいかわかっていただけたようだな.

麻疹がちゃばいことは十分にわかりましたけど……どうやって麻疹を疑えばいいんでしょうか.

ぶっちゃけ難しいな……．麻疹は国内では排除状態であり，海外からの輸入例を発端として国内流行が起こる．2018年3月の沖縄での流行も海外からの持ち込み例から始まったものだった.

ああ，そうでしたね．で，どういったところで流行してるんですか？

世界中でだ！！

世界中って……途上国じゃないんですか？

ワクチン接種率が低いのは途上国だが，現在，麻疹はヨーロッパで猛威を振るっている[1,2] 図G-2．これまで本邦での麻疹事例は東南アジアから持ち込まれることが多かったが，ヨーロッパから持ち込まれる可能性も考慮しておかなければならないのだッ！

へー，ヨーロッパですか．意外ですね.

こうした流行地域から帰ってきた，発熱，呼吸器症状，皮疹のある患者では必ず麻疹を想起すべしッ！

なるほど．東南アジアから帰国後の発熱・皮疹だとデング熱ってイメージですが，プラス呼吸器症状ってのがポイントですかね.

その通りだ！　ちなみに皮疹は発熱・呼吸器症状から数日遅れて現れることが多い……皮疹のない時点で麻疹を疑うのは極めて難しいが，海外

図G-2 麻疹の流行地域

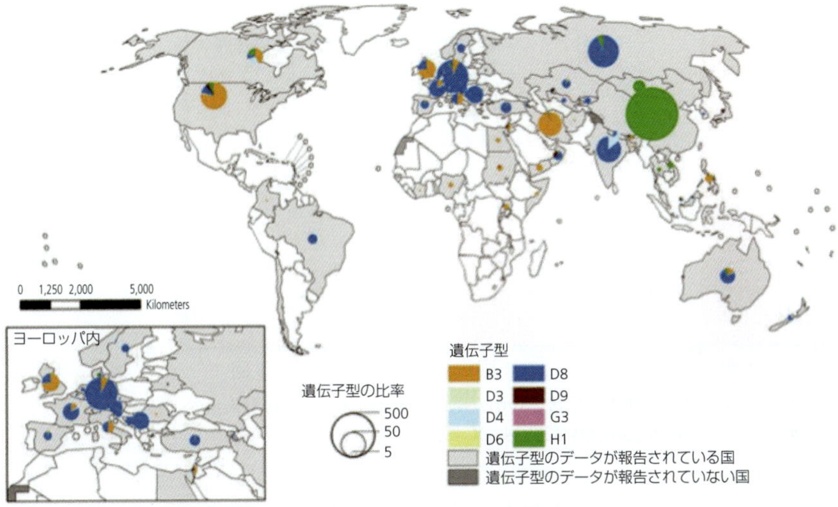
0 1,250 2,000 5,000
Kilometers
ヨーロッパ内
遺伝子型の比率
500
50
5
遺伝子型
B3
D8
D3
D9
D4
G3
D6
H1
遺伝子型のデータが報告されている国
遺伝子型のデータが報告されていない国

（WHO International travel and health より）

渡航後の発熱・呼吸器症状では麻疹ワクチン接種歴や罹患歴を確認することが重要だッ！

ワクチン接種歴ってそんなに重要なんですか？

超重要だ．図G-3 は 2018 年 3 月の沖縄での麻疹アウトブレイクの際に報告された症例のワクチン接種状況だが，見てわかる通り，症例の大半がワクチン接種歴不明，無し，1 回のいずれかだ．つまり，2 回以上の麻疹ワクチン接種歴のある人は麻疹である可能性はかなり低いッ！

ふーん．でも運が悪ければ罹るってことですね．あと，症状的に風疹と似てると思うんですけど，どうやって区別するんですか？

区別する必要はないッ！

そんな無責任なッ！

図G-3 2018年の沖縄県の麻疹症例のワクチン接種状況

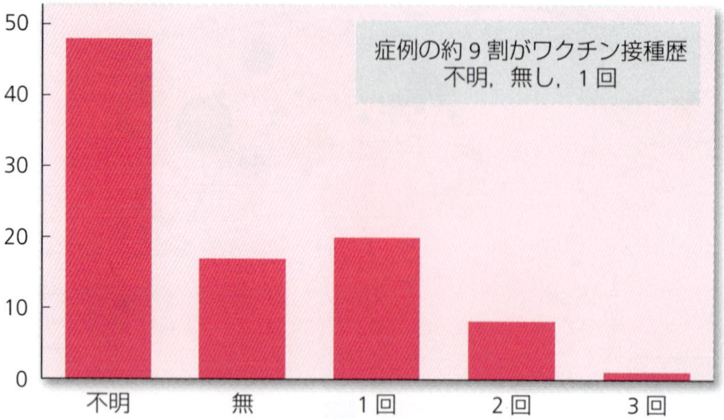
症例の約9割がワクチン接種歴
不明，無し，1回
50
40
30
20
10
0
不明
無
1回
2回
3回

（沖縄県における麻しん患者発生状況 http://www.pref.okinawa.jp/site/hoken/chiikihoken/kekkaku/documents/300524.pdf より作成）

だったら聞くが，上村よ……麻疹と風疹の臨床的な違いを説明してみろッ！

えっ……ちょっと教科書見ていいですか……えーと，麻疹は盛り上がりのある癒合する紅斑で色素沈着を残す．風疹は平坦な紅斑で癒合しない．

そうだな．教科書的には **表G-2** のような違いがあるとされる．じゃあある患者さんの皮疹を見せよう **図G-4** ……この患者さんは麻疹か風疹かどっちだッ!?

えーと，盛り上がりがあって，癒合してるので麻疹ですッ（キリッ）！

そう思うだろう……これは風疹の患者さんの皮疹だッ！

えー！　そんなご無体な!!

そうなんだから仕方ないだろ！　つまり，麻疹と風疹を臨床像だけで完全に区別することは難しいのだッ！「麻疹もしくは風疹」と疑った時点で，できれば陰圧室に，なければ個室に入ってもらいN95マスクを着用して診療に当たるべしッ！　そして保健所に連絡すれば麻疹・風疹のPCR検査をやってくれるはずだッ！

表G-2 教科書的な風疹と麻疹の違い

	風疹	麻疹
潜伏期間	14〜17日	8〜10日
感染経路	飛沫感染	空気感染
カタル症状	弱い	強い
発熱	微熱〜高熱	高熱
発疹	急速に広がる，癒合なし	癒合あり，色素沈着あり
その他の特徴	後頸部リンパ節腫脹	コプリック斑
合併症	脳炎，関節炎，血小板減少症紫斑病，先天性風疹症候群	肺炎，脳炎，心筋炎など

図G-4 一部盛り上がりがあり癒合傾向のある紅斑

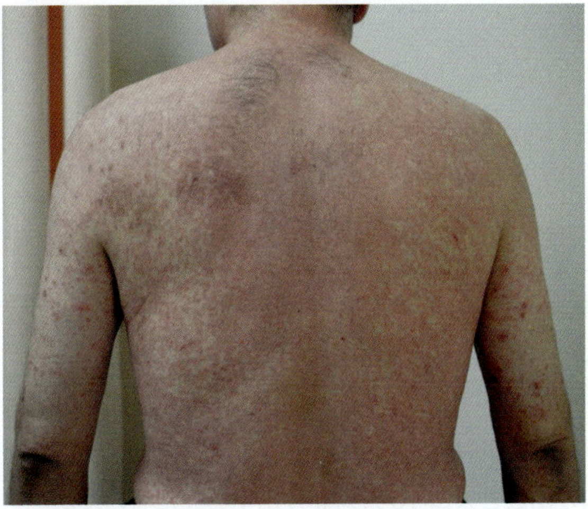

（風疹の患者）

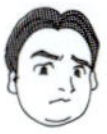

まあ症例の疑わしさ次第でやってくれない場合もありますけどね……

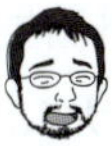

その場合は抗体検査で診断してもいいが，①急性期は麻疹 IgG も風疹 IgG も偽陰性となることがあるので必ずペア血清で診断すること，②風疹の患者でも 3 割程度は麻疹 IgM が陽性になる[3,4]こと，は覚えておこう．

ポイント **流行地域から帰ってきた，発熱，呼吸器症状，皮疹のある患者では必ず麻疹を想起すべしッ！**

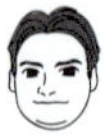
入院が必要な場合も，空気感染対策が必要ってことですね．ちなみに水痘の診断は？

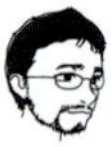
水痘の皮疹については次回の身体所見の項で扱うが，水痘は特徴的な皮疹のため臨床診断しやすい感染症だからして，皮疹の性状で疑ってすぐに隔離すべし！

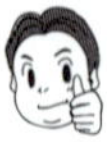
なーる．では最後に結核は……？

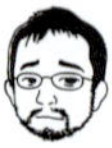
結核も診断が非常に難しいが……近年，日本全体の結核発症者数は減ってきているのは知っているな．

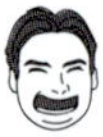
へえ．中蔓延国っていう話だったのに，減ってきてるんですね．

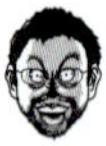
だが……増えている患者層がある……それは外国人結核だッ！

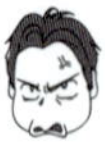
外国人結核ッ!?　先生，外国人だから結核だなんて……差別主義者ッスね．見損ないました．実家に帰らせてもらいます！

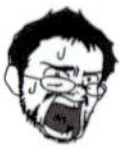
おまえの実家は東京だろうが!!　落ち着け……そうだな，正確には「外国で出生した人の結核患者が増えている」が正しいだろう．図G-5 は外国生まれの結核患者の届け出数と人口 10 万対届け出率を見たものだが……年々増えているのだッ！

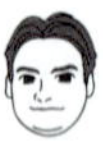
確かに右肩上がりですね．

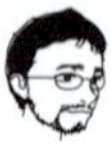
年齢階層別に見てみると，15～24 歳の新届出結核患者における外国生まれの割合が過半数を超えている．出生国としては，中国，ベトナム，ネパールなどの国が多数を占めている．

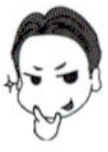
これらの国で生まれて現在日本に住んでいる患者，もしくは日本に旅行に来た外国人では，結核を疑う閾値を低くすべきってことですね．

図G-5 外国生まれ結核患者届け出数および人口 10 万対届け出率

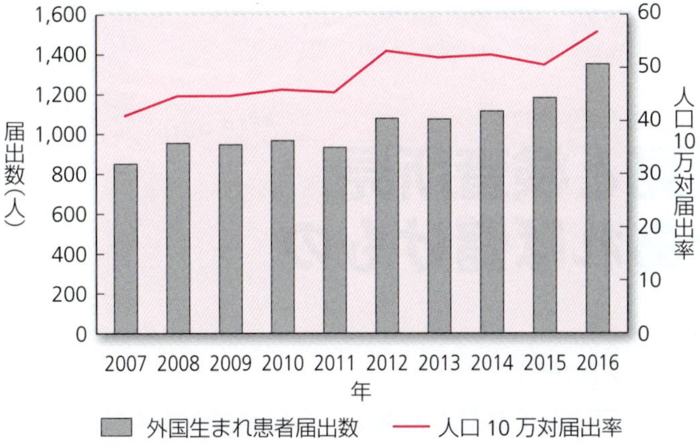
1,600
1,400
1,200
1,000
800
600
400
200
0
届出数(人)
60
50
40
30
20
10
0
人口10万対届出率
2007 2008 2009 2010 2011 2012 2013 2014 2015 2016
年
外国生まれ患者届出数
人口 10 万対届出率

（国立感染症研究所．IASR. 2017; 38: 234–5 より）

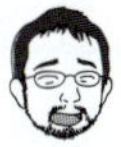

うむ．また，これらの国における結核は，多剤耐性結核である頻度が日本よりも数倍〜10 倍くらい高い．曝露者への影響も大きいことからも，早期診断と感受性検査の結果が非常に重要となるわけだな．

ポイント **海外で出生した患者さんを診療する際は結核を疑う閾値を低くすべしッ！**

参考文献

❶ Currie J, Davies L, McCarthy J, et al. Measles outbreak linked to European B3 outbreaks, Wales, United Kingdom, 2017. Euro Surveill. 2017; 22 (42).

❷ Filia A, Bella A, Del Manso M, et al. Ongoing outbreak with well over 4,000 measles cases in Italy from January to end August 2017–what is making elimination so difficult? Euro Surveill. 2017; 22 (37). pii30613.

❸ 加藤博史，今村顕史，関谷紀貴，他．成人における風疹の臨床像についての検討．感染症学雑誌． 2013; 87: 603–7.

❹ Kunimatsu J, Kanehisa E, Yamamoto K, et al. Adult rubella: a retrospective analysis of 45 cases. ID week 2013.

H: 身体所見と検査所見，特徴があれば儲けもの

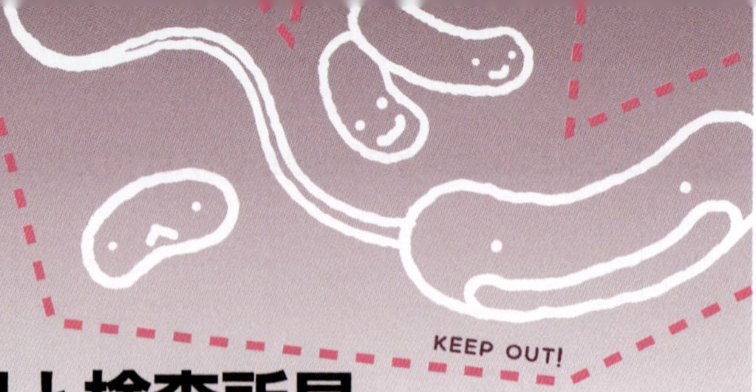
KEEP OUT!

CASE

（前回からのつづき）

インドネシアに海外渡航歴がある，特に基礎疾患のない40代男性が発熱，頭痛，関節痛を主訴にNCGMを受診した．輸入感染症だとすると潜伏期は10〜16日と推定された．現地では蚊の曝露と淡水曝露歴があることがわかった．

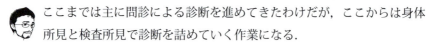

ここまでは主に問診による診断を進めてきたわけだが，ここからは身体所見と検査所見で診断を詰めていく作業になる．

えっ，でもさっき先生は「輸入感染症はフォーカスがはっきりしないことが多い」って言ってましたけど．異常所見なんて見つからないんじゃないですか？

診察をすることの1つ目の意義は，本当にフォーカスがはっきりしないのかを確認することだ……．問診では今ひとつ炎症の主座がわからなかった患者さんでも，丁寧に診察をすることで心雑音があったり脊柱管叩打痛があったりすることがある．Review of Systemsを丁寧に聴取するのと同様に，全身を隈なく診察していくのだ……．

ふんふん．輸入感染症を疑った際にはどのような所見に注意して診察すればいいんでしょ〜か？

まずはわかりやすいところでは皮疹だな．皮疹の性状や分布をみることで鑑別疾患を絞れることがあるからな．

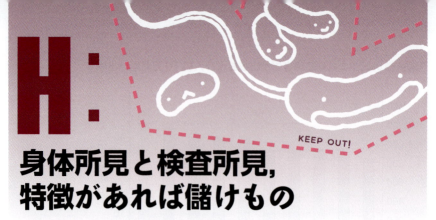

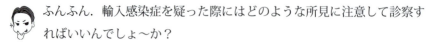

表H-1 皮疹の種類と考えられる輸入感染症

斑状丘疹	アルボウイルス感染症（デング熱，チクングニア熱，ジカ熱など） 風疹，麻疹，パルボウイルス B19，薬剤性過敏症，梅毒，ハンセン病 真菌感染症（ヒストプラズマ症，ペニシリン症） 伝染性単核球症（EBV，CMV，HIV） リケッチア症，ウイルス性出血熱（エボラなど）
水疱・膿疱	単純疱疹，水痘，帯状疱疹，サル痘，リケッチア症
紅皮症	デング熱，川崎病，毒素性ショック症候群，猩紅熱，日焼け， *Vibrio vulnificus* 感染症
紫斑	デング出血熱，淋菌感染症，水痘，髄膜炎菌感染症 ペスト，リケッチア症，敗血症（±DIC） ウイルス出血熱（ラッサ熱，エボラ，CCHF，リフトバレー熱）
潰瘍	Chancre: *Trypanosoma rhodesiense*, *Yersinia pestis*（bubonic plague） 痂皮：アフリカ紅斑熱，炭疽 性器潰瘍：梅毒，HSV 皮膚潰瘍：炭疽，ジフテリア，真菌感染症，ブルーリ潰瘍

（Johnston V, et al. Fever in the returned traveler. In: Magill AJ, et al. Hunter's tropical medicine and emerging infectious diseases. 9th ed. Philadelphia: Saunders Elsevier; 2012. p.1021-31 より一部改変）[1]

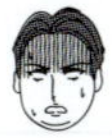
皮疹は苦手なんですけど……どれをみても同じにみえちゃう…….

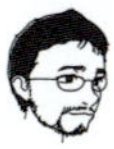
私の皮疹の診かたとしては，大雑把に「斑状丘疹」「水疱・膿疱」「紅皮症」「紫斑」「潰瘍」の 5 つに分類して，そこから鑑別疾患を考えるという感じだ 表H-1 .

ポイント **輸入感染症では皮疹がヒントになることがある！**
皮疹はいくつかに分類して，そこから鑑別疾患を考える！

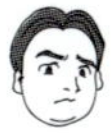
むう……あまりイメージが湧かないんですけど，具体的に例を挙げていただけないでしょ～か.

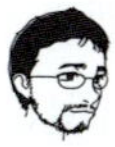
うむ．ではまず斑状丘疹からいこう． 図H-1 は 20 代男性．タイのバンコクの風俗街で unsafe sex をしてきた 3 ヶ月後に全身に皮疹が出てきてビックリして NCGM を受診した．なんだと思う？　ヒントは「この皮疹が出る 2 ヶ月前に亀頭に無痛性の潰瘍ができていた」.

図H-1 タイ渡航後の 20 代男性の皮疹

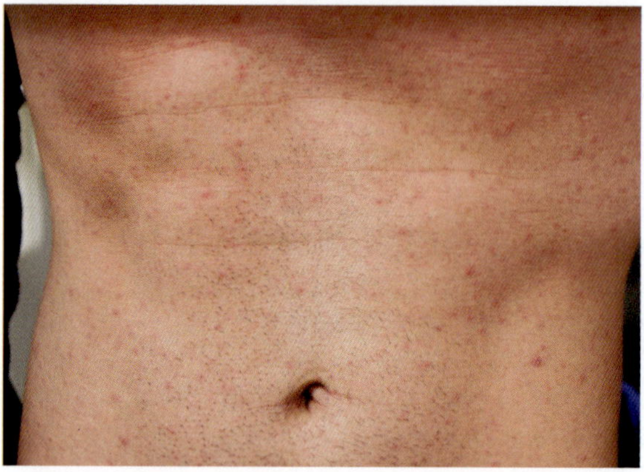

図H-2 フランス渡航後の 60 代男性の皮疹

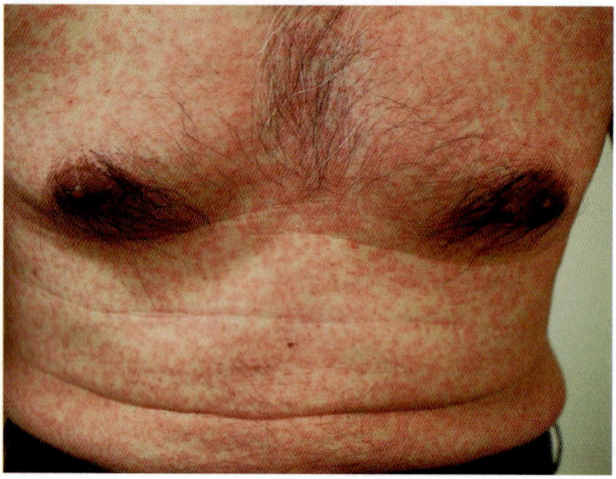

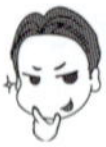
これは梅毒ですね！　亀頭の潰瘍は一期梅毒ということですね

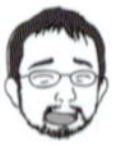
そのとおり！　なかなかやるな．ではこれはどうかな．60 代男性，3 日間のフランス出張から帰国して 4 日目に発熱と全身の皮疹が出現したため NCGM を受診 図H-2 ．ヒントは「2013 年の症例」ってことかな．

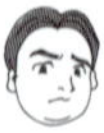
フランスですか？　フランスでデング熱に罹ることはないだろうしなあ……．

JCOPY 498-02123

実はこれは風疹だったんだな．渡航歴は関係なくて日本で感染したというわけだな．

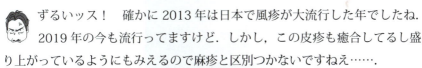

ずるいッス！　確かに 2013 年は日本で風疹が大流行した年でしたね．2019 年の今も流行ってますけど．しかし，この皮疹も癒合してるし盛り上がっているようにもみえるので麻疹と区別つかないですねえ…….

そう，繰り返しになるが麻疹と風疹を臨床像だけで区別するのは困難であり，また区別できる必要もない．麻疹か風疹かどちらかだと思ったら空気感染対策を行って検査結果を待てばいいんだ．そもそも，麻疹や風疹を置いておいても，皮疹の性状だけで病原微生物を特定するのはかなり難しいからな……もはや私は皮疹で病原微生物を推定することを諦めている．内科医の皮疹の診察のボトムラインとしては，皮疹の性状を分類して，鑑別疾患を可能な限り絞り込むところまでってことで．

潔いというか，諦めが早いというか…….

自分の限界を正確に見極めることも良い内科医の証なのだッ！……では水疱に移ろう．10 代カンボジア人男性，日本に語学留学に来て 1 週間後に発熱と全身に水疱が出てきたということで NCGM を受診した症例だ 図H-3 .

図H-3　10 代カンボジア人男性の皮疹

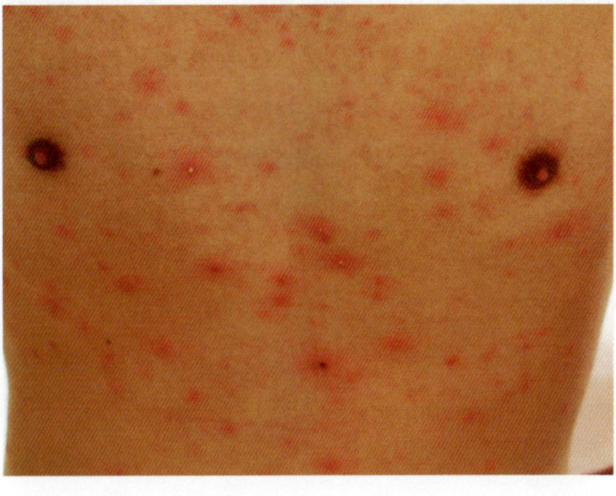

図H-4 てんかんを基礎疾患にもつ20代男性の皮疹

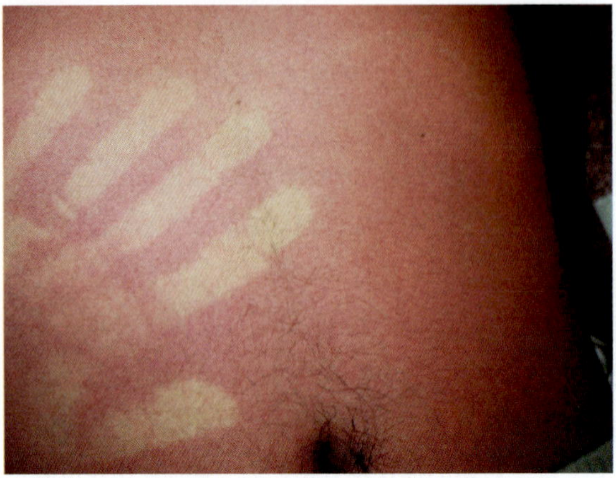

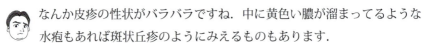

なんか皮疹の性状がバラバラですね．中に黄色い膿が溜まってるような水疱もあれば斑状丘疹のようにみえるものもあります．

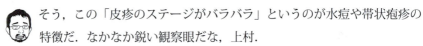

そう，この「皮疹のステージがバラバラ」というのが水痘や帯状疱疹の特徴だ．なかなか鋭い観察眼だな，上村．

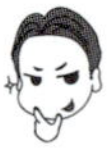
ニヤリ！

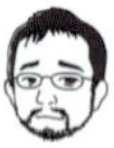
では次は紅皮症にいこうか．ちなみに紅皮症とは紅斑が体表面積の90％以上に広がり全身の紅潮や落屑をきたした状態を指す．これ豆な．症例はてんかん治療中の20代男性，アメリカに観光旅行に行った翌日から発熱と皮疹が出現し，全身が真っ赤になってきたためNCGM皮膚科を受診し，DCCに紹介になった 図H-4 ．写真をみてもらうとわかると思うが，本当に全身真っ赤だ．原因はなんだと思う？　ヒントは基礎疾患であるてんかんなんだけど．

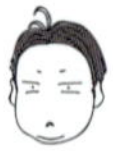
手形がくっきりですね．ええと……この 表H-1 の紅皮症の中のどれかですよね……てんかんを起こして日焼けしたとかですか……？

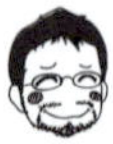
ブ～！　正解は抗けいれん薬カルバマゼピンによる薬剤性過敏症症候群（drug-induced hypersensitivity syndrome：DIHS）でした！　まだまだだな，上村．

図H-5 交通事故で脾臓を摘出している50代女性

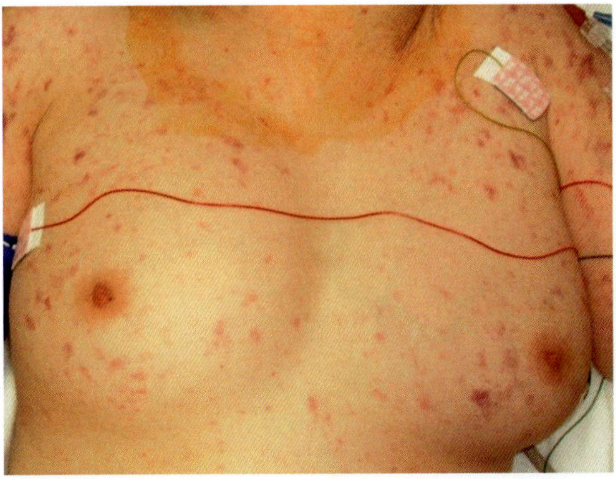

えっ，だってこの表の中にDIHSなんてないじゃないですか！

人生とはいつも与えられた選択肢の中に答えがあるとは限らない，という私からのメッセージだ．勉強になっただろう．

大人って汚いっス…….

では第5問．交通事故で脾臓を摘出している50代女性．昨日まで元気だったけど今朝から突然の発熱，意識障害が出現し近医を受診したところショック状態ということで当院に転院搬送となった．来院時体幹・四肢に写真のような紫斑がみられた 図H-5 ．先ほどの紅皮症の写真は圧迫によって消退していたが，この症例の皮疹は圧迫しても消退しない．ヒントは来院時に採取した血液培養からグラム陰性球菌が陽性になったことかな．

さっきから輸入感染症が関係なくなってきてるんですけど……全身の紫斑とショックでグラム陰性球菌ということは……髄膜炎菌感染症ですね！

おおッ！　そのとおり！　脾臓摘出による液性免疫障害では肺炎球菌，B型インフルエンザ桿菌，髄膜炎菌などがリスクになる[2]．なかなかよく知ってるじゃないか．

図H-6 アメリカからの帰国後の 30 代女性

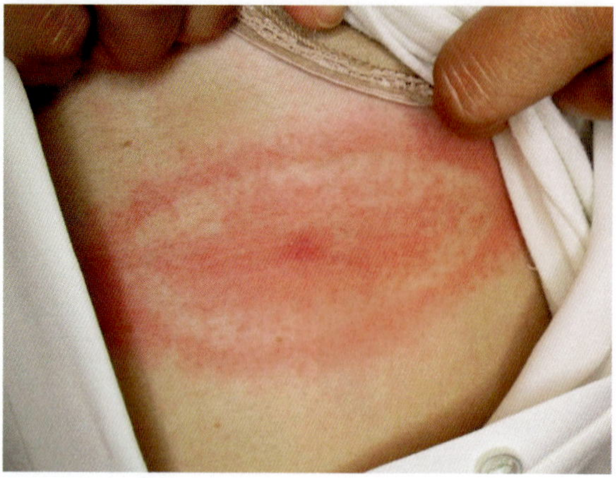

へのつっぱりはいらんですよ！

言葉の意味はよくわからんがとにかくすごい自信だな……．さすがはオレが見込んだ男……じゃあ最後，潰瘍の写真を紹介しようか．アメリカ帰国後の 30 代女性，3 週間前くらいにダニに咬まれた場所に皮疹が出現してきたということで受診した症例だ 図H-6 ．この方はアメリカのウィスコンシン州のミルウォーキーでキャンプをしていてダニに咬まれたということだった．

ダニに咬まれたところから皮疹が……ダニの呪いですね．

まあそうとも言えなくないが，もう少し医学的に言おうか．この皮疹でアメリカからの帰国後だとライム病か STARI（Southern tick-associated rash illness）だが，STARI はアメリカでも南東の地域に分布していてウィスコンシン州ではみられない．なのでこれはライム病の早期限局期の皮疹だな．

な，な〜る（わかったフリ）！

ライム病の皮疹は，弓の的のようにダニに咬まれた部位を中心にして二重の輪のようになるのが特徴だ．というわけで，こんな感じで皮疹を分類して考えると診断に役立つだろう．

JCOPY 498-02123

表H-2 肝脾腫がみられることがある輸入感染症

細菌	ブルセラ症，腸チフス，レプトスピラ症 Q熱，回帰熱，リケッチア症
吸虫	肝蛭症，片山熱
原虫	アメーバ肝膿瘍，マラリア，トリパノソーマ症，内臓リーシュマニア
ウイルス	デング熱，ウイルス性肝炎（A，B，E），伝染性単核球症（EBV，CMV，HIV）
その他	慢性骨髄性白血病，リンパ腫，骨髄線維症

（Johnston V, et al. Fever in the returned traveler. In: Magill AJ, et al. Hunter's tropical medicine and emerging infectious diseases. 9th ed. Philadelphia: Saunders Elsevier; 2012. p.1021-31 より）[1]

おおまかに漠然となんとなくわかりました！

うむ．どうやらあまりわかっていないようだな．ちなみに皮疹以外にも輸入感染症で頻度の高い所見がいくつかある．肝脾腫もその一つだね．肝脾腫がみられる疾患はけっこうたくさんあるが 表H-2 ，注意しないといけないのは，これらの疾患で必ず肝脾腫があるわけじゃないということだな……例えば腸チフスで肝臓または脾臓の腫大がみられるのはだいたい10%くらいと言われているし[3]，マラリアだって脾腫大が24%，肝腫大が10%程度とそんなに頻度の高い所見ではない[4]．所見があれば鑑別が絞れるが，所見がないからといって除外はできないということだな．

あれば儲けものということですね．

ポイント **特定の輸入感染症では肝腫大がみられることがある！**
所見があればある程度鑑別疾患を絞ることができる！

あとは黄疸だな．これもあればそれなりに有用な所見だけどなくても除外できない所見の一つだ 表H-3 ．

黄疸っていうとウイルス性肝炎をイメージしますが，それ以外にもけっこうあるんですね．

ワイル病（レプトスピラ症）による黄疸は有名だな．あと大事なのはマラリアでも黄疸が出ることがあって，重症マラリアの判定基準にも含ま

表H-3 黄疸を呈することのある輸入感染症

肝臓由来	EBV感染症，CMV感染症，腸チフス，ウイルス性肝炎（A～E）， レプトスピラ症（ワイル病），非チフス性サルモネラ感染症 熱帯熱マラリア，回帰熱 敗血症（肺炎球菌感染症を含む），発疹チフス ウイルス性出血熱 上行性胆管炎（ときに寄生虫感染症も）
溶血性	マラリア，バルトネラ症，溶血性尿毒症症候群（赤痢菌，ETEC） マイコプラズマ感染症 感染を景気とした鎌状赤血球クリーゼ

(Johnston V, et al. Fever in the returned traveler. In: Magill AJ, et al. Hunter's tropical medicine and emerging infectious diseases. 9th ed. Philadelphia: Saunders Elsevier; 2012. p.1021-31 より)[1]

表H-4 輸入感染症の血液検査上の特徴

白血球減少	腸チフス，リケッチア症，デング熱
異型リンパ球	伝染性単核球症（EBV，CMV，HIV）
血小板減少	マラリア，デング熱，リケッチア症 ウイルス性出血熱，腸チフス
好酸球増加症	寄生虫症，薬剤性過敏症
肝酵素上昇	マラリア，デング熱，リケッチア症 レプトスピラ症，デング熱，伝染性単核球症

(Johnston V, et al. Fever in the returned traveler. In: Magill AJ, et al. Hunter's tropical medicine and emerging infectious diseases. 9th ed. Philadelphia: Saunders Elsevier; 2012. p.1021-31 より)[1]

れている．

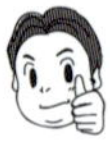
ほえ～．気をつけます．

ポイント **黄疸がみられる輸入感染症のうち，特に大事なのはマラリア！**

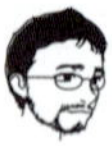
身体所見はこんなもんだけど，あとは血液検査でもいくつかポイントがある 表H-4 ．例えばデング熱は白血球と血小板が低下することが多いし，マラリアなんて血小板が低下していない症例をほとんど診たことがないくらいだな．まあこれらはあくまでヒントとして考えるべきであって，診断の決め手にはならないということに注意すべし！！

ポイント **マラリアやデング熱では血小板が下がることが多い！**

覚えるべきことがたくさんありすぎます…….

まあ一度に覚えるのは無理だから，これからたくさんの輸入感染症を診ていく中で追い追い覚えていけばいいだろう．さて，準備ができたところでこの患者さんの身体所見を確認してみよう．

はい．

バイタルサインは意識清明，血圧 158/100 mmHg，脈拍数 105/ 分，
体温 38.1℃，呼吸数 18/ 分，SpO_2 100%（室内気）
眼球結膜充血あり 図H-7 ，眼脂なし
黄疸なし，肝脾腫なし，四肢体幹に皮疹を認めない

図H-7 本症例の眼球結膜充血

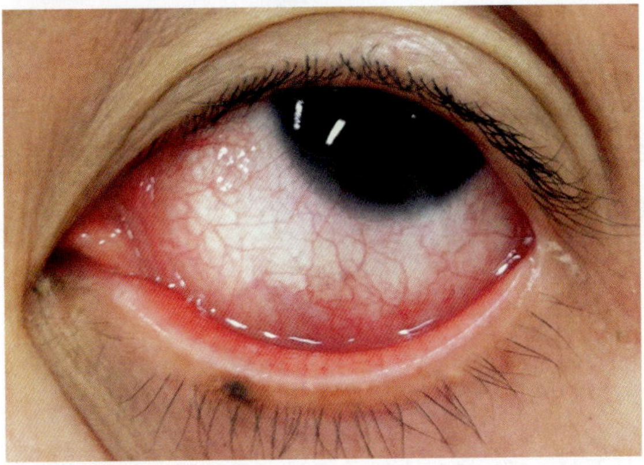

やはり身体所見上もフォーカスははっきりしないですね.

うむ．だが非常に重要な所見があったようだね…….

えっ．眼球結膜充血ですか？　単に寝不足なんじゃないですかねえ.

眼球結膜充血を呈する輸入感染症はたくさんあって，マラリア，デング熱，リケッチア症などでもみられることはあるんだが，頻度が高いのはレプトスピラ症やジカウイルス感染症だな．この患者さんは問診の時点では淡水曝露歴があってレプトスピラ症が疑われていたわけだから，この眼球結膜充血の所見はかなり重要と言えるだろう．

なるほど……．でもマラリアでも眼球結膜充血がみられることがあるんだったらマラリアも除外できませんね．

そのとおりだッ！　マラリア流行地域から帰国後の発熱患者では問診や身体所見だけでマラリアを完全に除外することは難しい．もっとも，推定される潜伏期がマラリアにしては短すぎたり，渡航地域がマラリア流行地域から外れていれば考える必要はないけどな．

ではマラリアは残しつつ，レプトスピラ症を念頭において血液検査を行いたいと思います．

血液検査：WBC 10,440/μL，RBC 443×10^4/μL，Hb 13.7 g/dL，Hct 38.9%，Plt 24.5×10^4/μL，CRP 17.1 mg/dL，Alb 3.9 g/dL，AST 103 IU/L，ALT 93 IU/L，LDH 328 IU/L，CK 64 IU/L，ALP 290 IU/L，γGTP 84 IU/L，BS 161 mg/dL，BUN 14.4 mg/dL，Cre 0.93 mg/dL，Na 140 mEq/L，K 3.3 mEq/L，Cl 103 mEq/L，T-bil 0.1 mg/dL．

白血球増多，肝機能障害が目立ちますね．血小板減少はありません．

発症３日目で血小板が下がっていないというのはマラリアとしては非典型的だな．

でも除外はできない……ということですよね？

うむ．じゃあここまでのところでプロブレムリストを作り，鑑別疾患を挙げて，診断プランと治療プランを考えてみようか．

はい．

〈プロブレムリスト〉

#1 インドネシア渡航後の発熱，頭痛，関節痛（潜伏期 10〜16 日）

#1-1 淡水曝露歴

#1-2 不十分な防蚊対策

#2 眼球結膜充血

#3 白血球増多

#4 肝機能障害

〈鑑別疾患〉

・レプトスピラ症

・マラリア

・腸チフス

・リケッチア症

〈診断プラン〉

・末梢血ギムザ染色（→マラリア）

・血液培養 2 セット採取（→腸チフス）

・国立感染症研究所にレプトスピラ PCR・抗体検査提出（→レプトスピラ症）

〈治療プラン〉

・pending

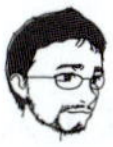

発熱と頭痛と関節痛は一つのプロブレムとしてひとまとめにしたんだな．

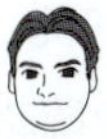

はい，頭痛と関節痛は輸入感染症でよくみられる非特異的な症状と考えて一括りにしてみました．

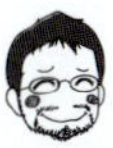

なるほど．確かにそれもいいかもな．もちろん髄膜炎が疑われるような強い頭痛のときには別々のプロブレムに挙げる方がいいだろう．で，鑑別疾患はレプトスピラ症，マラリア，腸チフス，リケッチア症か……うむ，ま

あいいだろう．この患者さんは植物採取のために山深いところに入っているし，ダニ刺傷の痕はないけどリケッチア症であっても痂皮は見つからないことがある．確かにリケッチア症は鑑別診断として考えられるだろう．

しかし，可能性としては高くないと考えて検査は保留にしています．まずはマラリアの除外，血液培養の採取，レプトスピラ PCR・抗体検査の依頼をしたいと思います．

うむ，よかろう．レプトスピラ症はかなり疑わしいからこの時点でドキシサイクリンを始めてもいいと思うけど，検査結果を待ってからにするってこと？

レプトスピラ症であったとしても全身状態がよいので待てるかなと思いました．

まあそうだな……．レプトスピラ症自体，ほとんどが自然治癒する感染症だしな．じゃあこのプランで検査してみよう．

末梢血ギムザ染色：1 回目陰性

血液培養 2 セット：1 日経過した時点で陰性

レプトスピラ PCR：陽性

先生，国立感染症研究所からレプトスピラ PCR 陽性と連絡がありましたッ！！（泣）

泣くんじゃないッ！　診断できて嬉しいのはわかるが落ち着け！　診断が終わりじゃないだろう．治療を開始するぞ．

ではドキシサイクリン 100 mg 1 日 2 回で開始したいと思います．ギムザ染色はあと 2 回やったほうがいいでしょうか？

この時点でマラリアの可能性は大きく下がったが，輸入感染症では 1 人の患者さんに 2 つ以上の病原微生物が感染していることがあるからな．念には念を，ということで，あと 2 回ギムザ染色をやって 3 回の陰性を確認してマラリアを完全に除外しておこう．

ポイント　**マラリアの除外のためには 3 回のギムザ染色陰性を確認しよう！**

初診日の翌日からドキシサイクリン100 mg 1日2回の内服を開始した．初診から3日目には解熱し，ドキシサイクリンは計7日間内服し終了した．

なお末梢血ギムザ染色は3回とも陰性であり，初診時に採取した血液培養も陰性であった．

FINAL 最終診断 DIAGNOSIS　疾患名　レプトスピラ症

どうだ，上村．初めて輸入感染症を診断・治療してみた感想は？

輸入感染症ってすごく特殊だと思ってたんですけど，一般感染症とそんなに大きく変わらないんだなって思いました．

うむ．感染症診療の基本は，

①患者背景を理解
②どの臓器の問題か？
③原因となる微生物は？
④抗菌薬の選択
⑤適切な経過観察

の5つのステップからなるわけだけど[4]，輸入感染症も例外じゃない．輸入感染症が少し違うところは，渡航地・潜伏期・曝露歴の3つの患者背景が非常に重要であること，感染臓器がはっきりしないことが多いこと，そして原因微生物ではマラリアが特に重要，ということくらいだな．

ポイント　輸入感染症診療のロジックも特別ではない！

なるほど．次の輸入感染症症例を診るのが楽しみになってきました．

じゃあ次の章からは症例を診ながら輸入感染症について学んでいこう．

◆

本症例はインドネシアからの帰国後のレプトスピラ症の症例でした．レプトスピラ症は病原性レプトスピラによる人獣共通感染症です．病原性レプトスピラはげっ歯類動物などの動物の尿中に排泄され，人はこのレプトスピラに汚染された水から経皮的または経口的に感染します．この患者さんはインドネシアのスマトラ島で希少植物を採取するために川の中に入っており，そこでレプトスピラに感染したものと思われます．

2003〜2013 年の 10 年間で海外からの輸入レプトスピラ症は全部で 19 例報告されています[5]．1 年に 2 例弱といったところですので，決して多いわけではありません．地域として多いのは圧倒的に東南アジアで，19 例中 17 例は東南アジアの国々が占めます．その中でもインドネシアからの輸入例が多く報告されています．世界的にもこの傾向は同様であり，GeoSentinel という全世界のトラベルクリニックのサーベイランスによるとレプトスピラ症感染者が多かった渡航地はタイ，ラオスと東南アジアが上位を占めています[6]．前述のとおりレプトスピラ症は淡水曝露によって感染しますが，ときに洪水やウォータースポーツに関連してアウトブレイクが起こることもあります[7,8]．2014 年には NCGM でも，パラオ旅行中に台風通過後に水かさが増した滝で泳いだカップルのレプトスピラ症を診断しています[9]．これまで日本で報告されている輸入レプトスピラ症はすべて淡水曝露歴があり，診断の重要なヒントになっています[5]．レプトスピラ症を疑った際には淡水曝露歴をしっかりと聴取しましょう．

レプトスピラ症の臨床症状や身体症状は非特異的であり，感染から 2〜26 日（平均 10 日）後に発熱，頭痛，筋肉痛などで発症します．身体所見も筋把

表H-5 レプトスピラ症の治療

	抗菌薬	治療期間
軽症	ドキシサイクリン 100 mg，1 日 2 回内服 アモキシシリン 500 mg，1 日 4 回内服	5 〜 7 日間
中等症〜重症	ペニシリン G 150 万単位，6 時間毎 セフトリアキソン 1 g，24 時間毎 アンピシリン 1 g，6 時間毎	7 〜 14 日間 （重症では 14 日間）

握痛，肝腫大などがみられることがありますが，眼球結膜充血は比較的特徴的な所見と言われています．しかし，この眼球結膜充血のレプトスピラ症における頻度は報告によって28～99%とばらつきがあり，眼球結膜充血がなくてもレプトスピラ症は除外できません[10]．しかも大半のレプトスピラ症は自然に良くなってしまいますので，レプトスピラ症の診断はなかなか難しいです．

診断はPCRまたはMATという方法によります．いずれも国立感染症研究所で検査していただけますので，まずは保健所に相談してみましょう．治療に関しては軽症ではドキシサイクリンやアモキシシリンの内服，中等症～重症ではペニシリンG，セフトリアキソン，アンピシリンの点滴を行います 表H-5．

参考文献

❶ Johnston V, Brown M. Fever in the returned traveler. In: Magill AJ, Ryan ET, Hill D, eds. Hunter's tropical medicine and emerging infectious diseases. 9th ed.Philadelphia: Saunders Elsevier; 2012. p.1021-31.

❷ Kyaw MH, Holmes EM, Toolis F, et al. Evaluation of severe infection and survival after splenectomy. Am J Med 2006; 119: 276.e1.

❸ Harris JB, Brooks WA. Typhoid and paratyphoid（enteric）fever. In: Magill AJ, Ryan ET, Hill D, eds. Hunter's tropical medicine and emerging infectious diseases. 9th ed. Philadelphia: Saunders Elsevier; 2012. p.568-79.

❹ 大曲貴夫．感染症診療のロジック　患者さんのモンダイを解決するキホンとアプローチ法．東京：南山堂；2010.

❺ Kutsuna S, Kato Y, Koizumi N, et al. Travel-related leptospirosis in Japan: a report on a series of five imported cases diagnosed at the National Center for Global Health and Medicine. J Infect Chemother. 2015; 21: 218-23.

❻ Leder K, Torresi J, Libman MD, et al; GeoSentinel Surveillance Network. GeoSentinel surveillance of illness in returned travelers, 2007-2011. Ann Intern Med. 2013; 158: 456-68.

❼ Amilasan AS, Ujiie M, Suzuki M, et al. Outbreak of leptospirosis after flood, the Philippines, 2009. Emerg Infect Dis. 2012; 18: 91-4.

❽ Sejvar J, Bancroft E, Winthrop K, et al. Lepto-spirosis in "Eco-Challenge" athletes, Malaysian Borneo, 2000. Emerg Infect Dis. 2003; 9: 702-7.

❾ Matono T, Kutsuna S, Koizumi N, et al. Imported flood-related Leptospirosis from Palau: awareness of risk factors leads to early treatment. J Travel Med. 2015; 22: 422-4.

❿ Haake DA, Levett PN. *Leptospira* species（leptospirosis）. In: Mandell GL, Bennett JE, Dolin R, eds. Mandell, Douglas, and Bennett's principles and practice of infectious diseases. 8th ed. Philadelphia: Churchill Livingstone; 2014. p.2714-20.

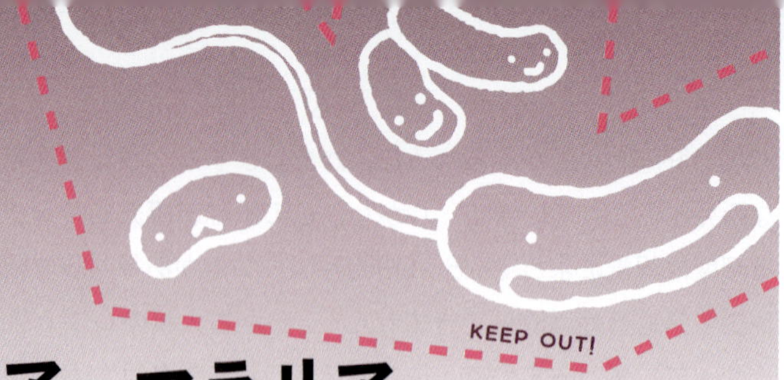
KEEP OUT!

I: マラリア，マラリア，そしてマラリア

CASE 01:

基礎疾患の特にない30代の男性が発熱と頭痛を主訴にNCGMを受診した．

橋の建設プロジェクトのため201x年5月から11月までの半年間ナイジェリアのカノに滞在していたという．会議に参加するため10日前にナイジェリアから日本に一旦帰国したが，5日前に発熱と頭痛が出現し近医を受診した．インフルエンザの迅速検査が行われたが陰性であった．その後も発熱が続いたが自宅で様子をみていた．徐々に倦怠感が増悪し，本日になり動けなくなったため救急車を要請しA総合病院を受診した．A総合病院でマラリアが疑われギムザ染色が行われたが陰性であったため，精査目的でNCGMに紹介となった．

今先方から連絡があって，こういう患者さんがこれから救急車で来るんだが……上村よ．どういう疾患を考えておかないといけないだろうか？

発熱，頭痛ということでやはり髄膜炎を考えておきたいと思います．

なるほど……．特にナイジェリア北部は髄膜炎ベルトに入るから，髄膜炎菌性髄膜炎もあり得るかもな❶ 図I-1 ．

髄膜炎菌性髄膜炎は乾季に流行するって前に教えてもらった気がするんですが❷（p.28,「E：曝露歴をしっかり聴取しよう！」参照），今の時期は乾季なのでしょうか．

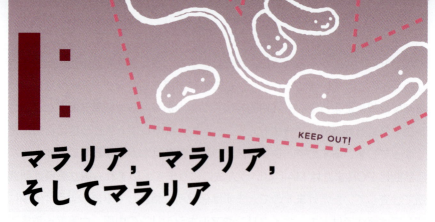

図I-1　髄膜炎ベルト（髄膜炎菌性髄膜炎の流行地域）

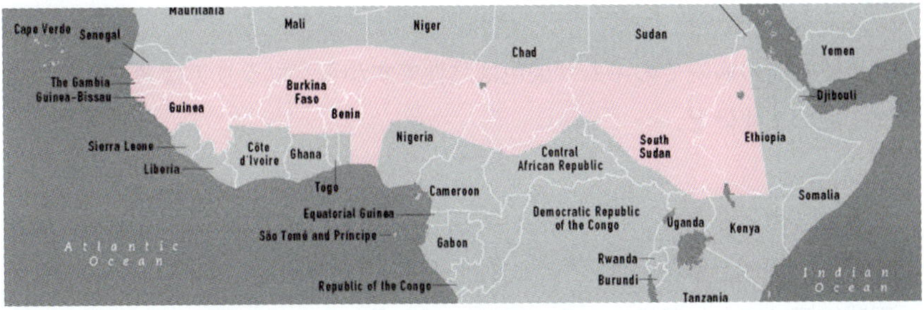
Mauritania
Mali
Niger
Sudan
Cape Verde
Senegal
Chad
Yemen
The Gambia
Guinea-Bissau
Burkina Faso
Guinea
Benin
Djibouti
Sierra Leone
Côte d'Ivoire
Ghana
Nigeria
South Sudan
Ethiopia
Liberia
Central African Republic
Togo
Cameroon
Somalia
Equatorial Guinea
Democratic Republic of the Congo
Uganda
Kenya
São Tomé and Príncipe
Atlantic Ocean
Gabon
Rwanda
Burundi
Indian Ocean
Republic of the Congo
Tanzania

（Cohn A, MacNeil JR. Meningococcal Disease–Chapter 3–2014 Yellow Book. http://wwwnc.cdc.gov/travel/yellowbook/2014/chapter-3-infectious-diseases-related-to-travel/meningococcal-disease より）

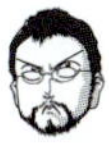
それくらいググレカスッ！　ネットで調べてみると10月末から3月くらいまでが乾季らしいな．ちょうど今頃は乾季にあたるようだな．その他に念頭においておくべき疾患はないか？

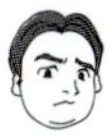
えーと，マラリアは前の病院で除外されたってことだから……あとはデング熱とかですか……？

（ピーポーピーポー）

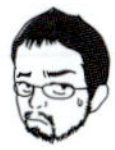
……おっ，救急車が来たみたいだな……．重症度が高い患者だから病歴と身体所見は手短にして，早めに診断治療へと移るぞッ！

基礎疾患やアレルギーは特にない．妻と4歳の娘との3人暮らしで家族は症状がないという．ナイジェリアのカノでは主に現場監督として働いていたが，ときに作業を手伝う際に川に浸かることもあったという．現地でマラリアの予防内服はしておらず，現地で購入した虫除けを使用していたがときどき忘れることもあったという．現地で一緒に働いていた日本人2人がマラリアに罹患し現地で治療を受けている．渡航前にトラベラーズワクチンの接種は受けていない．

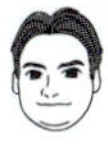
やはり髄膜炎菌ワクチンは接種していないようですね．

それも大事だが，現地でマラリアに罹った同僚がいるというのが気になるな…….

でも前の病院でのギムザ染色は陰性ですから．マラリアは考えにくいと思いますけど．

バイタルサインは，意識清明（会話は可能だがやや攻撃的である），血圧 115/74 mmHg，脈拍数 122/ 分，体温 39.9℃，呼吸数 21/ 分，SpO_2 97%

眼球結膜は充血し黄染もある 図I-2 ．皮膚も黄染がみられる．皮膚も黄疸があり，四肢の筋肉の把握痛がある．腹部は平坦，軟であり，肝臓を触知しない．Traube 三角は濁音であった．体表に痂皮を認めない．

図I-2 本症例の眼の所見．眼球結膜充血と黄染を認める

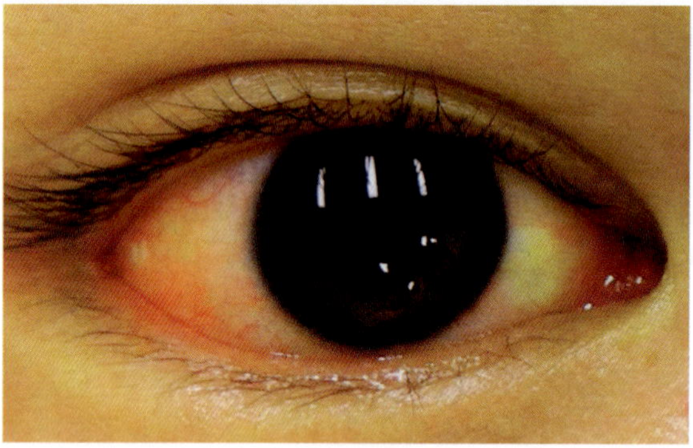

眼と体が黄色い……黄疸が出ていますね．

意識レベルは清明と言っていいと思うんだが，かなり攻撃的だなあ．こちらの診察に対しても非協力的だし，何かおかしいな…….

先生のヒゲが気に食わないんじゃないですかね．気持ちはわかります．それより先生，現地で河に浸かったっていう淡水曝露歴があるそうですよ．そして眼球結膜充血，黄疸，全身の筋肉痛……まさにレプトスピラ症の重症型であるワイル病ではないでしょ～か！　前回の症例もそうだったし，まさかこの本，まるまるレプトスピラ症について語る本なんですかね？

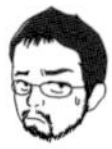
まあ確かに曝露歴もあるし身体所見もレプトスピラ症に合う所見と言えるかもしれないが……その前に何か忘れていないか……？

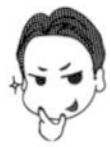
先生，僕が問診と身体所見でSnap Diagnosisしてしまったから嫉妬しているんでしょ!?　まあ無理もないですけどね……いやー，僕も自分の診断力が怖いっす．

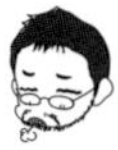
わかった，わかった．採血は前医のデータがあるからそれをみてみよう．

WBC 6,330/μL，RBC 398×10^4/μL，Hb 12.2 g/dL，Hct 37.1 %，Plt 1.9×10^4/μL，CRP 22.9 mg/dL，AST 156 IU/L，ALT 187 IU/L，LDH 494 IU/L，BUN 26.4 mg/dL，Cre 1.52 mg/dL，Na 130 mEq/L，K 2.8 mEq/L，Cl 90 mEq/L，T-bil 5.3 mg/dL，BS 101 mg/dL

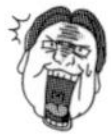
血小板が1.9万ッ！　ワイル病では血小板が低下しますからねえ……黄疸・肝機能障害と腎障害もワイル病に矛盾しない……．忽那先生，早くセフトリアキソンの投与を開始しましょうッ！

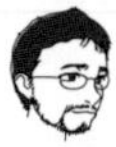
その前に輸液を行いながら，手短にプロブレムリストと鑑別診断，診断プランと治療プランを挙げてみようか．

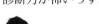

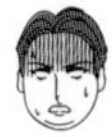
そんなことしている場合じゃないのに……（そわそわ）．

〈プロブレムリスト〉

#1 ナイジェリアからの帰国後の発熱，頭痛，筋肉痛（潜伏期：5日～半年）

#1-1 淡水曝露歴

#1-2 不十分な防蚊対策

#2 黄疸

#3 肝機能障害

#4 腎障害

#5 血小板減少

〈鑑別診断〉

- レプトスピラ症
- r/o 髄膜炎菌性髄膜炎

〈診断プラン〉

- 腰椎穿刺（→髄膜炎菌性髄膜炎）
- 検体保存し後日保健所にレプトスピラ PCR・抗体検査を依頼（→レプトスピラ症）

〈治療プラン〉

- セフトリアキソン点滴開始（→レプトスピラ症，髄膜炎菌性髄膜炎）

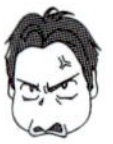
これでいかがでしょうか？　早く……早く治療を開始しましょうッ！

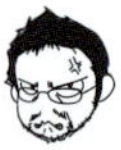
落ち着けッ！　こういうときこそ落ち着いてプランを立てるべし！　まずおまえは最も重要な鑑別診断を忘れているッ！

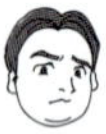
え，最も重要な鑑別診断……？

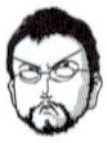
そう……それは……マラリアだッ！

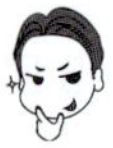
マラリア？　ププッ……だって先生，マラリアについてはすでに前の病院でギムザ染色が行われていて陰性だったんですよ．マラリアはもうすでに除外されてますって……ププッ……プスー

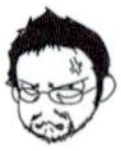
おまえホントに失礼なヤツだな……ギムザ染色が陰性だったというのは前医の医師の判断であって我々の判断ではないッ！　ギムザ染色の結果は必ず自分で確認すべしッ！（バ〜ン）

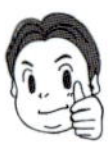
なるほど，人の言うことを信用するなってことですね．

違うッ！　ちゃんと自分の目で確認しろってことだ！　そもそも，サハラ以南アフリカ渡航後の発熱はマラリアの頻度が圧倒的に高いということはすでに述べたとおりだ……（p.13，「C：渡航地はどこだ！」を参照）．アフリカ帰りの発熱はマラリアではないとわかるまではマラリアなのだッ！

ポイント　**アフリカ帰りの発熱はマラリアではないとわかるまでマラリアと考える！**

なんかカッコいいセリフですね．今度僕も使わせてもらいます．

おまえ全然わかってないクセに使おうとするんじぇねえ！　とにかく末梢血ギムザ染色をやるんだ！

わかりましたよ……じゃあギムザ染色をやってみますか……ところでギムザ染色ってどうやってやるんですか？

まさか上村，やったことないのか？

テヘッ．実は前回のレプトスピラ症のときも検査技師さんにお願いしちゃって自分ではやってないんですよね…….

ギムザ染色は感染症医のたしなみだ……自分で染められるようにすべしッ！　オレのやり方を参考にして自分でやってみろッ！

①スライドの端寄りに血液を1滴（約5〜10μL）垂らす

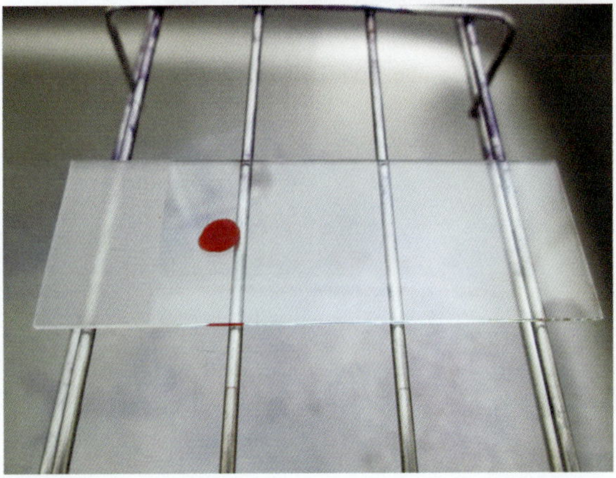

②約 45℃の角度で引きガラスをスライドに当て，
血液が両端まで行きわたったら対側に向かって
素早く引く

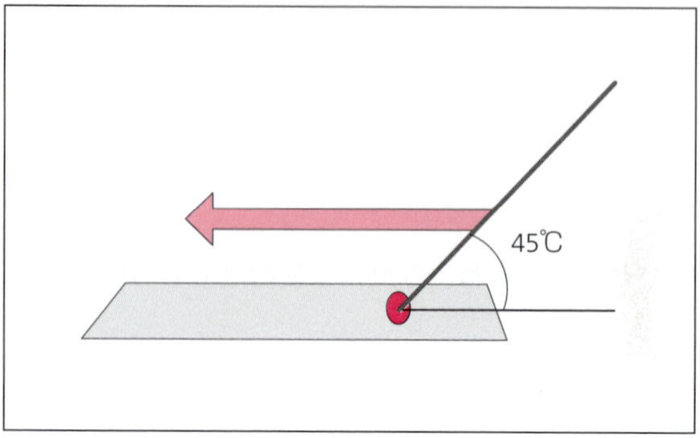
45℃

③よく乾燥させる

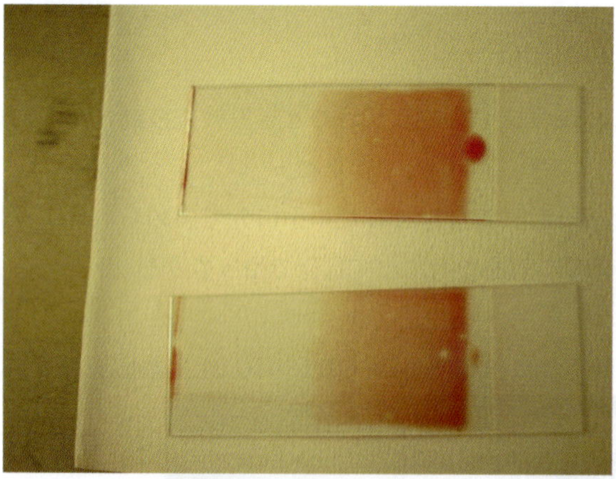

④アルコールで 2 分間固定する

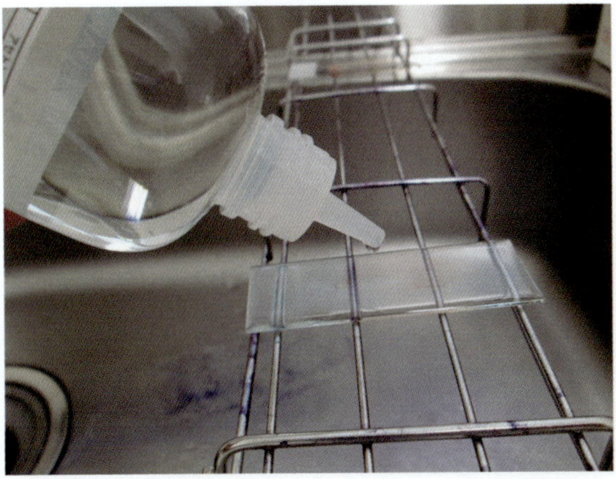

⑤染色液でまんべんなく染色する（10 分間）

染色液は「ギムザ液 1： 緩衝液 9」の比率で作成する.

緩衝液は pH7.2 のものを用いる

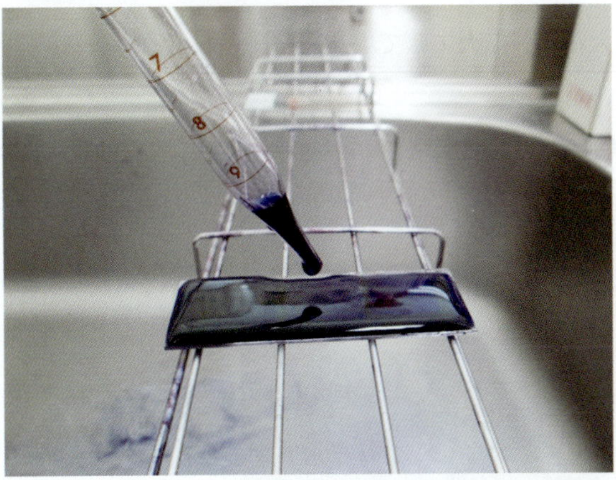
7
8
9

⑥塗抹の薄いところが観察に適している

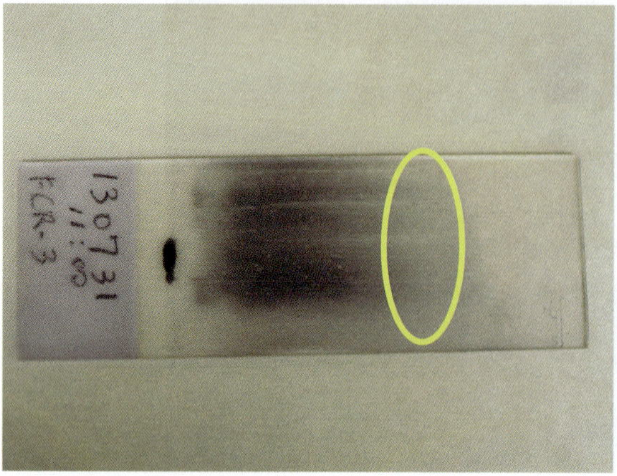
130731
FCR-3

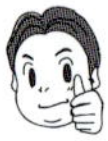
できましたッ！

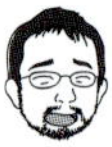
最初にしては上出来だな．じゃあさっそく見てみよう．

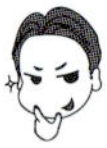
はい……弱拡大から強拡大にしていって……どれどれ…… 図I-3 ．

図I-3 本症例の末梢血ギムザ染色所見

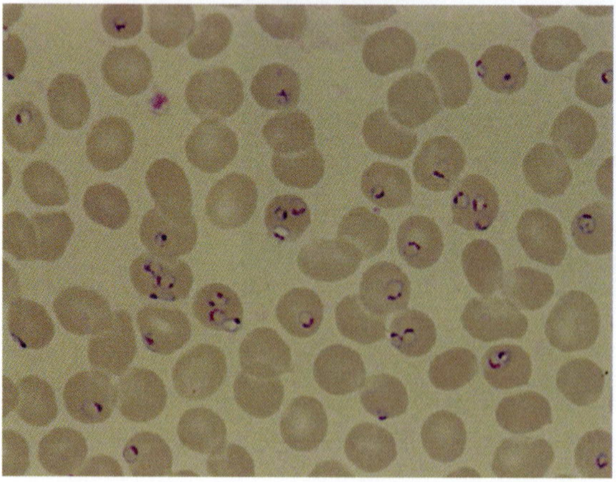

図I-4 マラリア原虫の鑑別方法

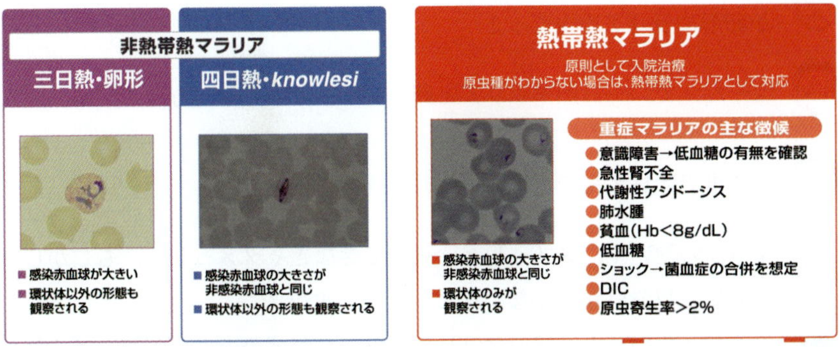

非熱帯熱マラリア
三日熱・卵形
四日熱・knowlesi
■感染赤血球が大きい
■環状体以外の形態も観察される
■感染赤血球の大きさが非感染赤血球と同じ
■環状体以外の形態も観察される
熱帯熱マラリア
原則として入院治療
原虫種がわからない場合は，熱帯熱マラリアとして対応
■感染赤血球の大きさが非感染赤血球と同じ
■環状体のみが観察される
重症マラリアの主な徴候
●意識障害→低血糖の有無を確認
●急性腎不全
●代謝性アシドーシス
●肺水腫
●貧血（Hb<8g/dL）
●低血糖
●ショック→菌血症の合併を想定
●DIC
●原虫寄生率>2%

〔マラリア 診断・治療・予防の手引き（第４版）より〕

ギャー！　なんか赤血球の中に変なのがいます！　キモス！　テラキモス！

やはりマラリア原虫だな…….感染赤血球の大きさが正常赤血球と同じ大きさであること，形状がすべてリング状の環状体であること，そして一つの赤血球の中に複数の原虫がいることから，熱帯熱マラリアで間違いないだろう.

ポイント **マラリア原虫の種類の見分け方のポイントは，「感染赤血球の大きさ」「環状体以外の形態も観察されるか」の２つ.**

マラリアを診るのは初めてなんですけど，マラリア原虫の見分け方がわかりません！

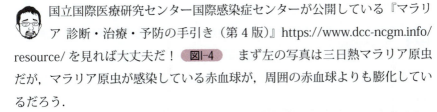

国立国際医療研究センター国際感染症センターが公開している『マラリア 診断・治療・予防の手引き（第４版）』https://www.dcc-ncgm.info/resource/ を見れば大丈夫だ！ 図I-4 まず左の写真は三日熱マラリア原虫だが，マラリア原虫が感染している赤血球が，周囲の赤血球よりも膨化しているだろう.

確かに色も違うし大きいですね.

このような感染赤血球が膨化するマラリア原虫は，三日熱マラリア原虫か卵形マラリア原虫だッ！

ほーん．で，三日熱マラリアと卵形マラリアの見分け方は？

そこまでは覚えんで良し！

えっ．いやいや，ダメっしょ．区別できなきゃダメっしょ．もしかしたら先生，見分けがつかないんじゃないですか？

そうじゃないッ！　卵形マラリア原虫の方が感染赤血球が卵っぽくなるという特徴があるなど，区別は可能だが，その道のプロでもこの２つを鑑別することは難しいのだ……いずれにしても治療は同じだからこのどちらかであることまでわかれば十分だ．

なるほど……．

感染赤血球が大きくならないのは熱帯熱マラリアか四日熱マラリアか *knowlesi* マラリアだ．

ほーん．

で，指輪みたいな環状体しか見えないのは熱帯熱マラリア原虫だ．熱帯熱マラリア原虫は寄生率が高くなるため一つの赤血球に２つの環状体が観察されることもある．

確かに２つ入ってる赤血球がありますね……ということはこの症例は熱帯熱マラリアってことですね．ところで寄生率ってなんですか？

全ての赤血球のうちマラリア原虫が感染している赤血球が占める割合のことを原虫寄生率と言う 図I-5．マラリアの重症度の指標の一つであり，また治療が奏効しているのか確認するための重要なメルクマールになるのだッ！

ほほ〜ん．これってどれくらい数えたらいいんですか？

図I-5 原虫寄生率の算出法

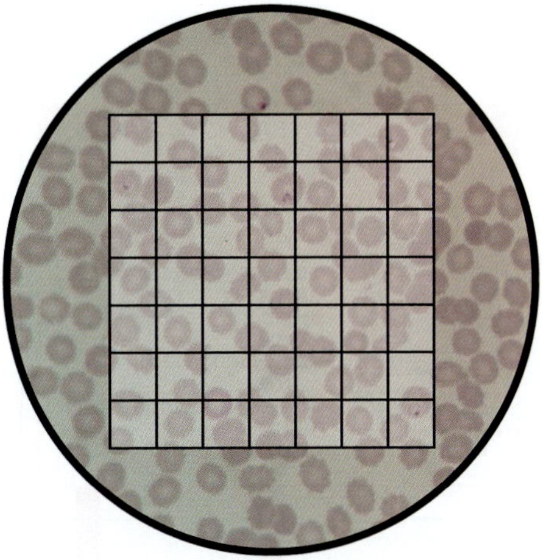

①赤血球が均一な視野を探す
②グリッド内の赤血球数を数える
③2 つのカウンターを使ってグリッド内の感染赤血球数と視野数を数える

例）
1 視野当たり 300 個の赤血球
10 視野で 30 個の感染赤血球

$$\frac{30}{300\times 10}\times 100=1\%$$

顕微鏡像（倍率 100×10）

海外のガイドラインには最低 1,000 個は赤血球を数えなさいと書いてあるな[3].

じゃあ数えてみます．……先生，できました！　赤血球は 1 視野あたり約 200 個ありましたので 5 視野の感染赤血球を数えました．感染赤血球は 87 個ありましたので，寄生率は 87/1000＝8.7％です！

うん，まあだいたいそれくらいだろうな．より正確な寄生率を知りたいときはもっとたくさんの赤血球を数える必要があるし，熟練者が鏡検したほうがいいんだが，今は治療を急がないといけないから寄生率 8.7％ということで進めていこう．

はい，では次はこのアルゴリズム 図I-6 に則ると，次は「重症マラリアかどうかの評価」ですね．

マラリアの重症度は以下の 10 項目で評価するんだが，この患者さんにはいくつ当てはまる？

〈重症マラリアの徴候〉
- 意識障害
- 黄疸
- 急性腎不全
- 代謝性アシドーシス

図I-6 マラリア診断治療アルゴリズム 診断と治療

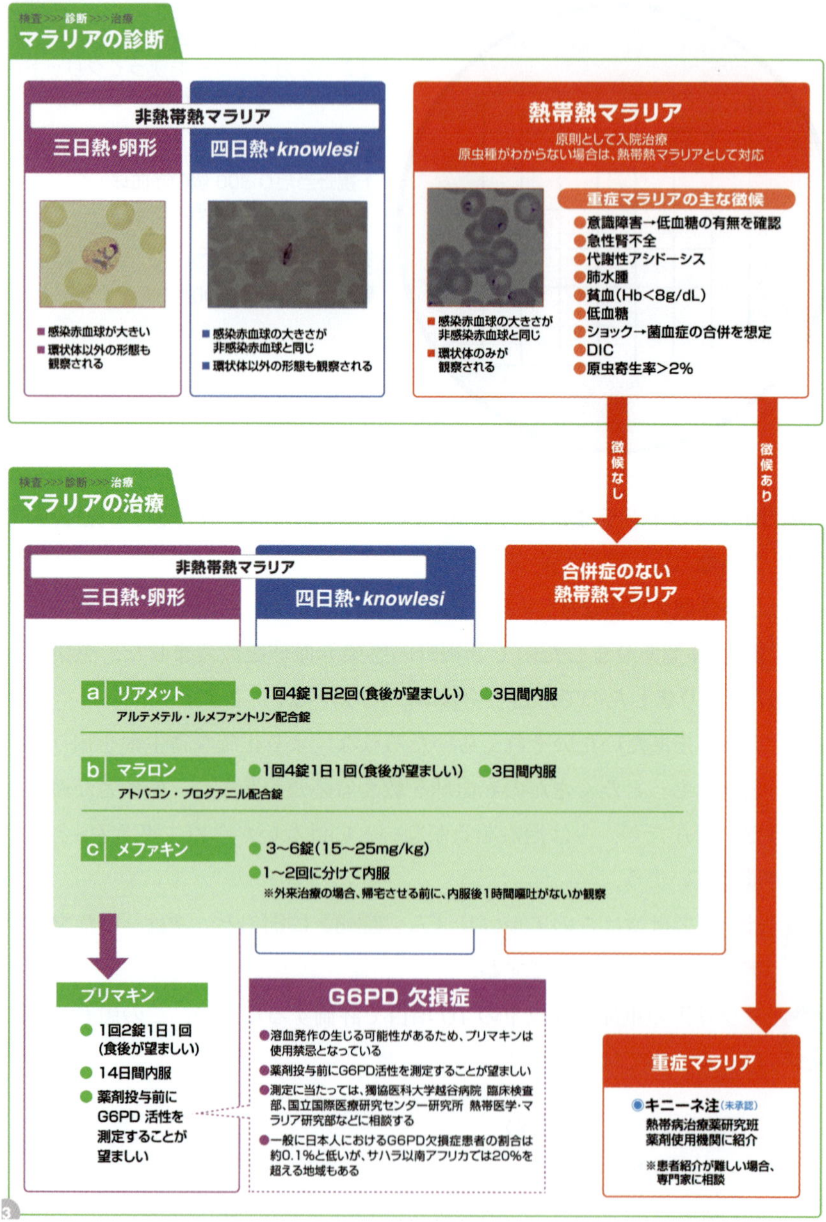
検査>>>診断>>>治療
マラリアの診断
非熱帯熱マラリア
三日熱・卵形
四日熱・knowlesi
■感染赤血球が大きい
■環状体以外の形態も観察される
■感染赤血球の大きさが非感染赤血球と同じ
■環状体以外の形態も観察される
熱帯熱マラリア
原則として入院治療
原虫種がわからない場合は，熱帯熱マラリアとして対応
■感染赤血球の大きさが非感染赤血球と同じ
■環状体のみが観察される
重症マラリアの主な徴候
●意識障害→低血糖の有無を確認
●急性腎不全
●代謝性アシドーシス
●肺水腫
●貧血(Hb<8g/dL)
●低血糖
●ショック→菌血症の合併を想定
●DIC
●原虫寄生率>2%
徴候なし
徴候あり
検査>>>診断>>>治療
マラリアの治療
非熱帯熱マラリア
三日熱・卵形
四日熱・knowlesi
合併症のない熱帯熱マラリア
a リアメット ●1回4錠1日2回(食後が望ましい) ●3日間内服
アルテメテル・ルメファントリン配合錠
b マラロン ●1回4錠1日1回(食後が望ましい) ●3日間内服
アトバコン・プログアニル配合錠
c メファキン ●3～6錠(15～25mg/kg)
●1～2回に分けて内服
※外来治療の場合，帰宅させる前に，内服後1時間嘔吐がないか観察
プリマキン
●1回2錠1日1回(食後が望ましい)
●14日間内服
●薬剤投与前にG6PD活性を測定することが望ましい
G6PD 欠損症
●溶血発作の生じる可能性があるため，プリマキンは使用禁忌となっている
●薬剤投与前にG6PD活性を測定することが望ましい
●測定に当たっては，獨協医科大学越谷病院 臨床検査部，国立国際医療研究センター研究所 熱帯医学・マラリア研究部などに相談する
●一般に日本人におけるG6PD欠損症患者の割合は約0.1%と低いが，サハラ以南アフリカでは20%を超える地域もある
重症マラリア
●キニーネ注(未承認)
熱帯病治療薬研究班
薬剤使用機関に紹介
※患者紹介が難しい場合，専門家に相談

〔マラリア 診断・治療・予防の手引き（第４版）より〕

- DIC
- 肺水腫
- 貧血（Hb<8 g/dL）
- 低血糖
- ショック
- 原虫寄生率＞2%

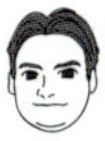
えーと……少なくとも黄疸と寄生率＞2%は当てはまりますね．あとは患者さんのこの攻撃的な態度は脳マラリアの徴候だとすれば意識障害も当てはまります．血清クレアチニンもベースラインは不明ですが 50%以上上昇している可能性はありそうです．

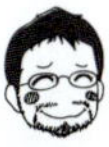
うむ，とりあえず 3 つ以上は当てはまるな．つまりこの患者さんは重症マラリアということになる……じゃあ次は治療薬の選択だ．

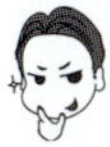
重症マラリアですので，キニーネ注です！

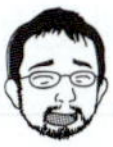
そうだな．海外では重症マラリアの治療薬は安全性や治療成績に優れる静注用アーテスネート[4]を第一選択薬としている国もあるが，日本ではまだ利用できないからな．

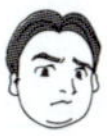
つーかこのキニーネ注って薬剤も電子カルテでオーダー入力できないんですけど…….

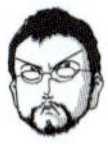
現在，日本で承認されている抗マラリア薬はアーテメター / ルメファントリン（リアメット），メフロキン（メファキン），アトバコン / プログアニル（マラロン），塩酸キニーネ末の 4 つしかない．海外で重症マラリアの治療薬であるキニーネ注は本邦ではまだ承認されていないのだッ！

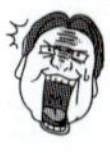
じゃあ重症マラリアは日本では治療できないってことですか！　なんてことだ……．先生，今すぐこの患者さんをアメリカに緊急搬送します！　急いで飛行機をチャーターしてください！　費用は忽那先生持ちでお願いします！　僕の席はファーストクラスで！

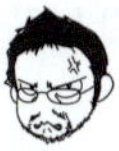
落ち着けッ！　薬事承認は受けていないが，特定臨床研究としてキニーネ注を使用することは可能だ！　熱帯病治療薬研究班という研究班がこ

図I-7 熱帯病治療薬研究班 薬剤使用機関

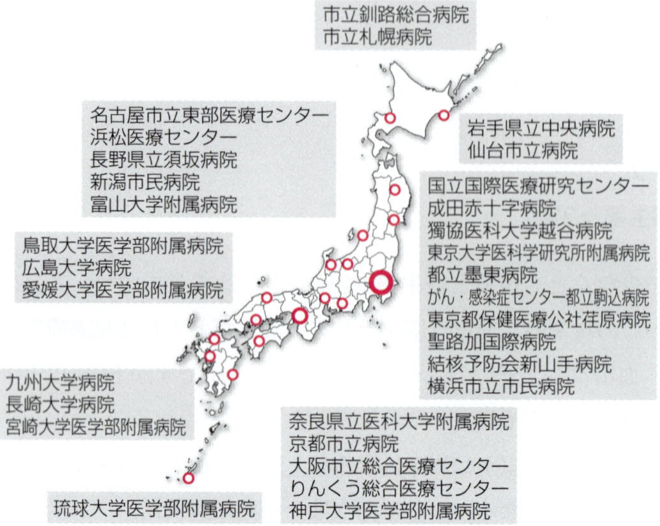
市立釧路総合病院
市立札幌病院
名古屋市立東部医療センター
浜松医療センター
長野県立須坂病院
新潟市民病院
富山大学附属病院
岩手県立中央病院
仙台市立病院
鳥取大学医学部附属病院
広島大学病院
愛媛大学医学部附属病院
国立国際医療研究センター
成田赤十字病院
獨協医科大学越谷病院
東京大学医科学研究所附属病院
都立墨東病院
がん・感染症センター都立駒込病院
東京都保健医療公社荏原病院
聖路加国際病院
結核予防会新山手病院
横浜市立市民病院
九州大学病院
長崎大学病院
宮崎大学医学部附属病院
奈良県立医科大学附属病院
京都市立病院
大阪市立総合医療センター
りんくう総合医療センター
神戸大学医学部附属病院
琉球大学医学部附属病院

〔マラリア診断・治療・予防の手引き（第４版）より〕

れらの薬剤を輸入・保管・管理している．この熱帯病治療薬研究班の薬剤使用機関であれば患者の同意の上で使用可能だ 図I-7 ．

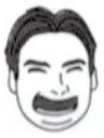
よかった……NCGM も薬剤使用機関に入っているんですね．

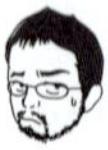
入っているどころか，全国で使用する薬剤を輸入・管理をして中央モニタリングをしている責任者はこのオレだッ！

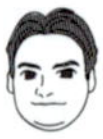
ふーん．

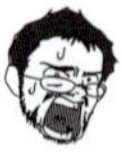
いろいろ大変なんだぞッ！

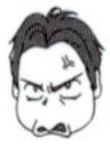
先生，そんな自慢はいいから，早くキニーネの使い方を教えてくださいッ！

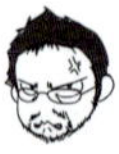
ムカッ．キニーネ注の使い方はちょっと注意が必要だからな．モニタリングも必要だから薬剤部にも連絡しないといけないし，投与量，投与時間についてもダブルチェックをして投与することになっている．

JCOPY 498-02123

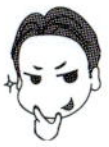
んな〜る．では患者さんの同意を得て，キニーネ注の投与を開始したいと思います．

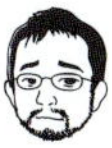
投与法は『マラリア 診断・治療・予防の手引き（第 4 版）』に記載されている通りでいいんだが，QT 延長などの不整脈や低血糖，シンコニズム（耳鳴，高音性難聴，嘔気，めまい）の副作用が出ることがあるので注意すべし．心電図モニタリングの準備をしよう．あと血糖測定は頻回にな．

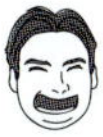
はい！

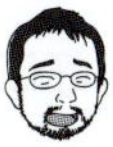
あとは，しばらくは 1 日 2 回，落ち着いたら 1 日 1 回原虫寄生率を確認して 0%になるまでフォローアップしよう．原虫寄生率が 0%になるまでの時間を原虫消失時間（parasite clearance time: PCT）といって治療評価の目安の一つになるからな．あと発熱がなくなるまでの時間も発熱消失時間（fever clearance time: FCT）といって目安の一つになるから，体温もこまめにチェックしよう（※体温が 37.5℃以下になり，その後 24 時間以上 37.5℃を下回った場合，最初に下回った時間を FCT とする）．

患者本人の同意を得てキニーネ注の投与を開始した．loading dose（初回負荷量）として 16 mg/kg を 4 時間かけて投与し，以後 8 時間毎に 8 mg/kg を投与した．

入院 12 時間後の原虫寄生率は 9.1%と微増していたが，環状体のリングが一部壊れた原虫が確認された．入院 24 時間後の原虫寄生率は 2.4%，48 時間後には 0.73%に低下した．経口摂取も可能となり，入院 3 日目よりアーテメター / ルメファントリン（リアメット）4 錠 1 日 2 回 3 日間に変更した．入院 4 日目には原虫寄生率は 0%となり，5 日目に発熱もみられなくなった（PCT: 74 時間, FCT: 86 時間）．入院中に溶血による貧血が進行し Hb 8.2 g/dL まで低下したが，その後緩徐に回復した．患者は第 14 病日に退院となった．

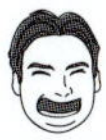
いやー，重症マラリアでしたがなんとか治癒して良かったです……医者冥利に尽きますね…….

待て……まだこれで終わりじゃない！　感染症医たるもの診断治療で終わってはいかん！　次に考えるべきは予防だ！

予防とな．マラリアの予防ですか？

そうだ．この患者さんはまたナイジェリアのカノに行くと言っている．その際にまたマラリアになってしまったらどうするんだ．

確かに！　マラリアを予防すべし！　予防すべし！

ポイント　マラリアに罹患した人は，またマラリアに罹るリスクがないか評価すべし！

じゃあマラリアの予防について知っていることを言ってみろ．

えーと……確かある種の薬剤を……いい塩梅に内服することで……けっこう予防できる…….

だいぶあやふやな知識だな！　マラリア予防はまずリスクアセスメントから始まる！　まずはこの患者さんが渡航する地域がマラリアの流行地

図I-8　マラリアの流行地域
（WHO International travel and health より引用）

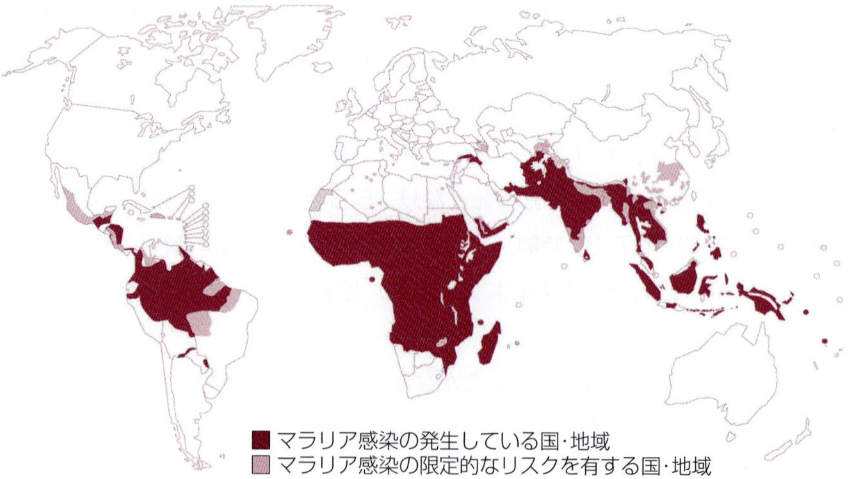
マラリア感染の発生している国･地域
マラリア感染の限定的なリスクを有する国･地域

域であるかどうかを確認しよう.

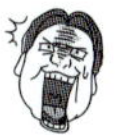
でも今回マラリアに罹ったところに戻るんだったら流行地域に決まってるんじゃ…… 図I-8 .

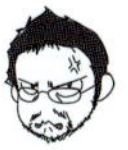
うるせえ！　いいから確認しやがれッ！

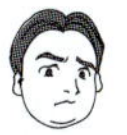
はいはい……一応Malaria Atlas Projectでも確認しましたけど，ナイジェリアのカノはマラリアがえげつないほど流行してます.

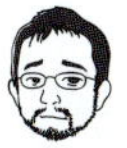
うむ．マラリアはサハラ以南アフリカ，オセアニアが特に流行していて，東南アジア・南アジア・ラテンアメリカは地域によっては感染するリスクがあるといったところだな．じゃあ次は旅行形態によるリスク評価だ.

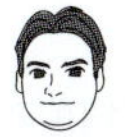
えーと，この患者さんは仕事で行くわけですが……VFR（visiting relatives and friends）よりはリスクが低いけど，観光ツアーとかよりは曝露がありそうですし，それなりにリスクはありそうです.

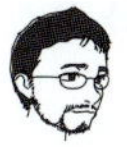
うむうむ．その他，現地での活動が屋外なのか屋内なのか，日中なのか夜間なのか，滞在期間が長期なのか短期なのか，活動時期が雨季なのか乾季なのか，といったこともリスクアセスメントに含まれる 表I-1 .

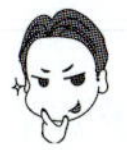
この患者さんは今後雨季を迎えるカノに長期に滞在する予定ですし，屋外で作業をすることになりますので，やはりマラリアの予防待ったなしではないでしょ～か.

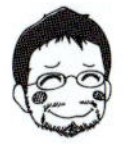
うむうむうむ．上村の言うとおり，やはりこの患者さんは次回ナイジェリアに渡航する際にはマラリアの予防をしたほうがいいだろう．マラリ

表I-1 マラリアのリスクアセスメント

高い　＞	マラリアに感染するリスク	＞　低い
田舎	滞在地	都市部
長期	渡航期間	短期
雨期の後半	時期	乾季の後半
現地に家族・友人	渡航の形態	パックツアー
低い（水辺）	標高	高い（>2,000 m）
屋外	活動する場所	屋内
夜間	活動する時間帯	日中
窓を開ける安宿	宿泊する場所	空調のあるホテル

アの予防は大きく分けて２つある．一つは防蚊対策，もう一つは抗マラリア薬の予防内服だ．

ポイント　マラリア予防は大きく分けて防蚊対策と予防内服

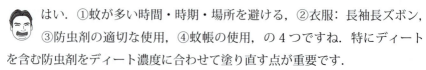

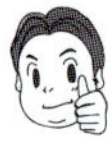
ほんほん．防蚊対策と予防内服ですね，ほんほん．

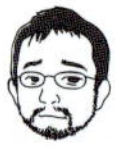
防蚊対策というのは「E：曝露歴をしっかり聴取しよう！」（p.28）の項で話したから知ってるよな」

はい．①蚊が多い時間・時期・場所を避ける，②衣服：長袖長ズボン，③防虫剤の適切な使用，④蚊帳の使用，の４つですね．特にディートを含む防虫剤をディート濃度に合わせて塗り直す点が重要です．

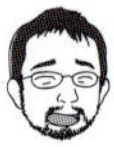
うむ．なかなかよく覚えているじゃないか．マラリアの予防内服は抗マラリア薬を飲んで予防するというものだが，選択肢は３つある．アトバコン / プログアニル（マラロン），メフロキン（メファキン），ドキシサイクリン（ビブラマイシン）の３つだ！

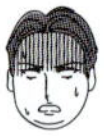
３つも覚えられません（泣）！

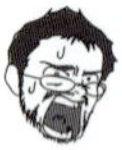
諦めが早いな！　ドキシサイクリンについては本邦ではマラリア予防薬としては承認されていないから，原則として使わないので，マラロンとメファキンの使い分けだけ覚えておけば大丈夫だ．

２つならなんとか覚えられる可能性がなきにしもあらずです．

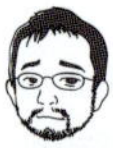
抗マラリア薬の特徴について表にまとめてみたが 表I-2 ，おおまかな考え方としては「短期の旅行ではマラロン，長期の旅行ではメファキン」でいいと思う．マラロンは毎日飲まないといけないが，流行地に入る 1〜2 日前から流行地を出て７日間でいいので短期間の旅行に向いている．メファキンは週に１回の内服でいいけど，流行地に入る１週間前から流行地を出て４週間飲み続けないといけないから長期間の旅行に向いている．あとはマラロンは薬価が１錠約 500 円（1 週間で約 3,500 円）とやや高価であるのに対し，メファキンは１錠約 850 円（1 週間で約 850 円）と安価であることも薬剤選

表I-2 マラリア予防内服に使用できる3つの薬剤の特徴
(薬価は2018年11月時点のもの)

	メフロキン(メファキン)	アトバコン/プログアニル(マラロン)	ドキシサイクリン(ビブラマイシン)
国内での承認	○	○	×
服用方法	1錠(275 mg)を1週間に1回	1錠(A250 mg/P100 mg)を1日1回	1錠(100 mg)を1日1回
服用開始時期	渡航の1〜2週前から	渡航の1〜2日前から	渡航の1〜2日前から
服用の終了時期	帰国から4週間後まで	帰国から1週間後まで	帰国から4週間後まで
用量の調整	体重45 kg未満の場合	体重40 kg以下の場合	体重45 kg未満の場合
薬価	783.7円/錠	498.1円/錠	21.60円/錠
主な副反応	消化器症状,精神神経症状	消化器症状	消化器症状,日光過敏
使用禁忌	精神疾患,けいれん,過敏症	腎障害,過敏症	過敏症
妊婦の適応	なし(海外ではOK)	なし	なし
小児の適応	なし(海外では6ヶ月以上)	なし(海外では5 kg以上)	なし
適応	長期の渡航	短期の渡航	マラリア以外の予防
使用注意	ワルファリン,シクロスポリンの内服,パイロット,運転手などの職業		国内でのマラリア予防薬としての承認なし

択の決め手になりうる.

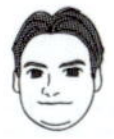

メファキンって副作用が多いって言いますけどホントですか?

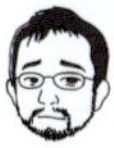

多い,といえるかどうかはわからないが,だいたい5%の人は副作用のために内服が継続できなくなると言われている[5].具体的には消化器症状,ふらつき,頭痛,集中力低下,変な夢を見るといった副作用がみられることがある.中には不安感,抑うつ,悪夢,めまい,稀にけいれんといった症状を訴える人もいる.最近,FDA(アメリカ食品医薬品局)はこれらの神経学的な副作用が遷延したり,場合によっては後遺症として残ることがあるという警告を出していて[6],正直なところちょっと処方しにくくなったという印象はあ

る．

じゃあマラロン一択ですか！　ちょっと高いんだよなあ…….

確かに薬価はネックだけど，マラロンはメファキンと比較して副作用が少ないし，内服期間も短くて済むというメリットはある．長期に内服した際のエビデンスは十分じゃないけど，徐々に蓄積しつつある[7].

ビブラマイシンはどういうときに使うんですか？

さっきも言ったが，ビブラマイシンはマラリア予防薬としての効果は証明されているが，国内ではマラリアの予防薬として承認されていない．つまりビブラマイシンを予防薬として使用していて重大な副作用が生じた場合に健康被害救済制度を利用することができないということになるのだッ！

それはけっこうな障壁ですね…….

しかしッ！　その一方でビブラマイシンは安いから金銭的に余裕のない若いバックパッカーには重宝するし，リケッチア症やレプトスピラ症の予防も期待できることから野山に入ったり川に入ったりといった曝露がありそうな渡航者には適していると言える．

救済制度のことを十分に説明した上で処方するという感じですかね…….

うむ．じゃあこの患者さんの場合はどれが予防内服薬として適しているか答えよッ！

次回は３ヶ月滞在するということですから，副作用について説明をした上でメファキンを処方するのがよいかと思います．

まあそうだな……金銭的に問題がなければ一般的に副作用の少ないマラロンでもいいと思うが，内服回数はメファキンの方が少なくて済む……御本人に副反応やコストについて十分説明して決めることだな．

退院後の外来受診時にマラリア予防内服について相談し，患者本人および会社の同僚にメファキンによる予防内服を行うこととなった．その後，この企業からマラリア感染者は出ることはなくなった.

FINAL 最終診断 DIAGNOSIS　疾患名　熱帯熱マラリア

いやー，一件落着ですね．でも思ったんですけど，この患者さんはNCGMに紹介になったから良かったんですけど，もし薬剤使用保管以外の病院に重症マラリアの患者さんが来てしまったら，どうなるんですか？

現行の臨床研究の枠組みでは原則として薬剤使用機関でないと薬剤は使用できないということになっている……すなわち転院して治療を受ける必要があるということになるな.

大変ですね…….

キニーネ注が必要な重症マラリアは年に数例程度だが，その数例が薬剤保管機関以外の病院で診断される可能性は十分にあるだろうな．マラリアは診断が遅れることで重症化しときに死に至ることもある感染症だから，早期診断が特に重要だ…….

もし診断が遅れて，重症マラリアとわかって，薬剤保管期間に搬送できないほど重症って場合はどうなるんですか？　キニーネ注は使えないんですか？

その場合は国立国際医療研究センター 国際感染症センターまで問い合わせをしてほしい．原則として研究よりも人命救助が優先されるわけだから，場合によっては薬剤保管期間以外の医療機関にも担当者が薬剤を持参して治療を行うことが可能かもしれない．いろいろと手続きは必要なんだが，とりあえず国立国際医療研究センターまで問い合わせるべしッ！

へえ……そんな例外的な対応もありうるってことなんですね.

うむ．オレも高尾山までキニーネを運んだりして人命救助をしたことがあるのだ…….

高尾山でいったい何が…….

◆

マラリアは輸入感染症で最も重要な疾患の一つです．なぜなら頻度が高く，診断が遅れると致死的であるからです．デング熱も疫学的にはもちろん重要な疾患ですが，見逃してしまったときの患者さん自身に与えるインパクトはマラリアと比べ物になりません．マラリアの診断の重要性はどれだけ言っても言い尽くせないほどです．

マラリアを見逃してしまう原因としては「海外渡航歴を聴取できなかった」ということが最も多いと思いますが，次のような事例もあります．

CASE 02:

特に基礎疾患のない30代男性が肩の痛みを主訴にNCGMを受診した．

受診の２日前にアンゴラより帰国した．受診前日より両側後頸部から広背筋にかけて痛みが出現し，症状が続くため受診となった．

肩の痛みですか……肩こりって辛いですよね……．ま，湿布を処方して経過観察としたいと思います．

うおおおおい！　せめてちゃんと診察してからにしろッ．

だって肩の痛みですよ？　アンゴラ帰りってだけで輸入感染症関係ないっしょ〜．先生，輸入感染症ばかり診すぎて渡航者は全部感染症にみえるんじゃないですか？

いや，輸入感染症はときに非特異的な症状で発症するからな……油断はできない．

既往歴・アレルギーは特にない．アンゴラのベンゲラという場所で３ヶ月前から２日前まで滞在しており，通訳の仕事とデスクワークをしていたという．社宅に宿泊しており，食事は社宅の食堂で摂っていた．生水・生魚・生肉の摂取はないが，サラダや果物は食べていたという．現地の同僚が熱帯熱マラリアに罹患している．マラリアの予防内服はしていないが，ディートを含んだ防虫剤を適切な間隔で使用していたという．現地での性交渉はない．

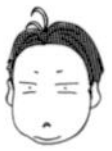
先生がちゃんと診察をしろと言うので，一応，上記のような話は伺いました．

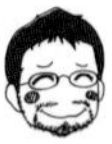
うむ．海外渡航歴の聴取の仕方がサマになってきたじゃないか．これも私の指導の賜物だな，うむうむ．

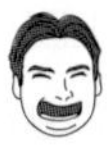
まあ，あくまで肩の痛みですからね．僕は輸入感染症は関係ないと思いますよ．

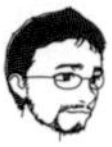
まあまあ，いいから診察を続けようではないか．

バイタルサインは意識清明，血圧 164/97 mmHg，脈拍数 103/ 分，体温 37.0℃，呼吸数 18/ 分，SpO_2 99%（室内気）であった．

身体所見では，両側眼球結膜充血を認める以外には異常所見はなく，両肩の把握痛，肩関節の自動・他動による疼痛や腫脹・熱感といった所見も認めなかった．

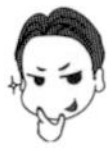
関節痛以外は．はっきりとした所見もなさそうですし，やっぱり肩こりでよさそうですね．

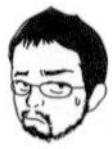
熱も 37.0℃か……．な～んか引っかかるんだよな．

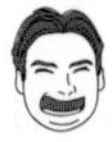
なにがですか．もう湿布を処方しようと思ってるんですけどいいですか？

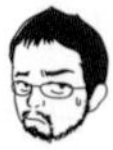
いや，一応さ……一応採血をしてみないか？　で，そのついでに末梢血ギムザ染色をしてみよう．

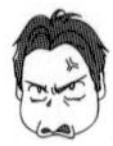
え!?　ナンセンス！　イッツ・ナンセンス！　先生，Choosing Wisely って知ってますか？　無駄な検査をなくしましょうって活動なんですけど．

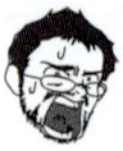
知ってるわ！　オレも Choosing Wisely Japan の会員だっつーの！　でもさ……熱もないし，まあ上村の気持ちはわかるんだけどな…….マラリア流行地からの帰国後だしさ…….

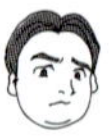
仕方ないなあ…….じゃあ血液検査とギムザ染色だけしておきますか……

血液検査：WBC 6,920/μL（Neu 54.5% Lym 29% Mono 11% Eos 3.9% Baso 1.7%），RBC 516×10^4/μL，Hb 17.1 g/dL，Hct 47.6%，Plt 17.0×10^4/μL，AST 34 IU/L，ALT 55 IU/L，T.Bil 0.7 IU/L，LDH 199 IU/L，ALP 290 IU/L，γGTP 205 IU/L，BUN 13.3 mg/dL，Cre 0.97 mg/dL，Na 139 mEq/L，K 3.8 mEq/L，Cl 102 mEq/L，CRP 0.64 mg/dL

末梢血ギムザ染色：マラリア原虫を認めず

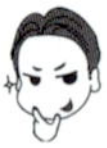
ほら～．マラリアじゃないじゃないですか．

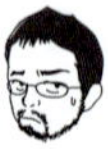
そうか……まあとりあえずよかったな．でも本当に肩こりでいいのかな……血小板が低いのと CRP もちょっと高いのが気になるなあ…….

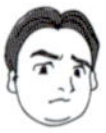
心配性だなあ……今日のところは湿布を処方して経過観察にしますね．

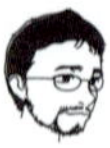
うむ．あとは何かあったらすぐ受診してもらうように説明しておこう．

初診日は湿布を処方して帰宅となった．しかし，その翌日，朝から悪寒と頭痛が出現したため再び NCGM を受診した．

バイタルサインは意識清明で，血圧 135/78 mmHg，脈拍数 115/分，体温 39.2℃，SpO_2 97%（室内気）であった．身体所見は前日と変わりない．

血液検査：WBC 7,080/μL，RBC 501×10^4/μL，Hb 15.9 g/dL，Hct 46.5%，Plt 12.7×10^4/μL，AST 29 IU/L，ALT 44 IU/L，T.Bil 0.8 IU/L，LDH 185 IU/L，ALP 267 IU/L，γGTP 216 IU/L，BUN 17.7 mg/dL，Cre 1.14 mg/dL，Na 142 mEq/L，K 3.7 mEq/L，Cl 105 mEq/L，CRP

1.58 mg/dL

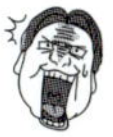
あれ，熱が出ましたか……肩こりで熱が出るとは珍しいな……肩こり熱ですかね．

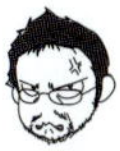
肩こり熱ってなんだよ！　やはり昨日の肩の痛みは発熱の前兆だったんだな．

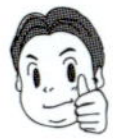
ほほう，そういうことですか．昨日の所見と大きく違うのは，血小板がさらに下がっていることとクレアチニンが少し高くなっていることですかね．

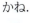

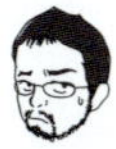
血小板低下……やっぱりマラリアなんじゃないか？

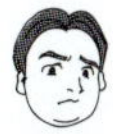
でもマラリアは昨日ギムザ染色をやって陰性でしたよ．マラリアはありえないっす．

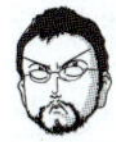
いや，アフリカ帰国後の発熱患者はマラリアが完全に否定できるまでマラリアなのだッ！　とりあえずここまでのプロブレムリストを整理して，鑑別診断とプランを考えてみるべしッ！

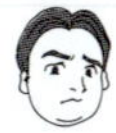
えー．めんどくさいなあ……．

〈プロブレムリスト〉

- #1 アンゴラ渡航後の発熱（潜伏期間 1 日〜3 ヶ月）
  - #1-1 マラリア予防内服なし
  - #1-2 食事曝露あり
- #2 頭重感
- #3 両眼球結膜充血
- #4 肝・胆道系逸脱酵素上昇
- #5 血小板減少
- #6 クレアチニン上昇

〈鑑別診断〉

- マラリア

- デング熱
- 腸チフス
- リケッチア症
- レプトスピラ症
- 急性 A 型肝炎
- 急性 B 型肝炎
- 急性 HIV 感染症

〈診断プラン〉
- デング熱迅速検査（→デング熱）
- 末梢血ギムザ染色（→マラリア）
- 血液培養 2 セット採取（→腸チフス）

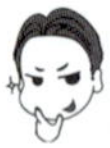
以上のように考えました．リケッチア症やレプトスピラ症は曝露歴がないこと，急性 B 型肝炎と急性 HIV 感染症は現地での性交渉歴がないこと，急性 A 型肝炎は肝機能障害の程度が軽度であることから検査は保留としています．

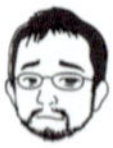
なるほど．ちゃんと考えてるじゃないか．ではまずはマラリアをしっかり除外して，頻度の高いデング熱と腸チフスの検査をしておこうか．

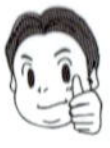
ラジャーッス．

デング熱迅速検査：陰性
末梢血ギムザ染色：陰性
血液培養：pending

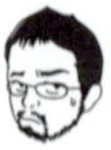
うーん……やっぱりマラリアは陰性か．

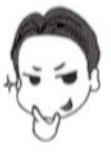
ププー．ほら〜．やっぱり違うじゃないですか〜．昨日陰性だったんだから陰性に決まってますよ．プスス〜．

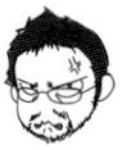
ムカッ．上村……おまえマラリアのことがわかってないな．確かにこの時点で，この患者さんは「熱帯熱マラリアである可能性」はかなり低いと言っていいと思う．Semi-immune じゃないしな（※マラリアに罹患歴があり部分的な免疫のある患者では熱帯熱マラリアでも寄生率が高くならないことがある）．だが非熱帯熱マラリアはまだ可能性があるんじゃないだろうか．非熱帯熱マラリアは寄生率が上がりにくいからギムザ染色でも見つかりにくいし．

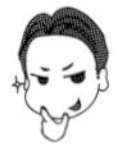
どうかな〜．食物曝露もありますし，きっと腸チフスですよ．明日にも血液培養が陽性になるんじゃないですかね．

血液培養が陽性になれば連絡することとし，3 日後に外来でフォローアップすることとなった．その後，一旦自然に解熱したものの，3 日後の再受診当日の朝から再び 40℃の発熱が出現した．

意識はほぼ清明であるが，強い頭痛を訴えている．血圧 149/73 mmHg，脈拍数 127/ 分，体温 39.3℃，呼吸数 20/ 分，SpO_2 95%（室内気）

血液検査：WBC 4,260/μL，Neu 87%，Lym 10%，Mono 0%，Eos 2%，Baso 1%，RBC 521×10^4/μL，Hb 16.9 g/dL，Hct 48.2%，Plt 9.7×10^4/μL，AST 85 IU/L，ALT 92 IU/L，T-bil 1.3 IU/L，LDH 382 IU/L，ALP 493 IU/L，γGTP 594 IU/L，BUN 13.3 mg/dL，Cre 0.97 mg/dL，Na 139 mEq/L，K 3.8 mEq/L，Cl 102 mEq/L，CRP 2.54 mg/dL

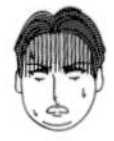
おろおろ……困ったな，また熱が……しかもちょっと悪くなっていませんか？　頭痛も前回より強いようです．ど，どうしよう……おろおろ……．

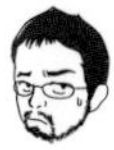
血小板がさらに下がり，肝機能障害も増悪しているな……．

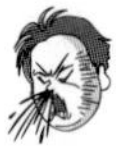
これは髄膜炎の除外が必要だと思います！　腰椎穿刺をします！

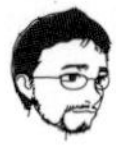
まあそうだな……よし，じゃあ腰椎穿刺をやって結果を待っている間に末梢血ギムザ染色をしておこう．

図I-9 本症例の３回目の末梢血ギムザ染色

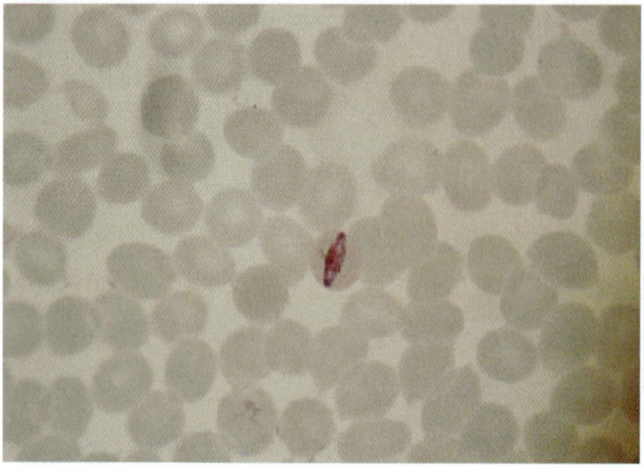

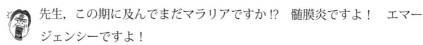

先生，この期に及んでまだマラリアですか!? 髄膜炎ですよ！ エマージェンシーですよ！

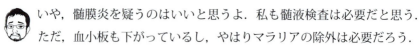

いや，髄膜炎を疑うのはいいと思うよ．私も髄液検査は必要だと思う．ただ，血小板も下がっているし，やはりマラリアの除外は必要だろう．

はいはい，わかりましたよ…….

髄液検査では細胞数の上昇を認めず髄膜炎は否定的であった．
末梢血ギムザ染色を行ったところ…… 図I-9

あれ……なんかゴミみたいなのがほんの少しだけいますね．アーチファクトかな．

い〜や，これはマラリア原虫だね．

いやいやいや……２回陰性だったのに３回目で陽性ですか？ そんなことってあるんですか……？

『マラリア診断・治療アルゴリズム』にも書いてあるだろう．「連日３回の検査で陰性を確認」すべし，と．

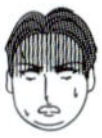
ガビーン！　そんなバカな……マラリア，恐るべし！

ポイント **マラリアは連日の末梢血ギムザ染色３回で陰性を確認するまでは除外できない！**

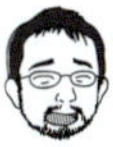
感染赤血球の大きさが大きくなっていないから熱帯熱マラリアか四日熱マラリアだが，まあ寄生率は低いし，環状体でもないから四日熱かもな．原虫種確定のためにPCRをマラリア研（国立国際医療研究センター研究所 マラリア研究部）に依頼しよう．

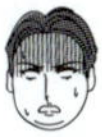
…….

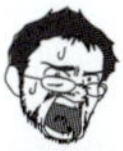
おい，どうした上村！

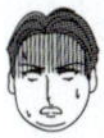
マラリア……マラリア，恐るべし！

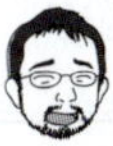
いい教訓になったな……．アフリカ帰国後の発熱はマラリアが「完全に」除外できるまではマラリア，ということだ！

非熱帯熱マラリアであり，重症の徴候もないことから入院の上，アトバコン/プログアニル（マラロン）4錠を1日1回3日間で開始した．第2病日にはギムザ染色ではマラリア原虫は消失しており（PCT 24時間），第3病日に解熱した（FCT 48時間）．PCR検査の結果，マラリア原虫種は四日熱マラリアと同定された．

FINAL 最終診断 DIAGNOSIS　疾患名　四日熱マラリア

◆

本症例は四日熱マラリアという比較的珍しいマラリアの症例でした．熱帯熱マラリア以外の非熱帯熱マラリア（三日熱マラリア，卵形マラリア，四日熱マラリア，*Plasmodium knowlesi*）は寄生率があまり高くならないため，1回のギムザ染色では診断がつかないことがしばしばあります．本症例も診断に苦慮しましたが，血小板低下がマラリアを強く疑う所見であり，ギムザ染色を繰り返すことで診断に至りました．マラリアが疑われたら，しつこくギムザ染色を繰り返しましょう！

ちなみに三日熱マラリアと卵形マラリアは48時間周期，四日熱マラリアは72時間周期の発熱を呈すると言われますが，これはマラリア原虫の体内での分裂周期がこの時間だから周期的な発熱になるわけですが，発症してしばらくは原虫の周期がそろわず必ずしも周期的な発熱にならないこともしばしばです．周期性が出てくるのはだいたい発症から5〜7日くらいとされます[8]．では次の症例です．

CASE 03：

特に既往のない30代の日本人男性が 発熱を主訴にNCGMを受診した．患者は3日前に37.1℃の発熱があり近医を受診し，感染性腸炎の診断で総合感冒薬を処方された．2日前から頭痛と関節痛が出現し，本日の夕方から39℃台の発熱を認めたため1人で電車に乗ってNCGMまでやって来た．

発熱，下痢ですか……これまたフォーカスがはっきりしない非特異的な症状ですね．

そうだな．前にも言ったが，こういったフォーカスがはっきりしない非特異的な症状の発熱は輸入感染症を疑うきっかけになるんだったな．

あ，そういえばそうでした……すっかり忘れてました．テヘッ☆

既往歴は特になく，アレルギーもない．現在は3日前に近医で処方された総合感冒薬を飲んでいる．下痢の原因となる食べ物で思い当たるものはなく，火の通ってない肉類・野菜・魚・卵はこの1週間は食べていない．職業は看護大学の大学院生であり，青年海外協力隊の感染症対策責任者として2年半ウガンダに駐在し，3ヶ月前に日本に帰国している．ウガンダではメフロキンを週に1回，帰国後4週間まで欠かさずきっちりと飲んだという．

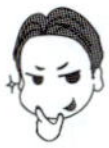
帰国後3ヶ月も経っているなら渡航歴は関係なさそうですね．前医の診断と同じく感冒ということで良いのでは……？　ウズウズ……．

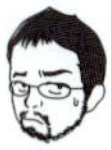
上村……なんか今日ウズウズしてるな．

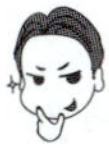
えっ，そうですか？　実は今日楽しみにしてたサッカーの試合があって……．

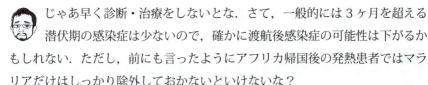

じゃあ早く診断・治療をしないとな．さて，一般的には3ヶ月を超える潜伏期の感染症は少ないので，確かに渡航後感染症の可能性は下がるかもしれない．ただし，前にも言ったようにアフリカ帰国後の発熱患者ではマラリアだけはしっかり除外しておかないといけないな？

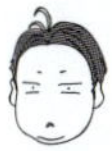
マラリア……？　3ヶ月経っているのに，ですか？

三日熱マラリアや卵形マラリアは休眠体という形態で肝臓に長期間潜伏することが知られているからな．これらの休眠体を作るマラリアであれば可能性はあるだろう．

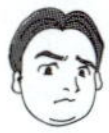
でも予防内服もきっちりしているみたいですが……．

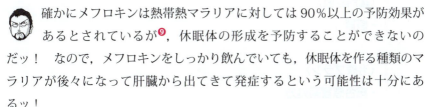

確かにメフロキンは熱帯熱マラリアに対しては90％以上の予防効果があるとされているが[9]，休眠体の形成を予防することができないのだッ！　なので，メフロキンをしっかり飲んでいても，休眠体を作る種類のマラリアが後々になって肝臓から出てきて発症するという可能性は十分にあるッ！

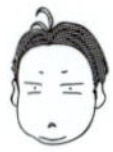
なるほど……勉強になります（早くサッカー観たい……）．

ポイント **マラリアの予防内服をしていても，マラリア（特に非熱帯熱マラリア）は除外できない！**

バイタルサインは意識清明，血圧 123/79 mmHg，脈拍数 111/ 分，呼吸数 26/ 分，SpO_2 98%（ra），体温 39.2℃．身体所見では眼球結膜充血があるが黄染はない．心雑音・異常心音なく，呼吸音は清．腹部は平坦，軟であった．皮疹はなく，その他異常所見を認めなかった．血液検査では血小板が 11.2 万 /μL と低下しており，AST，ALT がそれぞれ 51，54 IU/mL と上昇していた．

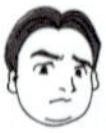
熱が 39℃もあって，そのせいで頻呼吸になっているんでしょうか．ショックバイタルではありませんが，しんどそうです．腋窩や口腔内の乾燥など，脱水の所見はありません．

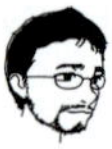
じゃあここまでの問題点を整理して，プランについて考えよう．

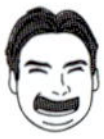
へい．

〈プロブレムリスト〉

発熱，頭痛，関節痛

〈鑑別診断〉

- 感冒

〈治療プラン〉

- 総合感冒薬処方

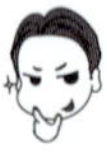
こんなところでしょうか．

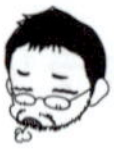
そうか……おまえ，人の話を全く聞いていないよな．っていうかサッカーが観たくてウズウズしすぎてアセスメント力が急激に低下してるぞ．血

JCOPY 498-02123

図I-10 本症例のマラリア迅速診断検査の結果

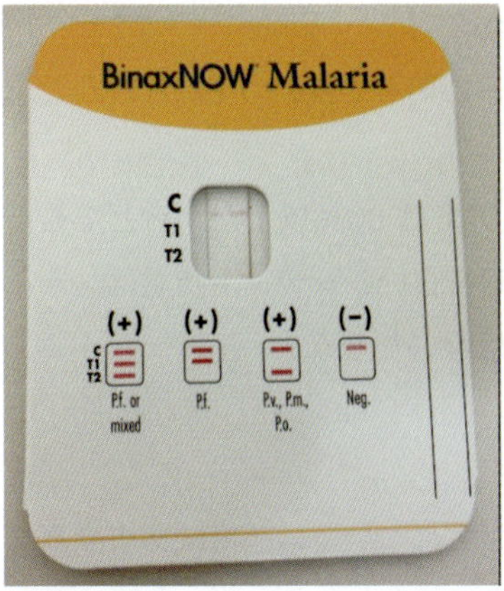
BinaxNOW Malaria
C
T1
T2
(+)
(+)
(+)
(−)
P.f. or mixed
P.f.
P.v., P.m., P.o.
Neg.

液検査の結果をよく見てみろ．血小板が低下しているだろ？　アフリカ帰国後の発熱と血小板低下があるわけだから，これはやっぱりマラリアの可能性はあるんじゃないか．まずはマラリアを除外すべしッ！

でも早く帰らないとサッカーが…….

上村，サッカーは今は関係ない．マラリアだ.

マラ……ドーナ…….

マラドーナも関係ないッ！

わかりましたよ……じゃあしょうがないからマラリア迅速検査をやりますか…….

15分後……

ププッ，先生，僕が思った通り陰性です．プスス～ 図I-10 .

うん，上村，おまえいつも一言多いよな．じゃあ迅速検査が陰性だったらマラリアじゃないって言い切れるのか？

マラリア迅速検査は感度が高いので，言い切って良いのではないかと思いますが…….

確かに迅速検査の感度は熱帯熱マラリアでは90％以上だからとても高い[10]．いやーよく勉強しているな．素晴らしいレジデントだ君は．うんうん．日本一のレジデントと言っても過言ではないだろう．

いやーそれほどでも……（テヘッ）．

でもマラリア迅速検査は非熱帯熱マラリアについては感度はあまり高くないということ[11]も覚えておくとなお良いかもしれないな．今回は3ヶ月以上前のアフリカ渡航歴だから，非熱帯熱マラリアを疑っているので，診断はギムザ染色でもしっかり確認することが大事だ．

だったら最初からギムザ染色すればいいのに…….

そういうことは心のなかで言おうな．

ポイント **熱帯熱マラリア以外のマラリアは迅速診断キットの感度は必ずしも高くない．ゴールドスタンダードはギムザ染色！**

15分後……

うおおおおおおお！　先生，なんかキモいのがいます！　ギザキモス！　図I–11

うん，キモいかもしれないけど，もうちょっと医学的に言おうな．これはマラリアが感染している赤血球だけど，どんな特徴があるだろうか．

色が違ってて……正常の赤血球よりもちょっと大きいです．

図I-11 本症例の末梢血ギムザ染色像

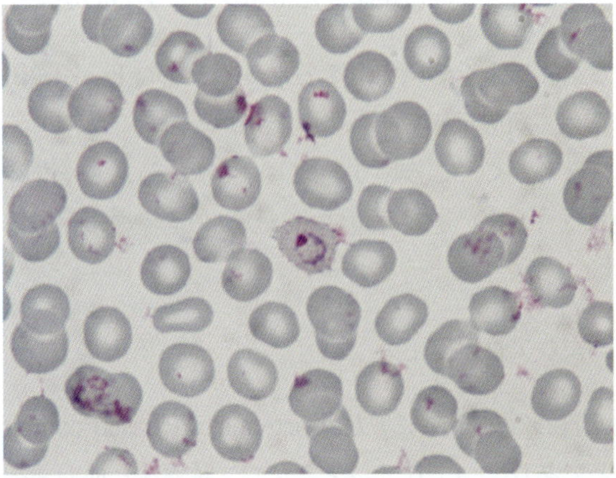

そうだな，休眠体を作る三日熱マラリアと卵形マラリアは感染赤血球が大きくなることが特徴だったな．三日熱マラリアか卵形マラリアかは形態だけで判断するのは難しいんだが……ちょっと形が卵っぽいし，右端が少しトゲトゲしている箇所があるから卵形マラリアかもしれないな．寄生率は0.1％といったところかな．

まさか本当にマラリアだったとは……マラリア，恐るべし！

じゃあ治療はどうする？

えーと……マラリア診断・治療・予防の手引きによると……非熱帯熱マラリアなので，まずはアーテメター / ルメファントリン（リアメット），アトバコン / プログアニル（マラロン），メフロキン（メファキン）のいずれかで治療を開始します！

うむ．非重症マラリアの治療の選択肢は現在 3 つある．まあ実際には塩酸キニーネ末があるが，ほとんど処方されることはないので実質 3 つということでいいだろう．この中で，どれを選べばいいと思う？

どれでも良さそうなので，「上村流・星占い」で決めてもいいですか？
えーと，今日は顕微鏡座だからマラロンだな…….

怪しすぎるな，上村流星占い！　顕微鏡座なんてホントにあるのかよ．

先生，顕微鏡座を知らなくてよく感染症医を名乗ってますね！　顕微鏡座はやぎ座の下にきらめく新興星座ですよ！

そ，そうか……それはともかく，こういうのは占いで決めるんじゃなくて，根拠をもって決めた方がいいぞ．非重症マラリアの治療の現在の第一選択薬は ACT だッ！

エーシーティー！　つまりアクトッ！

うむ，まあアクトとは言わないな．ACT とは artemisinin-based combination therapy のことであり，つまりアルテミシニン誘導体と他の薬剤を組み合わせた治療だ．例えばリアメットはアーテメターというアルテミシニン誘導体と，ルメファントリンという薬剤の合剤だ．

すいません……よくわからないのでキン肉マンでたとえてもらってもいいですか？

なんでキン肉マンでたとえないとわからないんだ！　キン肉マンで言えば，マッスルドッキングだよ！

マッスルドッキング！　最強ッスね．宇宙ッスね．で，どっちがキン肉バスターでどっちがキン肉ドライバーなんですか？

そりゃアーテメターがキン肉バスターだろ．

なるほど，よ～くわかりました．

なんでわかるんだよ……．

1 剤だけだと耐性ができるから 2 剤を組み合わせることで耐性マラリアの出現を防ぐってことですね．

その通りだ……なぜかはわからんがホントに理解したようだな．もう一点，経口抗マラリア薬は食事と共に内服しないといけない点に注意が必要だ．

表I-3 経口抗マラリア薬における食事と吸収率との関係

抗マラリア薬	推奨される食事	機序	効果
アトバコン/プログアニル	脂質の多い食事と一緒に	アトバコンの 溶解度と吸収率⇑	血中濃度⇑
アーテメター/ルメファントリン	脂質の多い食事と一緒に	ルメファントリンの溶解度と吸収率⇑	最大 16 倍 血中濃度⇑⇑
メフロキン	食事と一緒に	溶解度と吸収率⇑	血中濃度⇑
ドキシサイクリン	乳製品は避ける	吸収を阻害する	血中濃度⇓
プリマキン	食事と一緒に	溶解度と吸収率⇑	血中濃度⇑

(Askling HH, et al. Malar J. 2012; 11: 328–32 より)[12]

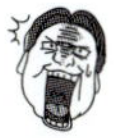
それはなぜにッ!?

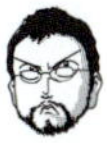
表I-3 のように，多くの抗マラリア薬は食事と一緒に摂取することで吸収率が高くなるのだ．特にアーテメター / ルメファントリンとアトバコン / プログアニルは脂質を多く含む食事と一緒に内服するのが重要だッ！

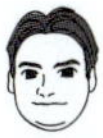
ヨーグルトとかですかね？

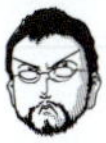
うむ．そして内服後 30 分は嘔吐がないか観察すべしッ！ 30 分以内に嘔吐してしまった場合は再投与を検討する．

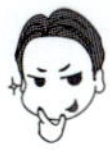
なるへそ．ではさっそくアーテメター / ルメファントリンをヨーグルトと一緒に内服してもらいますね．

本症例は三日熱マラリアまたは卵形マラリアとしてアーテメター / ルメファントリンを 1 日 2 回，1 回 4 錠を 3 日間内服した．12 時間後のギムザ染色では原虫は消失し，24 時間後には解熱した．入院 3 日目に退院となった．原虫種は国立国際医療研究センター研究所・マラリア研究部に依頼した PCR で卵形マラリアと同定された．

図I-12 マラリア原虫の生活環と有効な抗マラリア薬

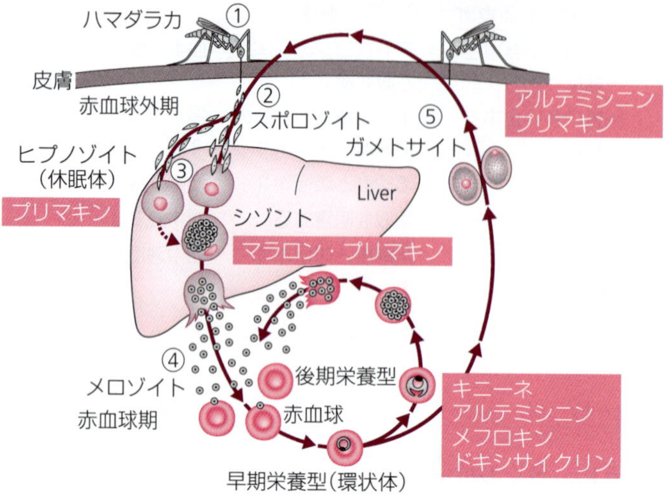
ハマダラカ
①
皮膚
赤血球外期
②
スポロゾイト
⑤
アルテミシニン
プリマキン
ガメトサイト
ヒプノゾイト
(休眠体)
③
Liver
プリマキン
シゾント
マラロン・プリマキン
④
メロゾイト
後期栄養型
キニーネ
アルテミシニン
メフロキン
ドキシサイクリン
赤血球期
赤血球
早期栄養型(環状体)

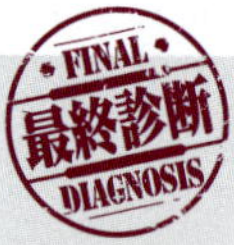
FINAL
最終診断
DIAGNOSIS

疾患名 卵形マラリア

いやー，患者さん良くなってよかったですね．サッカーを我慢した甲斐がありました．では今日こそはフットサルに…….

待てッ！　まだ終わりじゃないぞ！　さっきも言ったが三日熱マラリアと同じく卵形マラリアは肝臓にヒプノゾイトと呼ばれる休眠体を作るのだッ！ 図I-12 放っておくとまた再発してしまうので，ヒプノゾイトに有効なプリマキンで再発予防を行うべしッ！

なにいいいい！　マラリア，恐るべし！

おまえ，それ流行らそうとしてるだろ．

岩田健太郎先生の「恐るべし，βラクタマーゼ！」みたいにブームが来ないかな〜って密かに思ってるんですけど…….

そもそもこの本がそんなに売れないから絶対流行らないと思うけどな……ところで，プリマキンを投与する前に確認しておかなければならないことがあるんだけど何だかわかるか？

えーと……アレルギーがないかどうかでしょうか.

まあそれもそうなんだが……. G6PD（グルコース-6-リン酸脱水素酵素）欠損症という遺伝子疾患があって，これがある人はプリマキンを使うとひどい溶血性貧血を起こしてしまうのだッ！　なので，プリマキンを使う前には G6PD 欠損症がないかどうか検査をしておく必要がある.

へえ……G6PD 欠損症ですか……あまり聞いたことないなあ…….

そう，確かに日本人にはほとんどいないと言われている遺伝子疾患だ. 外国人患者では特に注意すべきだな. G6PD 欠損症の検査は国立国際医療研究センター研究所 マラリア研究部や自治医科大学医学部感染・免疫学講座医動物学部門で測定していただけるので，特に外国人でプリマキン投与が必要な場合は測定をお願いすべしッ！

ポイント **三日熱マラリアと卵形マラリアでは再発予防のためにプリマキンによる後療法が必要！**
プリマキン投与前にできれば G6PD 欠損の有無を検査しよう

では念のため NCGM マラリア研究部の狩野先生に測定を依頼します. プリマキンの投与量は添付文書通り 30 mg/ 日 1 日 1 回を 14 日間でいいんでしょうか.

卵形マラリアだから本当は 15 mg/ 日で十分なんだけどな. 三日熱マラリアの場合は東南アジアやオセアニアなどの地域で治療失敗が報告されているから用量を増やして 30 mg/ 日で治療することが推奨されているが，卵形では 15 mg/ 日で十分とされる[13]. でもまあ添付文書通り 30 mg/ 日でいいだろう.

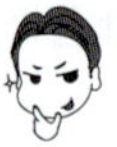
では 30 mg/ 日 1 日 1 回 14 日間で処方します！

G6PD 欠損はなく，退院後に根治治療としてプリマキン 30 mg/kg で 14 日間内服し治療終了とした．その後，再発はみられていない．

Steffen らは東アフリカに渡航した旅行者におけるメフロキンの予防効果は 91%であったと報告しており[9]，他の報告ではより高い予防効果であったとするものもありますが，休眠体の形成を防ぐことはできない点には注意が必要です．本症例のように予防内服が終わってしばらく経ってから休眠体から分裂体になり発症することがあります．Schwartz らによると，帰国後 2 ヶ月以上経ってから発症するマラリアの大半を三日熱マラリアまたは卵形マラリアが占めており，そのような発症が遅れた症例の 60%以上の症例でマラリアの予防内服がされていました[14]．マラリア流行地渡航後の発熱では，帰国後から時間が経っていても予防内服がされていた場合は非熱帯熱マラリアの可能性はあるということになります．

また，マラリア迅速検査は熱帯熱マラリアについては感度 90%以上と高いのですが，非熱帯熱マラリアに関しては偽陰性が起こり得ます．NCGM で経験した卵形マラリア症例 9 例のうちマラリア迅速検査が陽性となったのは 2 例のみでした[11]．迅速検査は寄生率が低い場合に偽陰性となることが多いのですが，卵形マラリアの寄生率は人体ではあまり上がらないことから，このように感度が低くなるのではないかと考えられます．

では本項最後の症例です．

CASE 04:

特に既往のない 30 代の日本人男性が発熱を主訴に NCGM を受診した．患者は 3 日前から 38℃の発熱があり，24 時間ごとに熱が出ているという．心配になって NCGM のトラベルクリニックを受診した．

表I-4 フォーカスがはっきりしない代表的な感染症

血流感染症	感染性心内膜炎，カテーテル関連血流感染症
肝胆道系感染症	胆管炎，肝膿瘍
泌尿器系感染症	腎盂腎炎，前立腺炎
消化器感染症	キャンピロバクター腸炎の初期
輸入感染症	マラリア，デング熱，チクングニア熱，腸チフス，リケッチア症，レプトスピラ症など
Zoonosis	SFTS，リケッチア症，*Borrelia miyamotoi* 感染症など

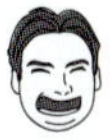
なるほど……発熱以外に症状がないということなので，風邪ということでいいと思いますね．

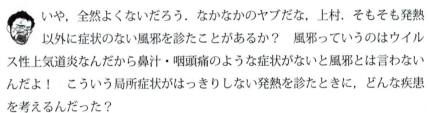

いや，全然よくないだろう．なかなかのヤブだな，上村．そもそも発熱以外に症状のない風邪を診たことがあるか？　風邪っていうのはウイルス性上気道炎なんだから鼻汁・咽頭痛のような症状がないと風邪とは言わないんだよ！　こういう局所症状がはっきりしない発熱を診たときに，どんな疾患を考えるんだった？

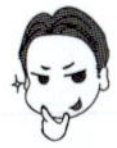
えーと……感染性心内膜炎とか急性前立腺炎とかでしたっけ？

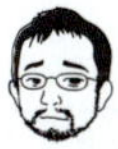
そうそう．その他にも腎盂腎炎とか肝膿瘍とか胆管炎とか……キャンピロバクター腸炎も下痢が始まる前に症状が発熱だけの期間が 1 日くらいあることがあるという話だっただろう **表I-4** ．

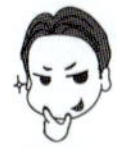
そんな話しましたっけ……あ，そうか，局所症状がはっきりしない発熱，という場合には逆に診断が絞れてくるかもってことでしたね！

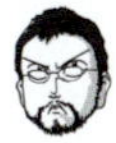
その通り．あとフォーカスのない発熱で忘れちゃいけないのは輸入感染症だ．マラリア，デング熱，腸チフスといった輸入感染症のメジャーな疾患は，局所症状がはっきりしない発熱というプレゼンテーションが多い．逆に言えば，局所症状がはっきりしない発熱を診たら海外渡航歴は必ず聴取すべしッ！

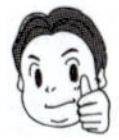
な～る．

既往歴は特にない．職業は昆虫・昆虫学者で，世界中の昆虫・植物の生態について研究しているという．

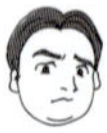
昆虫学者……ダニに関係した感染症でしょうか．

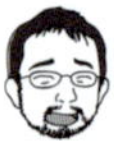
うむ，まずダニは昆虫ではないんだな．節足動物門のクモ網ダニ目だからな．

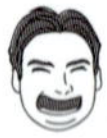
すげえどうでもいい知識をありがとうございます！

受診の４日前までマレーシアに現地調査に行っていたという．テメンゴールに４週間，ジョホールに２週間，クアラルンプールに２週間滞在していた．テメンゴールとジョホールでは森林の中にテントを張って寝泊まりをしていたという．トラベラーズワクチンの接種歴はなく，マラリア予防内服を含め防蚊対策は行っていなかった．

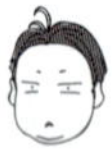
テメンゴール……？　ジョホール……？

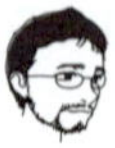
聞いたことのない地域への渡航歴がある場合は，インターネットで調べてみるといい．テメンゴールもジョホールもマレーシア半島にあるみたいだな．この２つの場所では森林地帯で現地調査をしていて，クアラルンプールではデスクワークが中心だったようだな．

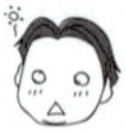
そんな細かい情報が診断に役立つことがあるんでしょうか？

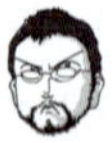
バカヤロウッ！　もちろん役に立たないこともあるが，役立つかもしれんぞッ！……例えば，東南アジアではマラリアは田園・森林地帯の感染症だが，デング熱は都市部でも起こる感染症っていう大まかな違いがある．マラリアの潜伏期が 8〜30 日，デング熱の潜伏期が 4〜7 日ということを合わせて考えると，この患者さんはどちらの可能性もあり得るということになるな．

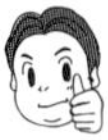
ほんほん．

バイタルサインは体温 37.0℃，血圧 108/79 mmHg，脈拍数 118/ 分，呼吸数 15/ 分，SpO_2 99%（室内気）．意識は清明（GCS E4V5M6）で，身体所見では特記すべき異常を認めなかった．血液検査所見では，WBC 3,860/μL，Hb 17.6 g/dL，Hct 49.6%，血小板 4.7 万 /μL，CRP 11.5 mg/dL，AST 49 IU/L，ALT 41 IU/L，BUN 20.6 mg/dL，Cr 1.16 mg/dL であった．

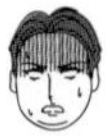
血小板が……血小板が下がっているッッ！（白目）

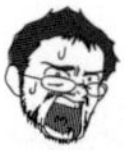
上村，落ち着け，白目をむくんじゃない．患者のバイタルは安定しているし，まだ慌てる時間じゃない．ここまでの問題点を整理して，プランについて考えよう．

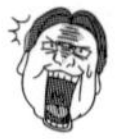
そ，そうですね……あやうく気を失うところでした……．プロブレムリストとしては，

> # マレーシア渡航後の発熱
> # 血小板低下
> # 肝機能障害
> # 腎機能障害

こんなところでしょうか．鑑別診断としては，

> # マラリア
> # デング熱，チクングニア熱
> # 腸チフス
> # レプトスピラ症
> # リケッチア症

図I-13 本症例のマラリアおよびデング熱の迅速診断検査結果

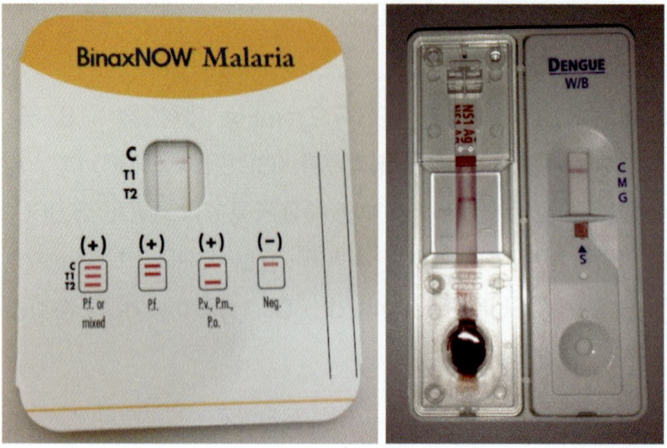
BinaxNOW Malaria
C
T1
T2
(+)
(+)
(+)
(−)
Pf. or mixed
Pf.
Pv., Pm., Po.
Neg.
NS1 Ag
DENGUE
W/B
C
M
G
S

などが考えられるかと思います．その他，渡航後と関連のないものとして感染性心内膜炎や腎盂腎炎，胆管炎や肝膿瘍なども考えたいと思いますが，基礎疾患もない若い男性ですし，まずは輸入感染症から考えたいと思います．

上村……どうしたんだ突然……素晴らしいアセスメントじゃないか！

はい，セブンセンシズが覚醒しました！

うむ……オレの指導の賜物だな……（泣）．じゃあプランはどうする？

まずはデング熱とマラリアを除外したいので，迅速検査をしたいです．

なるほど，いいだろう．じゃあデング熱とマラリアの迅速検査をやってみようか．

15 分後……

バ，バカな……どっちも陰性だとッ……？（白目） 図I-13

図I-14 本症例の末梢血ギムザ染色像

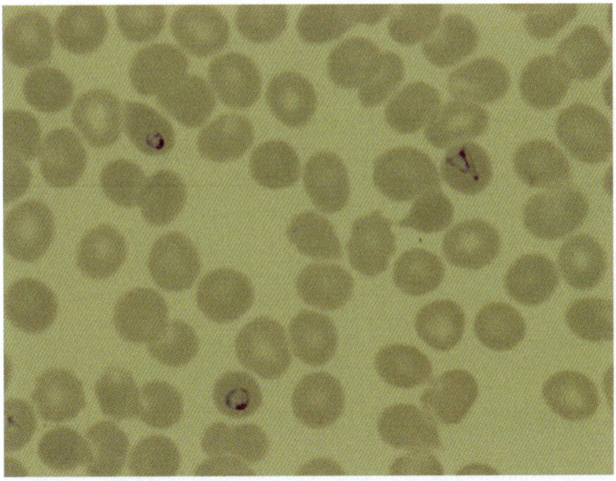

だから落ち着けって．そんなに簡単に白目をむくんじゃない．

でも……この血小板の下がりっぷりは絶対デング熱かマラリアだと思ったのに…….

レプトスピラ症やリケッチア症でも血小板低下はありえるけどな．それよりも上村……前回と同じ間違いを犯そうとしていないか？

……ハッ！（白目）そうだ，マラリアの迅速検査は感度100％じゃない……ギムザ染色で確認せねば…….

そうだッ！　マラリアの診断のゴールドスタンダードはギムザ染色だから，迅速検査が陰性であってもギムザ染色は自分で確認するクセをつけるべしッ！

ポイント **マラリア迅速検査が陰性であってもマラリア（特に非熱帯熱）は除外できない！**

15分後……

先生，またしてもキモいのがいます！ 図I-14　ギガキモス！

図I-15 本症例の末梢血ギムザ染色像（拡大）

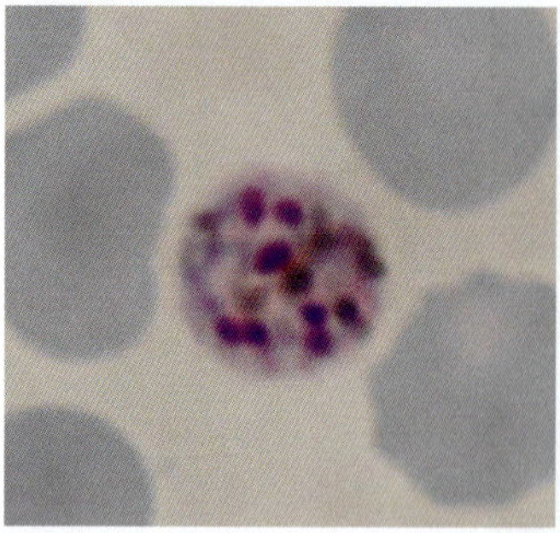

うむ，ボキャブラリーが極端に少ないな，上村．前回と同じく，これもマラリアが感染している赤血球のようだが，どんな特徴がある？

リングっぽい形の原虫がいて，赤血球の大きさは非感染赤血球と同じくらいの大きさです．

そうだな．ということはこのマラリア原虫の原虫種はなんだと思う？

熱帯熱マラリアか四日熱マラリアです．

うむ，模範解答だ．合格点をやろう……だがこのギムザ染色をよく観察してみると，早期栄養体（環状体）だけじゃなくて後期栄養体もいるし，こんな分裂体もいるようだな 図I-15 ．

メガキモス（白目）!!

うむ，これは確かにキモいな．しかし，熱帯熱マラリアであれば迅速検査で陽性になることが多いし，寄生率が低いときは環状体しか見えないことがほとんどだ．この末梢血は寄生率 0.1％くらいだから，この程度で後期栄養体や分裂体が見えるということは…….

四日熱マラリアですね（ニヤリ）！

……まあ四日熱マラリアのようにも見える．だが，四日熱マラリアの報告はほとんどがアフリカだからして，東南アジアの四日熱マラリアとなると疫学的にはどうなんだろうな……実は第5のマラリアと呼ばれる *Plasmodium knowlesi* というマラリアがいて，多くはこのマレーシア半島やボルネオ半島で報告されている[15]んだが……もしかしたら *P. knowlesi* なのか？ だとしたらスーパーレアッ！　超ヤバいッ！！

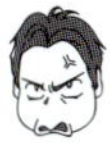
先生，落ち着いてください！　その前に治療でしょ！

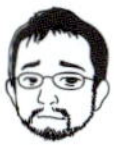
おっと……そうだった．原虫種については例によって NCGM のマラリア研究部に依頼するとして，まずは治療だったな……．治療薬はどうする？

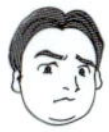
えーと……どうだったっけ……．マラリア診断治療予防の手引きのフローチャートによると……今回も非熱帯熱マラリアなので，まずはアーテメター / ルメファントリンで治療を行って，休眠体を作らない原虫種であれば根治治療は不要です．

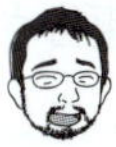
うむ．ちなみに *P. knowlesi* は休眠体は作らないとされる．じゃあさっそく治療を開始するか．

本症例は四日熱マラリアまたは *P. knowlesi* 感染症としてアーテメター / ルメファントリンで治療を開始したところ，28 時間後に解熱，40 時間後に原虫は消失し，合併症なく治癒した．入院 7 日目に退院となり，その後再発は認められていない．原虫種は国立国際医療研究センター研究所・マラリア研究部に依頼した PCR で *P. knowlesi* と同定された．

FINAL 最終診断 DIAGNOSIS

疾患名 *P. knowlesi* 感染症

ポイント **マレーシア半島・ボルネオ半島の田園・森林地帯に渡航歴がある発熱では *P. knowlesi* 感染症の可能性を考える！**

P. knowlesi はアカゲザルやカニクイザルなどを固有の宿主とするマラリ

図I–15 *P. knowlesi* 感染症が報告されている地域（数字は感染者数を表す）

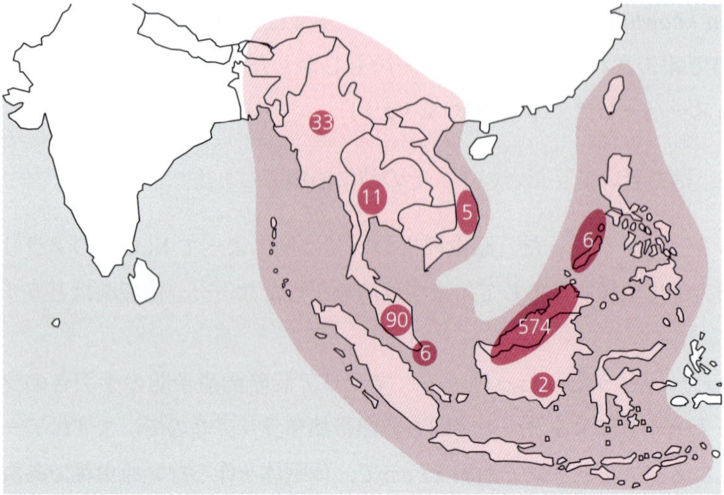
33
11
5
6
90
6
574
2

ア原虫の一種で，1965 年にマレーシアでヒトへの自然感染例が初めて報告されましたが，ヒトに感染するのは極めて稀な感染症であると考えられていました．しかし，マレーシアでこれまで四日熱マラリアと診断されていた症例の大部分が，実は *P. knowlesi* 感染症であったことが近年明らかとなり，現在では *P. knowlesi* はマレーシアの他，東南アジアの森林地帯の広い地域にも分布していることがわかっています 図I–15[16]．

マラリア原虫種の鑑別にはギムザ染色による顕微鏡検査がゴールドスタンダードですが，*P. knowlesi* は後期栄養体の帯状体が四日熱マラリア原虫と類似していたり，早期栄養体の環状体が熱帯熱マラリア原虫との鑑別を要することもあるため，確定診断のために PCR 検査を依頼することが望ましいとされます．

P. knowlesi 感染症はほとんどが軽症～中等症ですが，稀に重症化する症例が報告されており，注意が必要です．*P. knowlesi* 感染症の治療としては，海外ではクロロキンが第一選択薬として使用されていますが，本邦ではクロロキンは使用できないため本症例ではアーテメター / ルメファントリンを使用しました．ただし，重症例では他のマラリア原虫種同様，キニーネ注による治療が推奨されます．*P. knowlesi* は休眠体を作らないため，プリマキンによる

根治療法は行う必要はありません．

本邦ではこれまでに２例の *P. knowlesi* 感染症が報告されていますが，どちらも NCGM から報告されています[15][17]．２例目はフィリピンの南西部にあるパラワン島で感染した事例でした．稀ではありますが，東南アジアから帰国後のマラリアでは *P. knowlesi* 感染症も鑑別として挙げましょう．

参考文献

❶Brunette GW. CDC Yellow Book 2018: health information for international travel. Oxford University Press; 2017.
❷Wilder-Smith A. Meningococcal vaccine in travelers. Curr Opin Infect Dis. 2007; 20: 454-60.
❸Bailey JW, Williams J, Bain BJ, et al ; General Haematology Task Force of the British Committee for Standards in Haematology. Guideline: the laboratory diagnosis of malaria. Br J Haematol. 2013; 163: 573-80.
❹Sinclair D, Donegan S, Isba R, et al. Artesunate versus quinine for treating severe malaria. Cochrane Database of Systematic Reviews. 2012; 6: CD005967.
❺Chen LH, Wilson ME, Schlagenhauf P. Controversies and misconceptions in malaria chemoprophylaxis for travelers. JAMA. 2007; 297: 2251-63.
❻Food U, Administration D. FDA approves label changes for antimalarial drug mefloquine hydrochloride due to risk of serious psychiatric and nerve side effects. 2016.
❼Koene H, Spong K, Overbosch D. The safety and tolerance of atovaquone/proguanil for the long-term prophylaxis of plasmodium falciparum malaria in non-immune travelers and expatriates [corrected]. J Travel Med. 2007; 14: 92-5.
❽Strickland GT. Hunter's tropical medicine and emerging infectious diseases. WB Saunders; 2000.
❾Steffen R, Fuchs E, Schildknecht J, et al. Mefloquine compared with other malaria chemoprophylactic regimens in tourists visiting East Africa. Lancet. 1993; 341: 1299-303.
❿Farcas GA, Zhong KJ, Lovegrove FE, et al. Evaluation of the Binax NOW ICT test versus polymerase chain reaction and microscopy for the detection of malaria in returned travelers. Am J Trop Med Hyg. 2003; 69: 589-92.
⓫Tanizaki R, Kato Y, Iwagami M, et al. Performance of rapid diagnostic tests for Plasmodium ovale malaria in Japanese travellers. Trop Med Health. 2014; 42: 149-53.
⓬Askling HH, Bruneel F, Burchard et al. Management of imported malaria in Europe. Malar J. 2012; 11: 328-32.
⓭Organization WH. World health organization guidelines for the treatment of malaria. http://www who int/malaria/dics/TreatmentGuidelines2006 pdf. 2006.
⓮Schwartz E, Parise M, Kozarsky P, et al. Delayed onset of malaria-implications for chemoprophylaxis in travelers. N Engl J Med. 2003; 349: 1510-6.
⓯Tanizaki R, Ujiie M, Kato Y, et al. First case of Plasmodium knowlesi infection in a

Japanese traveller returning from Malaysia. Malar J. 2013; 12: 128.
⑯ Wilson ME, Kantele A, Jokiranta TS. Review of cases with the emerging fifth human malaria parasite, Plasmodium knowlesi. Clin Infect Dis. 2011; 52: 1356–62.
⑰ Takaya S, Kutsuna S, Suzuki T, et al. Case report: Plasmodium knowlesi Infection with rhabdomyolysis in a Japanese traveler to Palawan, the Philippines. The Am J Trop Med Hyg. 2018; 99: 967–9.

COLUMN ＊ コラム

第6のマラリア？

ヒトに感染するサルマラリアは *P. knowlesi* だけではありません．

Plasmodium cynomolgi は実験下でヒトへの感染が成立することが報告されています．そして近年，ヒトに感染する別のサルマラリアのアウトブレイクがブラジルで報告されています．ブラジルの大西洋岸森林はアナナスが生い茂り *Anopheles Kertezsia cruzii* という蚊が多く発生しています．1966 年に Deane らはサルがリザーバーとなっているマラリアが，*A K cruzii* の媒介によりヒトにも感染するのではないかという仮説を唱えていましたが実証されていませんでした．実際，これまでこの地域で診断されたマラリアは三日熱マラリアとされていました．しかし，2006～2014 年の間に，リオデジャネイロ州のこの大西洋岸森林で感染したと考えられる 43 例のマラリアの原虫種を調べたところ，*Plasmodium simium* というサルマラリアであることがわかりました[1]．これまで三日熱マラリアと間違われていただけあって，ギムザ染色では三日熱マラリアと非常によく似た像を示します．この報告では，*P. simium* 感染症の患者は全例クロロキンとプリマキンを投与され，入院することなく治癒し再発もみられなかったとのことです．*P. simium* が三日熱マラリアのようにヒトで休眠体を作るのかはわかっていませんが，G6PD 欠損のためにプリマキンを内服しなかった症例と，途中で中断してしまった症例の 2 例も，その後も再発することなく，18 ヶ月後に行った塗抹・PCR でも陰性であったとのことから，休眠体は作らないのかもしれません．*P. knowlesi* 同様，ヒト→蚊→ヒトの経路で感染が成立するかどうかはまだわかっていません．

参考文献

❶ Brasil P, Zalis MG, de Pina-Costa A, et al. Outbreak of human malaria caused by

Plasmodium simium in the Atlantic Forest in Rio de Janeiro: a molecular epidemiological investigation. Lancet Glob Health. 2017; 5: e1038–e46.

COLUMN ＊ コラム

non-immune だとリアメットによる治療後の再燃が多い？

本編で述べた通り，非重症マラリアの現在の第一選択薬はリアメット（アーテメター／ルメファントリン）なのですが，近年，このリアメットによる治療の再燃が多いのではないかということが話題になっています．

スウェーデンでの非重症熱帯熱マラリアの後ろ向き解析では，リアメットで治療した群で有意に再燃や治療失敗が多いことが報告されました[1]．この論文の考察でも引用されていたのが何を隠そう私の書いた論文でして，確かに私たちの報告でも 19 例中 3 例（15.8%）も再燃していたのでした[2]．同様に，熱帯病治療薬研究班の治療成績をまとめた荏原病院の中村ふくみ先生らの報告でもリアメットでの再燃が多いという結果でした（リアメットで治療した 61 例のうち 4 例で再発，1 例で治療失敗）[3]．

マラリアの流行地域ではこのような報告はなく，どうも非流行地域における治療成績が悪いようです．Non-immune，つまりマラリアに免疫がないヒトにリアメットで治療した場合に再燃が多いのかもしれません．

リアメットは非重症マラリアの第一選択薬ですが，あまりに再燃が多いようであれば第一選択薬としての使用を考え直さなければいけません．

参考文献

❶ Sondén K, Wyss K, Jovel I, et al. High rate of treatment failures in nonimmune travelers treated with artemether-lumefantrine for uncomplicated Plasmodium falciparum malaria in Sweden: retrospective comparative analysis of effectiveness and case series. Clin Infect Dis. 2016; 64: 199–206.

❷ 忽那賢志，小林泰一郎，加藤康幸，他．アーテメター・ルメファントリン合剤の日本人における使用経験．感染症学雑誌．2014; 88: 833–9.

❸ Nakamura-Uchiyama F, Katanami Y, Kikuchi T, et al. Retrospective observational study of the use of artemether-lumefantrine in the treatment of malaria in Japan. Travel medicine and infectious disease. 2018; 22: 40–5.

COLUMN ＊ コラム

ヨーロッパでマラリアに感染？　その1

2017年の9月に海外の新聞に「イタリアで4歳の少女がマラリアに感染」という記事が掲載されました[1]．海外渡航歴のない4歳の少女がイタリア国内で熱帯熱マラリアと診断されたというのです．イタリアは1970年代以降はマラリアの国内例は報告されておらず，彼女がどこで感染したのかミステリーとして語られていました．このニュース自体はわりと大きく扱われていたのですが，結末がどうだったかご存知でしょうか？　なんと病院内での針刺しによって感染したことが明らかになったのです．マラリア患者に使用した注射針を使いまわしたことによって感染してしまった，とのことです[2]．そんなバカなって思われるでしょうが，さらに驚くべきことにこの「マラリアの院内感染」は実は決して稀ではないようで，ヨーロッパCDCが調査を行ったところ2016年1月～2018年4月までに6例の症例が見つかったそうです（このうち1例がイタリアの事例）[3]．EUだけで2年で6例！！　いやはや……世の中にはまだまだ知らないことだらけですね．ちなみにマラリアの院内感染は，①何らかの医療処置によって，感染者の赤血球が非感染者に血管内投与される（あかんやろ），②感染者からの輸血，骨髄移植，臓器移植（これはありそう），③感染者の赤血球に開放創が偶発的に接触（どんな状況やねん），のいずれかで感染が成立することがあるとのことです．まあさすがに日本ではよくあるものではないとは思いますが……日本初のバベシア症の症例も輸血での感染ですからね[4]．知っておいて損はないですね．

参考文献

1. BBC news. Rare malaria death of girl in northern Italy puzzles doctors. 5 September 2017. https://www.bbc.com/news/world-europe-41161133
2. Mail Online. Italy opens manslaughter probe over four-year-old girl's malaria death as prosecutors fear she could have caught it from a reused needle at the hospital. https://www.dailymail.co.uk/news/article-4862636/Italy-opens-manslaughter-probe-girl-s-malaria-death.html
3. European Centre for Disease Prevention and Control. Rapid risk assessment: Hospital-acquired malaria infections in the European Union.
4. 神前昌敏．輸血後バベシア症の本邦第一例．日輸血会誌．2000.

COLUMN＊コラム

ヨーロッパでマラリアに感染？　その2

「その1」でご紹介した通り，イタリア国内でマラリア感染？　という4歳女児のニュースは最終的には針刺しによるものであったことが判明しました．

しかし，本当にイタリアにマラリアはいないのかッ!?

前述の通り，イタリアでは1970年代以降はマラリアの流行は報告されていません．しかし，実はこの4歳の少女以外にも，4例のイタリア国内感染が疑われる症例が報告されています[1]．この4例はイタリアのプーリア州という地域で発生しており，3人がモロッコ人，1人がスーダン人ですが過去数年間の渡航はないということです．

いずれもアフリカ出身者ということで「どうせアフリカで感染したんでしょ？」という向きもあるでしょう．確かに輸血から13年後に発症した事例も[2]あるそうなので，ずっと前の渡航歴でもマラリアは否定できないかもしれません．現在モロッコはマラリア流行地域ではありませんがマラリアフリーとなったのは2000年以降です．その後，さらなる症例報告が出ました．今度はトスカーナ州という別の地域での渡航歴のない事例です[3]．この方もモロッコ人なのですが最近の渡航歴はなかったそうです．さらにさらに，今度はイタリアのそばにあるマルタ島でも渡航歴のないマラリアの症例が報告されました[4]．マルタ島と言えば超有名な観光地です．もしマラリアが流行しているなんてことになると観光産業へのダメージもデカいでしょう．ちなみにこの患者さんはブルキナファソ出身だそうです．

しかし一体どうなっているのでしょう．これまでの報告をまとめると，ここ最近イタリアおよびその周辺で6例の国内感染が疑われる事例が報告されているということになります．ヒントは全員が移民であるということでしょう．semi-immuneの人の中にはマラリアに感染して赤血球内にマラリア原虫が寄生していても長期間無症状の人がいます[5]．このような方々は*Asymptomatic Malaria*とか*Submicroscopic Malaria*（顕微鏡検査で検出できないレベルの寄生率のマラリア）とか呼ばれます．こうした人々は症状なく日常生活を過ごしていますが，ハマダラカに血を吸われると蚊は感染性を持つことがあり，マラリアの流行に寄与していると考えられています[6]．今回の件はこのような方々が，たまたま発熱で病院を受診した際に，この *Asymptomatic Malaria* や *Submicroscopic Malaria* が見つかった，ということなのかもしれません．例えばスペインのアフリカからの移民のスクリーニングを行ったところ，8.9％で *Submicroscopic Malaria* と診断されたという報告もあります[7]．移民の多いヨーロッパでは今回のような報告も今後増えるのかもしれません．今回のイタリアやマルタ島の事例は移民の症例であったことから，おそらくマラリアの流行を意味するものではないのだと推測しますが，ヨーロッパ内でもマラリアを媒介する *Anopheles maculipennis* や *Anopheles claviger s.s.* は存在することからヨーロッパ内でもマラリアが流行する可能性はあります．

では実際にヨーロッパ圏内でマラリアの感染は起こっていないのかと言うと……実はサラッとですがECDCから2017年にEUで感染したと思われるガチのマラリアが報告されていたりします[8]．例えばフランスでも2例国内感染例が報告されています．2人とも同じムーラン（Moulins）というところで開催された結婚式に参加していたそうで，そのちょっと前にブルキナファソで感染したマラリア患者がムーランに滞在していたそうです．この2人は特に移民とは書かれていませんので，ガチの国内感染なのかもしれません……．まあ決してよくある事例ではないと考えられますが，「ヨーロッパでマラリアに感染」が可能性としてはありえることは知っておいても良いかもしれません．

参考文献

❶Benelli G, Pombi M, Otranto D. Malaria in Italy–migrants are not the cause. Trends Parasitol. 2018; 34: 351–4.

❷Ashley EA, White NJ. The duration of Plasmodium falciparum infections. Malaria J. 2014; 13: 500.

❸Zammarchi L, Di Lauria N, Bartalesi F, et al. Cryptic severe Plasmodium falciparum malaria in a Moroccan man living in Tuscany, Italy, August 2018. Euro Surveill. 2018; 23（41）.

❹Medialdea–Carrera R, Melillo T, Gauci C, et al. Letter to the editor: Is malaria re–emerging in southern Europe? Cryptic Plasmodium falciparum malaria in Malta, October 2018. Euro Surveill. 2018; 23（50）.

❺Elbadry MA, Al–Khedery B, Tagliamonte MS, et al. High prevalence of asymptomatic malaria infections: a cross–sectional study in rural areas in six departments in Haiti. Malaria J. 2015; 14: 510.

❻Lin JT, Saunders DL, Meshnick SR. The role of submicroscopic parasitemia in malaria transmission: what is the evidence? Trends Parasitol. 2014; 30: 183–90.

❼ Pousibet-Puerto J, Cabezas-Fernandez MT, Lozano-Serrano AB, et al. Submicroscopic Malaria in migrants from Sub-Saharan Africa, Spain. Emerging Infect Dis. 2019; 25: 349-52.
❽ ECDC. Rapid risk assessment: Multiple reports of locally-acquired malaria infections in the EU. https://www.ecdc.europa.eu/en/publications-data/rapid-risk-assessment-multiple-reports-locally-acquired-malaria-infections-eu

COLUMN * コラム

学会を作ってみた

日本臨床写真学会という学会をご存知でしょうか．たぶんご存じないと思います．なぜなら私が勝手に作った学会だからです．

私には輸入感染症以外にもいくつか専門がございまして，その一つが臨床写真（Clinical Picture）です．臨床写真を撮影しては学術雑誌に投稿するということを繰り返していたのですが，いつの間にか趣味と実益を兼ね備えた高尚な臨床写真家としての活動へと昇華させることに成功していました．いやー，やはり塵も積もれば山となる，ですね．そして遂にはNEJMにも掲載され[1]，調子こいて「NEJMへの道」というコラムを書いたりレクチャーをしたりしていたら，ホントに私のコラムを読んでNEJMに掲載された若手医師まで登場してしまいました．バブルです．臨床写真バブルです．

2017年の3月に恵寿総合病院に講師で呼んでいただいたときに副院長の渕﨑宇一郎先生とお話する機会がありました．渕﨑先生もアニサキス症の臨床写真でNEJMに掲載された臨床写真家[2]なのですが，このときに渕﨑先生が「臨床写真の学会があったらいいですねえ．ぜひ忽那先生，やってください」とおっしゃっていたのです．そのとき私は「これだ！」と思い，東京に帰った翌日には学会を発足させていました．発足と言っても勝手に名乗ってるだけであり，特に申請とかはしてないんですが，友人の石井洋介先生も「日本うんこ学会」を勝手に設立したみたいですし（私も学会員です），「ま，適当でいいだろう」と思って設立した次第です．

2018年9月2日に記念すべき第一回日本臨床写真学会学術集会を開催しましたが，特別講演に大船中央病院 院長の須藤博先生をお招きし，さらには日本人 NEJM 掲載者 5 人を集めたシンポジウム「NEJM への道」など豪華な学会となりました．某メーリングリストくらいしか告知していませんでしたが，70 名を超える臨床写真家にお集まりいただき熱い議論を交わしました．

2019 年も学術集会を開催予定です．輸入感染症好きの読者の皆様も一度ぜひご参加ください！

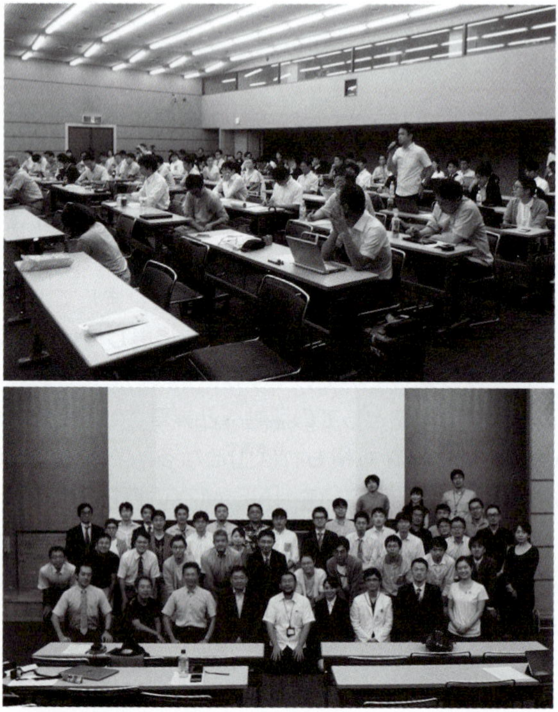

図I-16 学会の様子

参考文献

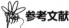

❶ Kutsuna S, Hayakawa K. Rubella rash. N Engl J Med. 2013; 369: 558.
❷ Fuchizaki U, Nishikawa M. Gastric Anisakiasis. N Engl J Med. 2016; 375: e11.

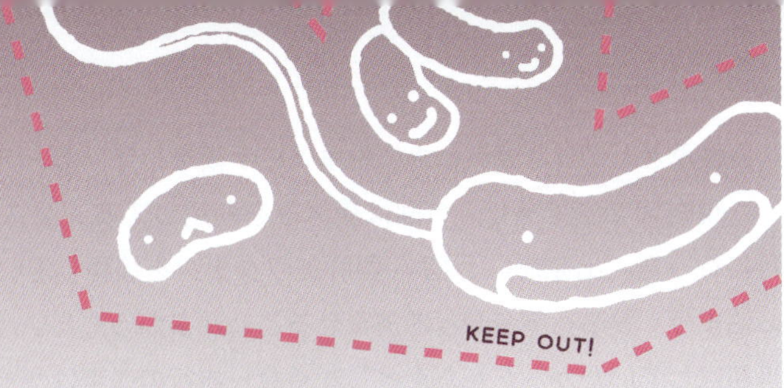
KEEP OUT!

J: デングとその仲間たち

CASE 01:

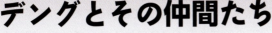

特に基礎疾患のない20代男性が発熱，頭痛，関節痛を主訴に9月3日にNCGMを受診した．

8月10〜30日までタイ，ベトナム，カンボジアをバックパックで旅行していたという．9月1日から発熱が出現し，近医を受診しインフルエンザの迅速検査が行われたが陰性であり，セフカペンを処方された．その後も発熱が続いたため再び近医を受診したところ，輸入感染症の疑いでNCGMに紹介となった．悪寒戦慄はなく，食欲はあるという．

8月10〜30日までの旅行で，9月1日の発症ですね．輸入感染症だとすれば潜伏期は2〜22日ということになります．

輸入感染症だとすれば，だけどな．

しかし，特に基礎疾患のない若い男性であり，輸入感染症の特徴の一つである「フォーカスがはっきりしない発熱」であることを考えれば，まずは輸入感染症から考えていくのがよいのではないでしょ〜か！

おおっ！　上村がいつになく鋭いコメントを発している……．

フッフッフ……ついにワタクシの眠っていた潜在能力が開花し始めましたか……．

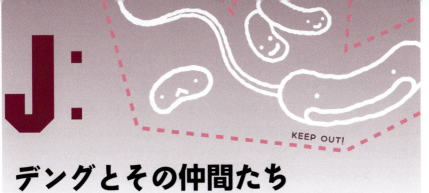

既往歴として12歳のときに虫垂炎の手術をしている．アレルギーは特にない．現在大学生であり，今回は夏休みを利用して友人２人とバックパック旅行に行った．出発前に２回Ａ型肝炎ワクチンを接種している．現地では安宿に泊まり，食事も屋台などで済ませることが多かったという．防蚊対策も渡航当初はしていたが，だんだんとしなくなり旅行の後半はたくさん蚊に刺されたという．タイからカンボジア，ベトナムには陸路で移動しており，ポイペトというカンボジア側の国境付近の町でも８月18日に１泊している．現地を旅行中に一度下痢をしていたが，発熱はなく３日程度で自然によくなったという．

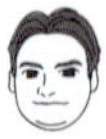
都市部にも田舎にも行っていますね．食事の曝露もありそうです．

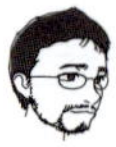
現地で旅行者下痢症にもなっているようだな．

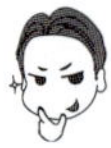
防蚊対策も不十分ですし，蚊の曝露もあると考えてよさそうですね．

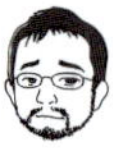
そうだな．しかも，この患者さんはタイとカンボジアの国境を陸路でまたいでいて，国境付近でも宿泊している．タイ-カンボジアの国境はメフロキン耐性マラリアが分布している地域なんだよな 図J-1 [1]．しかも，それだけじゃない……タイ-カンボジアの国境付近はアルテミシニン耐性の熱帯熱マラリアも報告されているのだッ……[2]．

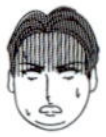
メフロキンもアルテミシニン誘導体も効かないなんて……（ガクガクブルブル）．**もう終わりだ！　世界はマラリアに滅ぼされるんだ！　すいません，実家に帰らせてもらいます！**

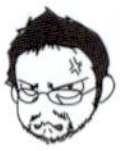
おまえの実家は東京だろ！　逃げるんじゃない！　まだマラリアと決まったわけじゃないし，もしそうだとしても他に治療薬はあるんだから，落ち着け！

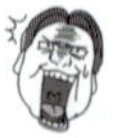
そ，そうか……まだ慌てる時間じゃないですね．

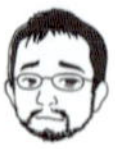
うむ．曝露歴では食事媒介性感染症もリスクが高そうだし，蚊にも刺されている．渡航地も東南アジアの都市部だけじゃなく田舎まで行ってい

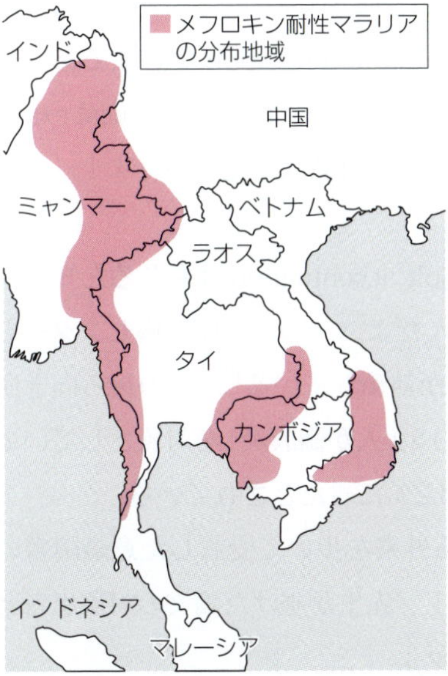

メフロキン耐性マラリア
の分布地域
インド
中国
ミャンマー
ベトナム
ラオス
タイ
カンボジア
インドネシア
マレーシア

図J-1 メフロキン耐性マラリアの分布地域
（Arguin PM, Mali S. Infectious diseases related to travel. Yellow Book 2012. Centers for Disease Control and Prevention より）

るから輸入感染症として頻度の高いマラリア，デング熱，腸チフスのどれもありえるな．潜伏期も 2～22 日と幅が広いから絞り込めない．

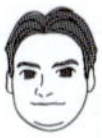
では身体所見を取ります．

バイタルサインは意識清明，血圧 108/74 mmHg，脈拍数 109/ 分，体温 39.1℃，呼吸数 16/ 分，SpO_2 98%（室内気）

項部硬直はなく，jolt accentuation は陰性．咽頭発赤もなく，副鼻腔の叩打痛もない．表在リンパ節は触知しない．呼吸音，心音ともに正常であり，腹部は平坦・軟で肝臓・脾臓を触知しない．体幹・四肢に皮疹を認めない．

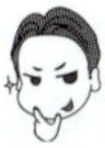
jolt accentuation は陰性ですね．髄膜炎は否定的ですッ！（ドヤッ）

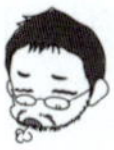
ドヤ顔してるところ悪いんだけどね……jolt accentuation が陰性だからといって髄膜炎は否定できないんだな．

お言葉ですが先生，jolt accentuation は感度 97％を誇る所見であり，陰性尤度比は 0.05 ですッ！[3]　つまり jolt accentuation が陰性であれば髄膜炎はほぼ否定できるのです！　あの JAMA の「The rational clinical examination」の髄膜炎の項でも取り上げられている[4]有名な所見なのです！　素人は黙っていてくださいッ！

おまえサラッとひどいこと言うな．jolt accentuation はもちろん知ってるけどな，その後追試がされているんだよ．一つは多摩医療センターの論文で，なんと当時初期研修医だった先生が執筆している[5]．この後ろ向き研究では髄膜炎が疑われた 531 人（そのうち 139 人が髄膜炎）を対象としていて，jolt accentuation は感度 63.9％，特異度 43.2％だったとされている．

でも，この Uchihara らの論文は救急外来を歩いて受診した意識障害のない患者を対象にしているんですッ！　先生が挙げた論文の対象患者とはみているポピュレーションが違うんですッ！

ちなみに意識障害がない群で subclass 解析をされているけど，この意識障害がない群でも感度 67.3％，特異度 36.5％だ．

ぐぬぬ……（ハンカチ噛み噛み）．

さらに，この後もう一つ jolt accentuation に関する前向き観察研究が発表されている[6]．こっちは意識障害がある患者はあらかじめ除外されているので，意識障害のない患者だけを対象としている Uchihara らの論文の対象患者に近いと言えるだろう．この研究では jolt accentuation の感度は 21％，特異度は 82％であったという．研究によってここまで結果が変わる身体所見も珍しいけど……．

もうわかりました．みなまで言わないでください！

もちろんまったく役に立たない所見というわけではないが，「jolt accentuation が陰性だったら髄膜炎は除外できる」というのは危険ってことだな．個人的には，髄膜炎を身体所見で疑うのは難しいから腰椎穿刺の閾値は低くしていいと思うけどな．

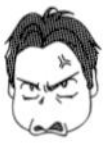
もうわかりましたって！　この本は『症例から学ぶ　輸入感染症 A to Z』でしょ！　話を本題に戻してくださいッ！

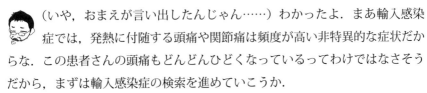

（いや，おまえが言い出したんじゃん……）わかったよ．まあ輸入感染症では，発熱に付随する頭痛や関節痛は頻度が高い非特異的な症状だからな．この患者さんの頭痛もどんどんひどくなっているってわけではなさそうだから，まずは輸入感染症の検索を進めていこうか．

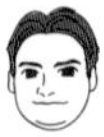
了解っす．この患者さんですが，問診や身体所見では鑑別診断が絞り込めませんでした．マラリア，デング熱，腸チフスのどの可能性も否定できないと思います．

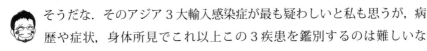

そうだな．そのアジア３大輸入感染症が最も疑わしいと私も思うが，病歴や症状，身体所見でこれ以上この３疾患を鑑別するのは難しいな……．

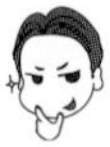
マラリアと腸チフスについてはギムザ染色と血液培養を採取します．同時に血液検査を行って血小板減少，肝機能障害など診断のヒントになる所見がないか確認したいと思います．

末梢血ギムザ染色ではマラリア原虫は認められなかった．

血液検査：WBC 2,230/μL，RBC 438×10^4/μL，Hb 14.2 g/dL，Hct 41.1%，Plt 7.1×10^4/μL，CRP 0.56 mg/dL，AST 32 IU/L，ALT 25 IU/L，LDH 284 IU/L，BUN 9.4 mg/dL，Cre 0.72 mg/dL，Na 140 mEq/L，K 3.8 mEq/L，Cl 104 mEq/L，T-bil 0.3 mg/dL.

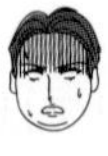
血小板が……血小板が下がっとるッ（白目）！　白血球もッ！

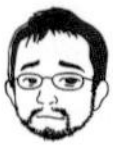
そうだな．じゃあここまでのプロブレムリストを挙げて鑑別診断を考えてみよう．

〈プロブレムリスト〉

#1 タイ・カンボジア・ベトナム帰国後の発熱・頭痛・関節痛
（潜伏期 2～22 日）

#1-1 食事曝露歴

#1-2 不十分な防蚊対策
#2 白血球減少
#3 血小板減少
#4 肝機能障害
#5 セフカペン内服歴

〈鑑別診断〉
- マラリア
- デング熱
- 腸チフス

〈診断プラン〉
- 末梢血ギムザ染色（→マラリア）→ 1 回陰性
- 血液培養（→腸チフス）→採取済
- デング熱迅速検査

〈治療プラン〉
- 保留

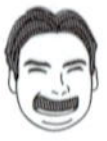
このようなプランを考えてみました.

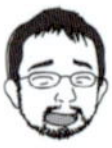
うむ……1 回末梢血ギムザ染色が陰性だったにもかかわらずマラリアを鑑別に残しているとは……成長したな……（泣）.

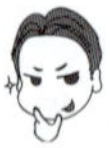
はい，連日の末梢血ギムザ染色で 3 回陰性を確認するまではマラリアは除外できませんッ！

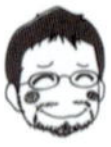
うむ！　この 3 疾患を鑑別に挙げたのは見事だ！……で，この 3 つの中で一番可能性が高いのはどれだと思う？

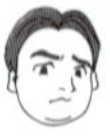
えっ……一番可能性が高いのですか？　うーん，腸チフスでしょうか，なんとなくですが.

表J-1 2005～2013 年の間に NCGM で診療したデング熱，マラリア，腸チフス患者の渡航地

感染したと推定される地域	デング熱（n＝85）	マラリア（n＝86）	腸チフス（n＝31）
アフリカ	1	55	0
東南アジア	49	6	4
南アジア	16	8	21
オセアニア	4	5	0
ラテンアメリカ	2	4	0
その他	0	0	1

（Kutsuna S, et al. J Infect Chemother. 2014 Dec 18. pii: S1341-321X(14)00418-8 より）

上村よ……ハッキリ言おう……この患者さんはズバリ，デング熱だッ！

な，なにィィィィィィィ！

なかなかいいリアクションだ

なんでこれだけの情報でデング熱ってわかるんですか？

理由はいくつかあって，まずこの患者さんは東南アジア帰国後だ．**表J-1** は「C: 渡航地はどこだ！」でも紹介したものだが，これまでの NCGM で診断されたデング熱，マラリア，腸チフスの 3 疾患を渡航地別で見てみると東南アジア帰国後はデング熱症例が 8 割以上を占めているのだッ！[7]

ふーん．確かに東南アジアからの帰国後ではデング熱が多いですね．でもマラリアと腸チフスも少ないながらいますよ．

その通りだ．もちろん東南アジア帰国後の発熱患者が全員デング熱というわけではない．数は多くはないが，アフリカ帰りのデング熱だってありえる[8]．

あとデング熱って皮疹が出るんですよね？　この患者さんは皮疹がないのでデング熱ではないのではないでしょ～か？

デング熱といえば皮疹っていうイメージが強いと思うが，デング熱の皮疹は解熱する頃に出てくることが多いから，受診時には皮疹がないこと

表J-2 プエルトリコでデング熱と診断された3,926人の臨床症状

	臨床症状（%）
発熱	88.0
頭痛	78.0
後眼窩痛	63.2
関節痛	63.8
皮疹	53.0
悪寒	70.3
嘔気・嘔吐	53.1
下痢	30.2
咳嗽	34.8
咽頭痛	37.2
鼻閉	29.4
点状出血	16.2
紫斑	4.5
吐血	2.0
下血	1.7

（Cobra C, et al. Am J Epidemiol. 1995; 142: 1204-11 より）[10]

も多い．ちなみに **表J-2** はデング熱患者の臨床症状の頻度だ．NCGMの症例では初診時に皮疹があったのは3割くらいだ．マラリアや腸チフスでは皮疹は稀なことから，皮疹があればデング熱の可能性が高くなるが，皮疹がないからといってデング熱を除外することはできない．あとはターニケット試験（収縮期血圧と拡張期血圧の間で5分間駆血した後に1インチ四方に20個以上の出血斑がみられれば陽性 **図J-2**）という所見があるけど，発症早期は感度が低いし特異度も微妙なんだよな[9]．つまり臨床症状や身体所見でこれら3疾患を鑑別することはかなり難しい．

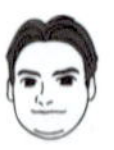
ふーん．そうなんですね．じゃあ渡航地以外に先生がデング熱っぽいと思うところはどこなんですか？

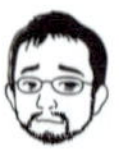
この患者さんの血液検査所見はかなり「デング熱っぽい」んじゃないかな．

図J-2 別のデング患者でみられたターニケット試験陽性所見

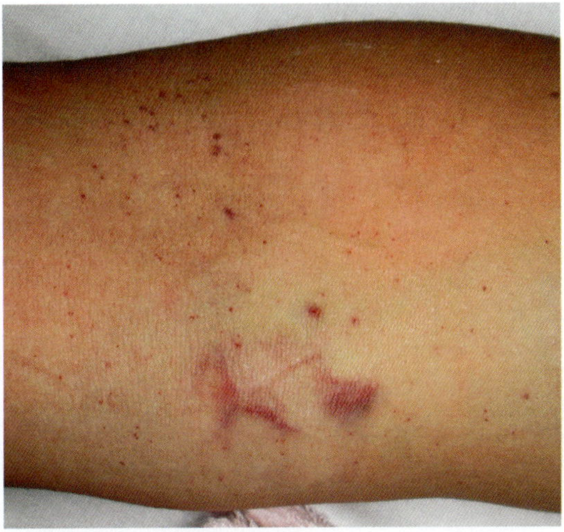

(Kutsuna S, et al. Intern Med. 2014; 53: 1727 より)[11]

表J-3 2005～2013 年の間に DCC で診療したデング熱，マラリア，腸チフス患者の初診時の血液検査所見

	デング熱	マラリア	腸チフス
	中央値		
WBC (/mm^3)	2780	4920	5220
Hct (%)	41.8	39.1	40.8
Plt (/mm^3)	11.9	7.8	17.5
T-bil (mg/dL)	0.6	1.8	0.6
GOT (IU/L)	37.0	33.0	61.0
GPT (IU/L)	27.0	33.0	60.5
LDH (IU/L)	256	323	387
CRP (mg/dL)	0.5	8.1	5.9

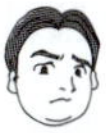

デング熱っぽいって具体的にどういうところですか？

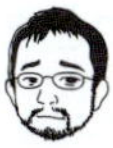

表J-3 は 3 疾患の初診時の血液検査所見を比較したものだ．血小板はデング熱，マラリア，腸チフスのいずれでも低下することが多い．程度はマラリア＞デング熱＞腸チフスだが，眼の前の症例の診断にはそこまで有用

図J-3 2005〜2013 年の間に DCC で診療したデング熱，マラリア，腸チフス患者の初診時の CRP 値の箱ひげ図

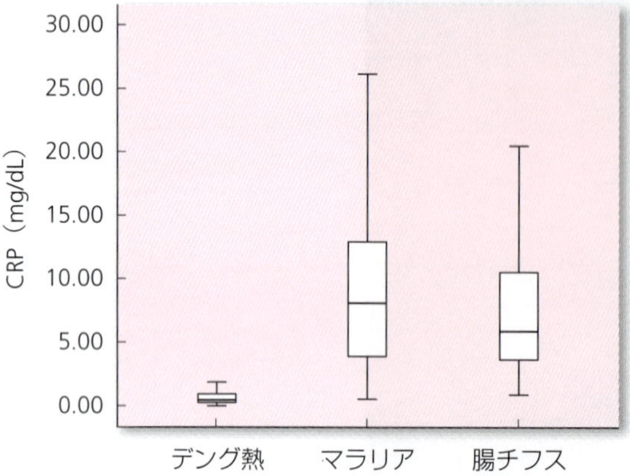
30.00
25.00
20.00
15.00
10.00
5.00
0.00
CRP（mg/dL）
デング熱
マラリア
腸チフス

ではない．だが，白血球減少はこの 3 疾患の中ではデング熱に特徴的な所見だということがわかるだろう．

確かに……．

そして……特に鑑別に有用なのは CRP なのだッ！

CRP が鑑別に有用って……ププッ……先生，実は CRP 厨だったんですね！　CRP 厨先生，乙です！　プスス〜．

なんだよ CRP 厨って．おまえ CRP をバカにしてるな？

だってこの感染症業界では「CRP が有用」とか言ってるヤツは主流から外れた残念な人って相場が決まってますよ……プスス〜．

おまえ，またサラッとひどいことを言ってるぞ……．確かに安易に CRP に頼った感染症診療は私も反対だが，輸入感染症の領域では CRP は結構使えるんだぞ．特にデング熱と他の疾患との鑑別には非常に有用だ．

へー．まあ僕は感染症界で干されたくないので，話半分に聞いておきますね．とりあえず話してみてください．

表J-4 デング熱またはマラリアの患者を対象にした，マラリアの診断に対するCRPと総ビリルビンのカットオフ値と感度・特異度

カットオフ値	感度（95% CI）	特異度（95% CI）
CRP（mg/L）		
6.0	100 （95.8-100.00%）	55.3（44.1-66.1%）
10	97.7（91.8-99.7%）	76.5（66.0-85.0%）
24	91.9（83.9-96.7%）	90.6（82.3-95.8%）
T-bil（mg/dL）		
0.6	96.2（86.0-97.9%）	50 （38.8-61.3%）
0.9	73.8（62.7-83.0%）	95.1（88.0-98.6%）
1.1	65 （53.5-75.3%）	97.6（91.5-99.6%）

95% CIs were calculated using MedCalc（http://www.medcalc.org/calc/diagnostic test.php）

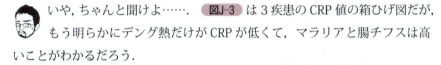

いや，ちゃんと聞けよ……．図J-3 は３疾患のCRP値の箱ひげ図だが，もう明らかにデング熱だけがCRPが低くて，マラリアと腸チフスは高いことがわかるだろう．

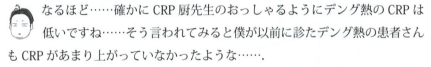

なるほど……確かにCRP厨先生のおっしゃるようにデング熱のCRPは低いですね……そう言われてみると僕が以前に診たデング熱の患者さんもCRPがあまり上がっていなかったような……．

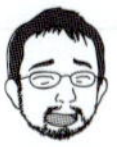
そうだろう，そうだろう．

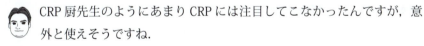

CRP厨先生のようにあまりCRPには注目してこなかったんですが，意外と使えそうですね．

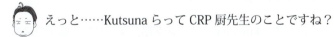

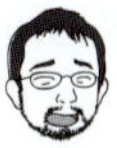
さらにさらに，輸入感染症のトップ２疾患であるデング熱とマラリアを比較したときに，CRPと総ビリルビンが鑑別に有用であるということをKutsunaらが発表している[12]．

えっと……KutsunaらってCRP厨先生のことですね？

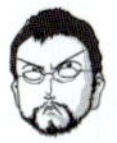
そうだ．デング熱またはマラリアの患者においてCRPのカットオフ値を≧2.4 mg/dLとした場合にマラリアの診断に対する感度はなんと91.9%，特異度は90.6%！ 表J-4

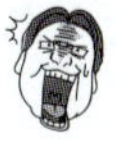
おお！……つまりどういうことだってばよ？

図J-4 マラリア，デング熱，腸チフスの診断フローチャート

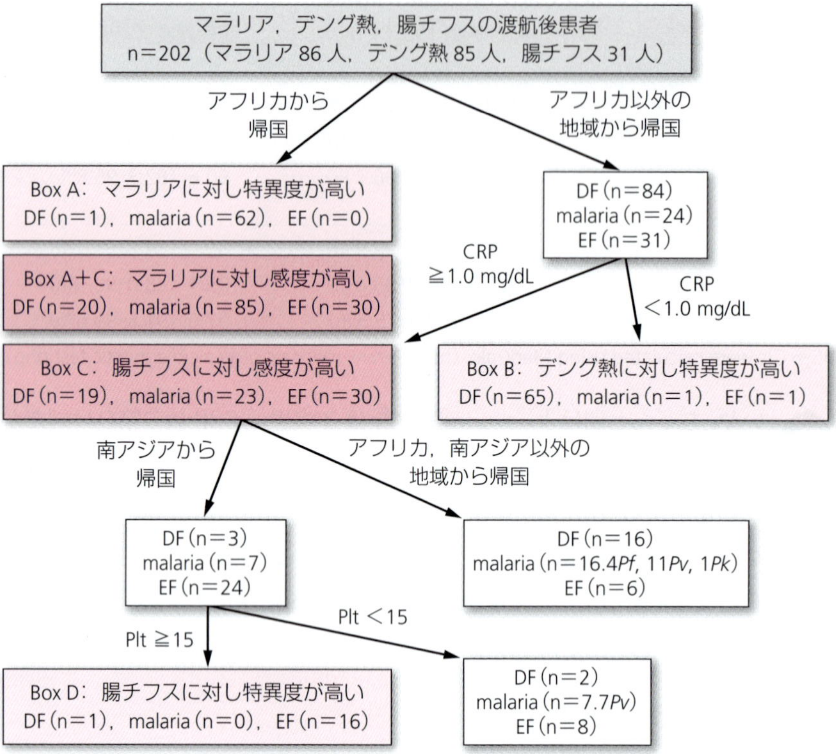

マラリア，デング熱，腸チフスの渡航後患者
n=202（マラリア 86 人，デング熱 85 人，腸チフス 31 人）
アフリカから帰国
アフリカ以外の地域から帰国
Box A：マラリアに対し特異度が高い
DF (n=1)，malaria (n=62)，EF (n=0)
Box A+C：マラリアに対し感度が高い
DF (n=20)，malaria (n=85)，EF (n=30)
DF (n=84)
malaria (n=24)
EF (n=31)
CRP ≧1.0 mg/dL
CRP ＜1.0 mg/dL
Box C：腸チフスに対し感度が高い
DF (n=19)，malaria (n=23)，EF (n=30)
Box B：デング熱に対し特異度が高い
DF (n=65)，malaria (n=1)，EF (n=1)
南アジアから帰国
アフリカ，南アジア以外の地域から帰国
DF (n=3)
malaria (n=7)
EF (n=24)
DF (n=16)
malaria (n=16.4Pf, 11Pv, 1Pk)
EF (n=6)
Plt ≧15
Plt ＜15
Box D：腸チフスに対し特異度が高い
DF (n=1)，malaria (n=0)，EF (n=16)
DF (n=2)
malaria (n=7.7Pv)
EF (n=8)

（Kutsuna S, et al. J Infect Chemother. 2014. Dec 18. pii: S1341-321X(14)00418-8 より）

要するに CRP が 2.4 mg/dL 以上だったらデング熱よりもマラリアの可能性が高いってことだよ．

ふーん……．なかなか便利そうですね．

さらに……さらにだ！　Kutsuna らはデング熱，マラリア，腸チフス患者の診断フローチャートまで作成しているのだ！ 図J-4 ❼

フローチャートって……先生，正月にスゴロクして遊んでる幼稚園児っぽいッス！

バカヤロウ！　これがまた役に立つフローチャートなんだよ！　とりあえずこのフローチャートを使ってみよう！　な!?　な!?

図J-5 本症例のフローチャート結果

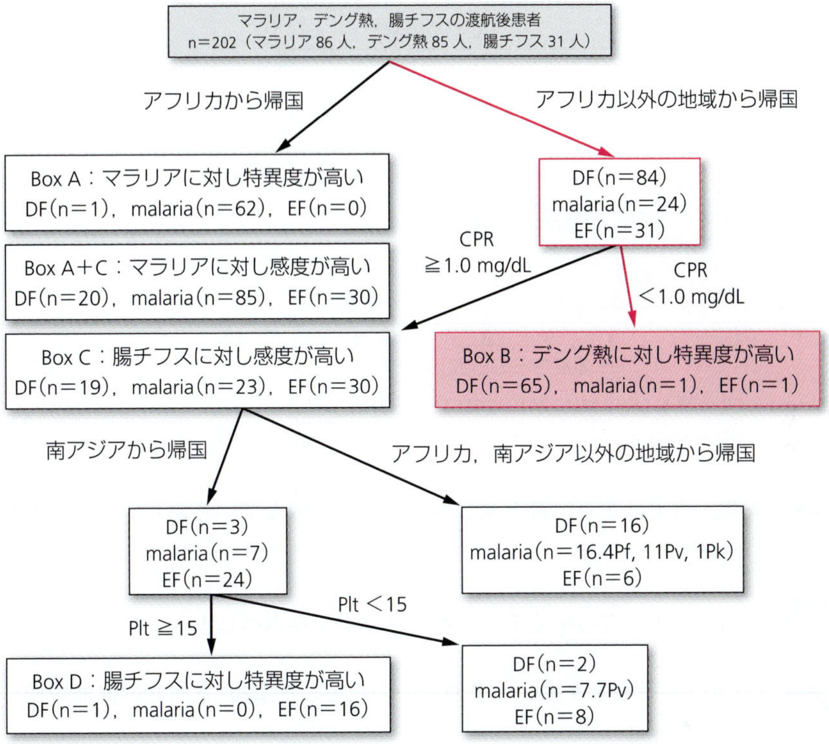
マラリア，デング熱，腸チフスの渡航後患者
n=202（マラリア 86 人，デング熱 85 人，腸チフス 31 人）
アフリカから帰国
アフリカ以外の地域から帰国
Box A：マラリアに対し特異度が高い
DF(n=1)，malaria(n=62)，EF(n=0)
Box A+C：マラリアに対し感度が高い
DF(n=20)，malaria(n=85)，EF(n=30)
DF(n=84)
malaria(n=24)
EF(n=31)
CPR
≧1.0 mg/dL
CPR
＜1.0 mg/dL
Box C：腸チフスに対し感度が高い
DF(n=19)，malaria(n=23)，EF(n=30)
Box B：デング熱に対し特異度が高い
DF(n=65)，malaria(n=1)，EF(n=1)
南アジアから帰国
アフリカ，南アジア以外の地域から帰国
DF(n=3)
malaria(n=7)
EF(n=24)
DF(n=16)
malaria(n=16.4Pf, 11Pv, 1Pk)
EF(n=6)
Plt ≧15
Plt ＜15
Box D：腸チフスに対し特異度が高い
DF(n=1)，malaria(n=0)，EF(n=16)
DF(n=2)
malaria(n=7.7Pv)
EF(n=8)

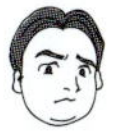
先生，なんか必死ですね……わかりましたよ．そこまで言うならやってみましょう．えーと，まず「アフリカ以外の地域から帰国」で右に進むのか……なんかホントにスゴロクみたいだな．次が「CRP 1.0 mg/dL 以下」だから……おっ「デング熱に対して特異度が高い」にたどり着きました！ 上がりです！ 図J-5

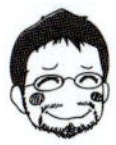
やはりデング熱か……そうだろうそうだろう……（悦）．いやー，フローチャートは便利だなあ．

ポイント **マラリア，デング熱，腸チフスの鑑別には渡航地や血液検査所見（特にCRP）が有用**

図J-6 デング熱患者で陽性となる検査項目

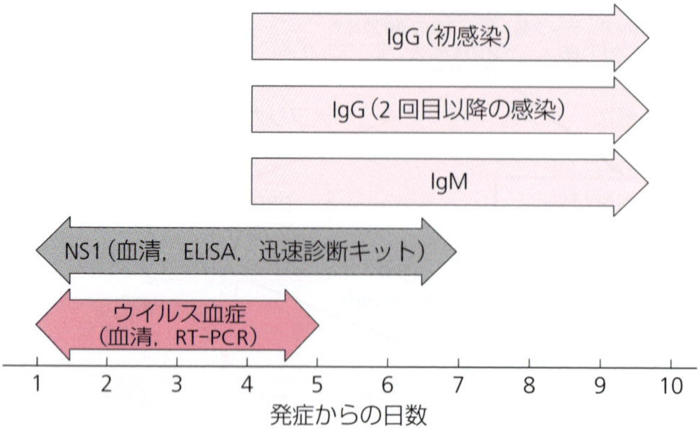
IgG（初感染）
IgG（2 回目以降の感染）
IgM
NS1（血清，ELISA，迅速診断キット）
ウイルス血症
（血清，RT-PCR）
1 2 3 4 5 6 7 8 9 10
発症からの日数

（Simmons CP, et al. N Engl J Med. 2012; 366: 1423-32）[13]

先生，今度は正月に孫とスゴロクをやって喜んでいるおじいちゃんみたいです.

うるさい！　さっそくデング熱迅速検査をやるべし！

はいはい，やりますよ……全血でいいんでしたよね. さっきの血液を使って検査します.

デング熱迅速検査：NS1 陽性，IgM 陰性，IgG 陰性

先生ッ！　NS1 抗原とかいうのが陽性になりました！

NS1 抗原はデング熱ウイルスの「非構造タンパク抗原」のことで，発症早期から血中に現れることからデング熱の診断に用いられているんだ.

でも IgM が陰性だからデング熱じゃないんじゃないですか？

デング熱患者の血液中に IgM が出現するのは，通常発熱してから 4 日目以降だ 図J-6 . この患者さんは発熱して 3 日目だから IgM が陰性であってもおかしくないッ！

表J-5 デング熱迅速診断キットの保険診療上での使用条件

(1) 本検査は，デングウイルス NS1 抗原，IgG 抗体及び IgM 抗体を，イムノクロマト法を用いて同時に測定した場合に算定できる．
(2) 国立感染症研究所が作成した「蚊媒介感染症の診療ガイドライン」に基づきデング熱を疑う患者が，当該患者の集中治療に対応できる下記のいずれかに係る届出を行っている保険医療機関に入院を要する場合に限り算定できる．（イ）区分番号「A300」救命救急入院料「1」から「4」までのいずれか (ロ) 区分番号「A301」特定集中治療室管理料「1」から「4」までのいずれか (ハ) 区分番号「A301－2」ハイケアユニット入院医療管理料「1」又は「2」のいずれか (ニ) 区分番号「A301－4」小児特定集中治療室管理料
(3) 感染症の発生の状況，動向及び原因を明らかにするための積極的疫学調査を目的として実施された場合は算定できない．

ポイント デング熱の診断方法は発症からの時間によって異なる！

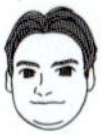
ふーん．

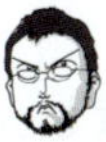
従来の迅速診断キットは IgM/IgG を測定するものだったが，NS1 を組み合わせることで感度が大きく増すと言われているのだッ[14]！

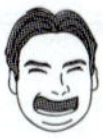
これまたマッスルドッキング！

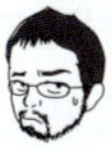
おまえキン肉マン好きだな……ところでこのイムノクロマト法を用いたデング熱の迅速診断キットはこれまでは保険適用外であり，医療機関によっては海外から輸入された試薬を研究費などで購入して使用していた．

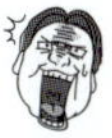
……ッ！　突然忽那先生がデング熱迅速診断キットの歴史について語り始めたッ!?

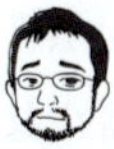
だがようやく 2016 年 6 月に日本でもこのデング熱迅速診断キットが承認されたのだ……．

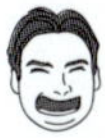
良かったですね．

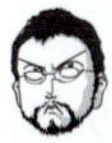
うむ，だがこのデング熱迅速診断キットの使用に当たっては **表J-5** のような注意事項が定められているのだッ！

このように，全ての医療機関で検査することはできない点には留意しなければならないのだ…….

これ，けっこう厳しいですね．「入院を要する場合に限り算定できる」って，デング熱であったとしても入院しない症例だと保険適用とならないってことですか？

さすがに迅速診断キットが陽性でデング熱と診断して，入院しなかった場合に保険適用外になったことはないが……海外渡航歴や臨床症状からデング熱が疑われて検査を行ったものの陰性であり，入院とならなかった症例において症状詳記を命ぜられたことは幾度となくある…….

ちょっと理不尽な気もしますけどね…….

それはともかく，この患者さんはNS1抗原が陽性だから，デング熱の可能性が高そうだな．やはり忽那謹製フローチャートは正しかったのだッ！

はいはい，そうですね．デング熱って確か四類感染症でしたよね．じゃあ届出しますか．

素晴らしいッ！　感染症医たるもの，感染症疫学に貢献しなければならない！　感染症法に則って届け出を行うのが医師の務め！　ちなみに今回の症例はこのまま届け出て問題ないが，IgM陽性の場合は注意が必要だ．これまでは1回でもIgMが陽性だったら届け出の対象になっていたが，平成27年1月からはデング熱のIgMに関する届出基準が「ペア血清による抗体陽転または優位な上昇」という条件に変わったのだッ！

つまりどういうことだってばよ？

要するに，ワンポイントの測定ではダメで，2回測定して1回目が陰性で2回目が陽性，もしくは1回目よりも2回目の方が抗体価が高くないといけないってことだな．

んな〜る．でもなんでまた基準が変わったんでしょうか？

あくまで推測だけど，デング熱IgMは偽陽性が多いからじゃないかな．私自身も急性A型肝炎や皮膚筋炎の症例でデング熱IgMの偽陽性を経験したことがある[15].

そういうことですか…….まあこの患者さんはNS1陽性だから届出しても問題ないってことですね.

うむ.だが,いずれにしても,ウイルスの血清型の同定や,場合によっては系統解析なども行ってもらう必要があるかもしれないから,保健所に連絡をして血清を提出しよう.

はい.この患者さんはデング熱ということで経過観察しようと思います.現時点では全身状態も良く外来で経過観察可能と考えます.

そうだな.ではどういう点に気をつけて経過観察すればいいか知ってるか,上村!

確か警告徴候というものがあったので,それに気をつけたいと思います.

うむ.警告徴候というのはデング熱から重症デングへ移行する前の予兆である重症化のサインのことだ.①腹痛または腹部の圧痛,②繰り返す嘔吐,③体液貯留所見(胸水,腹水),④粘膜出血,⑤昏睡,不穏,⑥2cm以上の肝腫大,⑦血液検査上,Hctの上昇と急激な血小板の減少,の7つが警告徴候として挙げられており[16],これらの警告徴候に注意して経過観察を行うべきとされている 図J-7.

ポイント デング熱患者は警告徴候の有無を確認しながら経過観察すべし!

今のところこれらの所見はみられませんね.警告徴候の中にHctの上昇と血小板の減少という項目がありますが,末梢血はどれくらいの間隔でフォローアップすれば良いでしょうか?

これは施設によって様々だと思うけど,急に血小板が5万以上下がったりすることもあるから,デング熱の診療経験が多くなければ連日測定した方が安全だろう.NCGMでもHctが急激に上がってきたり,血小板が1万を切ってくると1日に2回以上測ることもある.

ではまた明日外来を受診していただくことにしますね.高熱で辛そうなんで,解熱薬としてロキソプロフェンを出してお帰りいただきますね.

図J-7 WHO によるデング熱，重症デングの診断基準と警告徴候

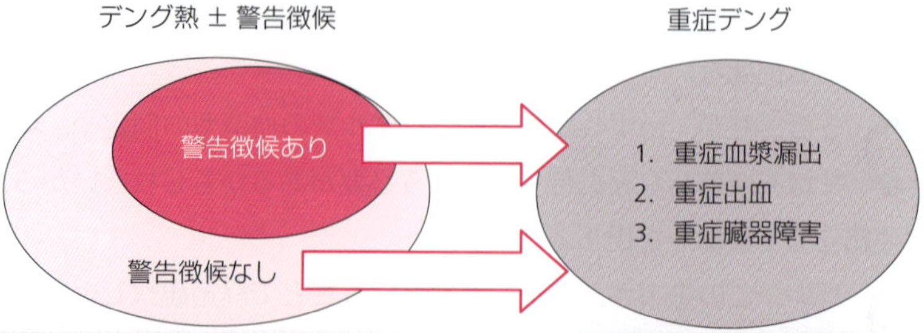
デング熱 ± 警告徴候
重症デング
警告徴候あり
警告徴候なし
1. 重症血漿漏出
2. 重症出血
3. 重症臓器障害

デング熱の診断基準 ± 警告徴候

デング熱疑い例

デング熱流行地域に居住または旅行し発熱と以下のうち 2 つ以上の症状を伴う

- 嘔気・嘔吐
- 皮疹
- 頭痛
- タニケット試験陽性
- 白血球減少
- 右の警告徴候のいずれか

検査にて確定診断されたデング熱（血漿漏出徴候がない場合に重要）

警告徴候※

- 腹痛または圧痛
- 繰り返す嘔吐
- 体液貯留所見
- 粘膜出血
- 昏睡，不穏
- 2 cm以上の肝腫大
- 血液検査上，ヘマトクリット値の上昇と急激な血小板の減少

※厳重な経過観察と医療的な介入が必要である

重症デングの診断基準

重症血漿漏出

これに引き続く

- ショック（デングショック症候群）
- 呼吸不全を伴う体液貯留

重症出血

- 医師による評価

重症臓器障害

- 肝臓：ASTまたはALT≧1,000
- 中枢神経系：意識障害
- 心臓やその他の臓器

（Dengue: guidelines for diagnosis, treatment, prevention and control: World Health Organization; 2009 より）[16]

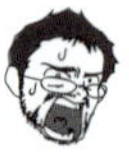
うむ……って，ちょっと待ったあああああッ！

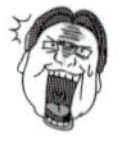
（ビクッ）おおッ，なんですか急に．ビックリするじゃないですか．

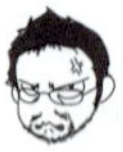
デング熱の患者にアスピリンや NSAIDs は原則処方しちゃいかん！ 出血傾向を助長することがあるからな[17]！

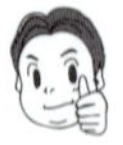
んな～る！ そうなんですね．ではアセトアミノフェンを処方します．

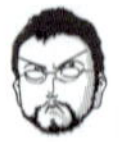
あとは水分をしっかり摂ってもらうようにな．警告徴候についても患者さんにしっかり説明をしておいて，もしそういう症状が出るようだったらすぐに受診してもらうように．

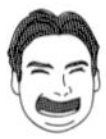
はい！

患者はデング熱として外来で経過観察することとなった．発症から４日目の翌日の血液検査では WBC 1,930/μL，Hct 43.1％，Plt 5.1×10^4/μL であった．さらに発症５日目も外来を受診したが，WBC 1,520/μL，Hct 47.3％，Plt 3.9×10^4/μL とさらに低下がみられた．

39℃台の発熱は続いており，全身倦怠感が強くなってきて徐々に食事量が減ってきている．水分はなんとか１L/日程度摂取できており尿も約６時間毎に出ているという．

バイタルサインは血圧 116/78 mmHg, 脈拍数 104/分, 体温 38.5℃であった．腹部超音波検査では胸水や腹水はみられなかった．

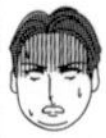
今日も白血球と血小板が下がり続けてる……怖い……いったいどこまで下がるんだあああ！

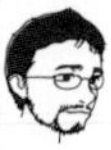
これもだいたいの臨床経過を知っておくことが重要で，だいたい白血球は発症から 5〜6 日目まで下がり続けて，血小板は 7〜8 日目まで下がり続けることが多い．だからまだ慌てる時間じゃない．それよりも Hct が前日よりも 4％も上がっている方が気になるな．血漿漏出が進んでいる可能性があるし，食事や水分もあまり摂れていないみたいだからできれば入院してしっかり点滴をした方がいいだろう．

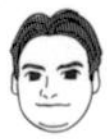
患者さんも辛いので入院したいとのことです．では入院の上，細胞外液の点滴を開始しますね．どれくらい点滴しましょうか？

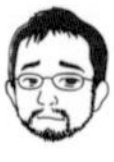
水分摂取もある程度できているし，血圧，脈圧，尿量の低下もないから，から WHO のガイドラインに従えば「代償性ショック時（血圧は保たれているが循環血液量減少の徴候がある）」図J-8 ではなく「非代償性ショック時」図J-9 の輸液管理のアルゴリズムに沿った輸液を行うのがいいだろう．5 mg/kg の細胞外液を 1 時間かけて投与し，その後は血圧，脈圧，Hct 値，尿量をみながら輸液の速度を調節していこうか．

図J-8 代償性ショック時（血圧は保たれているが循環血液量減少の徴候がある）の輸液アルゴリズム

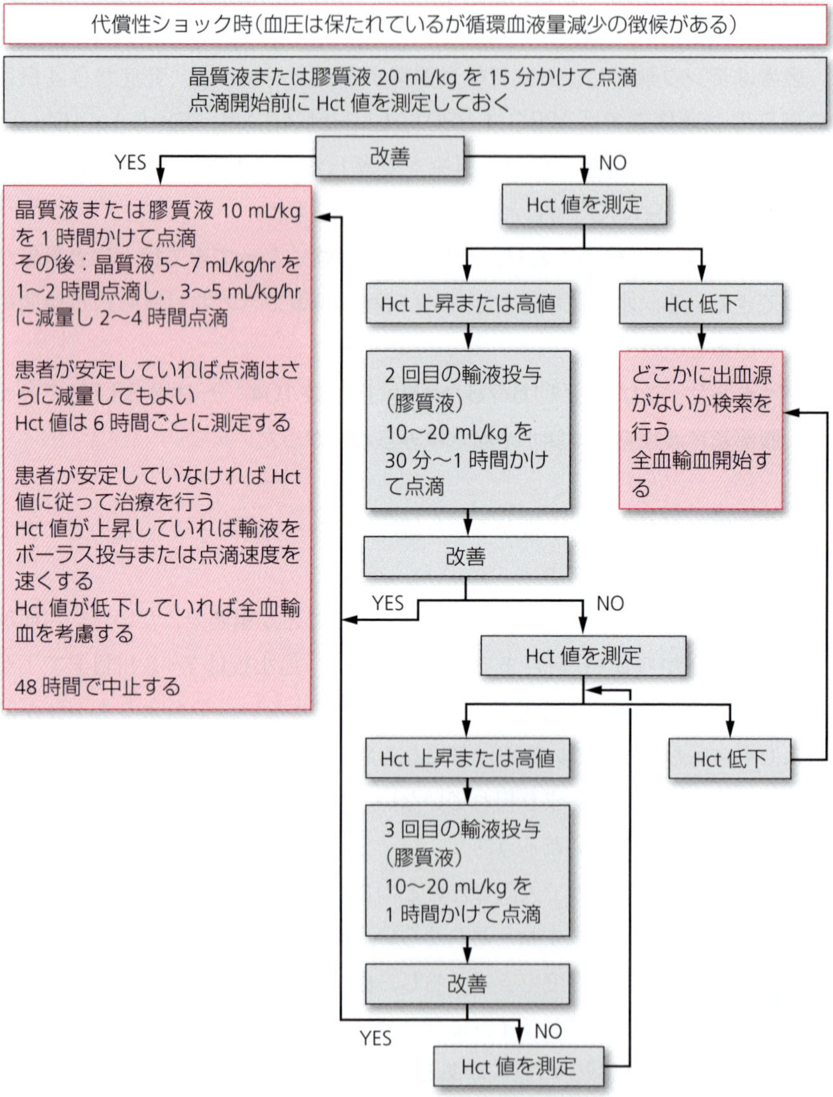
代償性ショック時（血圧は保たれているが循環血液量減少の徴候がある）
晶質液または膠質液 20 mL/kg を 15 分かけて点滴
点滴開始前に Hct 値を測定しておく
改善
YES
NO
晶質液または膠質液 10 mL/kg を 1 時間かけて点滴
その後：晶質液 5〜7 mL/kg/hr を 1〜2 時間点滴し，3〜5 mL/kg/hr に減量し 2〜4 時間点滴
患者が安定していれば点滴はさらに減量してもよい
Hct 値は 6 時間ごとに測定する
患者が安定していなければ Hct 値に従って治療を行う
Hct 値が上昇していれば輸液をボーラス投与または点滴速度を速くする
Hct 値が低下していれば全血輸血を考慮する
48 時間で中止する
Hct 値を測定
Hct 上昇または高値
Hct 低下
2 回目の輸液投与（膠質液）10〜20 mL/kg を 30 分〜1 時間かけて点滴
どこかに出血源がないか検索を行う
全血輸血開始する
改善
YES
NO
Hct 値を測定
Hct 上昇または高値
Hct 低下
3 回目の輸液投与（膠質液）10〜20 mL/kg を 1 時間かけて点滴
改善
YES
NO
Hct 値を測定

（Dengue: guidelines for diagnosis, treatment, prevention and control: World Health Organization; 2009 より）[16]

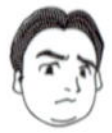

では細胞外液の点滴 250 mL を 1 時間で投与しますね．適宜バイタルサインや尿量を確認します．でもいつまでこの熱は続くんでしょうか…….

図J-9 非代償性ショック時の輸液アルゴリズム

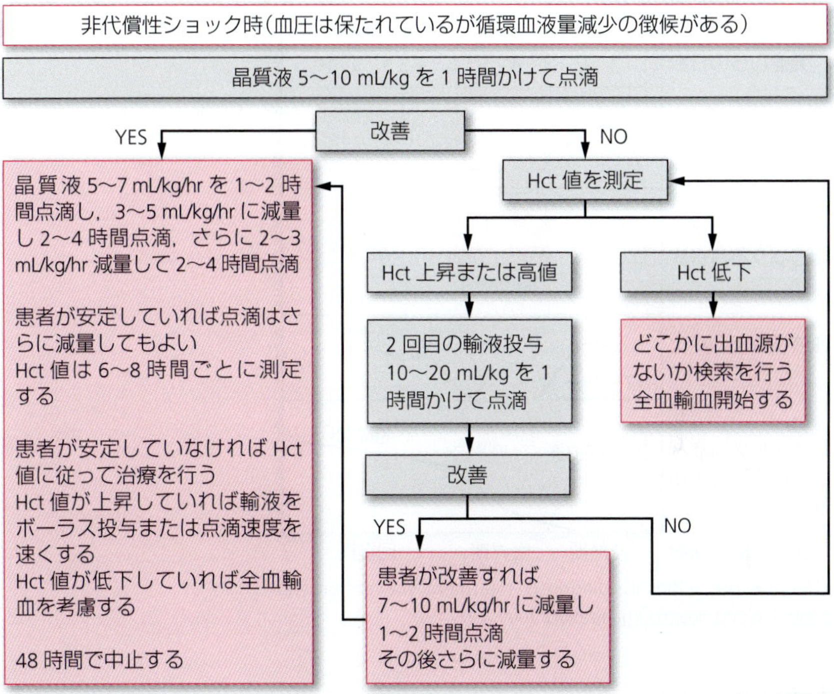
非代償性ショック時（血圧は保たれているが循環血液量減少の徴候がある）
晶質液 5〜10 mL/kg を 1 時間かけて点滴
改善
YES
NO
晶質液 5〜7 mL/kg/hr を 1〜2 時間点滴し，3〜5 mL/kg/hr に減量し 2〜4 時間点滴，さらに 2〜3 mL/kg/hr 減量して 2〜4 時間点滴
患者が安定していれば点滴はさらに減量してもよい
Hct 値は 6〜8 時間ごとに測定する
患者が安定していなければ Hct 値に従って治療を行う
Hct 値が上昇していれば輸液をボーラス投与または点滴速度を速くする
Hct 値が低下していれば全血輸血を考慮する
48 時間で中止する
Hct 値を測定
Hct 上昇または高値
Hct 低下
2 回目の輸液投与 10〜20 mL/kg を 1 時間かけて点滴
どこかに出血源がないか検索を行う 全血輸血開始する
改善
YES
NO
患者が改善すれば 7〜10 mL/kg/hr に減量し 1〜2 時間点滴 その後さらに減量する

(Dengue: guidelines for diagnosis, treatment, prevention and control: World Health Organization; 2009 より)[16]

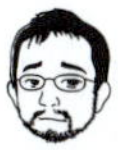
発熱期間はだいたい 5〜7 日くらいと言われているからそろそろ解熱する頃だと思うけど…….

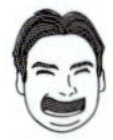
あ〜，良かった……熱が下がれば退院ですね.

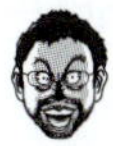
油断するんじゃねえええ！

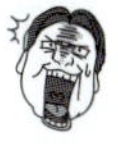
（ビクッ）うおっ，なんなんですか急に.

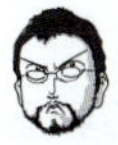
ちょうど熱が下がる前後のこの時期が，血管漏出や出血症状が増悪して重症デングに移行しやすくなるデング熱の “Critical Phase” なんだよ！ **図J-10** この時期は特に警告徴候やバイタルサインに注意して経過観察すべ

図J-10 デング熱の臨床経過と血液検査・ウイルス血症・血清学的変化の関係

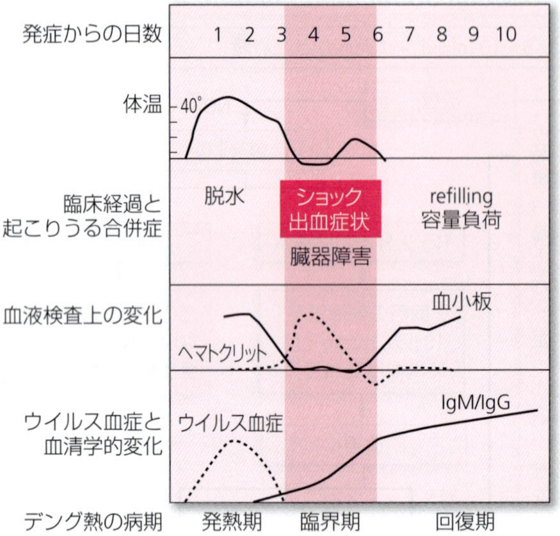

発症からの日数
1 2 3 4 5 6 7 8 9 10
体温
40°
臨床経過と
起こりうる合併症
脱水
ショック
出血症状
臓器障害
refilling
容量負荷
血液検査上の変化
血小板
ヘマトクリット
ウイルス血症と
血清学的変化
ウイルス血症
IgM/IgG
デング熱の病期
発熱期
臨界期
回復期

(Dengue: guidelines for diagnosis, treatment, prevention and control: World Health Organization; 2009 より)[16]

し！

ほほ〜ん．わかりました．私のセブンセンシズを全て集中させて注意深く観察します！

ポイント **デング熱は熱が下がるか下がらないかの時期に重症化しやすい！この時期は慎重に経過観察すべし！**

入院後，徐々に解熱傾向となり，発症６日目（入院２日目）には37℃台となった．血圧，脈圧，尿量は保たれており，Hctも入院２日目には42.3%に低下した．出血症状も特にみられなかった．

発症７日目の朝から頸部，体幹，四肢に瘙痒感を伴う紅斑が出現し，次第に癒合がみられるようになった 図J-11 ．

なんか癒合して全身真っ赤になってますね……これが解熱後にみられるデング熱の皮疹なんですね．

図J-11 本患者の発症 8 日目の背部の皮疹

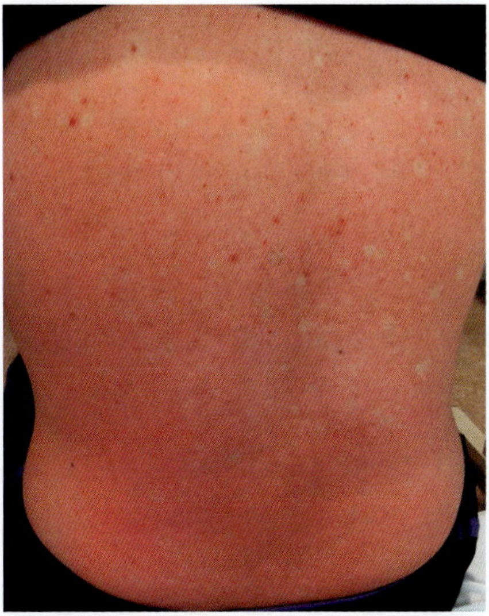

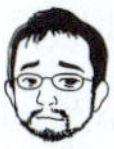
癒合しないこともあるし，瘙痒感を伴わないこともあるけどな．特徴的なのは真っ赤になった紅斑の中に，正常の皮膚が抜けて見えているだろ？

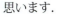

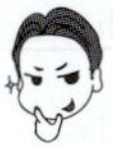
ホントですね．ではこれを今日からスイスチーズサインと名づけたいと思います．

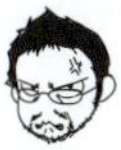
勝手にサインを名づけるんじゃねえ！　この皮疹はすでに “White islands in the sea of red”，つまり “赤い海に浮かぶ白い島” というカッチブーな名前がついているのだッ！

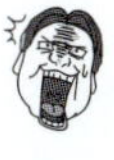
長ッ！　スイスチーズサインの方がシンプルでいいと思うけどなあ…….でもとにかく，解熱前後の数日間の危険な期間はやり過ごしましたね…….

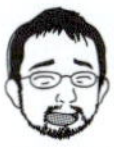
そうだな．もう血管漏出の時期も脱しているし，バイタルサインも保たれているから点滴は中止しようか．あとは白血球と血小板の増加を確認したら退院だな．

発症 7 日目に白血球は上昇に転じ，血小板は発症 8 日目に上昇傾向となったため発症 9 日目に退院する運びとなった．

いやー，無事退院できそうで良かったです．じゃ，そろそろ昨日予約したヨガの無料体験コースに行ってきます！

おまえは一体何になろうとしてるんだよ．というか，これで終わりじゃないぞ！　いつも言っているだろう．次に大事なのは予防だ！

予防……？

デング熱は2回目に罹ると1回目よりも重症化しやすいと言われているのだッ[17]！　報告にもよるが，100倍近く重症化しやすいとも言われているッ！

ひゃ，百倍！　ぱねえっす！　これは予防しないとまずいですね．

しかしだからと言ってデング熱に特異的な予防法があるわけではない．東南アジアなどで使われているデングワクチンは，一度デング熱に罹ったヒトには有効だと言われているが国内では未承認だし，デング熱流行地域に滞在する際には防蚊対策をしっかりと行うことでデング熱を予防するしかない．

「E: 曝露歴をしっかり聴取しよう！」の際に話が出たディートの使用などですね．わかりました，退院前に重症化しやすくなることと予防についてしっかりとお話しておきます．

うむ．

FINAL 最終診断 DIAGNOSIS　疾患名　デング熱

ポイント　**デング熱は2回目の感染の方が重症化しやすい！　一度罹患したら次から流行地に行くときはよりしっかりと防蚊対策を行うよう指導すべし！**

本症例はデング熱の患者でした．近年は年間200例以上の輸入デング熱患者が報告されており，マラリアを押しのけて輸入感染症の王様として君臨しています．

私自身は，実際にはもっとたくさんのデング熱患者が日本はいるのではないかと思っています．本項で述べた通りデング熱は症状が非特異的であり，大半が自然に良くなってしまう疾患であることから，診断がつかずに見逃されている症例がもっと存在するのではないかと思うのです．読者の皆さまの病院にも実はデング熱患者は受診しているのかもしれません．

本書をお読みになった先生方によってデング熱と診断される症例が増えることを心より願っております．

では次の症例です．

CASE 02:

生来健康な 20 代男性が皮疹を主訴に NCGM を受診した．

12 月 11 日～23 日までコロンビアのボゴタに商談のため渡航した．12 月 27 日から 38℃台の発熱・関節痛と発疹が出現したため近医を受診した．この際，37.0℃の発熱と頸部リンパ節腫脹，眼球結膜充血を認め，体幹・四肢・顔面・手掌・足底までの丘疹が観察されたという．近医受診時の血液検査では WBC 3,600/μL，Hb 15.6 g/dL，Plt 22.9×10^4/μL，CRP 0.27 mg/dL，AST 20 IU/L，ALT 13 IU/L であった．その後，自宅で経過観察とされ自然解熱し皮疹もほぼ消失したが，その後も全身の関節痛が遷延するということで 1 月 3 日に NCGM に紹介受診となった．

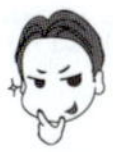
デンギーですな……2 例もデンギーを診たことのある私が言うのだから間違いありませぬ…….

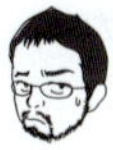
デンギーってなんだよ，デンギーって．

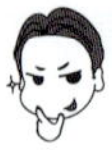
おやおや，先生ご存じないのですね……ホッホッホ……通はデング熱のことをデンギーと呼ぶのです．

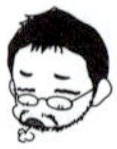
おまえだんだんめんどくさいキャラになってきてるな……ところでこの患者さんのどの辺がデングっぽいの？

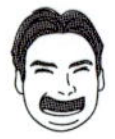
先生，皆まで言わせないでくださいッ！　海外渡航後の発熱と発疹と言えばデンギーですよ．ええ．先生が言うようにCRPもあまり高くないですしね．

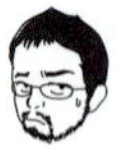
でも白血球と血小板はそんなに低くないし，そこまでデング熱っぽくはないと思うけどな…….

既往歴・アレルギーは特にない．ボゴタでは主にホテルと商談先の相手のオフィスとの往復のみであった．渡航前にA型肝炎ワクチンを接種しており，現地では防蚊対策として日本国内で購入した虫除けスプレーを使用していたが何度か蚊に咬まれたという．食事は宿泊したホテルでのみ摂取しており，生肉・生野菜・カットフルーツなどは食べていない．水もペットボトルのものを飲んでいた．性交渉は特定の女性パートナーのみであり，現地での性交渉はない．

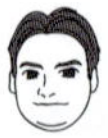
フムフム……やはり蚊には刺されていますな…….

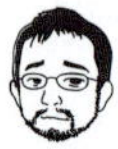
そうだな．それ以外は特に目立った曝露はなさそうだ．

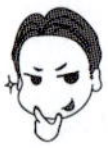
蚊の曝露……発熱と発疹……これすなわちデンギー！

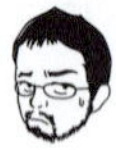
いや，いつも言ってるけど，デング熱だと思ってても網羅的に広く鑑別を挙げることが大事だからな．一点買いは良くないってことだ．

バイタルサインは意識清明，体温36.0℃，血圧110/71 mmHg，脈拍数72/分，呼吸数13/分であった．

身体所見では体幹に淡い紅斑を認めた 図J-12 ．関節の熱感・腫脹はなく，その他異常所見は認めなかった．

図J-12 本症例でみられた前胸部の淡い紅斑

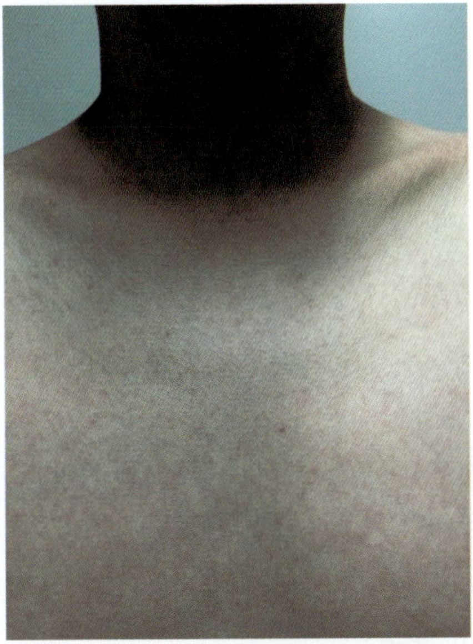

当院受診時の血液検査では，WBC 5,060/μL，Hb 14.2 g/dL，Plt 16.3 ×10^4/μL，CRP 0.13 mg/dL，AST 51 IU/L，ALT 49 IU/L であった．

皮疹は淡いですね……いわゆる紅斑ですね．これまたデンギーの所見に合致ッ！

わかったわかった……じゃあここまでのプロブレムリストと鑑別疾患，プランを考えてみようか．

フッ……考えるまでもないですがね…….

〈プロブレムリスト〉

#1 コロンビア帰国後の発熱・皮疹（潜伏期 4～16 日）

#1-1 蚊の曝露あり

#2 眼球結膜充血（前医受診時）

#3 頸部リンパ節腫脹（前医受診時）

#4 遷延する関節痛（関節炎の所見なし）

〈鑑別疾患〉

- デング熱
- パルボウイルス B19 感染症

〈診断プラン〉

- デング熱迅速検査（→デング熱）

一応，発熱・関節痛・皮疹ということでパルボウイルス B19 感染症も鑑別疾患として挙げましたが，疫学的な頻度を考えるとデンギーの可能性が高いと考えますので，まずはデング熱迅速検査を行いたいと思います！

遷延する関節痛は？　デング熱でここまで関節痛が遷延することってそうそうないと思うんだけどな…….

デング熱迅速検査を行いたいと思います！

あと疫学的な情報っていうことなら他にも南米で大流行している病気があって…….

デング熱迅速検査を行いたいと思います！

わかったよ……やってみようか…….

デング熱迅速検査：NS1（－），IgM（－），IgG（－）

……？

陰性だな.

おかしい……まさかこの迅速検査キットは デング熱の迅速検査キットではないのでは……図ったな，忽那先生！?

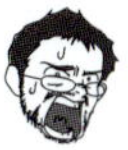
なんでオレがわざわざ偽物にすり替える必要があるんだよ！　正真正銘のデング熱の迅速検査キットで，陰性だよ！

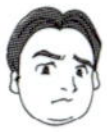
そうか，つまり偽陰性か…….

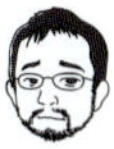
陰性だよ.

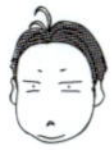
うーん，もう一個別のキットでやってみるか…….

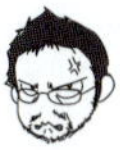
これ以上キットを無駄遣いするんじゃねえ！　それよりも他に考えるべき疾患があるだろ！

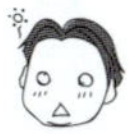
えっ……そんなのありましたっけ？

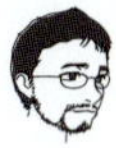
デング熱と似たような病気で，デング熱と同じような地域で流行している感染症があるんだけどもちろん知ってるよな？

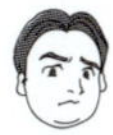
えっと……マヤロ熱？

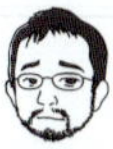
惜しいけど違う.

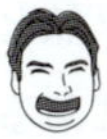
じゃあ，オロポーシェ熱だ.

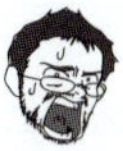
なんでマヤロ熱とオロポーシェ熱が出てきてチクングニア熱が出てこないんだよ！　マニアックすぎだろ！

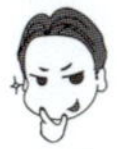
ほほう，チクングニア熱ですか……なんか強そうな名前ですね.

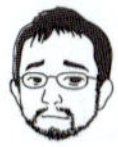
チクングニア熱もデング熱と同じくネッタイシマカやヒトスジシマカが媒介する感染症で，2000年代まではアフリカ，南アジア，東南アジア，オセアニアで流行していたんだが，2013年12月からアメリカ大陸でも流行している．2014年6月にはアメリカ合衆国のフロリダ州でも，州内で感染したチクングニア熱が報告されているし[18]，2014年までに北米・中米・南米を合わせて100万人以上の感染者（疑い例を含む）を出した[19]．コロンビアもク

図J-13 チクングニア熱の流行地域（2018 年 5 月時点） CDC website

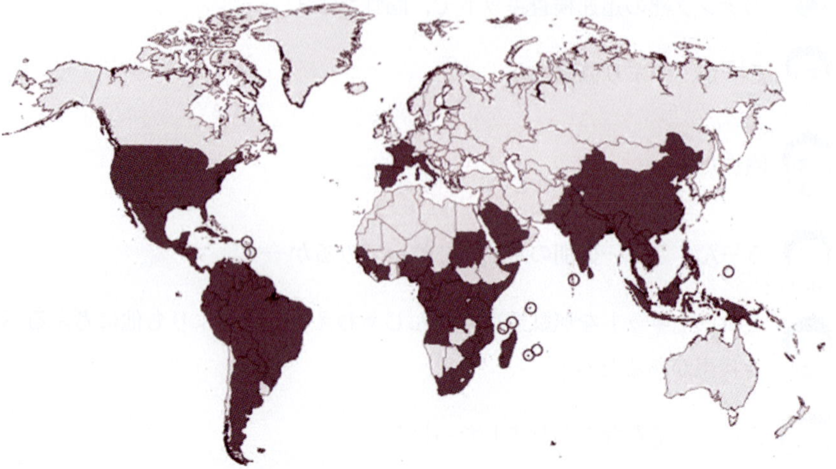

■ これまでにチクングニア熱の流行があった地域

（https://www.cdc.gov/chikungunya/geo/index.html より）

ングニア熱流行国の一つだ 図J-13 .

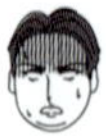
100 万人の感染者ってすごいですね…….

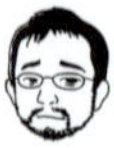
チクングニア熱はデング熱と症状がとても良く似ているが，デング熱と違って熱が下がった後も関節痛や関節炎が遷延することがしばしばあるんだ.

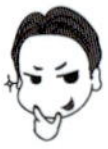
へえ．要するにデング熱を疑ってそうじゃなかったときは，チクングニア熱を考えればいいということですかね.

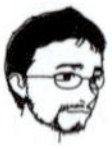
まあ鑑別の一つにはなるってことだな.

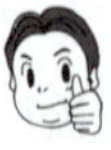
では国立感染症研究所にチクングニア熱の抗体検査をお願いしましょう！

国立感染症研究所にウイルス学的診断を依頼したところ，初診日である 1 月 3 日の血清にてチクングニアウイルス特異的 IgM 抗体が陽性となり，チクングニア熱と診断し保健所に届出を行った．なお，デング熱の抗体検査はIgM，IgGともに陰性であった． 関節痛に対してはアセトアミノフェンを処方し対症療法で経過観察を行った．発疹はその後数日で自然消退し，関節痛は1ヶ月ほど続いたが消退した．

FINAL 最終診断 DIAGNOSIS

疾患名 チクングニア熱

チクングニア熱はトガウイルス科アルファウイルス属に属するチクングニアウイルスによる感染症です[20]．ネッタイシマカ，ヒトスジシマカなどに刺されることで感染します．潜伏期間は3～12日（通常3～7日）であり，発熱・頭痛・筋肉痛・関節痛・発疹を特徴とします．症状はデング熱と似ていますが，チクングニア熱の方がデング熱よりも関節痛が強く，ときに関節炎を起こすことがあるという特徴があります．また関節痛・関節炎は数ヶ月単位で遷延することがあります．流行地域もデング熱と重なっており，病歴・臨床症状や渡航地だけで両者を鑑別することは困難とされます．血液検査では白血球と血小板の低下はデング熱に比べると程度が軽いと言われています[21]が，これが診断の決め手にはなりづらいと思います．実際の臨床ではデング熱が否定されれば次にチクングニア熱を疑う，というのが実際のところではないでしょうか．

本邦では2006年に初めて報告されて以降，年間数例の報告にとどまっていましたが，近年増加傾向にあります．本文中でも述べたようにチクングニア熱は2013年末から2015年にかけてアメリカ大陸で大流行をみせており，現在も流行が続いています．NCGMでもこれまでに20例程度のチクングニア熱を診療しており[22]，2013年までは全て南アジア・東南アジア帰国後の症例でしたが，2014年以降は中南米帰国後の症例が増えています．かつてのように南アジア・東南アジア帰国後だけでなく，アメリカ大陸帰国後の発熱でもチクングニア熱を鑑別に加える必要がありますね．

日本にもヒトスジシマカが広く分布していますから，2014年に日本で流行したデング熱のように，チクングニア熱も国内で流行する可能性があります．

実際にイタリアでは輸入例を発端としたアウトブレイクが報告されています[23]．日本国内での感染を広げないためには，渡航者の防蚊対策について啓発することや，海外で感染し国内に輸入されたチクングニア熱患者を早期に診断し速やかに防蚊対策を徹底することが重要です．

参考文献

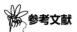

1. Brunette GW. CDC Yellow Book 2018: health information for international travel. Oxford University Press; 2017.
2. Ménard D, Khim N, Beghain J, et al. A worldwide map of Plasmodium falciparum K13-propeller polymorphisms. N Engl J Med. 2016; 374: 2453-64.
3. Uchihara T, Tsukagoshi H. Jolt accentuation of headache: the most sensitive sign of CSF pleocytosis. Headache. 1991; 31: 167-71.
4. Attia J, Hatala R, Cook DJ, et al. Does this adult patient have acute meningitis? JAMA. 1999; 282: 175-81.
5. Tamune H, Takeya H, Suzuki W, et al. Absence of jolt accentuation of headache cannot accurately rule out meningitis in adults. Am J Emerg Med. 2013; 31: 1601-4.
6. Nakao JH, Jafri FN, Shah K, et al. Jolt accentuation of headache and other clinical signs: poor predictors of meningitis in adults. Am J Emerg Med. 2014; 32: 24-8.
7. Kutsuna S, Hayakawa K, Kato Y, et al. Comparison of clinical characteristics and laboratory findings of malaria, dengue, and enteric fever in returning travelers: 8-year experience at a referral center in Tokyo, Japan. J Infecti Chemother. 2015; 21: 272-6.
8. Suzuki T, Kutsuna S, Taniguchi S, et al. Dengue Virus Exported from Côte d'Ivoire to Japan, June 2017. Emerg Infect Dis. 2017; 23: 1758.
9. Halsey ES, Vilcarromero S, Forshey BM, et al. Performance of the tourniquet test for diagnosing dengue in Peru. Am J Trop Med Hyg. 2013; 89: 99-104.
10. Cobra C, Rigau-Pérez JG, Kuno G, et al. Symptoms of dengue fever in relation to host immunologic response and virus serotype, Puerto Rico, 1990-1991. Am J Epidemiol. 1995; 142: 1204-11.
11. Kutsuna S, Ohmagari N. Dengue fever. Intern Med. 2014; 53: 1727.
12. Kutsuna S, Hayakawa K, Kato Y, et al. The usefulness of serum C-reactive protein and total bilirubin levels for distinguishing between dengue fever and malaria in returned travelers. Am J Trop Med Hyg. 2014; 90: 444-8.
13. Simmons CP, Farrar JJ, Nguyen vV, et al. Dengue. N Engl J Med. 2012; 366: 1423-32.
14. Fry SR, Meyer M, Semple MG, et al. The diagnostic sensitivity of dengue rapid test assays is significantly enhanced by using a combined antigen and antibody testing approach. PLoS Negl Trop Dis. 2011; 5: e1199.
15. 的野多加志，忽那賢志，加藤康幸，他．予期せぬ診断となったデングウイルス IgM 抗体偽陽性の 2 例．感染症学雑誌．2016; 90: 125-8.
16. Dengue: guidelines for diagnosis, treatment, prevention and control: World Health Organization; 2009.
17. Thein S, Aung MM, Shwe TN, et al. Risk factors in dengue shock syndrome. Am J Trop

Med Hyg. 1997; 56: 566–72.
⑱ Kendrick K, Stanek D, Blackmore C. Notes from the field: Transmission of chikungunya virus in the continental United States—Florida, 2014. MMWR Morb Mortal Wkly Rep. 2014; 63: 1137.
⑲ Fischer M, Staples JE. Chikungunya virus spreads in the Americas—Caribbean and South America, 2013–2014. MMWR Morb Mortal Wkly Rep. 2014; 63: 500.
⑳ Staples JE, Breiman RF, Powers AM. Chikungunya fever: an epidemiological review of a re-emerging infectious disease. Clin Infect Dis. 2009; 49: 942–8.
㉑ Lee VJ, Chow A, Zheng X, et al. Simple clinical and laboratory predictors of Chikungunya versus dengue infections in adults. PLoS Negl Trop Dis. 2012; 6: e1786.
㉒ Kutsuna S, Kato Y, Katanami Y, et al. A retrospective single-center analysis of 16 cases of imported Chikungunya fever in Japan. Intern Med. 2018; 57: 325–8.
㉓ Rezza G, Nicoletti L, Angelini R, et al. Infection with chikungunya virus in Italy: an outbreak in a temperate region. Lancet. 2007; 370: 1840–6.

COLUMN＊コラム

チクングニアとジカの次に来るのはどれだ!?

近年，蚊媒介性感染症の広がりが世界的な脅威になっています．2014年にはデング熱が日本でアウトブレイクしました．同じ頃，チクングニア熱が中南米で大流行し，そして2015年から2016年にはジカウイルス感染症の流行が社会問題になったことは記憶に新しいところです．そして……次に来てしまうのは今回紹介するマヤロ熱ではないかと個人的には思っているのですッ！

マヤロ熱はマヤロウイルスによる蚊媒介性感染症です[1]．マヤロウイルスはチクングニアウイルスと同じアルファウイルス属トガウイルス科に属するウイルスで，1954年にトリニダードで発見されています．トリニダードは南米の国ですね．その後，フランス領ギアナ，スリナム，ベネズエラ，ペルー，ボリビア，ブラジルでもこのウイルスが見つかっており，南米に広がっているウイルスであると考えられていました．典型的には，ジャングルの労働者である成人男性が感染したという孤発例としての報告が多いのですが，これまでに何度か中規模の流行を起こしています．

蚊媒介性感染症と言いましたが，蚊の中でも *Haemagogus* という種類の蚊が主に媒介すると考えられています．蚊媒介性感染症に詳しい方はもしかしたら「ヤブカ属（Aedes）じゃないんだったら日本に入ってくる心配はないな」と思われたかもしれませんが，実験ではヤブカ属のうちネッタイシマカも，そして日本に広く分布するヒトスジシマカも，このマヤロウイルスを媒介することができることが判明しているのですッ！　つまり……マヤロ熱は南米だけでなく世界中に広がりうるポテンシャルを秘めているのですッ！　現にすでにマヤロウイルスは南米を飛び出し，カリブ海のハイチでの感染例が報告されています[2]．マヤロウイルス，恐るべし！

マヤロ熱の臨床症状ですが，いわゆる急性発熱疾患であり，高熱に加えて頭痛，関節痛，筋肉痛，皮疹，ときに嘔吐などの消化器症状を呈します．さらに関節痛にとどまらず関節炎を起こし，手関節・足関節を中心に腫脹することがあります．発熱などの症状が治まった後も，この関節炎の所見だけは数年にわたって続くこともあります．こう書くとある疾患に似ていることに気づきませんか？　そう，同じトガウイルス科であるチクングニアウイルスによるチクングニア熱に激似なのですッ！　ちゅーか，ほぼ一緒ッ！　つまり，チクングニア熱とはほぼ同じ臨床症状で，さらにデング熱とジカウイルス感染症ともよ〜く似ているわけです．これらの 4 つの感染症は同じ中南米で今も流行しているのです．現地の臨床医にとってはこれらの鑑別は非常に悩ましいところでしょう．我々にとっても他人事ではありません．すでにマヤロ熱の輸入例は海外で報告されています．今後，このマヤロ熱の流行がさらに大規模になってきた場合，鑑別疾患として外せない蚊媒介性感染症となるでしょう．とか言って全く流行せずにこのまま終息したりして……それはそれでいいんですが．

他の蚊媒介性感染症と同様に，マヤロウイルスに有効な治療薬というものはありません．支持療法を行うのみでありますが，これまでにマヤロ熱での死亡例は報告されていません．ただし遷延する関節炎についてはチクングニア熱と同様に患者の QOL を下げる忌々しい症状のようです．ワクチンの開発もまだこれからのようです．予防のためには，流行地域に渡航する際には防蚊対策を徹底することが重要です．流行地域で外出するときはなるべく露出の少ない服装にして，DEET などの成分を含む忌避剤を使用することが重要です．

というわけで，もし今後マヤロ熱が世界的に広がった場合は「あーそういえば忽那がなんか言っていた感染症だな」と思い出してください．このまま特に流行しなければ，どうぞそのまま忘れてください……．大穴でオロポーシェ熱が来たりして……．

参考文献

❶ Halsey ES, Siles C, Guevara C, et al. Mayaro virus infection, Amazon Basin Region, Peru, 2010–2013. Emerg Infect Dis. 2013 19: 1839–42.

❷ Lednicky J, De Rochars VM, Elbadry M, et al. Mayaro virus in child with acute febrile Illness, Haiti, 2015. Emerg Infect Dis. 2016; 22: 2000–2.

K: 季節外れ？

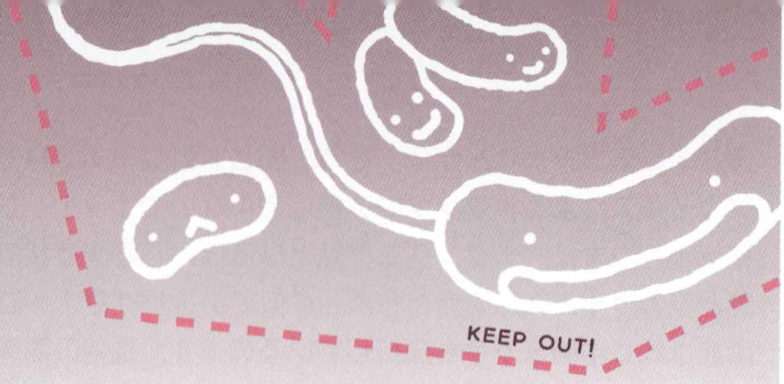
KEEP OUT!

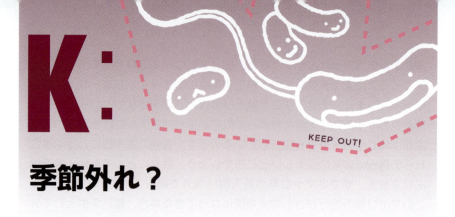

CASE

20代の日本人男性が発熱と鼻汁・咽頭痛・咳嗽を主訴にNCGMを受診した．

ナイジェリアにいた9月14日（受診3日前）の昼から鼻汁と咽頭違和感，夜間から倦怠感が出現した．このときに以前処方されたというレボフロキサシンを500 mgを1回飲んだという．日本に帰国した9月15日から39℃台の発熱があり，近医を受診し感冒と診断され総合感冒薬を処方された．9月17日になっても症状が続いており，ナイジェリアへの海外渡航歴がありマラリアが心配とのことでNCGMを受診した．

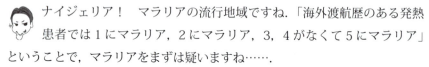

ナイジェリア！　マラリアの流行地域ですね．「海外渡航歴のある発熱患者では1にマラリア，2にマラリア，3，4がなくて5にマラリア」ということで，マラリアをまずは疑いますね……．

確かにナイジェリアはマラリアの流行地域だからマラリアの可能性はあるだろうけどな……上気道症状が前面に出ているところはちょっと症状が合わないように思うね．

先生，マラリアで咳をすることもあるんですよ!!　もっと勉強してください！　まずはマラリアを優先的に除外したいと思います！

既往歴は特にない．リンゴやサクランボを食べると喉が痒くなる．喫煙歴はなく，アルコールは機会飲酒程度である．職業は経営コンサルティングであり，世界各国に出張することが多い.直近では7月6日から9月15日までナイジェリアのアブジャ市に出張していた.現地での業務は主に屋内でのデスクワークが中心であった.滞在中はホテルに宿泊し,食事もすべてホテルで出されるものを食べていたという.火の通ってない肉類,生野菜,カットフルーツなどは食べていない.独身であるが,現地での性交渉はないという.2年前にA型肝炎,B型肝炎,髄膜炎菌,MMR(麻疹・風疹・ムンプス),水痘,ポリオ,Tdap,腸チフスのワクチン接種を完了している.また,現地ではマラリアの予防内服としてアトバコン・プログアニル(マラロン)を欠かさず飲んでいた.

トラベラーズワクチンもしっかり打っていますね.マラリアの予防内服まで.

マラリアの予防内服もしっかりしていたということであれば,マラリアの可能性はかなり低くなるね.

忽那先生! 確かにマラロンの予防効果は95%以上と言われていますが,100%じゃないんですよ! 特に三日熱マラリアや卵形マラリアのように休眠体を作るマラリアだったら罹患するリスクは十分あると思います!

上村,マラリアの症例を続けて診断できなかったから,だいぶ過敏になってるな…….

とにかく早くマラリアを除外させてください!(ウズウズ)

バイタルサインは体温38.7℃,血圧132/90 mmHg,脈拍数102/分,呼吸数18/分,SpO_2 97%(室内気).意識は清明(GCS E4V5M6)で,身体所見では副鼻腔に叩打痛を認めず,頸部リンパ節腫脹もなかったが,咽頭では口蓋垂が発赤しており咽頭後壁にリンパ濾胞を認めた 図K-1 .その他,異常所見を認めなかった.

なんかノドにイクラみたいなのがプツプツいますね.ちょっとお腹が空いてきました.

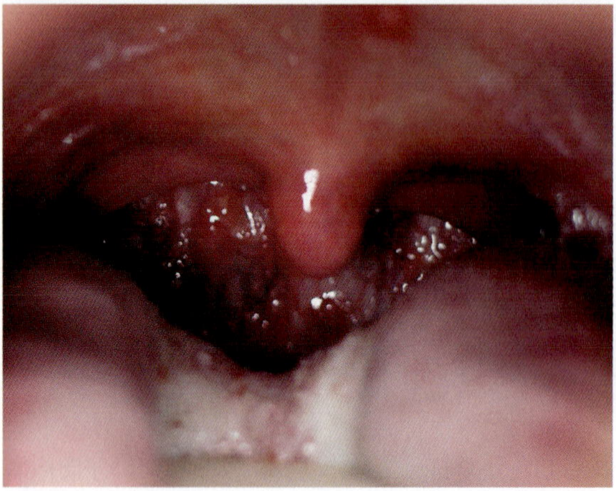

図K-1 咽頭内所見では口蓋垂が発赤し，咽頭後壁にリンパ濾胞を認めた

患者さんのノドを見てお腹を空かせてるんじゃねえ！

すいません……お昼ごはんがまだだったんで……．でもやっぱりこれといった身体所見がありませんね．

まあいいや……．じゃあいつものようにプロブレムリストとプランを立ててみようか．

はい．プロブレムリストとしては，

#1 ナイジェリアより帰国直前からの発熱（潜伏期：0～71 日）
#2 鼻汁，咽頭違和感，咳嗽

こんなところでしょうか．鑑別診断としては，現地で感染したとすれば潜伏期が 0～71 日なので，いろんな疾患が考えられます．

〈鑑別疾患〉
- マラリア
- デング熱，チクングニア熱
- 腸チフス
- レプトスピラ症
- リケッチア症

を挙げたいと思います．

季節外れ？

上村……お前まさか，渡航後の発熱は「マラリア，デング熱，腸チフス」を鑑別に挙げておけば大丈夫だと思ってないか……？

えっ，違うんですか？

まあいいや．じゃあプランはどうするんだ？

まずはマラリアを除外したいので，迅速検査をしたいッス．最強ッス．

そんなにマラリアを除外したいのか．おまえはアレだな，「マラリア除外したいマン」だな．

忽那先生だっていつもは「マラリアをまずは除外すべし！」って言うじゃないですか！　なんで今日だけそんなにノリが悪いんですか!?　もっとピースな愛のバイブスでポジティブな感じでお願いしますよ！

おまえは窪塚洋介か．いや，だってこの患者さん，どう考えてもインフルエンザでしょ…….

は？　インフルエンザ？　プス……プププ．何を言ってるんですか．今はまだ夏ですよ．プスス～．

おまえはホントに人をバカにするのが得意だよな．いいから，まずはインフルエンザ迅速検査をやってみよう．

ええ～……しょうがないなあ…….

10 分後……図K-2

び，B と C に線が入っとるッッ！（白目）

ほらな．

こ，これは……B 型インフルエンザまたは C 型インフルエンザですねッ！　いったいどっちなんですかッ!?　C の方が濃いから C 型インフルエンザでしょうかッ！

図K-2 本症例のインフルエンザ迅速診断検査の結果

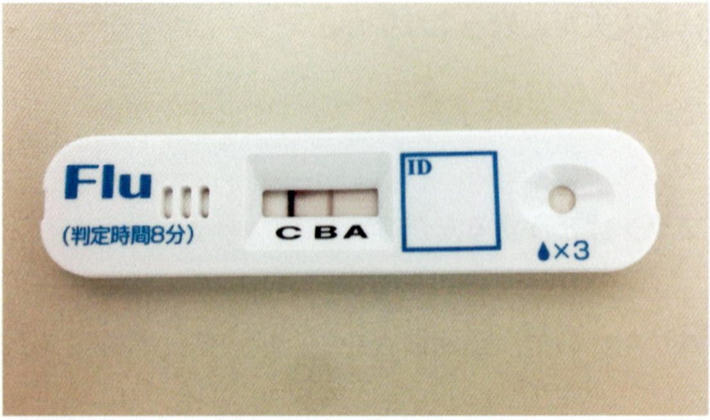
Flu
(判定時間8分)
C B A
ID
×3

上村……それ本気で言ってんのか？　Cはコントロールの C でしょ．これはB型インフルエンザが陽性ということだな．

なーる．でもなんでわかったんですか？　こんな季節外れのインフルエンザなんて…….

季節外れじゃないッ！　インフルエンザは熱帯地域では年間を通じて流行しているのだッ[1]！　この図を見よッ！ 図K-3 これはムトーという男が NCGM の海外帰国後のインフルエンザについてまとめた際の，診断した季節だッ！

ああ，ムトー先生ってあのタイ人っぽい人ですね．

うむ．これを見ると，むしろ冬よりも夏のほうが海外渡航後のインフルエンザが多かったことがわかるだろう．

ほえ～．確かに夏に多いですね．感染した地域はどこが多いんですか？

8 割がアジアだ．つまり同じ北半球で夏に感染しているってことだな．

な～る．

熱帯じゃない場合も，南半球にある国は日本と季節が逆になるからインフルエンザの流行時期も 4 月から 9 月になるっていうのも大事なポイントの一つだな．あとはイクラサインが陽性だったから，症状や経過と合わせ

図K-3 NCGMで2012年4月から2016年3月の期間に海外でインフルエンザに罹患し日本へ入国・帰国した患者の診断した月別のグラフ

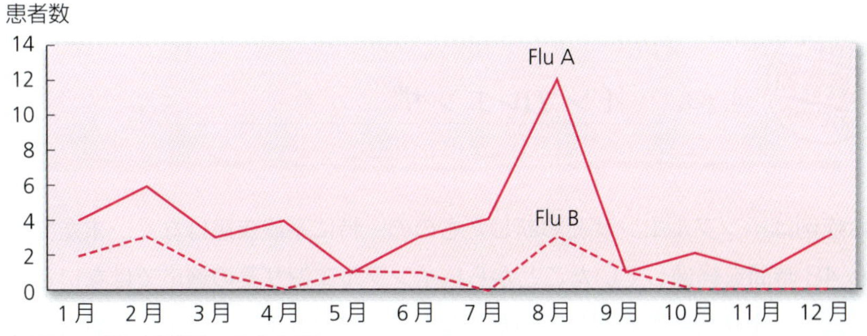

患者数
14
12
10
8
6
4
2
0
Flu A
Flu B
1月
2月
3月
4月
5月
6月
7月
8月
9月
10月
11月
12月

(武藤ら. 感染症学雑誌. 掲載予定)

るとインフルエンザの可能性が高いと思ったわけだ.

ポイント **インフルエンザは熱帯では通年流行しておりいつでも罹患する可能性がある. 南半球では4月から9月が流行期間になる点も注意!**

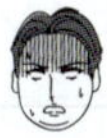
……悔しい! (ハンカチをカミカミ)インフルエンザを見逃すなんて!

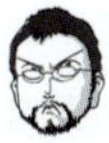
あとは海外渡航歴があるからといっていつもマラリアやデング熱ってわけじゃないからな. インフルエンザとかコモンな疾患も常に鑑別診断に挙げるように心がけるべし!

ポイント **渡航後の発熱の原因はマラリアやデング熱だけじゃない! コモン・ディジーズも常に鑑別に挙げること!**

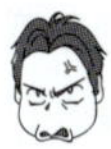
ぐぬぬ……でも「渡航後の感染症ではオッカムのかみそりの切れ味が悪い」って話でしたよね? インフルエンザと同時に他の感染症に感染している可能性もあるんじゃないですか?

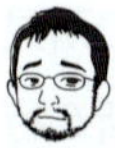
確かにその可能性もなくはないけど, 一応今の症状はインフルエンザで全て説明がつくし, マラリアの予防内服をきっちりしていたのであれば熱帯熱マラリアの可能性は低いし, 今回はインフルエンザだけでいいんじゃないか? どうしても心配だったらマラリアの検査をしてもいいけど.

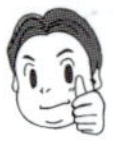

なるほど，わかりました．とりあえず慎重に経過を見て，発熱が続くようであればマラリアの精査をするようにします．

FINAL 最終診断 DIAGNOSIS

疾患名　インフルエンザ

本症例はインフルエンザと診断したものの，特に基礎疾患はなく，また発症から48時間を経過していたことから抗インフルエンザ薬の適応ではないと考えられた．全身状態も安定していたことから，アセトアミノフェンを処方し経過観察とした．電話で問い合わせたところ，受診翌日には解熱しているとのことであり，フォローアップ終了とした．

◆

ご存知のように季節性インフルエンザは冬期に流行する感染症で，日本では例年11～4月に流行がみられます．

図K-1 の咽頭後壁所見はイクラ様のリンパ濾胞を形成しており，流行期であればインフルエンザの可能性が極めて高くなります．Miyamotoらはインフルエンザ流行期においてこの濾胞形成所見の新型インフルエンザの診断について感度100%，特異度97%であり，また，2003～2009年の季節性インフルエンザ（A/H3N2，A/H1N1，B）については感度95.46%，特異度98.42%であったと報告しています[2]．この研究では発症から受診までの平均時間は約8時間となっており，比較的早期から濾胞所見は出現すると考えられています．これはインフルエンザ迅速検査が発症早期は感度が低いのとは対照的です．

一方で，本症例のように渡航後のインフルエンザにおいてはリンパ濾胞の感度・特異度は不明です．国内のインフルエンザ流行期とは検査前確率も異なりますし，アデノウイルスなど他のウイルス性咽頭炎などによるリンパ濾胞との鑑別が問題となるためです．国内のインフルエンザ流行期にリンパ濾胞の所見を確認し，その他の臨床症状もインフルエンザに矛盾しなければ迅速診断を行う必要はないと考えられますが，本症例ではこれだけではインフルエンザの診断根拠に乏しいと考えたため迅速診断検査を行いました．

図K-4 海外渡航歴があり下気道症状を主訴にNCGMを受診した患者の咽頭スワブまたは喀痰から検出された病原体

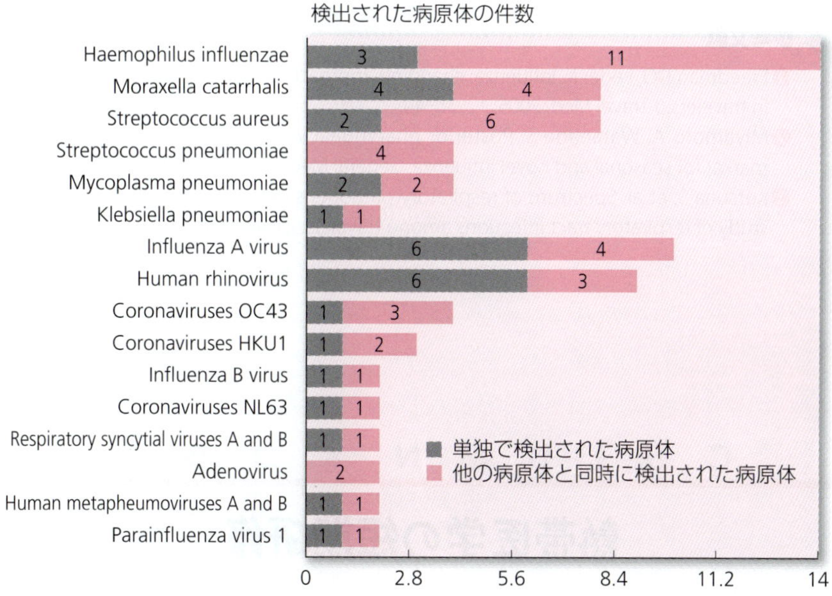
検出された病原体の件数
Haemophilus influenzae 3 11
Moraxella catarrhalis 4 4
Streptococcus aureus 2 6
Streptococcus pneumoniae 4
Mycoplasma pneumoniae 2 2
Klebsiella pneumoniae 1 1
Influenza A virus 6 4
Human rhinovirus 6 3
Coronaviruses OC43 1 3
Coronaviruses HKU1 1 2
Influenza B virus 1 1
Coronaviruses NL63 1 1
Respiratory syncytial viruses A and B 1 1
Adenovirus 2
Human metapheumoviruses A and B 1 1
Parainfluenza virus 1 1 1
0 2.8 5.6 8.4 11.2 14
単独で検出された病原体
他の病原体と同時に検出された病原体

(n=59)

今回はインフルエンザの症例でしたが，海外で感染する呼吸器感染症として頻度が高い疾患としてどのようなものがあるかご存知でしょうか．海外の呼吸器感染症というとMERS（中東呼吸器症候群）だの鳥インフルエンザだの物騒な感染症を想起してしまいますが，そういった感染症は稀です．図K-4 は海外渡航歴があり下気道症状を主訴にNCGMを受診した患者さんの病原体をmultiplex PCRで検討したものです（n=59）[3]．

これを見るとインフルエンザ桿菌やモラキセラなどの細菌，インフルエンザやライノウイルスなどのウイルスが多いことがわかります．日本でもコモンな病原体です．他の細菌やウイルスをみても，日本でよく見る病原体です．つまり，呼吸器感染症に関しては海外渡航歴があっても特殊な感染症をいきなり警戒する必要はなく，コモンな呼吸器感染症を想定して診断・治療を進めていけば良いということになります．もちろん渡航地域によってはラクダや鳥との接触について聴取する必要があるという点については「F：ちゃばい感染症を除外しろッ！！」で述べた通りです．

参考文献

❶ Freedman DO, Leder K. Influenza: changing approaches to prevention and treatment in travelers. J Travel Med. 2005; 12: 36–44.

❷ Miyamoto A, Watanabe S. Posterior pharyngeal wall follicles as early diagnostic marker for seasonal and novel influenza. General Medicine. 2011; 12: 51–60.

❸ Kutsuna S, et al. Spectrum of respiratory pathogens detected by multiplex PCR in a study of respiratory tract infections among travelers. ID week 2018.

COLUMN ＊ コラム

熱帯医学の短期研修

熱帯医学を学ぶ機会ってなかなかないですよね．みっちりと学ぼうとすればロンドン大学とかマヒドン大学に留学するという選択肢がありますが，そんなガチな方を除いて熱帯医学研修はまだまだ遠い存在です．かくいう私も留学したい気持ちはありますが，いろんなしがらみがありすぐには無理そうです．

というわけで，年単位の研修は無理だけど短期間で熱帯医学を学びたいという方向けに 1〜2 週間くらいの研修コースがいくつかあります．

森 博威先生や羽田野義郎先生が講師をされている「マヒドン大学熱帯医学短期研修」はタイの熱帯医学を 5 日間で学べるというコースです．5 日間という短期間は非常に魅力的です．毎年 12 月くらいの開催です．

同じくタイの熱帯医学研修としては大阪大学が主催している「タイ・ミャンマー国境で学ぶ 熱帯感染症医師研修」があります．これはタイ・ミャンマー国境のメソットという地域の基幹病院を中心に各所で熱帯医学を学ぶ 2 週間コースの研修です．現在 10 回以上開催されていますが，何を隠そう私は第 1 回に参加したのです．メタオクリニックやメラキャンプを見学したり盛りだくさんです．こっそりミャンマーに入国したのも良い思い出です．こちらは毎年 7 月〜8 月に開催されています．

お隣のベトナムでは，DCC 主催の熱帯医学研修をやっています．これも 1 週間コースでホーチミンの熱帯医学病院で座学とベッドサイド実習をやります．私も一度参加しましたが，見れる疾患はタイとかなり近いです．毎年 11 月頃の開催です．

上記は日本の医療機関や団体が主催している研修会ですが，海外の団体が主催している熱帯医学研修も複数あります．

私が参加したのはペルーのゴーガス・アドバンスト・コースです．これはリマにある Alexander von Humboldt Tropical Medicine Institute という病院での 2 週間のベッドサイド研修ですが，リーシュマニア症，パラコクシジオイデス症，シャーガス病など中南米特有の感染症を見ることができる超貴重な機会です．応募要件は「熱帯医学のディプロマまたはマスターを持っている，もしくはそれと同等」で，3 人からの推薦状が必要だったりというややハードルが高い設定ですが，DCC から毎年フェローが参加してて落選したことはないので，とりあえず応募すれば大丈夫と思います．ちなみにですが交通費・宿泊費・研修費など入れると全部で 100 万円くらいかかります！　毎年 8 月開催です．

あと私は参加したことはありませんが，TROPICAL MEDICINE EXCURSIONS（TROPMEDEX）というアフリカの熱帯医学の研修もあり複数の友人が参加しており大満足だったようです．研修費 4000 ユーロくらいなので，これも交通費を入れると 100 万円近くかかりそうです．こちらは開催地によって開催される日程が異なるようです．

現地での熱帯医学を学ぶ機会というのは日本で普通に働いているとほとんどありませんので，こうした研修を有効に活用しましょう．

L:

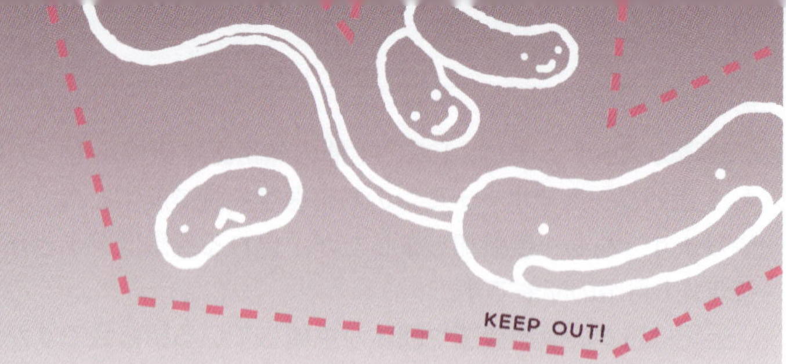
KEEP OUT!

渡航歴があるからこそ性交渉歴を！

CASE

生来健康な30代男性が全身の関節痛を主訴にNCGMを受診した．

8月2日からマレーシアに渡航しており，8月3日から手の指，肘，肩の痛みが出現した．体が動かせないほどの痛みであり，鎮痛薬を飲んでなんとか仕事をしていたという．起床時には30分ほど続く手のこわばりも自覚していたという．関節の痛みのピークは8月4～5日くらいまでで，それ以降は緩徐に改善してきた．8月10日に日本に帰国してからも関節痛は続き，また帰国後は全身倦怠感が強くなってきた．ミャンマー赴任を控えており，予防接種のために8月19日に某トラベルクリニックを受診したところ，精査を勧められ8月22日に当院に紹介となった．

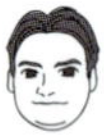
関節痛が主訴で，熱はないんですね．

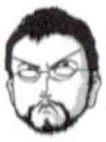
それよりも何かおかしい点があるだろ．

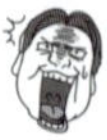
……あっ！　マレーシアに渡航したのが8月2日で，発症したのは8月3日？　潜伏期が1日しかない……？

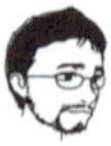
潜伏期が1日というと，かなり短いよな．

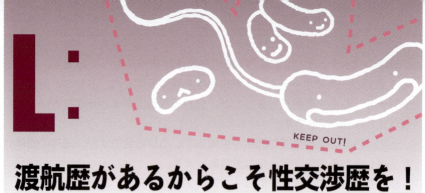

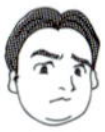
むしろ海外渡航歴は関係ないかもしれませんね.

既往歴は坐骨神経痛のため 1 年前から通院中であり，ロキソニン（ロキソプロフェン），ムコスタ（レバミピド）を内服している．アレルギーは特にない．タバコは 20 代の頃から 1 日 20 本以上吸っており，アルコールは毎日焼酎をロックで 2 杯くらい飲んでいる．職業は建設会社の営業であり，主に海外での営業を担当している．妻と子との 3 人暮らしで，妻とは 1 年以上性交渉はないという．

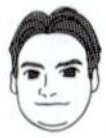
海外での営業を担当しているということは，他にも海外渡航歴があるかもしれませんね.

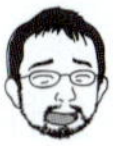
うむ，追加で聞いておいたほうがよさそうだな.

海外渡航歴として，営業のために 6 月 13〜19 日にタイ（バンコク），7 月 3〜9 日にベトナム（ホーチミン），8 月 2〜10 日にマレーシア（クアラルンプール）に出張している．

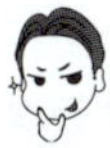
ほら〜，やっぱり（ニンマリ）.

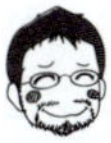
なかなか冴えてるじゃないか，上村.

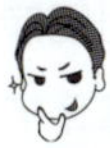
ということは，輸入感染症だとすれば潜伏期は 1 日未満，25〜31 日，44〜50 日のいずれかということになりますね！

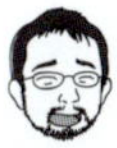
そのとおり！　もっと言うと，1 日未満というのは考えにくいので，国内感染か，25〜31 日，44〜50 日ということだね.

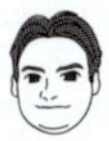
とすると……潜伏期から推定される輸入感染症 表L-1 [1] は……マラリア，結核，ウイルス性肝炎，メリオイドーシス，急性 HIV 感染症，住血吸虫症，フィラリア症，アメーバ肝膿瘍，リーシュマニア症，ですか…….

表L-1 本症例の潜伏期から推定される輸入感染症

短い（<10日）	中くらい（11〜21日）	長い（>30日）
デング熱/チクングニア熱	マラリア（特に *P. falciparum*）	マラリア
ウイルス性出血熱	レプトスピラ症	結核
旅行者下痢症	腸チフス	ウイルス性肝炎（A, B, C, E）
黄熱	麻疹	メリオイドーシス
リケッチア症	トリパノソーマ症	急性 HIV 感染症
インフルエンザ	ブルセラ症	住血吸虫症
レプトスピラ症	トキソプラズマ症	フィラリア症
	Q 熱	アメーバ肝膿瘍
		リーシュマニア症

(Spira AM. Lancet. 2003; 361: 1459–69)[1]

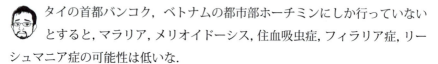

タイの首都バンコク，ベトナムの都市部ホーチミンにしか行っていないとすると，マラリア，メリオイドーシス，住血吸虫症，フィラリア症，リーシュマニア症の可能性は低いな．

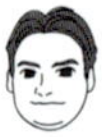
さらに，現在の臨床症状に合致するものとしてはウイルス性肝炎，急性HIV 感染症あたりでしょうか．

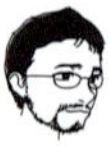
じゃあ曝露歴を聴取してみよう．

タイ，ベトナム，マレーシアには出張のため渡航し，基本的にホテルとオフィスとの往復をしていただけであった．現地での食事は宿泊していたホテルまたはレストランで摂っていたという．火の通ったものしか食べておらず，サラダやカットフルーツも食べていない．水もペットボトルでしか摂っていない．動物曝露はなく，外傷歴もない．防蚊対策として現地で購入した防虫剤（ディート含有）を使用しており，蚊に刺された覚えもないという．5月に2回国産のA型肝炎ワクチンを接種している．B型肝炎ワクチンは長期赴任に備えて帰国してからトラベルクリニックで8月19日に接種している．

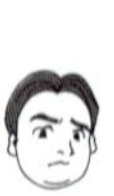
A型肝炎ワクチンは2回接種していますし，食事も十分に注意していたようですので，A型肝炎，E型肝炎のリスクは低いですかねえ……．では診察に移りたいと思います．

図L-1　本症例で疼痛・圧痛がみられた部位

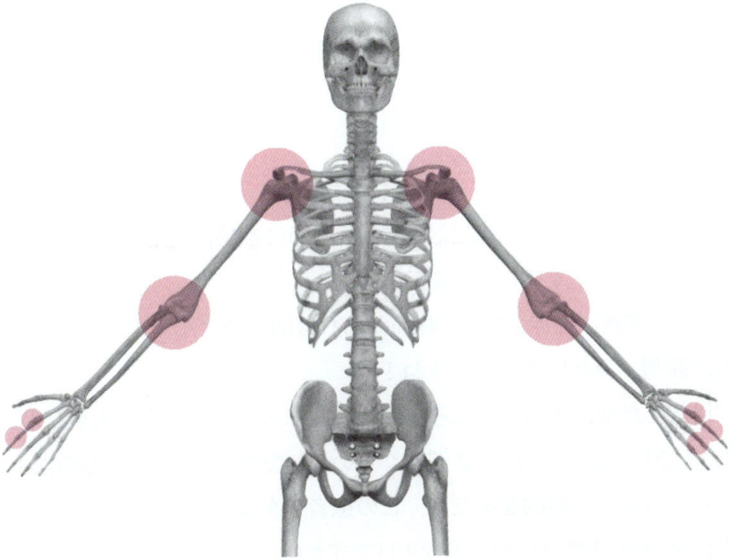

外観は全身状態良好であり重症感はない．バイタルサインは体温 37.1℃，脈拍数 88/ 分，血圧 114/81 mmHg，SpO_2 98%（室内気）．

頸椎の圧痛はなく，呼吸音，心音に異常はない．腹部所見も異常はなかった．右第２指 PIP/MP 関節，左第２・３指 PIP 関節，左第２指 MP 関節，両肘，両肩関節に圧痛がある（可動域制限なし）図L-1．

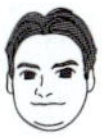
なんかあちこちの関節が痛いみたいですね．

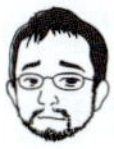
もう少し医学的に言ってみようか．

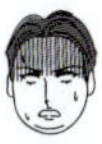
えーと……．

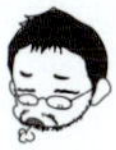
まずこの関節の痛みはただの関節痛なのか，どっちだと思う？

え，それって同じじゃないんですか？

ぜんぜん違うわッ！　インフルエンザでも関節痛は出るけど，関節炎にはならないだろう．

ぬなッ!?　そうなんですか？

でもパルボウイルス B19 感染症だと，関節に熱感，発赤，腫脹，疼痛を伴う関節炎を呈することがあるよね．

なるほど，熱感，発赤，腫脹，疼痛があれば関節炎なんですね！「友情，努力，勝利」みたいなものですね！

全然違うんだが，まあいいだろう．で，関節炎であれば次に大事なのは経過で，急性（2～3 日から 2 週間くらい）か慢性（1 ヶ月～6 週間以上）かに分けて考えるのが一般的なんだが，この患者さんはどっちになる？

発症が 8 月 3 日で今日が 8 月 22 日ですから，「急性」になるんですかね…….

まあ急性の関節炎と言っていいだろう．そして，もう一つの重要な要素は単関節炎（1 つの関節）なのか少関節炎（2～4 つの関節）なのか多関節炎（5 つ以上の関節）なのかという分類だッ[2]！　これはわかるな？

5 つ以上の関節炎なので多発関節炎ですね！

そのとおり！　ということは急性多発関節炎だな．ここまでくると鑑別がだいぶ絞れてくるよ．急性多発関節炎となる疾患には 表L-2 のようなものがあるんだが…….

忽那先生！「SLE，サルコイドーシス，乾癬性関節炎，血管炎など」の「など」のところに感染症医である先生の限界が見え隠れしていますね！

うるさい！　詳しくはリウマチ・膠原病の本を買えッ[2,3]！

先生…….

JCOPY 498-02123

表L-2 急性多発関節炎の鑑別疾患

- 感染症
  - ・ウイルス性関節炎（パルボウイルス B19 感染症，風疹，ウイルス性肝炎，デング熱 / チクングニア熱，EBV 感染症，HIV 感染症）
  - ・細菌性関節炎（感染性心内膜炎，播種性淋菌感染症，ライム病）
  - ・反応性関節炎（淋病，赤痢など），リウマチ熱
- 膠原病関連疾患
  - ・関節リウマチ
  - ・SLE，サルコイドーシス，乾癬性関節炎，血管炎など

（上野征夫．リウマチ病診療ビジュアルテキスト．第 2 版．東京：医学書院：2008. p.9 および Smith JW, et al. Clin Microbiol Infect. 2006; 12: 309-14 をもとに作成）[3][4]

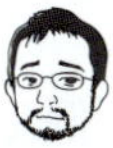
というわけで，診断を先に進めよう！

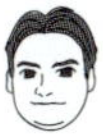
えーと，じゃあここまでの鑑別診断を挙げてみますね．

- 感染症
- 輸入感染症
  - ウイルス性肝炎，HIV 感染症，EBV 感染症
  - 反応性関節炎，播種性淋菌感染症
- 非輸入感染症
  - 感染性心内膜炎
- 非感染症
  - 関節リウマチなどの膠原病

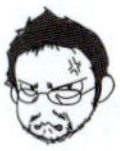
おまえだって「関節リウマチなどの膠原病」って逃げてるじゃないか！

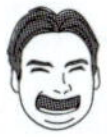
僕はレジデントだからいいんですよ！

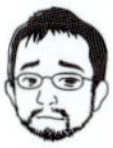
ところで，この鑑別診断で気づくところはないか？

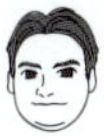
えーと……そういえば STD（sexually transmitted diseases: 性感染症）が多いですね．ウイルス性肝炎，HIV，反応性関節炎……．でも確か奥

さんとは1年以上性交渉はないって言ってたし…….

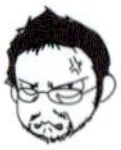
それで性交渉歴を聴取したつもりか！　基本がなっとらん！

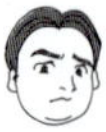
えー，そんなこと言われても性交渉歴の取り方なんてちゃんと教わったことないし…….

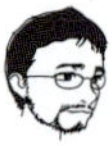
誰かに教えてもらえなくても性交渉歴の聞き方を学ぶ方法はたくさんあるッ！　例えばCDCが性交渉歴の聴取についてのガイダンス[5]を出していて，インターネットでも公開されているから読んでみるべし！

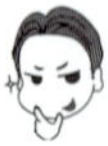
わかりました！　とりあえずかいつまんで簡潔に教えていただけますか？

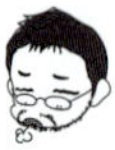
おまえってやつは…….まず性交渉歴を聴取するときの心構え！　例えば上村が誰かに性交渉歴を聞かれたらどう思う？

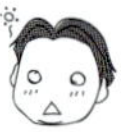
えっ!?　……それはちょっと……困ります……（ポッ）.

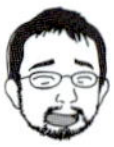
そうだろう．性交渉歴を聞かれてうれしい人はいない．たぶん．性交渉歴を聴取するときは，極めて個人的な内容に関して質問していることに，われわれ医療者は常に配慮すべきなのだッ.

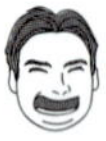
そうか……「最近エッチしてますか〜？　エヘヘ……」みたいな聞き方はよくないということですね.

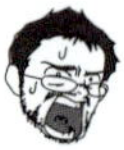
そうだな，それは最悪だな！　変に照れながら聞くと患者さんもかえって答えにくい．ここは医療者としてキリッとした態度で聞くべきだ.

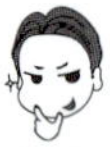
はいッ（キリッ）.

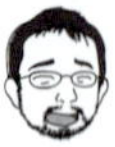
あとは，当たり前のことだが，患者さんの家族が同席していると答えにくいものなので，性交渉歴を聞く場所やタイミングにも配慮すべし．必ずしも初対面のときに聞く必要はないし，場合によっては患者さんとの医師–患者関係をしっかり築いてからでもいいだろう.

ポイント　**性交渉歴を聴取する際は前置きが大事！**
場所とタイミングにも配慮して聴取しよう.

わかりました！　で，性交渉歴って何を聞けばいいんですか？

大事なのは“5P”だと言われている．

ご，5P……（ポッ）．

なにエロい想像をしてるんだ，そういうヤツじゃない．５つのＰを聴取するという意味だよ！

〈性交渉歴を聴取する際の５つのＰ〉

- Partners: 性交渉の相手の人数，性別，特定のパートナーか不特定の相手か
- Practices: オーラルセックスの有無，アナルセックスの有無（アナル・オーラルセックスも含めて）
- Protections from STDs: コンドームの使用の有無など
- Past history of STDs: 自身とパートナーの STD の既往
- Prevention of pregnancy: 避妊しているか，妊娠を計画しているか

１つ目のＰはパートナー，つまり性交渉をする相手だな．性交渉をしている相手が何人いるのか，相手の性別は男性なのか女性なのか，あるいは両方なのか．

えっ，相手の性別？　男性だったら相手は女性なんじゃないですか？

性のあり方は上村が思っている以上に多様化しているのだ．例えば MSM（男性間性交渉者：men who have sex with men）と呼ばれる人たちは世の中にたくさんいるということをわれわれ医療者は知っておかなければならない．もう 10 年以上前の研究だが，18～59 歳の日本人 5,000 人を対象に性行動などについて調査が行われていて，同性に性行為や性的興奮を有する割合は男性では 1.2％，女性では 2.0％であったと報告されているのだ[6]．また同様に 2009 年に行われた 20～59 歳の成人男性 1,659 人を対象としたアンケート調査では，性交渉の相手が同性のみ，または同性と異性の両方と回答

した割合は全体で 2.0％だったと報告されている[7]．これをもとに日本国内の18〜59 歳の MSM の数を推定すると，およそ 50 万人ということになるが，まだまだ日本では自分が MSM であることを打ち明けることは容易ではないし，回答を拒否したり本当のことを書けなかったりした人が多数いたであろうことは想像に難くないので，実際にはもっと多くの MSM の人たちがいるんじゃないだろうか…….

そうだったんですね……知りませんでした.

あとは性交渉のパートナーが特定の相手なのか，それとも不特定の相手なのかということも聴取しておきたいポイントだ．もちろん不特定の相手がいる方が STD のリスクが高くなる.

相手の人数，性別，特定か不特定か，ですね.

うむ．そして次の P はプラクティス．どのような性交渉をしているかだな．通常の生殖器同士の男女間のセックスだけでなく，オーラルセックス，アナルセックス，アナル・オーラルセックスなどのプラクティスを行っているかどうかを聴取すべし．例えば淋菌を持っている人とオーラルセックスをしていると淋菌性咽頭炎を起こすことがあるし，アナルセックスをしていると淋菌性直腸炎を起こすことがあるわけだな.

へえ……淋菌って尿道炎だけかと思ってました.

それだけじゃなく，アナルセックスは膣よりも直腸の粘膜は出血しやすいので，ウイルス性肝炎，HIV 感染症のリスクも生殖器同士のセックスよりもずっと高いと言われているのだッ[8,9]！

出血しやすいと血液を介して感染する感染症のリスクが高くなるってことですね.

そう．あとは，赤痢アメーバ症・アメーバ肝膿瘍や A 型肝炎，ジアルジア症などを疑った場合，あるいは診断された場合はアナル・オーラルセックスをしていないか確認した方がいい．これらの感染症は糞口感染によって感染するため，途上国などでは普通は便で汚染された食事を介して感染するんだが，MSM や CSW（Commercial sex worker: 性風俗産業の従事者）などの一部のコミュニティではこのような糞口感染する感染症がアナル・オーラルセックスを介して感染している事例が報告されているのだ[10].

へえー．A 型肝炎とか赤痢アメーバ症って STD のイメージが全然なかったなあ…….

2018 年の日本国内の A 型肝炎の流行は食べ物が原因ではなくアナル・オーラルセックスが原因だと言われている.

な～る.

3 つ目の P はプロテクション．つまりコンドームを使用しているかどうかということ．当然ながらコンドームを毎回必ず使用していれば，疾患によって違いはあれど STD のリスクは低くなる.

なるへそ.

4 つ目の P は past history of STDs，つまり STD の既往だな．過去に STD をやっている人は次に STD に罹患するリスクは他の人に比べて高くなる．一度あることは二度ある，ということだな.

哀しい性（サガ）ですね……STD だけに！（ドヤ顔）

うるさいよ．で，5 つ目は prevention of pregnancy ということで避妊をしているかどうか，ということだな.

よし，5 つの P，覚えました！　さっそく患者さんに聞いてきます！

- Partners：妻とは数年間性交渉なし，ベトナムでカラオケ店の複数の女性と性交渉あり，相手は女性のみ.
- Practices：オーラルセックスあり，アナルセックスなし，アナル・オーラルセックスなし.
- Protections from STDs：コンドームはだいたい毎回使用していたが，酔っていたときは着けていなかったかもしれない…….
- Past history of STDs：実は淋病になったことがある.

・Prevention of pregnancy：コンドームをだいたい使用している．

なんと……ベトナムのカラオケ店の女性と性交渉歴がありました！

東南アジアの風俗って行く人多いんだよな．ベトナムのカラオケってあれでしょ，ビアオム．女性を指名して，卑猥なことをしながらカラオケ歌って，ホテルに連れ帰る，みたいな…….

先生，妙に詳しいですね

いや，あくまで伝聞だがな！

そういえば先生，ベトナムのホーチミンでJICAの短期専門家してませんでしたっけ？

いつも泊まるホテルの前にいかがわしい店が並んでいて，きれいなお姉さんが日本語で「どうですか～」って話しかけてくるんだよな．まあ入ってないけどな．

ホントですか～？

それよりもこの患者さんのことだろッ！

はいはい，患者さんですが，コンドームも着けていないことが何度かあったようです．STDのリスクがありそうですね！

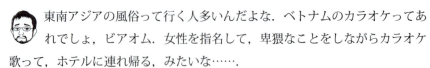

ポイント　性交渉歴を聴取する際には“5つのP”を意識して聴取すべしッ！

STDのリスクがありそうということがわかったところで，血液検査結果をみてみようか．

はい．まずはCBCと生化学の検査結果を示します．

血液検査：WBC 8,810/μL（Neut 67%，Lym 25%，Mono 7%，Eos 0.2%），Hb 15.3 g/dL，Plt 31.2×10^4/μL，TP 7.0 g/dL，AST 269 IU/L，ALT 595 IU/L，ALP 443 IU/L，LDH 348 IU/L，T-bil 0.7 mg/dL，BUN 16.0 mg/dL，Cre 0.69 mg/dL，Na 145 mEq/L，K 4.6 mEq/L，Cl 107 mEq/L，BS 102 mg/dL，CRP 0.57 mg/dL，ESR（1H）4 mm

フムフム……AST 269！　ALT 595！　これはチャバイ！　チャバイっす！（白目）

落ち着け，上村！　これだけの肝機能障害が起こる疾患は限られているから，鑑別疾患が絞りやすくなったな．

なるほど！　先ほどの鑑別疾患の中で高度の肝機能障害がみられるのは，ウイルス性肝炎，HIV 感染症，EBV 感染症ですね．

あとは関節炎を起こす頻度とか，生殖器同士の男女間の性交渉で感染するリスクを考えるとどうなるかな…….

関節炎を起こす頻度は B 型肝炎ウイルスと C 型肝炎ウイルスが高いって，教科書に書いてます．生殖器同士の男女間での性交渉であれば，C 型肝炎や HIV の感染のリスクは，B 型肝炎に比べると高くなさそうです．

ポイント **ウイルス性肝炎は急性期に関節炎を起こすことがある！**

そうだな．とすると，確定診断のための検査はどうしたらいい？

急性 B 型肝炎の診断のためには，HBs 抗原を確認します．急性 C 型肝炎の診断は，とりあえず HCV 抗体だけ検査しておいて，急性 B 型肝炎が否定されたら HCV-RNA を測定するという方針でどうでしょう？

おっ，なんか急にデキるレジデントになったな，上村．

フッフッフ……今まで黙っていましたが，実はデキるレジデントなのですばい…….

血液検査：HBs 抗原 43,130，HCV 抗体（−）

B 型肝炎抗原陽性ですッ！（白目）急性 B 型肝炎ですッ！

確かに HBs 抗原陽性だから急性 B 型肝炎と診断していいはずだな…….でも待てよ，この患者さんはつい最近 B 型肝炎ワクチンを接種してるんじゃなかったか……？

そうですよ．来院の 3 日前に接種しています．ちょっと打つのが遅かったですよね．

いや，そうじゃなくて，B 型肝炎ワクチンって HBs 抗原なんだよな．確か B 型肝炎ワクチン接種後に HBs 抗原が陽性になることがあったような……[11]．まあこれだけ高い数値だとワクチンによる偽陽性というより急性 B 型肝炎で間違いないと思うけど，一応他の方法で急性 B 型肝炎と診断する必要があるかな……何を測定すればいいと思う？

えーと……HBc 抗体……？

うむ．急性 B 型肝炎のときの診断マーカーの推移は 図L-2 のようになってるので，この場合は HBe 抗原，HBc-IgM，HBV-DNA のいずれかが陽性であれば急性 B 型肝炎と言ってよいだろうな．

んなーる．ではこれらの項目を測定してみます．

血液検査：HBc-IgM 2.0，HBeAg 1319，HBV-DNA≧9.1 log

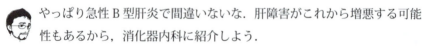

やっぱり急性 B 型肝炎で間違いないな．肝障害がこれから増悪する可能性もあるから，消化器内科に紹介しよう．

はい！

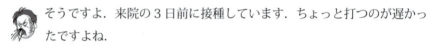

図L-2 B型肝炎感染症のマーカーの経時的推移

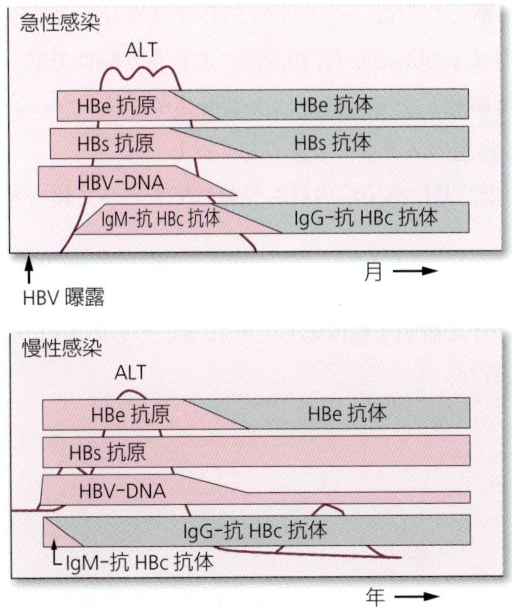

急性感染
ALT
HBe 抗原
HBe 抗体
HBs 抗原
HBs 抗体
HBV-DNA
IgM-抗 HBc 抗体
IgG-抗 HBc 抗体
HBV 曝露
月
慢性感染
ALT
HBe 抗原
HBe 抗体
HBs 抗原
HBV-DNA
IgG-抗 HBc 抗体
IgM-抗 HBc 抗体
年

FINAL 最終診断 DIAGNOSIS

疾患名 急性B型肝炎

患者は消化器内科で入院となり保存的加療が行われた．AST は 700 IU/L 後半，ALT は 2,000 IU/L 近くまで上昇したが，入院 30 日目以降は徐々に改善傾向となり，入院 40 日目に退院となった．

あの患者さん，無事に退院になったそうです．良かったです…….

上村よ……いつも言っていることだが……何か忘れてないか？ STD を診断したときにするべきことが 2 つあっただろう？

はい，他の STD のスクリーニングと，パートナーの検査です！

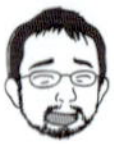
そのとおりだッ！　B型肝炎，C型肝炎，HIV感染症，梅毒，淋菌，クラミジアのいずれかを診断した際は，その他のSTDをスクリーニングするんだったな．ウインドウピリオドがあるから，初診時にこれらが陰性であっても3ヶ月程度空けてもう一度確認しよう．あとはA型肝炎や赤痢アメーバ症を診断したときも，前述の6疾患のスクリーニングをすべしッ！

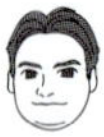
では次回の消化器内科の受診時に感染症内科も受診してもらって検査をすることにします．

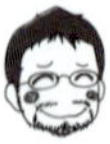
そのときに奥さんの検査も勧めてみよう．パートナーの検査はしばしば説得が難しいが，時間をかけて説明すれば応じてくれることもある．じっくり腰を据えて話し合ってみようか．

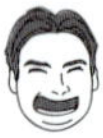
はい！

◆

今回の症例は東南アジアで感染したと考えられた急性B型肝炎の症例でした．旅行者とSTDは非常に親和性が高いことで知られています．これまでの報告によれば，短期旅行者の約20%は旅行中に旅先で行きずりの性交渉を経験しているとされます[12,13]．しかも，その性交渉の50%はコンドームを使用しないリスクの高い性交渉だそうです．つまり渡航歴があるからこそ，性交渉歴はしっかりと聴取しなければならないのです！

STDというと「尿道から膿が出てきた」とか「陰部に潰瘍が」とか，いかにもSTDらしい生殖器周辺の症状をイメージしがちですが，本症例のように普通に内科外来を受診するSTD症例も存在します．「関節痛」「下痢」などといったありふれた症状からSTDを疑うには，日頃から性交渉歴を聴取する習慣を身につけていることと，これらのSTDがどのような臨床症状を呈するのかを知っておく必要があります．また，STDは診断したら終わりではないことに留意が必要です．本文中にも書かれているように，他のSTDのスクリーニングとパートナーの検査は，患者さんやパートナー自身にとっても，周囲に感染を広げないためにも非常に重要です．

参考文献

❶ Spira AM. Assessment of travellers who return home ill. Lancet. 2003; 361: 1459-69.
❷ 岸本暢将．すぐに使えるリウマチ・膠原病診療マニュアル．東京：羊土社；2009. p.78-85.
❸ 上野征夫．リウマチ病診療ビジュアルテキスト．第2版．東京：医学書院；2008. p.9.
❹ Smith JW, Chalupa P, Shabaz Hasan M. Infectious arthritis: clinical features, laboratory findings and treatment. Clin Microbiol Infect. 2006; 12: 309-14.
❺ Centers for Disease Control and Prevention. A guide to taking a sexual history. http://www.cdc.gov/std/treatment/SexualHistory.pdf
❻ 木原正博，木原雅子，内野英幸，他．日本人のHIV/STD関連知識，性行動，性意識についての全国調査，平成11年度厚生科学研究費補助金エイズ対策研究事業「HIV感染症の疫学研究」研究報告書．2000. p.565-83.
❼ 塩野徳史，市川誠一，金子典代，他．日本成人男性におけるMSM（Men who have sex with men）人口の推定（会議録）．日エイズ会誌．2009; 11: 427.
❽ Schmidt AJ, Rockstroh JK, Vogel M, et al. Trouble with bleeding: risk factors for acute hepatitis C among HIV-positive gay men from Germany—a case-control study. PLoS One. 2011; 6: e17781.
❾ Vittinghoff E, Douglas J, Judson F, et al. Per-contact risk of human immunodeficiency virus transmission between male sexual partners. Am J Epidemiol. 1999; 150: 306.
❿ 武市朗子，畠山修司，樫山鉄矢，他．男性同性愛者における急性A型肝炎の流行についての検討．感染症学雑誌．2000; 74: 716-9.
⓫ Rysgaard CD, Morris CS, Drees D, et al. Positive hepatitis B surface antigen tests due to recent vaccination: a persistent problem. BMC Clin Pathol. 2012; 12: 15.
⓬ Matteelli A, Carosi G. Sexually transmitted diseases in travelers. Clin Infect Dis. 2001; 32: 1063-7.
⓭ Vivancos R, Abubakar I, Hunter PR. Foreign travel, casual sex, and sexually transmitted infections: systematic review and meta-analysis. Int J Infect Dis. 2010; 14: e842-51.

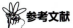

M:

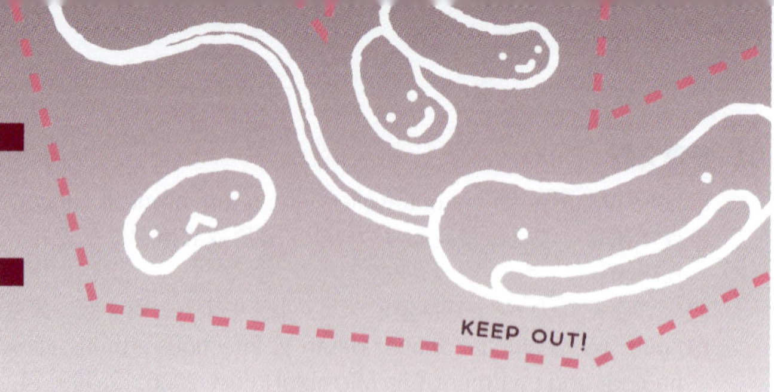
KEEP OUT!

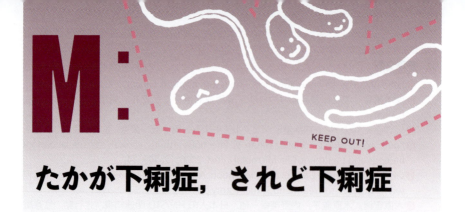

たかが下痢症，されど下痢症

CASE 01:

高血圧を基礎疾患にもつ 60 代女性が発熱と下痢を主訴に NCGM を受診した.

7月 14～18 日までマレーシアのペナン島とクアラルンプールに家族と観光旅行に行っていたという．7 月 19 日の朝より 38℃台の発熱，頭痛，関節痛が出現した．7 月 20 日に近医を受診し点滴が行われ，輸入感染症が疑われ精査加療目的のため NCGM に紹介となった．下痢は 1 日 10 回以上あり，性状は水様で血便はない．腹部全体が痛く，渋り腹もあるという.

これはいわゆる旅行者下痢症ですね．ではキノロンを処方します.

おまえさ……アセスメントがガバガバだな.

え～．だって旅行者下痢症なんてありふれた疾患ですし，この症例も典型的な旅行者下痢症じゃないですか.

そういう態度だといつか痛い目をみるぞ．どんな症例でもしっかり問診・診察をしてからアセスメントすべし！

既往は高血圧症のためにオルメサルタンを内服している．また 20 年前に胆石症のため胆嚢摘出術が行われている．そばで蕁麻疹が出るため日頃から避けている．喫煙はなく，アルコールは機会飲酒である.

マレーシアではペナン島とクアラルンプールを家族で観光した．宿泊は三ツ星～四ツ星ホテルのみであった．食事は火の通っていない肉類は食べていないが，生野菜，カットフルーツは食べたという．水はペットボトルのみであった．虫除けスプレーを現地で購入し6時間毎に使用していた．動物接触歴はない．

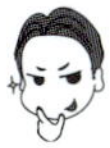
ほら～．やっぱり食事は生野菜とかカットフルーツ食べてるじゃないですか．これはいわゆる旅行者下痢症ですね．ではキノロンを処方します．

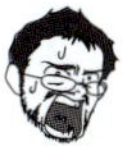
おまえ，まったくアセスメントが変わってないな…….

バイタルサインは意識清明，体温 39.1℃，血圧 96/65 mmHg，脈拍数 125/ 分，SpO_2 98%（室内気），呼吸数 20/ 分であった．

身体所見では腸蠕動が亢進しており，臍周辺を中心に腹部全体に圧痛を認めた．

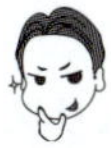
これはいわゆる旅行者下痢症ですね．ではキノロンを処方します．

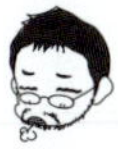
おまえ，自分のセリフをコピペしてるだろ．まずは原因は何にしてもバイタルサインをみるんだ．血圧が低いし脈拍数と呼吸数が早いだろう．

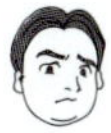
確かに脈拍数と呼吸数は早いですけど，血圧は 90 台ですからそんなに低くないんじゃないですかねぇ．

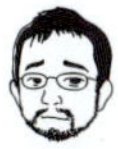
この人は高血圧症で薬を飲んでいるんだろ？　普段の血圧はもっと高いんじゃないのか？　その人が血圧が 90 台というのはショック状態の可能性がある．

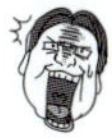
なにィィィィ！　そう言われてみると血圧が脈拍数より低くなっていますしバイタルが逆転していますね……．下痢が激しいことを考えると循環血液量減少性ショックですかね……急いで輸液をしなくては……あわあわ…….

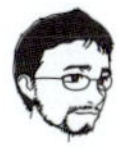
ようやく事の重大性に気づいたか……．下痢症の治療の原則は第一に脱水の補正だからな．じゃあさっそく細胞外液の輸液をしよう．目安の一つとして，普段の体重からどれくらい減っているのか知りたいので，輸液前の体重も測っておこう．

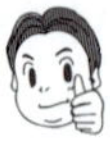
電解質も確認したいので，ライン確保と一緒に採血を行います．

ポイント **下痢症の治療は何よりも脱水の補正を優先すべし！**

普段の体重は 59 kg，収縮期血圧は 140 台であり，本日は血圧が普段より低いので降圧薬は内服しなかったという．輸液前の体重は 56 kg であった．

血液検査：Alb 3.7 g/dL，AST 45 U/L，ALT 38 U/L，LDH 242 U/L，γGTP 121 U/L，BUN 25.0 mg/dL，Cre 0.95 mg/dL，Na 134 mEq/L，K 3.6 mEq/L，Cl 99 mEq/L，CRP 2.82 mg/dL，WBC 8,410/μL，Hb 12.1 g/dL，Plt 16.1×10^4/μL

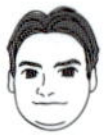
BUN/Cre 比が 25 以上ありますから，やはり血管内脱水がありますね．電解質は思ったよりも狂っていないようです．まずは外来で 1 L の細胞外液の点滴を開始したいと思います．

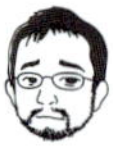
初期蘇生はそれでよいだろう．じゃあここで一息ついてプロブレムリストと鑑別疾患を考えてみよう．

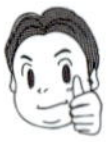
はい．

〈プロブレムリスト〉

#1 マレーシア渡航後の発熱（潜伏期 1～5 日）
#2 発熱
#3 下痢（水様，1 日 10 回以上，血便なし）
　#3-1 循環血液量減少性ショック
#4 腹痛（渋り腹）
#5 肝機能障害
#6 高血圧の既往
#7 胆嚢摘出術の既往（20 年前）

〈鑑別診断〉

• 旅行者下痢症 s/o

- デング熱 r/o
- 薬剤性下痢 r/o

こんな感じでいかがでしょうか？

プロブレムリストはいいね．鑑別診断は旅行者下痢症とデング熱を挙げたわけだな．東南アジアは旅行者下痢症の高リスク地域だからな 図M-1 ．

はい．防蚊対策はしっかりしていたとのことですが，渡航地，潜伏期ともに一応当てはまるかと…….

まあそうだな．で，この患者さんにデング熱の検査はどうする？

白血球減少や血小板減少は今のところなく，発熱して間もないですし，まずは旅行者下痢症としての治療を開始して経過をみたいと思います．

そうだな．じゃあ旅行者下痢症の診断的プラン，治療的プランはどうしようか．

図M-1 地域別にみた旅行者下痢症のリスク

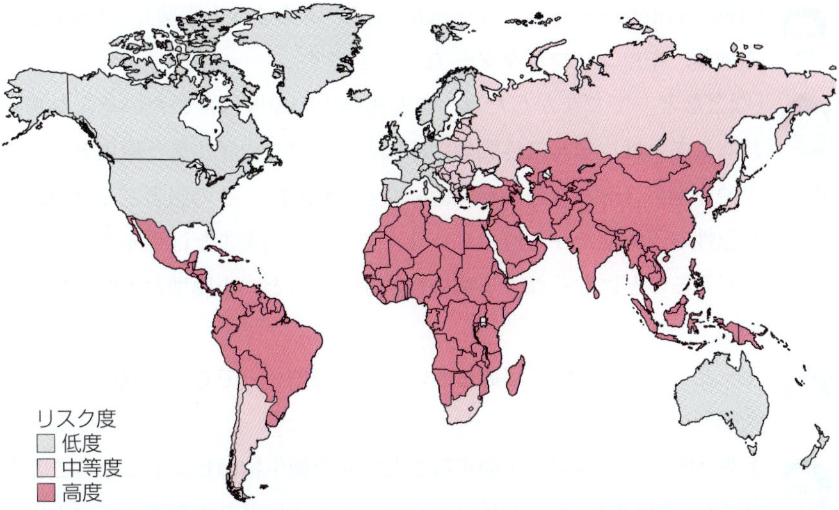
リスク度
低度
中等度
高度

(Jong EC. Traveler's diarrhea: prevention and self-treatment. In: Jong EC. Jong travel and tropical medicine manual. 4th ed. Philadelphia: Saunders; 2008. p.1-17)❶

えーと…….

〈診断的プラン〉
- 便培養検査提出（→旅行者下痢症）

〈治療プラン〉
- 輸液→すでに実施中
- 抗菌薬治療としてレボフロキサシン 500 mg，1 日 1 回 3 日間

これでどうでしょう．

うむ，50 点だな．

なんですとッ!?　旅行者下痢症は培養検査を提出してレボフロキサシンでしょ？　教科書にも書いてありますけど !?

じゃあ上村，旅行者下痢症の病原微生物は何が多いんだ？

ETEC（enterotoxigenic *Escherichia coli*：毒素原性大腸菌），サルモネラ，赤痢菌，キャンピロバクター などなどです．

「などなど」でごまかしたな．まあ細菌性の原因はだいたいそんなもんだな．あとはウイルス性腸炎の原因としてノロウイルス，原虫としてジアルジアや赤痢アメーバなんかが原因になる 表M-1 ．この患者さんは潜伏期も短いし急性の下痢症だから原虫じゃなくて細菌性腸炎またはウイルス性腸炎をまずは考えることになるな．下痢の性状からすると，小腸型と大腸型のどっちの下痢だ？

えーと……水様下痢で回数も多いから小腸型……でも渋り腹があるから大腸型……？

まあ小腸型と大腸型に区別することで病原微生物のヒントになることもあるが 表M-2 ，キャンピロバクターのようにどちらのタイプの下痢症にもなりうる病原微生物もあるし，実際の臨床ではこの患者さんのようにどち

表M-1 旅行者下痢症の病原微生物

原因	同定率（%）
細菌性	50～75
毒素原性大腸菌（ETEC）	5～70
キャンピロバクター（*Campylobacter*）	0～30
サルモネラ（*Salmonella*）	0～15
赤痢菌（シゲラ：*Shigella*）	0～15
アエロモナス（*Aeromonas*）	0～10
プレジオモナス（*Plesiomonas*）	0～5
原虫	0～5
ウイルス	0～20
不明	TD 例の 10～40%

（Jong EC. Traveler's diarrhea: prevention and self-treatment. In: Jong EC. Jong travel and tropical medicine manual. 4th ed. Philadelphia: Saunders; 2008. p.1-17 より）❶

表M-2 小腸型と大腸型の特徴と病原微生物

	小腸型	大腸型
機序	非炎症性	炎症性
部位	上部小腸	大腸
便の性状	多量の水様便	少量の血便，粘液便
便中白血球	なし	多核白血球
随伴症状	嘔気・嘔吐	渋り腹，下腹部痛，発熱
病原微生物	*Vibrio cholerae* 毒素原性大腸菌（ETEC） 腸管凝集性大腸菌（EAEC） キャンピロバクター *Aeromonas hydrophila* *Plesiomonas shigelloides* ロタウイルス ノロウイルス *Giardia lamblia* *Cryptosporidium* spp. *Cyclospora* spp. *Microsporidia*	赤痢菌 サルモネラ キャンピロバクター 腸管出血性大腸菌（EHEC） 腸管侵入性大腸菌（EIEC） エルシニア 腸炎ビブリオ *Clostridium difficile* *Aeromonas hydrophila* *Plesiomonas shigelloides* アメーバ赤痢

らのタイプの下痢かはっきりと区別できないこともあるから，この分類はあくまで参考程度に使用すべきだな．じゃあ，この患者さんでは小腸型か大腸型かはわからないとして，重症度はどうだろう？

はい，この患者さんは39℃以上の発熱があり，下痢が1日10回以上もあることから重症と考えます．

うむ．

ですので，キノロンを処方します．

いや，抗菌薬を投与するのはいいと思うんだけど，ホントにキノロンでいいのか？

えっ，なんでですか？

いつも言っているように，渡航地の疫学を知っておくことが輸入感染症では重要なんだ．それは旅行者下痢症のアプローチにおいても例外ではない！　マレーシアを含む東南アジアの旅行者下痢症で多いのは何だ!?

え，世界中どこでもETECが多いんじゃないんですか？

それは違う！　東南アジアでの旅行者下痢症の病原微生物はキャンピロバクターが一番頻度が高いと言われているんだ！ 表M-3

ふーん．

リアクションが薄いな……これがどういうことだかわからないのか！

つまり……この患者さんもキャンピロバクターに注意すべし！

そういうことだッ！

ポイント **一口に旅行者下痢症といっても地域によって病原微生物の疫学が異なる！**

ではキャンピロバクター腸炎も考慮してキノロンを処方します！

表M-3 旅行者下痢症の病原体別にみた地域ごとの罹患率

	地域				
	サハラ以南アフリカ	南米およびカリブ地域	中東および北アフリカ	東南アジア	合計(99% CI)
病原体の流行(%) / 症例数	n=2	n=7	n=13	n=12	
ETEC	16, 17	29.1	28.3	13.3	22.2 (16.9-27.5)
EAEC	4	6.0	16.8	12.4	13.3 (7.7-18.9)
キャンピロバクター	0, 2	2.6	1.2	23.9	9.9 (5.4-14.5)
ノロウイルス	13	9.0	7.1	9.2	8.4 (4.0-12.8)
赤痢菌	9, 33	6.2	7.1	3.8	6.6 (3.4-9.7)
サルモネラ	1, 9	3.0	1.4	11.1	5.0 (3.1-6.9)
ロタウイルス	1, 36	5.6	1.5	3.4	3.9 (1.6-6.2)
複数の病原体	4, 13	7.0	9.3	15.9	11.2 (7.4-15.1)
病原体検出なし	48, 50	52.9	46.3	40.2	45.6 (38.6-52.5)

(Riddle MS, et al. Am J Trop Med Hyg. 2006; 74: 891-900 より引用)[2]

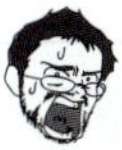
結局キノロンかよ！　そうじゃない！　キャンピロバクターによる旅行者下痢症は最近キノロン耐性が増えてきてるんだよ[3]！　キャンピロバクター腸炎の頻度が高い東南アジアでの旅行者下痢症では安易なキノロン投与は控えるべし！

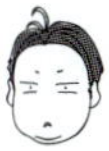
ほ～ん.

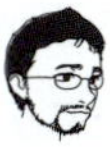
1998～2000 年の間に東南アジアからフィンランドに帰国後分離されたキャンピロバクターの 77%がシプロフロキサシン耐性だったという報告がある[4]. 東南アジアにおけるキャンピロバクターのキノロン耐性は深刻なのだッ！

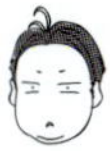
ほ～ん.

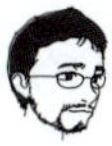
ということで，ここまで力説した内容を踏まえて，この患者さんの診断的プランと治療プランを再考してみよう！

じゃあキノロン耐性のキャンピロバクター腸炎を考慮して，アジスロマイシンを使います！

うーん……もう一声欲しいな.

もう一声？……ああ，わかりました！　忽那先生の大好きな便のグラム染色をやってキャンピロバクターが見えるか確認してから，アジスロマイシンを使用したいと思います.

そうだッ！　キャンピロバクターはカモメのような螺旋状のグラム陰性桿菌であり，キャンピロバクター腸炎は便のグラム染色で診断できる感染症なので，ここは積極的にグラム染色を活用する姿勢をもちたいところだな. キャンピロバクターに対する便のグラム染色は感度は 43.5～94％と報告によって様々であり，カモメが見つけられなくてもキャンピロバクター腸炎を除外することはできないけど，特異度は 99％以上ととても高いから，便グラム染色でカモメを見つけることができればキャンピロバクター腸炎と診断できるからな.

もしカモメが見つからなかったらキノロンでいいのでしょうか？

ここは意見が分かれるところかもしれないが，グラム染色の限界を考えるとキャンピロバクター腸炎は除外できないので，グラム染色でキャンピロバクターが見えなくても私はアジスロマイシンを使うことが多いな.

んな～る.

あと，*Campylobacter jejuni* の検出には選択培地を用いる必要があるから，キャンピロバクター腸炎を疑っているということを細菌検査室に伝えておかないと，便培養に提出してもちゃんと検出されないことがあるということも覚えておこう.

わかりました！　では診断的プランと治療プランを修正します.

ポイント **キャンピロバクターはキノロン耐性が増加しており，東南アジアから帰国後の旅行者下痢症では注意が必要！**

JCOPY 498-02123

〈診断的プラン〉

- 便グラム染色
- 便培養検査提出（キャンピロバクター選択培地を追加依頼）

〈治療プラン〉

- 輸液→すでに実施中
- 抗菌薬治療としてアジスロマイシン 1 g，単回投与

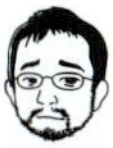

よし，じゃあさっそくグラム染色をしてみよう 図M-2 .

図M-2 本症例の便グラム染色像（×400）

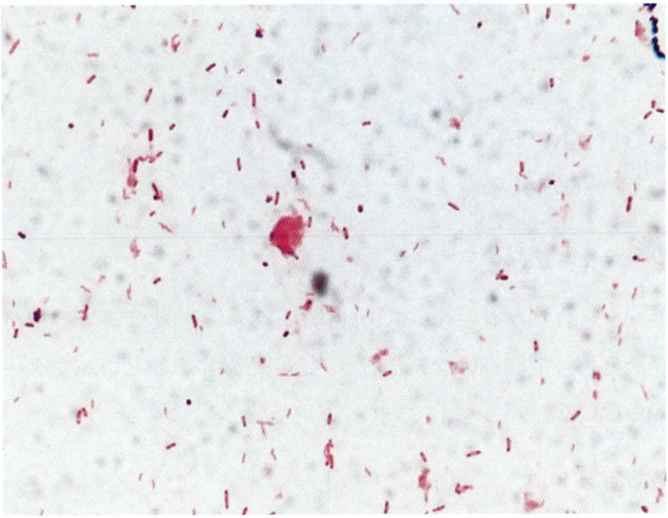

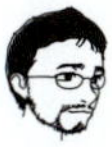

キャンピロバクターは数は多くないからよ～く探すんだ.

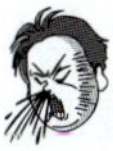

先生，なんか……キモいくらいカモメがたくさんいます！ 図M-3

図M-3 本症例の便グラム染色像（×400）

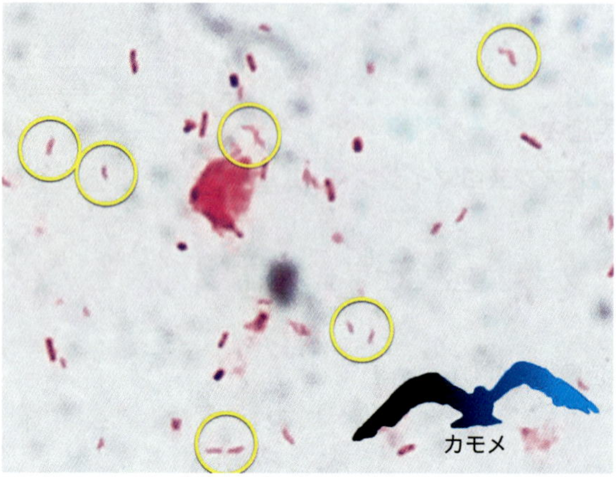
カモメ

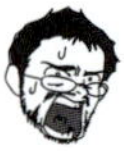
えっ，マジで？　ホントに？
ホントにめちゃめちゃおるな！

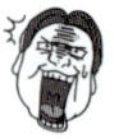
ホントにめちゃめちゃおるっす！

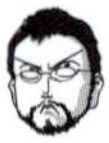
こんだけキャンピロバクターがいるのは珍しいな…….まずキャンピロバクター腸炎と言って間違いないだろう．というかキャンピロバクター腸炎以外の何者でもないな.

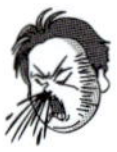
よっしゃあああああ！

患者は脱水が強く入院の上，治療を行うこととした.

入院１日目に３Ｌの細胞外液を輸液し，倦怠感は著明に改善した．また入院後アジスロマイシン１ｇを単回内服し，第２病日より下痢の回数が減少し解熱傾向となった．第４病日に退院となった.

なお，便培養検査では予想通りレボフロキサシン耐性 *Campylobacter jejuni* が検出された.

FINAL 最終診断 DIAGNOSIS　疾患名 旅行者下痢症（キャンピロバクター腸炎）

◆

旅行者下痢症は輸入感染症で最も頻度の高い疾患です．多くは軽症であり自然治癒しますが，なかには本症例のように重症となることもあり，旅行者下痢症だからといって決して油断はできません．

日本人は東南アジアに旅行する方が非常に多いので，キャンピロバクターは常に意識すべき病原微生物です．便グラム染色で診断できる疾患ですので，ぜひ面倒臭がらずグラム染色をしてみましょう．

それでは次の症例をみてみましょう．

CASE 02:

特に基礎疾患のない 20 代男性が 15 日間続く下痢のため NCGM を受診した．

8 月 2～28 日までインドのニューデリー，ジャイプール，バラナシをバックパックで観光していた．8 月 20 日から 1 日数回の泥状便と腹部膨満感が出現した．経過中に発熱や嘔吐・腹痛といった症状はなかったという．8 月 28 日に日本に帰国してからも下痢がよくならないため，9 月 3 日に近医を受診し精査加療目的で当院に紹介となった．

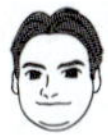

インドにバックパック旅行ですか……僕の予想ですが，この患者さんは「自分探し」に行っていたのではないでしょうか．

え，なんで？

若者がインドにバックパック旅行に行く理由はただ一つ，「自分探し」なのです！

そうなのか……？　それよりもこの現病歴で気づいたことがあるだろう.

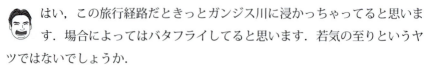

はい，この旅行経路だときっとガンジス川に浸かっちゃってると思います．場合によってはバタフライしてると思います．若気の至りというヤツではないでしょうか.

そういうことじゃねえよ！　ほら，下痢の経過にしては長いだろ？

ほ～ん．そうですかねえ……まあ 2 週間くらい下痢が続くこともあるんじゃないですかねぇ…….

既往歴やアレルギーは特にない．インドでは食事は屋台や道端の店などで購入したものをよく食べていたという．生野菜やカットフルーツも食べていた．水はできるだけペットボトルの飲料水を摂っていたというが，現地の水も何度か飲んだ．防蚊対策は特にしていない．渡航前のワクチン接種もない．現地で出会ったヨーロッパの女性と 1 度コンドームを使用した性交渉があったという.

この患者さん，インドでバックパック旅行というリスクの高い旅行形態の割に，まったくワクチン接種もしていないし，食事や蚊の対策もできてないし，行きずりの性交渉もあるし……めっちゃ危険ですね.

このような無防備な旅行スタイルを神戸周辺の感染症医の間では「ぶらりノーガード」というようだな.

なんなんですか，その豆知識は.

あとこの患者さんは普通の下痢の持続期間よりも長いだろう……輸入感染症診療では 7 日間以上下痢が続いている場合，持続性下痢症としてアプローチする必要があるのだッ！

ポイント **旅行者下痢症では持続時間で分けて考えることで病原微生物を区別しやすい！**

ほんほん．教科書によっては 14 日で区切っているものもあるようなんですが，このへんはどうなんでしょうか．どっちのほうがより実際的なのでしょう？

どっちでもいいんじゃないか？　大事なのは「持続性下痢症ではジアルジア，クリプトスポリジウム，サイクロスポーラ，アメーバ赤痢などの原虫感染症が問題になってくる」ということを知っておくことだからな．持続期間を 7 日で区切ると持続性下痢症の中に細菌性腸炎もある程度入ってくるが，14 日で区切ると細菌性腸炎の比率が下がり原虫感染症の比率が増えるということがわかっていれば，どこで区切ってもいいだろう．

この患者さんは 15 日間続いているので，いずれにしても持続性下痢症ということになりますね．

ポイント **7 日以上続く下痢症では持続性下痢症として原虫感染症を考える！**

バイタルサインは，意識清明，血圧 116/80 mmHg，脈拍数 72/ 分，体温 36.8℃，呼吸数 14/ 分，SpO_2 99%（室内気）．

身体所見では腹部がやや膨満し打診上腹部全体で鼓音を呈すること以外には異常所見はなかった．

ではここまでのところでプロブレムリストと鑑別疾患，診断的プランと治療プランを考えてみよう．

はい．

〈プロブレムリスト〉

#1 インド渡航後の 15 日間持続する下痢（潜伏期 0～18 日）

#1-1 腹部膨満感

#1-2 鼓腸

〈鑑別疾患〉

- 細菌性腸炎（サルモネラ，キャンピロバクター，赤痢菌，ETEC など）
- 原虫感染症（ジアルジア，クリプトスポリジウム，サイクロスポーラ，アメーバ赤痢）

〈診断的プラン〉

- 便培養検査（→サルモネラ，キャンピロバクター，赤痢菌，ETEC など）
- 便原虫検査・虫卵検査（→ジアルジア，クリプトスポリジウム，サイクロスポーラ，アメーバ赤痢など）

〈治療プラン〉

- 便検査の結果に従い治療開始

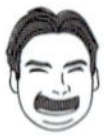
このような感じで考えました！

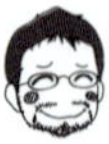
そうだな，この長い経過からは典型的な細菌性腸炎とは言いがたいが，無治療の場合はときに遷延してこれくらい続くことがなくはない……便培養検査はしておいてもいいだろう．そして，やはり原虫感染症が疑わしいと思うな．

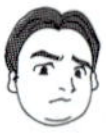
赤痢アメーバ症も一応鑑別に挙げたんですが，粘血便ではないので典型的ではないのでしょうか？

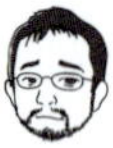
血便のない赤痢アメーバ症もあり得るし，一応鑑別には残しておいてもいいじゃないか．この原虫感染症の中では疫学的にはジアルジア症や赤痢アメーバ症が一番頻度が高いから，まずは通常の原虫検査を行うってことでいいと思うが，繰り返し便検査を行ってもこの 2 つの感染症が否定的であれば，クリプトスポリジウム，サイクロスポーラを疑ってショ糖遠心沈澱浮遊法というより感度の優れる検査法を依頼すべし！

なるほど，ショ糖遠心……墾田永年私財法ですね．完璧に覚えました！

ポイント **持続性下痢症を呈する原虫感染症にはジアルジア症，クリプトスポリジウム症，サイクロスポーラ症，赤痢アメーバ症などがある！**

あと鑑別疾患を挙げるとすれば，post-infectious IBS（感染後過敏性腸症候群）という病態があるんだけど知ってる？　これは感染性腸炎に罹った後に過敏性腸症候群のように慢性的な腹痛，腹部不快感，下痢などが続くようになる病態で，報告では感染性腸炎の4〜32％に起こると言われているのだッ[6]！　長い経過を観察する中でどうしても病原微生物が特定できない場合には，このpost-infectious IBSも鑑別疾患に入ってくるな．

ほ〜ん．そんな病態があるんですね．

便の原虫検査を行ったところ，ジアルジア（ランブル鞭毛虫）の栄養体を認めた．また便中抗原検査（保険未収載）でもジアルジア陽性となった 図M-4．

また便グラム染色でもジアルジア原虫の栄養体を認めた 図M-5．

先生……なんかカワイイのがいますッ！　ギザカワユスッ！（白目）

おまえの美的センスはよくわからんが，ジアルジアがいるのは間違いなさそうだな．

ジアルジア症と診断しましたので，治療はメトロニダゾール500 mgを1日2回，5〜7日間ですね．

そうだな．1週間後に症状が改善したかフォローアップしよう．

メトロニダゾール500 mg，1日2回，7日分を処方し，1週間後にフォローアップとしたが患者は受診しなかった．電話で確認したところ症状は消失したということでフォローアップ終了とした．

図M-4 本症例の便中抗原検査．ジアルジア陽性のラインが出現している

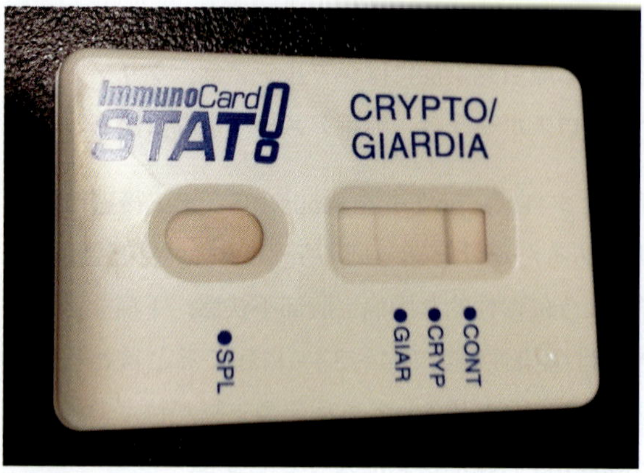
ImmunoCard
STAT!
CRYPTO/
GIARDIA
●SPL
●GIAR
●CRYP
●CONT

図M-5 本症例の便グラム染色．ジアルジアの栄養体を認める

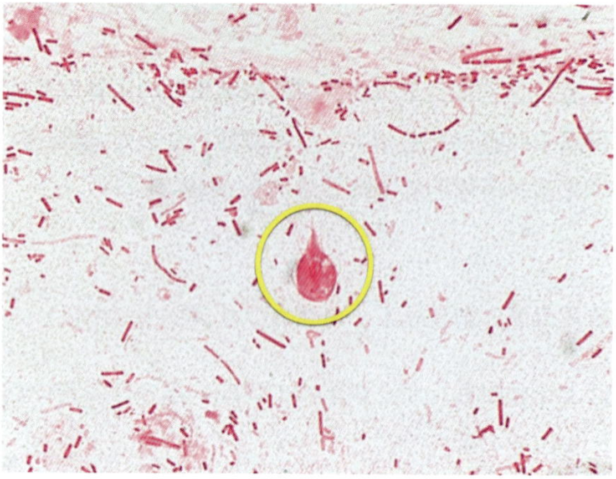

FINAL 最終診断 DIAGNOSIS

疾患名 ジアルジア症

◆

旅行者下痢症は最も頻度の高い輸入感染症ですが，その中でときに本症例のように長期間続く下痢を主訴に受診される方がいらっしゃいます．そのような

表M-4 持続性下痢の原因となりうる疾患

下痢の種類	原因となりうる疾患
体重減少を伴う下痢	ジアルジア症 クリプトスポリジウム症 サイクロスポーラ症 鉤虫症 鞭虫症 糞線虫症 セリアック病 HIV / AIDS 熱帯スプルー IBS 結腸癌 膵疾患 解剖学的な原因（憩室，狭窄，盲管）
体重減少を伴わない下痢	感染後過敏性腸症候群 食物不耐性
粘血便を伴う下痢	赤痢アメーバ症 細菌性腸炎（赤痢菌，キャンピロバクターなど） *Clostridium difficile* 感染症 EHEC 住血吸虫症 炎症性腸疾患 大腸癌 大腸ポリープ 憩室炎 虚血性腸炎

（Wright SG. Persistent diarrhea in the returned traveler. In: Magill AJ, et al. Hunter's tropical medicine and emerging infectious diseases. 9th ed. Philadelphia: Saunders Elsevier; 2012. p.1041–3 より）[7]

場合，細菌性腸炎以外にも原虫感染症や post-infectious IBS を考慮する必要があります．原虫症は検査感度が低いため，便培養検査や便原虫検査・虫卵検査を繰り返し行っても診断がつかない場合には，ジアルジア症の経験的治療を行うこともあります．ジアルジア症の経験的治療後も症状の改善がない場合には，持続性下痢を呈するその他の疾患 表M-4 について精査を行っていくことになります． たかが下痢，されど下痢……下痢は奥が深いですね…….

CASE 03:

30 代の男性が発熱と下痢を主訴に NCGM を受診した．患者は JICA の農業支援プロジェクトのためウガンダのマサカに２年間赴任していた．８月 11 日に日本に帰国し特に問題なく過ごしていたが，８月 19 日より 39℃台の発熱と下痢が出現したため近医を受診し抗菌薬（レボフロキサシン）と整腸剤を処方された．その後も改善がないため８月 20 日に NCGM に紹介となった．

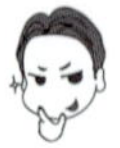
途上国から帰国後の発熱と下痢……これすなわち旅行者下痢症ッ！

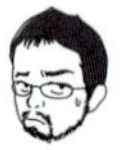
うーん……旅行者下痢症にしてはいくつか合わないところがあるような……．

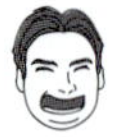
先生ッ！　旅行者下痢症にしてはレボフロキサシン内服後も改善がないのがおかしいってことでしょ？　まだ昨日飲み始めたばっかりですから，これから効いてくるんじゃないですか？

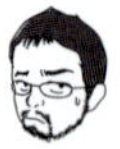
あと潜伏期も旅行者下痢症にしては長いよな……帰国して１週間以上経ってから発症してるぞ？

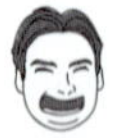
先生はそんな小さいことを気にするから大成しないんですよ！

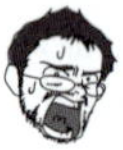
おまえはホントに余計な一言が多いな！

既往は特にない．エビを食べるとノドが痒くなるという．妻との２人暮らしで，性交渉のパートナーは妻のみである．職業は農業専門家でウガンダのマサカでは現地住民に農業指導をしていた．ウガンダでの住居はホテルであり，食事も基本的にはホテルのものを食べていたが，時折現地住民の家で食事をしていたという．サラダやカットフルーツもときどき食べていた．水はペットボトルに入ったものだけを摂っていた．現地に赴任した当初はメフロキンによるマラリア予防内服をしていたが，途中から不定期になり半年くらいで止めてしまったという．防蚊対策はディート含有の虫除けを適宜使用していた．

現地住民の家での食事……これはリスクが高いですね！

まあそうだな…….

先生，ノリが悪いですね．大事なのはノリとフィーリングですよ！

食事のリスクもそうだけど，マラリアの予防内服をしてないっていうのが気になるよな．ウガンダはマラリアの流行地域だし．

プス……先生，なんでもかんでもマラリアって……先生ってホントにマラリアが好きですよねえ……プスス～．

バイタルサインは意識清明，血圧 102/76 mmHg，脈拍数 116/ 分，体温 40.1℃，呼吸数 20/ 分，SpO_2 97%（室内気）

身体所見では腹部全体にごく軽度の圧痛を認める以外には異常所見を認めなかった．

じゃあここまでのところでプロブレムリストと鑑別疾患を挙げて，診断的プランと治療プランを考えてみよう．

はい，今回はサクッと決めたいと思います！

〈プロブレムリスト〉

#1 ウガンダ帰国後の発熱（潜伏期 8 日～2 年）

#2 下痢

#2-1 腹部全体の軽度の圧痛

#2-2 現地での食事曝露歴

〈鑑別疾患〉

- 旅行者下痢症（原虫も含めて）

〈診断的プラン〉

- 便培養（→旅行者下痢症）

〈治療的プラン〉

- レボフロキサシンを継続し経過観察

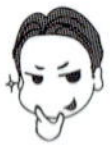
これでいかがでしょうか？　旅行者下痢症なのでこのまま経過観察したいと思います．

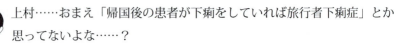

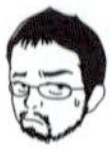
上村……おまえ「帰国後の患者が下痢をしていれば旅行者下痢症」とか思ってないよな……？

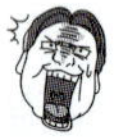
え？　違うんですか？

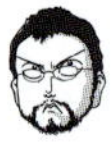
これは帰国後に限ったことではないんだが，下痢症のアプローチはまずは非感染症，腸管外感染症，腸管感染症の３つに分けて考えるのが基本中の基本だッ！

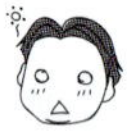
ほ〜ん．

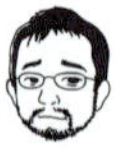
非感染症には，例えば薬剤性や内分泌系（副腎不全，甲状腺機能亢進症）などが含まれる．腸管感染症というとサルモネラとかノロウイルスとかいわゆる感染性腸炎を起こす病原微生物が原因の感染症だな．じゃあ腸管外感染症で下痢をする疾患には何か知ってるか？

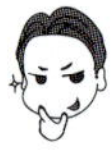
腸管外感染症で下痢……？　レジオネラですか！

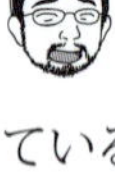
お，やるな．レジオネラ症，毒素性ショック症候群，急性 HIV 感染症などは腸管外感染症で下痢を起こすことがあるな．あとは腸管に近接している臓器の感染症でも下痢をすることがある．例えば腎盂腎炎や虫垂炎，骨盤内炎症性疾患なんかが隣接臓器の感染症にあたる 表M-5 ．

ポイント **下痢を見たら，非感染症と腸管外感染症を常に鑑別疾患として考慮すべし！**

表M-5 下痢を起こす非感染症と腸管外感染症

- **非感染症**
  - 薬剤性：抗菌薬，制酸薬，造影剤，ラクトースやソルビトール含有製剤，NSAIDs，抗不整脈薬，コリン作動薬など
  - 内分泌疾患：副腎不全，甲状腺機能亢進症
  - 炎症性腸疾患
- **感染症**
  - 近接臓器：腎盂腎炎，骨盤内炎症性疾患，胆道系感染症，急性虫垂炎，腹腔内膿瘍
  - 全身感染症の部分症状：毒素性ショック症候群，レジオネラ症，急性 HIV 感染症，輸入感染症など

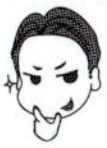
んな〜る．

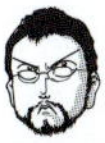
そして！　超重要なことだが，輸入感染症の中にも腸管外感染症なのに下痢を起こす感染症があるのだッ！

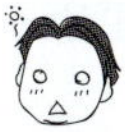
えっ，輸入感染症で下痢ですか？

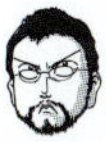
マラリア，デング熱，レプトスピラ症，リケッチア症といった輸入感染症としてメジャーな疾患は全て下痢を起こすことがあるのだッ！

表M-6

ポイント　**輸入感染症の多くは腸管外感染症だが下痢を呈する！**

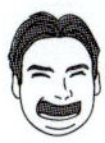
へ〜．勉強になりました．本日はどうもありがとうございました！　お先に失礼します．

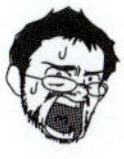
無理やり話を終わらせるんじゃねえッ！

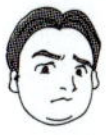
え〜．だって今日は後輩と探偵ナイトスクープのスタジオ観覧に行く約束が……．

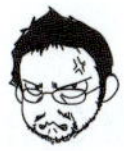
それは診断と治療が終わってからだ！　この患者は潜伏期が典型的な旅行者下痢症ではないこと，マラリア流行地域からの帰国後であることから，やはりマラリアの除外が必須だろう．もちろんマラリアが除外されればその他の腸管外感染症まで考慮すべきだ！

表M-6 輸入感染症のうち下痢を呈することのある腸管外感染症

	頻度（%）
熱帯熱マラリア	5〜38
デング熱	37
レプトスピラ症	58
リケッチア症	19〜45
重症急性呼吸器症候群（SARS）	38〜74
エボラ出血熱	86〜96

（Reisinger EC, et al. Nat Clin Pract Gastroenterol Hepatol. 2005; 2: 216-22 より作成）[8]

ポイント **マラリア流行地域からの帰国後の発熱は，とにかくマラリアを除外すべし！**

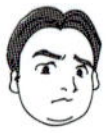
え〜．下痢でマラリアですか？　ホントかな〜？

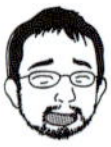
まあまあ，ギムザ染色くらい大した手間じゃないだろう．とりあえずやってみよう．

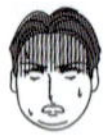
ば，バカな……赤血球の中になんかキモいのがいる…… 図M-6 ．

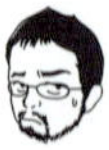
マラリア原虫な．おまえ何回も診たことあるだろ．原虫種は何だと思う？

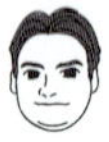
えーと……全部環状体だし，一つの赤血球に 2 つ入っているのもいるし，熱帯熱マラリアですね．原虫寄生率は 0.5％といったところです．

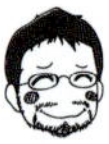
うむ．

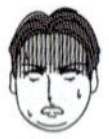
しかし……まさかマラリアだとは……忽那先生の妄想だと思ってたのに……．

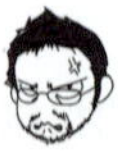
おまえホントに失礼なヤツだな．

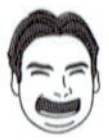
そんな些細なことを気にしている場合じゃありません！　早く治療を始めましょう！

図M-6 本症例の末梢血ギムザ染色像（×400）

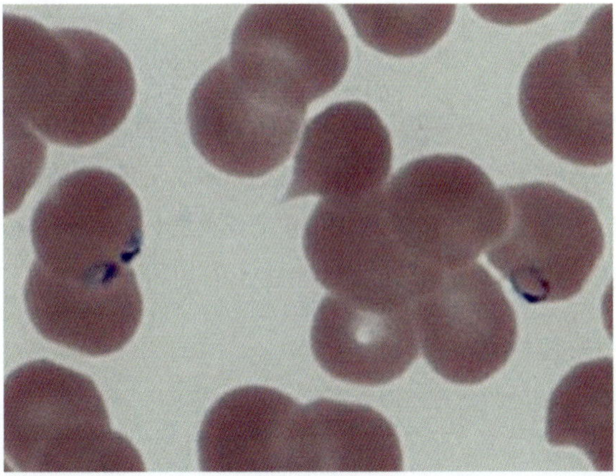

お，おう……．熱帯熱マラリアと診断したら，次は重症度の評価だな．

こういうこともあろうかとさっきギムザ染色したときに余分に採血をしておきました．これで腎機能や血糖，ビリルビンの評価などを行いましょう！

血液検査：WBC 6,430/μL，RBC 463×10^4/μL，Hb 13.9 g/dL，Hct 40.9%，Plt 5.1×10^4/μL，CRP 14.6 mg/dL，AST 42 IU/L，ALT 39 IU/L，LDH 352 IU/L，BS 104 mg/dL，BUN 11.4 mg/dL，Cre 0.62 mg/dL，Na 135 mEq/L，K 3.4 mEq/L，Cl 109 mEq/L，T-bil 0.9 mg/dL．

では重症度の評価をします！　重症マラリアの徴候として当てはまるものはありません！　したがって，マラリア診断・治療アルゴリズムに沿って非重症の熱帯熱マラリアとしてアーテメター / ルメファントリン（リアメット）で治療したいと思いますッ！

だな．アーテメター / ルメファントリン，メフロキン，アトバコン / プログアニルのうちどれでも治療可能だと思うけど，ACT が第一選択薬と考えるとアーテメター / ルメファントリンがいいだろう．

はい，では今日からアーテメター / ルメファントリンを 1 日 2 回，1 回 4 錠を 3 日間内服してもらいます.

非重症の熱帯熱マラリアと診断し，入院の上マラロンによる治療を開始した．第 2 病日には寄生率は 0.35%に減少し，第 3 病日には 0.04%，第 4 病日にはマラリア原虫の消失を確認した．発熱は第 3 病日まで認められたが第 4 病日には解熱し全身状態も良好となり第 5 病日に退院となった.

FINAL 最終診断 DIAGNOSIS　疾患名　熱帯熱マラリア

上村，こないだの熱帯熱マラリアの患者さん，その後はどうだ？

ああ，あの患者さんですね．すっかり良くなって退院したんでフォローしてないですよ.

上村……確かに血小板も回復してて，肝機能とかも問題なければ退院後のフォローをしなくてもいいかもしれんが，再燃のことは言ってあるんだろうな？

再燃……？　だって三日熱マラリアや卵形マラリアじゃないから，もう再燃することはないでしょ？　何言ってるんですか，忽那先生.

三日熱マラリアや卵形マラリアの休眠体から発症するのは再発 relapse だ！　オレが言ってるのは再燃 recrudescence だッ！！

……は？　どう違うんですか？

再燃 recrudescence はつまり治療失敗だ．治療の際に原虫を完全に駆除できなかったことによって再びマラリア原虫が体内で増えてくることを指す.

そんなことって起こりうるんですか？

JCOPY 498-02123

うむ．今ちょうど前回の治療から３週間くらいだろう？　ちょっと患者さんの様子を確認するために電話をしてみよう．

心配性だな〜…….

患者さんに電話をしてみると，前日の夜から発熱と下痢が出現していることがわかった．発熱は38℃台で，下痢は１日３〜4回程度だという．それ以外に特に症状はない．

先生，また下痢をしているそうです．何か食べ物に当たったんですね．様子を見てもらいましょう．

そうじゃねえッ！　早くNCGMに来てもらえッ！　今すぐだッ！

えっ……ホントにマラリアの再燃ですか……？

再度，救急外来を受診してもらい採血を行いギムザ染色を行ったところ，熱帯熱マラリア原虫が観察された（寄生率0.0023%）．入院の上，再びアーテメター／ルメファントリンによる３日間の治療を開始した．寄生率は翌日には0%となり，第４病日には退院となった．

いやー，ビックリしました……マラリアって再燃することがあるんですね．

うむ．それも決して稀ではない頻度で再燃する．我々の報告ではアーテメター／ルメファントリンで治療を行った19例中３例が再燃している[2]．

めちゃ高いですね．

その後，スウェーデンからも同様の報告が出ているし[3]，最近日本の熱帯病治療薬研究班の症例をまとめた報告も出たが，やはりいわゆる

non-immune ではアーテメター / ルメファントリン使用例での再燃が多いようだ.

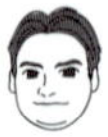
だったら第一選択薬にしないほうがいいんじゃないですか？

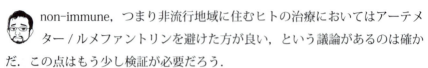

non-immune，つまり非流行地域に住むヒトの治療においてはアーテメター / ルメファントリンを避けた方が良い，という議論があるのは確かだ．この点はもう少し検証が必要だろう.

本症例は発熱と下痢というありふれた主訴で受診したケースでした．ここで「B：海外渡航歴を取ろう！」を思い出していただきたいのですが，発熱も下痢も海外帰国後に病院を受診する患者の主訴として頻度が高いトップ２です．こういった主訴の患者では積極的に海外渡航歴を聴取するようにしたいですね.

輸入感染症として最も頻度が高いのは旅行者下痢症です．頻度が高いゆえに「熱帯・亜熱帯から帰国後の発熱と下痢」というと短絡的に旅行者下痢症と診断してしまいそうになりますが，マラリア，デング熱，レプトスピラ症，リケッチア症といった代表的な輸入感染症も下痢を呈することがある点には注意が必要です．また腸チフスも約半分の症例で下痢がみられます．下痢があるからといって旅行者下痢症とは限らないのです．一般感染症の世界には「感染性腸炎はゴミ箱診断」という言葉がありますが，輸入感染症の世界にも「旅行者下痢症はゴミ箱診断」という言葉があります．正確に言うと，今作りました．ぜひ輸入感染症診療のパールの一つとして覚えておいていただけましたら幸いです.

マラリアの再燃については，決して稀ではなくときどきあります．特にアーテメター / ルメファントリンで治療をした場合には患者さんにも「再燃することがあるから，また熱が出たらすぐに病院に来てください」など伝えておくことが重要です.

参考文献

❶ Jong EC. Traveler's diarrhea: prevention and self-treatment. In: Jong EC. Jong travel and tropical medicine manual. 4th ed. Philadelphia: Saunders; 2008. p.1-17.

❷ Riddle MS, Sanders JW, Putnam SD, et al. Incidence, etiology and impact of diarrhea among long-term travelers (US military and similar populations): a systematic review. Am J Trop Med Hyg. 2006; 74: 891-900.

❸ Ruiz J, Marco F, Oliveira I, et al. Trends in antimicrobial resistance in Campylobacter spp. causing traveler's diarrhea. APMIS. 2007; 115: 218-24.

❹ Hakanen A, Jousimies-Somer H, Siitonen A, et al. Fluoroquinolone resistance in Campylobacter jejuni isolates in travelers returning to Finland: association of ciprofloxacin resistance to travel destination. Emerg Infect Dis. 2003; 9: 267-70.

❺ 成田　雅．便グラム染色．感度と特異度からひもとく感染症診療の Decision Making. 東京：文光堂；2012. p.81-4.

❻ DuPont AW. Postinfectious irritable bowel syndrome. Clin Infect Dis. 2008; 46: 594-9.

❼ Wright SG. Persistent diarrhea in the returned traveler. In: Magill AJ, Ryan ET, Hill D, eds. Hunter's tropical medicine and emerging infectious diseases. 9th ed. Philadelphia: Saunders Elsevier; 2012. p.1041-3.

❽ Reisinger EC, Fritzsche C, Krause R, et al. Diarrhea caused by primarily non-gastrointestinal. Nat Clin Pract Gastroenterol Hepatol. 2005; 2: 216-22.

❾ 忽那賢志，他．アーテメター・ルメファントリン合剤の日本人における使用経験. 感染症学雑誌． 2014; 88: 833-9.

❿ Sondén, K, Wyss K, Jovel I, et al. High rate of treatment failures in nonimmune travelers treated with artemether-lumefantrine for uncomplicated Plasmodium falciparum malaria in Sweden: retrospective comparative analysis of effectiveness and case series. Clin Infect Dis. 2016; 64: 199-206.

⓫ Nakamura-Uchiyama F, Katanami Y, Kikuchi T, et al. Retrospective observational study of the use of artemether-lumefantrine in the treatment of malaria in Japan. Travel Med Infect Dis. 2018; 22: 40-5.

COLUMN * コラム

キャンピロバクター腸炎は辛い！

実はこのチャプターを書いていたのはちょうど私が2014年末にキャンピロバクター腸炎に罹患していたときでした．自分で罹るとわかりますが，ホントにキャンピロバクター腸炎って辛いですね．

12月24日に上村を含め5人で早稲田の焼き鳥屋に行きました．この日は国立国際医療研究センター エイズ治療開発センターのT屋先生のお話を拝聴するための「聖なる夜に漢が集まりT屋先生を囲む会」が厳かに開かれました．この店を決めたのも上村なんですけどね．さて，このお店で出た鳥刺しを食べようかどうか迷った私でしたが「まあ年末だし発症したとしても業務は終わっているからいいか……」ということで食べてしまいました……（感染症医としてそれでいいのかと後からいろんな人に散々言われました）．

12月27日の朝，私は奈良から東京に移動していました．なんか頭が痛いのと顔が火照っているのを自覚していました．あと階段を昇り降りするときに膝が痛いなあと思っていましたが，まあ太っているし中年なので「やべえ膝に水がたまってきたかな」くらいに思っておりました．しかし，体温計もありませんし，特に倦怠感もなかったので，そのままJCHO東京山手メディカルセンターで開催されるカンファレンスに参加しました．頭痛と熱感は時間とともに増悪し，27日の夜から下痢が始まりました．そして28日の早朝から強烈な腹痛と渋り腹が出現したのです．カンファレンスは夜通し行われる予定でしたが，さすがにこれは無理だと思い帰宅しました．正確には，帰宅せずに自分の勤務先である国立国際医療研究センターを受診しました．受診時の体温は38.7℃．朦朧とした意識の中，自分の便のグラム染色を行いました．そこにはやはりカモメがいました．潜伏期，曝露歴からしてもキャンピロバクター腸炎に間違いありません．私はクラリスロマイシンを内服し2日ほどで回復しました……．

教科書的な記載として「キャンピロバクター腸炎は下痢や腹痛の前に発熱，頭痛，関節痛などが12〜24時間先行する」と書かれています[1]．実際私も，発熱と頭痛で受診した若い女性に腰椎穿刺まで行っても異常がなく，経過観察のため入院としたら，入院後に激しい下痢が始まったというキャンピロバクター腸炎の症例を診療したことがあります．そして自分がキャンピロバクター腸炎になってみると，まさにこのとおりの臨床経過であり，腹痛に悶え苦しみつつも感動しました．

市中に出回っている鶏肉の汚染具合を調べた研究があり，これによるとキャンピロバクターは国産鶏肉の 61.0 %（94/154 検体），輸入鶏肉の 28.1 %（27/96 検体）から分離されたとあります[2]．キャンピロバクターは摂取量が 800 個程度で発症する[3]ことを考慮すれば，加熱しない鳥刺しを食べるということは大変リスクのある行為ということになります．皆さん，鳥刺しは要注意です！（まあ私が言えることではありませんが……）

参考文献

1. Blaser MJ, Berkowitz ID, LaForce FM, et al. Campylobacter enteritis: clinical and epidemiologic features. Ann Intern Med. 1979; 91: 179.
2. 小野一晃．市販鶏肉のカンピロバクター及びサルモネラ汚染状況と分離株の薬剤感受性．日獣医師会誌．2014; 67: 442-8.
3. Black RE, Levine MM, Clements ML, et al. Experimental Campylobacter jejuni infection in humans. J Infect Dis. 1988; 157: 472-9.

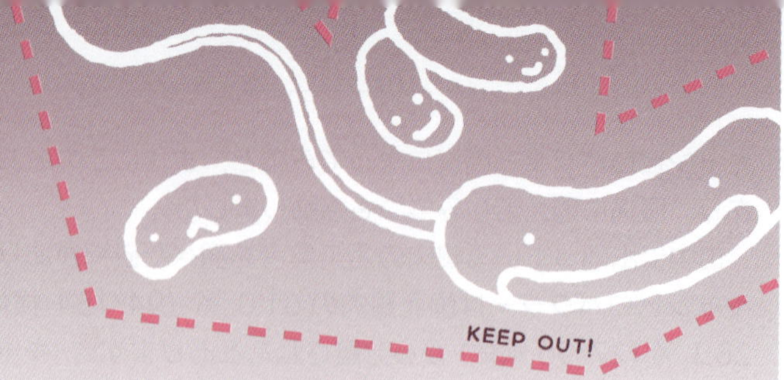
KEEP OUT!

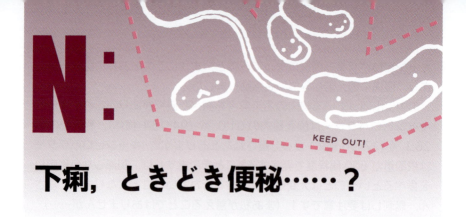

N: 下痢，ときどき便秘……？

CASE

気管支喘息を基礎疾患にもつ 20 代の男性が発熱，頭痛，関節痛を主訴に NCGM を受診した．

発熱は 7 日前からあり，当初は 1 日 10 回程度の下痢を伴っていた．下痢は水様便であり血性ではなかった．下痢は 1 日で治まり，その後は便秘が続いているという．3 日前に近医を受診し，感冒という診断のもと感冒薬を処方され経過観察となっていた．その後も発熱，頭痛，関節痛が続くため近医を再診し，輸入感染症の疑いで NCGM に紹介となった．

下痢のあとに便秘をしている…….

おっ，上村，この病歴でピンと来るものがあったのか？

いえ，感染性腸炎かな～って思ったんですが，下痢が治まった後も熱が続いているのはおかしいなあと思っただけです．

鋭いな……確かにただの感染性腸炎ではなさそうだな．

既往歴に気管支喘息があるが，最後の発作は 10 年以上前で現在は無加療である．風邪をひくとゼーゼーすることがあるという．アレルギーはない．現在大学生であり，性交渉は特定の女性パートナーのみである．夏休みにバックパックでインドへ旅行に行った．発熱が出現する 10～20 日前にインドのニューデリー，ジャイプール，アーグラ，バラナシを回ったという．食事はレストランや屋台で摂っており，生野菜やカットフルーツも何度か食べた．水はペットボトルに入ったものを飲んでいた．防蚊対策は特にしておらず，何度も蚊に刺されている．トラベラーズワクチンは摂取していない．

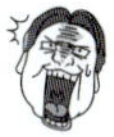
なかなかに無防備な旅行ですね．食事の曝露も蚊の曝露もありそうです．

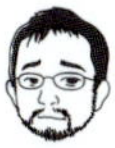
インドはマラリア，デング熱，腸チフス・パラチフス，A 型肝炎，狂犬病など感染症がとても多い国だからな．

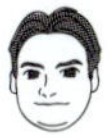
潜伏期が 10～20 日ですから，デング熱やチクングニア熱の可能性は下がりますかね．急性 A 型肝炎としてもやや潜伏期が短いように思います．

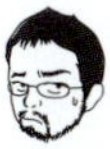
むむっ！　その的確なアセスメント……なんということだ……今日は空からカエルが降ってくるかもしれない[1]…….

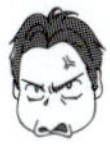
失敬な．もはや数々の輸入感染症を診てきたワタクシですから，これくらいのアセスメントはチョチョイのチョイです．

バイタルサインは意識清明，血圧 120/70 mmHg，脈拍数 98 / 分，体温 40.8℃，呼吸数 16/ 分，SpO_2 98%（室内気）．

身体所見では，項部硬直はなく，腹部は平坦，軟で圧痛を認めなかった．四肢・体幹に皮疹や痂皮もない．

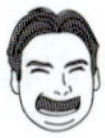
身体所見は特に異常ありません！

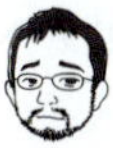
いや，ちょっとおかしいところはないか？　このバイタルサインをみて気づくことがあるだろ．

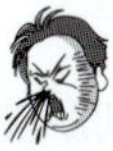
ぬなッ!?　そういえば……熱が 40℃もあるのに脈拍数がそんなに速くない！

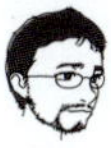
そう，比較的徐脈があるな．普通体温が 1°F（0.55℃）上昇すると心拍数は 10/ 分程度増加すると言われている．かの有名な Cunha 先生は，

表N-1 比較的徐脈の体温と脈拍数の関係

・38.3℃（101F°）	110以下
・38.9℃（102F°）	120以下
・39.4℃（103F°）	120以下
・40.1℃（104F°）	130以下
・40.7℃（105F°）	140以下
・41.1℃（106F°）	150以下

（Cunha BA. Clin Microbiol Infect. 2000; 6: 633-4より）❷

表N-2 比較的徐脈を起こす疾患

・感染症	・非感染症
レジオネラ症	βブロッカーの使用
オウム病	中枢病変
Q熱	リンパ腫
腸チフス・パラチフス	詐熱
発疹チフス	薬剤熱
バベシア症	
マラリア	
レプトスピラ症	
黄熱	
デング熱	
ウイルス性出血熱	
ロッキー山紅斑熱	

（Cunha BA. Clin Microbiol Infect. 2000; 6: 633-4より）❷

38.9℃以上の発熱のある13歳以上の患者で脈拍と体温上昇時に同時に測定されている患者のうち，各体温に対応する脈拍が 表N-1 より低い場合を比較的徐脈と定義している❷.

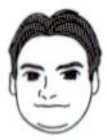
この患者さんは40.8℃で脈拍数98ですからメチャクチャ満たしますね.

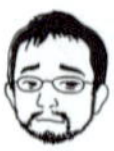
で，この比較的徐脈を呈する患者では 表N-2 のような疾患を想起すべきとされている.

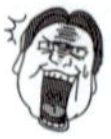
ほほう……どれどれ……マラリア，デング熱，腸チフス・パラチフス，レプトスピラ症……比較的徐脈があるからといって，あんまり鑑別が絞れないっす！

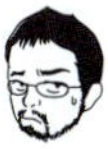

ま，まあそうだな……じゃあここまでのプロブレムリストと鑑別疾患を挙げて，診断プラン，治療プランを考えてみよう．

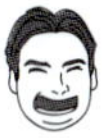

ラジャー！

〈プロブレムリスト〉

#1 インド渡航後の発熱・頭痛・関節痛（潜伏期 10〜20 日）

#1-1 蚊の曝露

#1-2 食事の曝露

#2 便秘

#3 気管支喘息の既往

#4 比較的徐脈

〈鑑別疾患〉

- マラリア
- 腸チフス・パラチフス
- デング熱

〈診断プラン〉

- 末梢血ギムザ染色（→マラリア）
- 血液培養 2 セット採取（→腸チフス・パラチフス）
- 血液検査（末梢血で血小板低下の有無などの所見を確認）

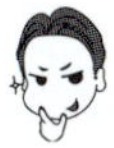

デング熱 については潜伏期が典型的ではないので，血液検査で白血球減少，血小板低下などの疑わしい所見があれば迅速検査を検討したいと思います．

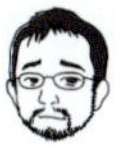

そうだな．デング熱は最大 14 日の潜伏期まであり得るとされているけど，典型的には 4〜7 日だからね．全身状態もよいことだし，血液検査をみてからにしようか．

血液検査：WBC 7,300/μL，RBC 473×10^4/μL，Hb 14.6 g/dL，Hct

42.5%，Plt $26.8 \times 10^4/\mu$L，CRP 5.4 mg/dL，TP 7.6 g/dL，Alb 4.2 g/dL，AST 75 IU/L，ALT 44 IU/L，LDH 582 IU/L，CK 257 IU/L，ALP 173 IU/L，γGTP 27 IU/L，BS 97 mg/dL，BUN 8 mg/dL，Cre 1.10 mg/dL，Na 131 mEq/L，K 3.9 mEq/L，Cl 92 mEq/L，T-bil 0.7 mg/dL

末梢血ギムザ染色：マラリア原虫を認めない.

血液培養：pending

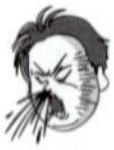
白血球・血小板は下がっていません！　デング熱っぽくないです.

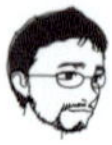
そうだな……ところで上村くん．血液検査の結果もそろったわけだし，そろそろアレを使ってみないかね？

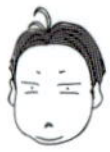
アレ……と言いますと？

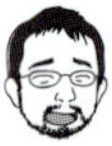
アレだよアレ……「輸入感染症スーパーフローチャート」だよ

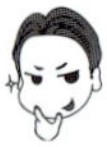
ああ……（プスー）あのフローチャートですか…….

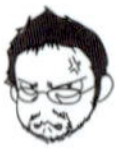
おい！　なんだその嘲笑は!?　すごいんだぞ，あのフローチャートは！

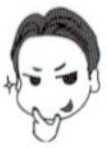
はいはい，わかりましたよ……（プスススー）ちょうど今年の正月はスゴロクをやらなかったんで，そろそろやりたいと思ってたんですよ.

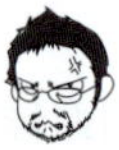
スゴロクじゃない！「輸入感染症スーパーフローチャート」だッ！

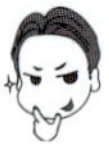
はいはい……じゃあやってみます 図N-1 .

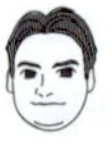
「腸チフスに対し感度が高い」というところを通り，「腸チフスに対し特異度が高い」というところにたどり着きました.

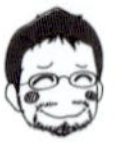
やはりな……この患者さんは南アジアからの帰国後ということもあり，腸チフス・パラチフスの可能性が高い！

図N-1 本症例の輸入感染症フローチャート

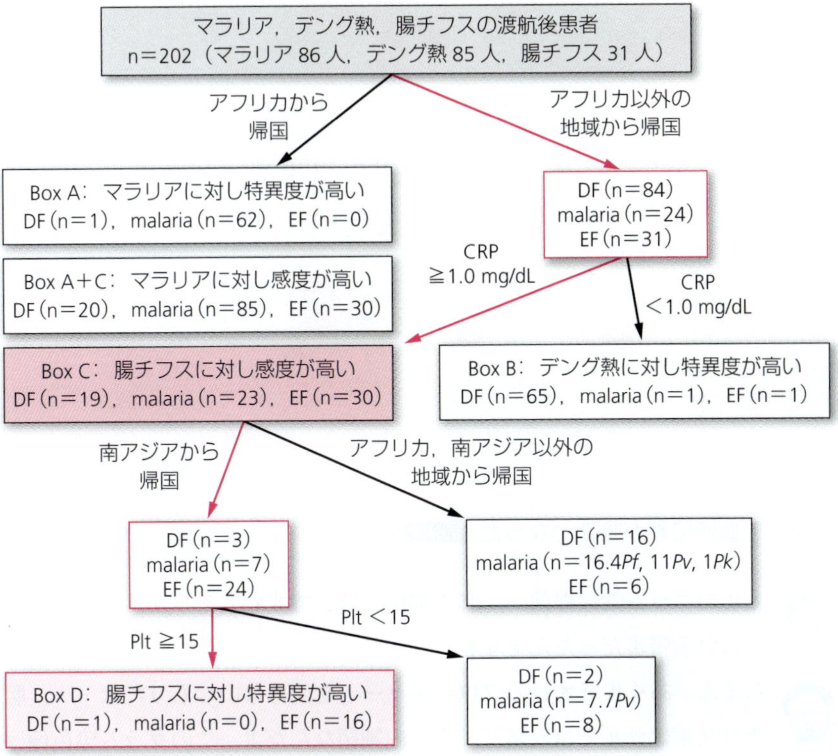

マラリア，デング熱，腸チフスの渡航後患者
n＝202（マラリア 86 人，デング熱 85 人，腸チフス 31 人）
アフリカから帰国
アフリカ以外の地域から帰国
Box A：マラリアに対し特異度が高い
DF (n＝1)，malaria (n＝62)，EF (n＝0)
DF (n＝84)
malaria (n＝24)
EF (n＝31)
CRP ≧1.0 mg/dL
CRP ＜1.0 mg/dL
Box A＋C：マラリアに対し感度が高い
DF (n＝20)，malaria (n＝85)，EF (n＝30)
Box C：腸チフスに対し感度が高い
DF (n＝19)，malaria (n＝23)，EF (n＝30)
Box B：デング熱に対し特異度が高い
DF (n＝65)，malaria (n＝1)，EF (n＝1)
南アジアから帰国
アフリカ，南アジア以外の地域から帰国
DF (n＝3)
malaria (n＝7)
EF (n＝24)
DF (n＝16)
malaria (n＝16.4*Pf*, 11*Pv*, 1*Pk*)
EF (n＝6)
Plt ≧15
Plt ＜15
Box D：腸チフスに対し特異度が高い
DF (n＝1)，malaria (n＝0)，EF (n＝16)
DF (n＝2)
malaria (n＝7.7*Pv*)
EF (n＝8)

(Kutsuna S, et al. J Infect Chemother. 2014 Dec 18. pii: S1341-321X(14)00418-8 より)

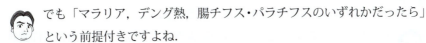

でも「マラリア，デング熱，腸チフス・パラチフスのいずれかだったら」という前提付きですよね．

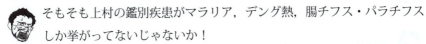

そもそも上村の鑑別疾患がマラリア，デング熱，腸チフス・パラチフスしか挙がってないじゃないか！

僕の挙げた鑑別疾患なんか信用しないでくださいよ！　他の疾患かもしれないじゃないですか！

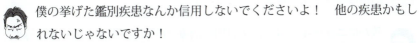

い〜や！　この患者さんは腸チフス・パラチフスに違いないッ！　患者さんも落ち着いてるし，外来で経過観察として血液培養の結果を待つのだッ！

ポイント 南アジア帰国後の発熱では腸チフス・パラチフスが多い！

図N-2 本症例の血液培養液のグラム染色像

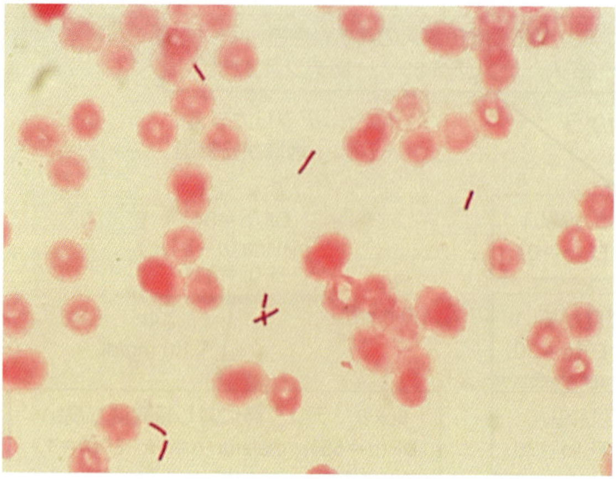

翌日，血液培養が陽性となった 図N-2 .

太めのグラム陰性桿菌……腸内細菌っぽいですね．そうか，この患者さんは腎盂腎炎だったんですね．

おまえ，あくまでオレのフローチャートを認めないつもりだな……．腸チフス菌はサルモネラ属だから腸内細菌なんだよ．このグラム染色像は腸チフス菌またはパラチフス菌に矛盾しない．

そうでしたか……では患者さんに電話して病院に来てもらいますね．でも菌血症にしてはケロッとしてたなあ…….

見た目がけっこう元気，というのは腸チフス・パラチフス患者の特徴の一つなんだな．もちろんぐったりしてることもあるけど．

治療はニューキノロンでしたっけ？

確かにニューキノロンは 7 日間の治療で済むし，場合によっては外来で治療することもできるという利点はあるけど，特にインドはニューキノロン低感受性株が非常に多い[4,5]こともあり，現在は感受性検査の結果を確認するまでは使わないのが原則だ．今はセフトリアキソンでエンピリック治療を開始するのが一般的だ．

JCOPY 498-02123

セフトリアキソン……つまり『セフトリものがたり』ですね！（目を輝かせて）

そうだ，『セフトリものがたり』だ！

※セフトリものがたり，とは忽那と上村の間だけで流行しているスラングであり，要するにセフトリアキソンで治療を行うことを指す，まったく意味のない言葉です．言うまでもなく竹取物語からインスパイアされています．

ではセフトリアキソン２g，１日１回で治療を開始したいと思います．

ポイント **感受性がある腸チフス・パラチフスであればニューキノロンが使用できるが，感受性検査の結果が出るまではセフトリアキソンまたはアジスロマイシンを使用すべし！**

入院の上，セフトリアキソン２g，１日１回の治療が開始された．入院の翌日にパラチフス菌（*Salmonella enterica* serovar Paratyphi A）と同定され，第２病日には感受性検査が判明した 図N-3 ．

MIC		判定
CTRX	≦1	S
LVFX	≦1	S
NA	≧64	R

うーん，やっぱりニューキノロンは使えないか……インド渡航後だし仕方ないな…….

レボフロキサシンは感受性って判定されてますけどダメなんですか？レボフロキサシンじゃダメなんですか？　ねえ，ダメなんですか？

うるさい，蓮舫かおまえは．まずこれを見よ 図N-3 ．レボフロキサシンの E-test だ．

MIC 1 ですね．ということは感受性ということですね．

図N-3 本症例の血液培養から検出されたパラチフス菌の感受性検査

ナリジクス酸のディスクでは阻止円がなく，レボフロキサシンのＥテストでは MIC 1.0 と判定された．

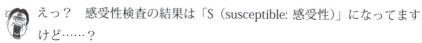

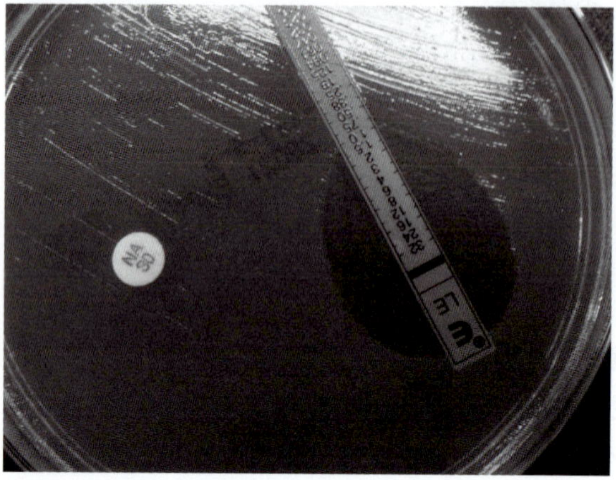

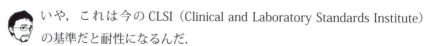

いや，これは今の CLSI（Clinical and Laboratory Standards Institute）の基準だと耐性になるんだ．

えっ？　感受性検査の結果は「S（susceptible: 感受性）」になってますけど……？

うちの病院の自動機器による感受性検査結果はまだ古い基準で判定されているんだ．

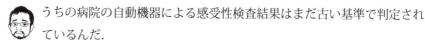

隣にある NA っていうディスクは何ですか？　まったく阻止円ができてなくてバリバリの耐性のようですが……ナトリウム耐性ってことですか？

NA というのはナリジクス酸のことで，チフス菌・パラチフス菌のニューキノロン低感受性の判定のために使われている古い世代のキノロンだ．

なんでわざわざナリジクス酸を使って判定しないといけないんでしょ～か？

これまでの CLSI の定めたブレイクポイントでニューキノロンに感受性と判定されても，ナリジクス酸耐性株では，ニューキノロンで治療を行っても失敗する例が報告されてきたんだ[6,7]．そこで，CLSI はチフス菌・パラチフス菌に対しナリジクス酸によるスクリーニングを行うことを推奨してきた[8].

ふーん．つまりレボフロキサシンやシプロフロキサシンが「S」と判定されても，ナリジクス酸に耐性であれば治療失敗するかもしれないから，ニューキノロンは使うなってことですね.

そういうこと．このナリジクス酸のスクリーニングは感度特異度ともに高く，ニューキノロン低感受性のチフス菌・パラチフス菌をかなり正確に検出できると言われているんだけど[9], 最近は qnr とか aac(6′)-Ib-cr といったプラスミド伝達性キノロン耐性遺伝子（PMQR）による別の機序のニューキノロン耐性も報告されていて，ナリジクス酸のスクリーニングではこの PMQR は検出できなくて，なんかもうややこしいことになっていたわけだ.

先生って説明がヘタですよね.

というわけで，CLSI は思い切ってチフス菌・パラチフス菌のブレイクポイントを極端に下げ，ナリジクス酸耐性株も PMQR による耐性株もすべて引っかかるであろう基準を設定したわけだ．つまりこの新しい基準で「S」と判定されれば，問題なくニューキノロンを使用していいというわけだ[10].

じゃあ今まで言ってたナリジクス酸だの PMQR のことは忘れて感受性だけをみればいいってことですね．最初からそう言ってください！

まあそうなんだけど，このチフス菌・パラチフス菌の新しいブレイクポイントを採用している施設は国内ではまだそんなに多くないはずなので，新しい基準だと非感受性株と判断されるような株でも，当院のように「レボフロキサシンの MIC≦1，判定：S」という間違った結果が出てしまうことがある．こういったミスをなくすには，E テストでニューキノロンの MIC を測定しなければならない.

E テストがない場合はナリジクス酸スクリーニングでもいいんでしょうか？

さっき言った PMQR は検出できないけど，まあ頻度的には PMQR は稀だから大半の株はナリジクス酸でスクリーニングできるからな．次善の策としてはナリジクス酸スクリーニングでいいんじゃないかな.

なるへそ

ポイント　ニューキノロンの感受性結果の解釈は要注意！　施設の判定基準を確認しよう！

患者はセフトリアキソン2g，1日1回の治療を継続することになった．入院時に提出した便培養からもパラチフス菌が検出された．第4病日となる本日も39℃の発熱が続いている．

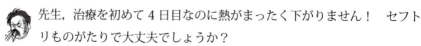

先生，治療を初めて4日目なのに熱がまったく下がりません！　セフトリものがたりで大丈夫でしょうか？

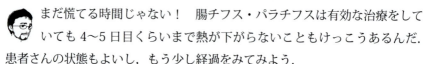

まだ慌てる時間じゃない！　腸チフス・パラチフスは有効な治療をしていても4〜5日目くらいまで熱が下がらないこともけっこうあるんだ．患者さんの状態もよいし，もう少し経過をみてみよう．

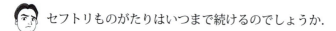

セフトリものがたりはいつまで続けるのでしょうか．

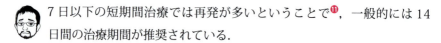

7日以下の短期間治療では再発が多いということで[11]，一般的には14日間の治療期間が推奨されている．

わかりました！

患者は5日目には解熱し，解熱後に提出した便培養からはパラチフス菌は検出されなかった．患者は14日間の治療を終えて無事退院となった．

しかし，退院から2週間後，患者は3日間続く発熱を主訴に再度NCGMを受診した．来院時に採取された血液培養からはパラチフス菌が検出された．

再発ッ……!?　バ，バカな……ちゃんと14日間のセフトリものがたりを完結させたはずッ…….

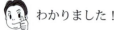

再発してしまったか…….残念だが仕方ない…….腸チフス・パラチフスは適切に治療を行ったとしても一定の確率で再発することが知られている．例えばセフトリアキソンだと約5%で再発するんだ[12]．だから予め最初

の治療を始めるときに再発のことは伝えておいた方がいい．

そうだったんですか……この場合，抗菌薬は変えたほうがいいんでしょうか？　最近は腸チフス・パラチフスにアジスロマイシンを使うことも多いようですが…….

再発の際も感受性は同じであり，一般的に同じ抗菌薬で治療可能だ[13].

ということは……続・セフトリものがたりですね！

そうだ，続・セフトリものがたりだ！

ポイント　腸チフス・パラチフスは適切な治療を行っていたとしても再発することがある！

患者は再度入院となり，セフトリアキソン２g，１日１回の治療を開始した．14日間の治療を完結し退院となった．その後，再発はみられていない．

FINAL 最終診断 DIAGNOSIS　疾患名　パラチフス

◆

腸チフス・パラチフスはマラリア，デング熱と並び頻度の高い輸入感染症の一つです．特に南アジア（インド，パキスタン，バングラデシュ，ネパールなど）は腸チフスが非常に多い地域であり 図N-4 ，NCGMで診断された腸チフス・パラチフスの症例も８割以上が南アジアから帰国後の症例でした 表N-3 ．ただし近年は東南アジアのうちカンボジア，ミャンマーからも腸チフス・パラチフスの輸入例をしばしば経験します[14]．さらには近年，アフリカにおける発熱のサーベイランスが進んで，これまで想定されていた以上にアフリカでも腸チフスが多いということがわかってきています[15].

腸チフス菌・パラチフス菌は人が宿主であり，糞便により汚染された食品や

図N-4 腸チフス・パラチフスの流行地域

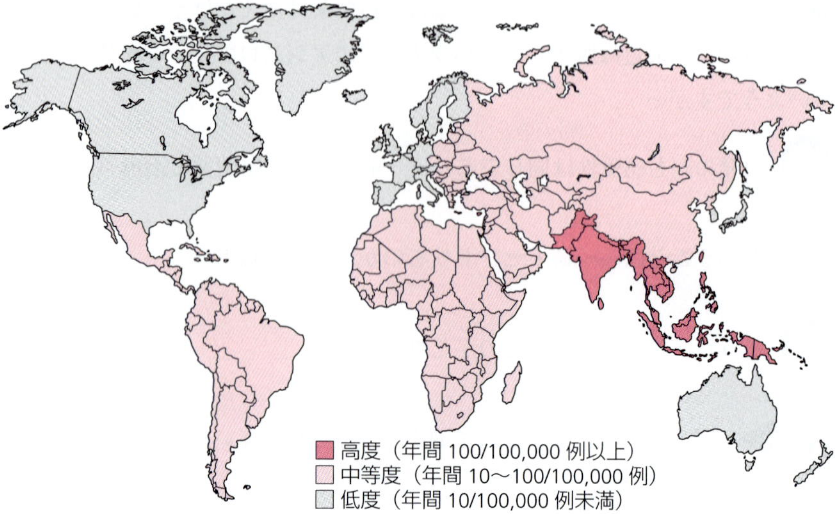
高度（年間 100/100,000 例以上）
中等度（年間 10〜100/100,000 例）
低度（年間 10/100,000 例未満）

（Harris JB, et al. Typhoid and parathyphoid（enteric）fever. In: Magill AJ, et al. Hunterls tropical medicine and emerging infectious diseases. 9th ed. Philadelphia: Saunders Elsevier; 2012. p.568–79 より）

水から経口感染し，5〜21 日の潜伏期を経て発症します．臨床症状は発熱・頭痛など非特異的な症状を呈します 表N-4 ．咳がみられることもありますし，本症例でみられた便秘というのも腸チフス・パラチフスでみられることのある症状の一つです．腸チフスという名前からは下痢をイメージしやすいのですが，下痢は腸チフス・パラチフス患者の 2 割程度にしかみられないことには注意が必要です．また，腸チフス・パラチフスというとバラ疹が有名だと思いますが，頻度としてはけっこう稀で，私自身はまだみたことがありません．

血液培養または便培養からチフス菌・パラチフス菌が検出され診断に至ることが多いですが，抗菌薬投与後の症例で血液培養から菌が検出されなかった場合でも骨髄培養から検出されることもあります．

治療は本文中にもあったとおり，セフトリアキソンやアジスロマイシン，感受性があればニューキノロンを用います．2015 年に CLSI はアジスロマイシンのブレイクポイントを設定しました[10]．日本ではまだアジスロマイシンのブレイクポイントが測定できる医療機関は少ないのが現状と思いますが，アジス

表N-3 国立国際医療研究センター 国際感染症センターを受診し，デング熱，マラリア，腸チフス / パラチフスのいずれかと診断された患者の渡航地別の内訳

	デング熱（n=85）	マラリア（n=86）	腸チフス / パラチフス（n=31）
アフリカ	1（1.4%）	55（70.1%）	0（0%）
東南アジア	49（68.1%）	6（7.7%）	4（15.4%）
南アジア	16（22.2%）	8（10.3%）	21（80.8%）
オセアニア	4（5.6%）	5（6.4%）	0（0%）
ラテンアメリカ	2（2.8%）	4（5.1%）	0（0%）
その他	0（0%）	0（0%）	1（3.8%）

表N-4 腸チフスの臨床症状・身体所見

	臨床症状	おおよその頻度（%）
	発熱	>95
インフルエンザ様症状	頭痛	80
	悪寒	40
	咳嗽	30
	筋肉痛	20
	関節痛	<5
腹部症状	食思不振	50
	腹痛	30
	下痢	20
	便秘	20
身体所見	舌の白苔	50
	肝腫大	10
	脾腫	10
	腹部の圧痛	5
	皮疹	<5
	全身のリンパ節腫脹	<5

（Girgis NI, et al. Pediatr Infect Dis J. 1995; 14: 603-5 より）[12]

ロマイシンの 細胞内の濃度は 50～100 倍にも達するとされセフトリアキソンとともにエンピリック治療に使われる機会が多くなってきています．治療失敗の報告はまだ少ないのですが，渡航者の腸チフス・パラチフス患者から分離された MIC が徐々に上昇してきているという報告もあります[16]．また DCC では MIC は 8 μg/mL と高くない値だったのに治療失敗した症例も経験してい

ます[17]．かといってセフトリアキソンであれば絶対大丈夫かというとそういうわけでもなく，近年は ESBL 産生腸チフス菌・パラチフス菌なんてとんでもない菌株も増えてきており，DCC でも 1 例経験しています[18]．さらにはまさにこれを書いている 2018 年 12 月現在，パキスタンでクロラムフェニコール，アンピシリン，ST 合剤，フルオロキノロン，3 世代セフェムに耐性の XDR-腸チフス菌のアウトブレイクが報告されています．パキスタン渡航後の腸チフスでは，重症例はカルバペネム，軽症～中等症ではアジスロマイシンが推奨されています．怖い時代になったものです……腸チフス菌にも AMR の影が忍び寄っている……どころかどっぷり浸かっています．

というわけで，腸チフス・パラチフス流行地域に渡航する場合は腸チフスワクチンを接種したいところです．これまでは経口生ワクチンと注射用不活化ワクチンの 2 つがありましたが，いずれも国内ではまだ承認されていません．経口生ワクチンは 4 回接種（Day 1, 3, 5, 7）で 5 年毎のブースター，注射用不活化ワクチンは 1 回接種の 2 年毎のブースターとなっていますが，どちらも完全に腸チフスを予防できるものではなく，効果は 50～80%とされています[13]．またパラチフスには無効ですので，腸チフスワクチンを接種しているからといって腸チフス・パラチフスを除外できるわけではありません．

これら 2 つのワクチン以外にもコンジュゲートワクチンが開発されインドとネパールで承認されています．従来の不活化ワクチンと比べても抗体陽転化率が高く，抗体価もより高値になることが報告されており[19]，今後の流行地域での使用拡大が期待されています．

参考文献

1. Anderson PT. Magnolia: The shooting script. Newmarket Shooting Scripts; 2000.
2. Cunha BA. The diagnostic significance of relative bradycardia in infectious disease. Clin Microbiol Infec. 2000; 6: 633–4.
3. Kutsuna S, Hayakawa K, Kato Y, et al. Comparison of clinical characteristics and laboratory findings of malaria, dengue, and enteric fever in returning travelers: 8-year experience at a referral center in Tokyo, Japan. J Infect Chemother. 2015; 21: 272–6.
4. Menezes GA, Harish BN, Khan MA, et al. Antimicrobial resistance trends in blood culture positive Salmonella Typhi isolates from Pondicherry, India, 2005–2009. Clin Microbiol Infect. 2012; 18: 239–45.
5. Mohanty S, Renuka K, Sood S, et al. Antibiogram pattern and seasonality of

Salmonella serotypes in a North Indian tertiary care hospital. Epidemiol Infect. 2006; 134: 961–6.

❻Asna S, Haq JA, Rahman MM. Nalidixic acid–resistant Salmonella enterica serovar Typhi with decreased susceptibility to ciprofloxacin caused treatment failure: a report from Bangladesh. Jpn Infect Dis. 2003; 56: 32–3.

❼Rupali P, Abraham O, Jesudason MV, et al. Treatment failure in typhoid fever with ciprofloxacin susceptible Salmonella enterica serotype Typhi. Diagn Microb Infect Dis. 2004; 49: 1–3.

❽Wayne P. Clinical and laboratory standards institute. Performance standards for antimicrobial susceptibility testing. 2011.

❾Humphries RM, Fang FC, Aarestrup FM, et al. In vitro susceptibility testing of fluoroquinolone activity against Salmonella: recent changes to CLSI standards. Clin Infect Dis. 2012; 55: 1107–13.

❿Clinical Laboratory Standards Institute. 2013. Performance standards for antimicrobial susceptibility testing. M100–S23. CLSI, Wayne, PA, USA.

⓫Frenck RW Jr, Nakhla I, Sultan Y, et al. Azithromycin versus ceftriaxone for the treatment of uncomplicated typhoid fever in children. Clin Infect Dis. 2000; 31: 1134–8.

⓬Girgis NI, Sultan Y, Hammad O, et al. Comparison of the efficacy, safety and cost of cefixime, ceftriaxone and aztreonam in the treatment of multidrug–resistant Salmonella typhi septicemia in children. Pediatr Infect Dis J. 1995; 14: 603–5.

⓭Magill AJ. Hunter's Tropical Medicine and Emerging Infectious Disease, Expert Consult –Online and Print, 9: Hunter's Tropical Medicine and Emerging Infectious Disease. Elsevier Health Sciences; 2013.

⓮Katanami Y, Kutsuna S, Morita M, et al. Six cases of Paratyphoid fever due to Salmonella Paratyphi A in travelers returning from Myanmar between July 2014 and August 2015. Am J Trop Med Hyg. 2016; 95: 571–3.

⓯Kim J–H, Mogasale V, Im J, et al. Updated estimates of typhoid fever burden in sub–Saharan Africa. Lancet Glob Health. 2017; 5: e969.

⓰Hassing R–J, Goessens WH, van Pelt W, et al. Salmonella subtypes with increased MICs for azithromycin in travelers returned to The Netherlands. Emerg Infect Dis. 2014; 20: 705–8.

⓱Kobayashi T, Hayakawa K, Mawatari M, et al. Case report: failure under azithromycin treatment in a case of bacteremia due to Salmonella enterica Paratyphi A. BMC Infect Dis. 2014; 14: 404.

⓲Mawatari M, Kato Y, Hayakawa K, et al. Salmonella enterica serotype Paratyphi A carrying CTX–M–15 type extended–spectrum beta–lactamase isolated from a Japanese traveller returning from India, Japan, July 2013. Eurosurveillance. 2013; 18. pii: 20632.

⓳Jin C, Gibani MM, Moore M, et al. Efficacy and immunogenicity of a Vi–tetanus toxoid conjugate vaccine in the prevention of typhoid fever using a controlled human infection model of Salmonella Typhi: a randomised controlled, phase 2b trial. Lancet. 2017; 390: 2472–80.

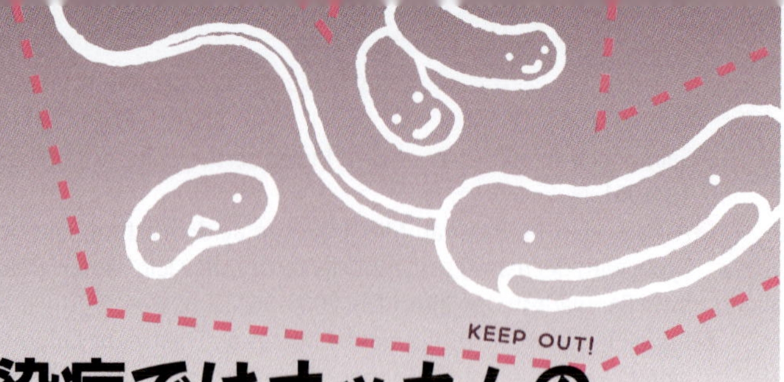
KEEP OUT!

O: 輸入感染症ではオッカムのかみそりの切れ味が悪い

CASE

インド在留中の40代の日本人男性が発熱と咳嗽を主訴にNCGMを受診した.

当院を受診する14日前から発熱と咳嗽が出現し，インドの医療機関を受診した．鎮咳薬と解熱薬を処方され経過観察となったが,症状が遷延するためその3日後（当院受診11日前）にも同院を再診した．この際，デング熱の迅速検査が行われNS1抗原が陰性であったという．その後も微熱と咳嗽が遷延しており，前日より発熱が39℃台となり頭痛と関節痛・筋肉痛も出現したため心配になり，精査のため一時帰国し当院を受診した.

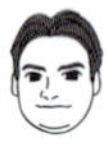
2週間続く発熱と咳嗽……普通の市中肺炎にしては経過が長いので，百日咳や肺結核も考えたいですね.

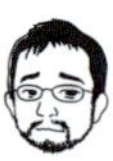
うむ．咳嗽はその持続期間から急性，亜急性，慢性に分けて鑑別を考えるというのは大事なポイントだな．2週間持続となると確かにその2つはこの時点では鑑別に挙げておいてもいいだろう.

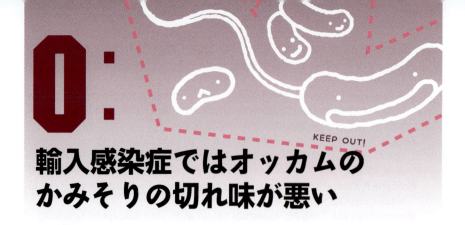

既往歴として先天性股関節脱臼がある．アレルギーはない．職業は営業職でインドのデリーで薬品を販売している．タバコを1日20本，20年間吸っている．アルコールはワインを1日1本飲むという．1年半前からデリーに妻と息子と一緒に住んでおり，同居の2人は特に無症状であるが，現地で雇っ

ている運転手が発症の数週間前から咳をしていたという．性交渉の相手は妻だけである．現地での食事は，火の通ってない肉類や生野菜，カットフルーツなどは食べないように気をつけているという． インド渡航前にトラベラーズワクチンは接種しておらず，マラリアの予防内服もしていない．

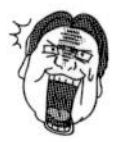
かなりお酒を飲んでますね．誤嚥性肺炎とかクレブシエラ肺炎とかも考えられるんですかねえ…….

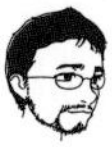
確かに大酒家のようだな．タバコもよく吸うみたいだし，アルコールとタバコは市中肺炎のリスクファクターだからな．

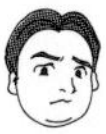
インドのデリーに 1 年半在住しているということで，潜伏期としては 0 日～1 年半になりますから，何でもありですね．

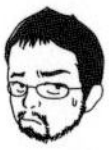
確かにこの症例は潜伏期で絞るのは難しそうだな．

バイタルサインは血圧 148/98 mmHg，脈拍数 72/ 分，体温 38.5℃，呼吸数 20/ 分，酸素飽和度 99%（室内気）．意識は清明（GCS E4V5M6）で，身体所見では咽頭部に軽度発赤があり，後頸部・顎下部リンパ節が小豆大に腫脹していた．胸部聴診上は肺雑音を認めなかった．その他，特記すべき異常所見を認めなかった．

血液検査所見では，WBC 2,290/μL，Hb 17.0 g/dL，Hct 46.9%，Plt 11.5×10^4/μL，CRP 0.27 mg/dL，AST 43 IU/L，ALT 46 IU/L，LDH 282 IU/L，BUN 8.0 mg/dL，Cr 0.75 mg/dL であった．

胸部 X 線では異常所見を認めなかった．

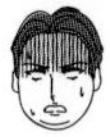
血小板が下がっとるッッ！　そして白血球もッッ !!（白目）

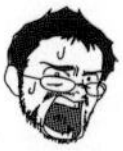
上村，落ち着け，白目をむきすぎだ！

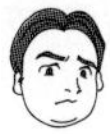
すいません……血小板だけだったら耐えるつもりだったんですが，白血球まで下がってるので……．だって……途上国で発症した亜急性～慢性

咳嗽ということで肺結核を疑っていたんですが，肺には何も所見がないし，全く想像していなかった血液検査結果だったんです．

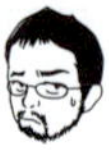
うーん，これは確かに予想外な結果だよな．デリーはマラリアの流行地域じゃないが血小板が下がってるのが気になるな．確かにマラリアで咳をすることはあるけど……．こういうときは，基本に立ち返ってプロブレムリストを整理してみようか．

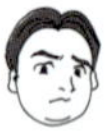
はい……．

〈プロブレムリスト〉

#1 インド在住中に発症した 2 週間続く発熱と咳嗽

#2 咽頭発赤，頸部リンパ節腫脹

#3 頭痛，関節痛，筋肉痛

#4 白血球・血小板低下

#5 肝逸脱酵素，胆道系酵素（AST, LDH, γGTP）の上昇

〈鑑別診断〉

マラリア

肺結核

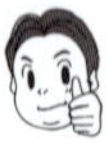
こんな感じでしょうか．でも全然鑑別診断が思いつきません！　とりあえず肺結核とマラリアは優先的に除外しておきたいので，抗酸菌塗抹・培養・PCR 検査とマラリアの迅速検査・ギムザ染色をやりたいと思います．

〈プラン〉

ギムザ染色（→マラリア）

抗酸菌塗抹・培養・PCR（→肺結核）

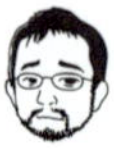
じゃあ，まずはその検査だけやってみようか．

抗酸菌塗抹検査は陰性であり，マラリアの迅速検査もギムザ染色も陰性であった．

図0-1 本症例の臨床経過

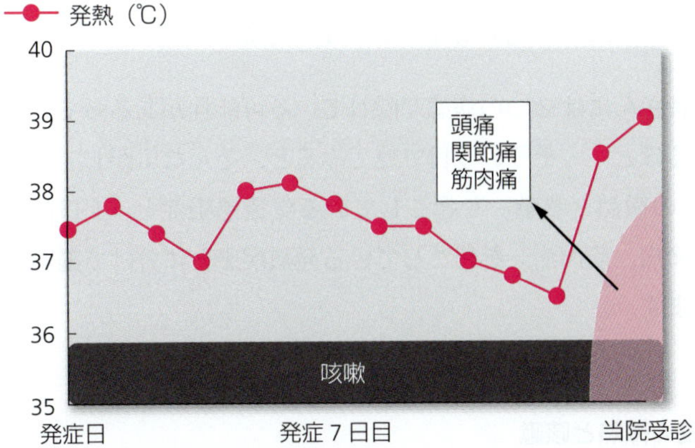
発熱（℃）
40
39
38
37
36
35
頭痛
関節痛
筋肉痛
咳嗽
発症日
発症 7 日目
当院受診

やっぱり……でもこの症状を一元的に説明できる疾患なんてあるんでしょうか？

うーん……確かに複雑な経過だよな．ちょっと経過を整理してみようか．2 週間前から微熱と咳があったんだよな．で，昨日から熱が高くなってきて頭痛と関節痛と筋肉痛があって，具合が悪くなってきたから緊急帰国した，と．経過を図にするとこんな感じかな 図0-1 ．

……おっ，こうしてみると，何かみえてこないか？

2 週間くらいダラダラ続いていたのが，昨日から急に悪くなってきています．

急に悪くなっているか，あるいは経過中に別の疾患に罹患した可能性もあるよね．

えっ……でも普通はこんな基礎疾患のない人の病態は一元的に説明できるはずだと習いました．

「オッカムのかみそり」というヤツだな．確かに普通は基礎疾患のない成人男性の病態は一元的に説明できることがほとんどだ．でも輸入感染症の世界においてはそれは必ずしも当てはまらないことがある．「輸入感染症の世界ではオッカムのかみそりの切れ味が悪い」という格言があるくらいだからな．

ポイント **輸入感染症の世界ではオッカムのかみそりの切れ味は悪い！　1人の患者に2つ以上の疾患があることはよくある！**

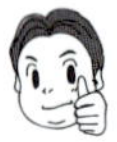

じゃあこの患者さんには2つの病態が隠れている可能性があるってことですか？　なるほど……そういう目で見てみると，そんな気がしてきました.「2週間前からの微熱と咳嗽」を起こしている気道感染症と「1日前からの発熱，頭痛，関節痛，筋肉痛」を起こしている発熱疾患とに分けて鑑別を立ててみることにします.

〈鑑別診断〉

- 2週間続く微熱と咳嗽
  1. 肺結核・気管支結核
  2. 百日咳
  3. マイコプラズマ気管支炎
  4. RSウイルス感染症
  5. 咳喘息・アトピー咳
  6. 後鼻漏（upper airway cough syndrome: UACS）
- 1日前からの発熱，頭痛，関節痛，筋肉痛
  1. マラリア
  2. デング熱
  3. 腸チフス

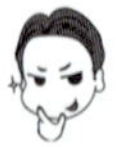

こんな感じでしょうか．抗酸菌塗抹とギムザ染色は明日2回目を行うこととして，次に血液培養2セット採取とデング熱迅速検査をしたいと思います．百日咳とマイコプラズマ気管支炎については，LAMPを出そうと思います.

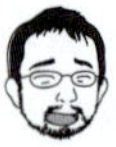

うむ．じゃあそのプランでいこうか.

15分後…… 図0-2

図0-2　本症例のデング熱迅速診断検査の結果

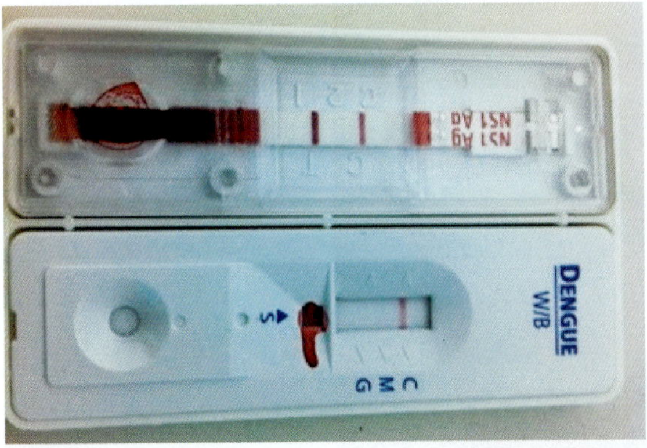
DENGUE
W/B
S
C
M
G

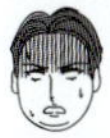
NS1 が陽性ですッッ！　デング熱ですッッ!!（白目）

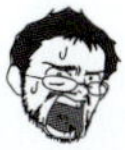
診断ついたのになんで白目をむくんだ！

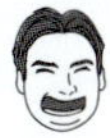
すいません，もうクセになっちゃってて……脊髄反射ですね．

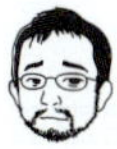
NS1 抗原の迅速検査は感度も特異度も高いはずだから，デング熱があることは間違いなさそうだな．一応，確定診断のために国立感染症研究所に PCR を依頼しておこう．

第 2 病日，第 3 病日も抗酸菌塗抹とギムザ染色は陰性であった．国立感染症研究所に提出した第 1 病日の血清でデング熱ウイルスの PCR が陽性となりデング熱と診断した．第 5 病日には解熱し，その他の症状も改善した．それと同時に第 5 病日より全身の紅斑が出現した 図0-3 ．血小板は第 6 病日（2.3 万 / μL）まで低下し続けたが，その後は上昇傾向となった．第 4 病日に帰ってきた LAMP 法の結果は百日咳菌が陽性であったが咳嗽症状は 3 週間以上続いており抗菌薬の効果は期待できないことから対症療法とした．

経過良好のため第 8 病日に退院となった．

図0-3 本症例で出現した紅斑

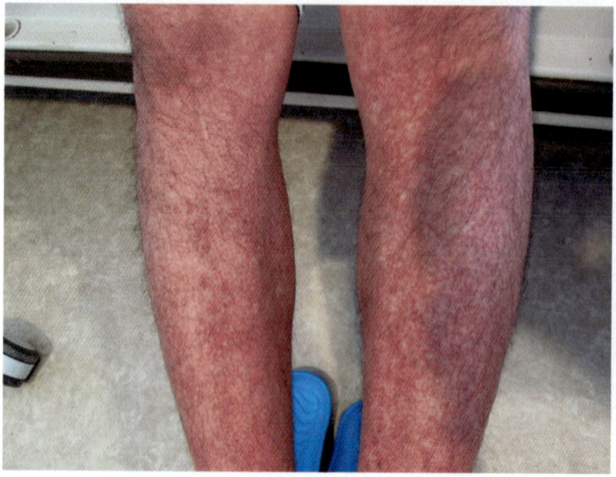

FINAL 最終診断 DIAGNOSIS

疾患名 デング熱および百日咳

◆

本来，感染症の原則は「1 人には 1 つの感染症」ですが，HIV 感染症患者などの免疫不全患者は例外であり，カンジダ食道炎とサイトメガロウイルス網膜炎など同時に複数の病原微生物に感染することがあります．途上国での生活は様々な病原微生物に曝露する機会に満ちており，渡航後の感染症に関してもこの「1 人に 1 つの感染症」の法則は必ずしも当てはまらない例外のジャンルの一つなのです．例えば 1 人の人が腸チフスとジアルジアを同時に発症していたり，マラリアを治療したと思ったらその後 A 型肝炎を発症したりということがときにみられます．渡航後の感染症において一つの疾患だけで説明できない症状や経過である場合は，他にも原因が隠れている可能性を忘れないようにしたいですね．

本症例のように百日咳は輸入感染症としての側面もあります．百日咳の診断のゴールドスタンダードは培養検査で百日咳菌を検出することですが，培養陽性となるタイミングで百日咳を疑うことは非常に難しいです． 図0-4 はカタ

図0-4 カタル期の百日咳患者から採取された喀痰のグラム染色像

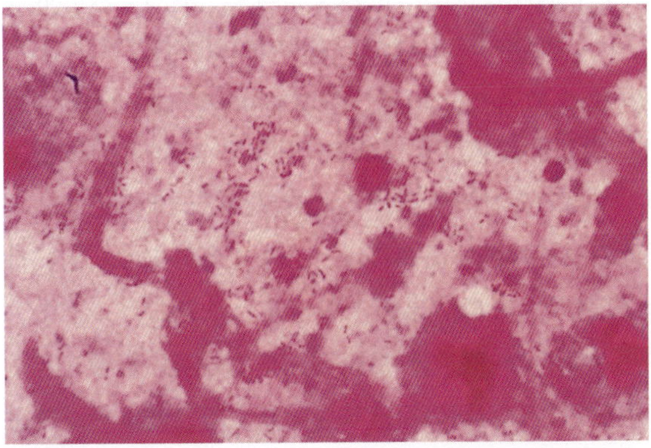

図0-5 百日咳選択培地で観察された百日咳菌のコロニー

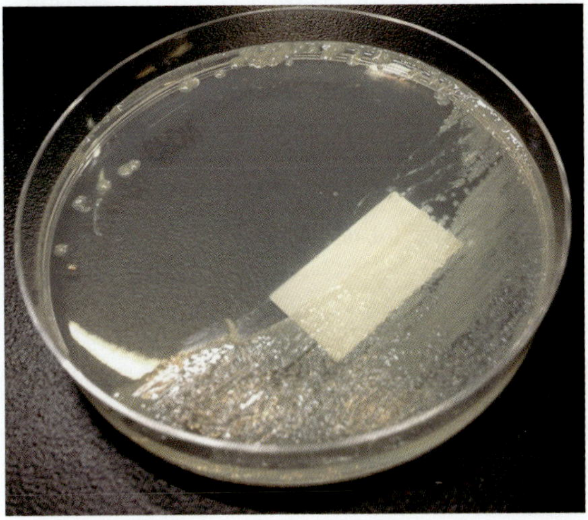

ル期の百日咳患者から採取した喀痰のグラム染色像です．タイミングが合えばこのようなグラム陰性小桿菌が観察されます．形態的にはインフルエンザ菌やパスツレラ菌と同様です． 図0-5 は同じ検体から発育した百日咳菌のコロニーです．百日咳菌は血液寒天培地やチョコレート寒天培地では発育しないため，臨床的に百日咳を疑った場合はその旨を細菌検査室に連絡し百日咳菌選択

培地に塗ってもらうことが重要です．

急性期を過ぎた場合には，PT 抗体の検出が特異度が高く，最も一般的な血清診断法とされています．FHA 抗体の検出は他の *Bordetella* 属でも反応が起き，他の微生物（*Hemophilus influenzae* や *Mycoplasma pneumonia*）でも交差反応があるとされ，診断的意義は劣ります．2016 年より LAMP 法が保険適応となりましたが，やはり急性期を過ぎると感度が低いようです[1]．

しかし，肝心なことは「百日咳を診断する意義はどこまであるのか」ということです．成人例の多くは 6 週以内に自然治癒すると言われており，またカタル期のタイミングを逃すと治療をしても咳の持続期間や重症度に影響を与えないと言われています．そもそもカタル期の百日咳を診断することは極めて困難であり，カタル期を逃してしまえばもはや治療をしても意味はないように思われますが，それ以降であっても抗菌薬投与によって周囲への感染は減るかもしれないとする意見もあります．これを理由に百日咳をしっかりと診断して，治療をすべきだという見解もあり，CDC は妊婦，医療従事者，幼児に接触する職業の人には百日咳を疑った時点で検査を行うと同時にエンピリック治療を開始することを推奨しています[2]．しかし，それ以外の患者にはカタル期を過ぎてしまった場合は診断する意義は少なく，マスクを着用する，など咳エチケットが徹底されていれば治療を行う意義は乏しいのです．

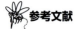

参考文献

1. 岡藤輝夫，黒木春郎，西村直子，他．LoopampR 百日咳菌 検出試薬キット D の臨床的評価．診療と新薬．2015; 52: 1133–40.
2. Centers for Disease Control and Prevention. Pertussis（Whooping Cough）: Treatment. http://www.cdc.go v/pertussis/clinical/treatment.html（Accessed on April 16, 2018）.

P:

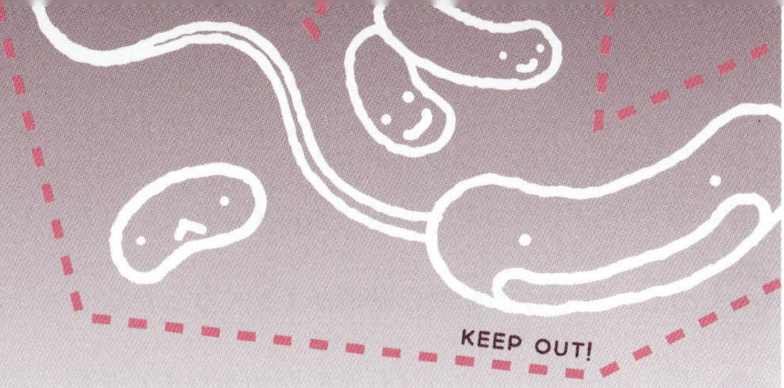
KEEP OUT!

ジカにまつわるエトセトラ

CASE

（本症例は 2013 年の症例です）

基礎疾患のない 20 代男性が発熱，皮疹を主訴に NCGM を受診した．

12 月 9 日に発熱，頭痛，関節痛が，12 月 12 日に咽頭痛が出現した．自宅で様子をみていたが，12 月 13 日になって顔，体幹に皮疹が出ていることに気づき心配になって受診した．

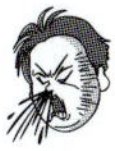
デングッ！　もはやこれはデングしかありえないッ！　先生，早くデング熱の迅速検査をさせてくださいッ！

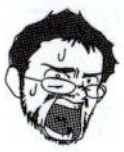
落ち着け，上村！　まだ渡航歴も聞いてないだろ！

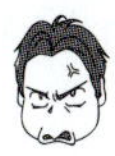
だって発熱，頭痛，関節痛の症状で始まって，後から皮疹が出てくるなんてデング熱しかないですよ．

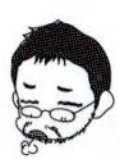
上村……おまえ，輸入感染症を学ぶにしたがって順調に視野が狭くなってきてるな……．もう少し鑑別疾患を考えながら診断を進めていくクセをつけような……．

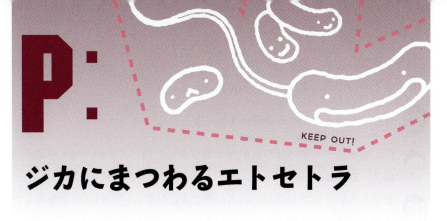

既往歴やアレルギーは特にない．職業は会社員である．12 月 2〜7 日までタヒチのボラボラ島に妻と観光旅行に行っていた．現地で特殊な活動はしておらず，海を見ながらのんびりしていた．同行した妻は元気にしているという．宿泊は清潔なホテルであり，食事もすべてホテルで摂っていたという．火の通っ

ていない肉類，生水，サラダやカットフルーツは摂取していない．現地での性交渉は妻とだけであった．防蚊対策は特にしていなかった．

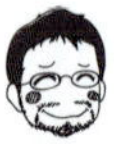
うむ．だいぶ渡航歴の聴取が上手くなったな．

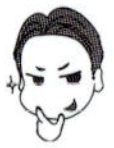
だしょ〜．でもやっぱり渡航歴がありましたね．さすが『輸入感染症 A to Z』ですね．

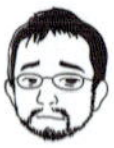
まあそういう本だからな（読者の皆さまにはその辺のバイアスを考えて本書をお読みいただきたいと思います……）．

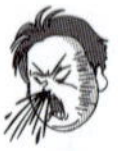
輸入感染症だとすると，潜伏期は 2〜7 日ですね．渡航地はポリネシアですので Fit for Travel を見るとやはりデング熱が流行していることに加えて，近年はチクングニア熱もアウトブレイクがあったようです．その他には発熱疾患として A 型肝炎や腸チフスなども鑑別疾患として挙げられますが，潜伏期が合わないので否定的と考えますッ！　防蚊対策が不十分であったことも含めて考えると，デング熱もしくはチクングニア熱の可能性が高いッ！　高すぎるッ！

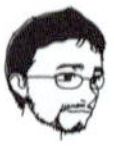
まあ，確かにそうかもな．じゃあ診察してみようか．

外観は全身状態良好であった．バイタルサインは体温 37.2℃，脈拍数 75/分，血圧 119/69 mmHg，SpO_2 97%（RA）．両側の眼球結膜充血がある．両後頸部リンパ節の腫脹・圧痛あり，顔面と体幹に一部癒合し浸潤を触れない紅斑を認めた 図P–1 ．その他，特記すべき異常所見はなかった．

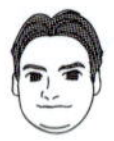
皮疹はデング熱でもみられるような癒合傾向のある紅斑ですが，熱は微熱ですね．経過中もずっとこれくらいの微熱が続いていたそうです．

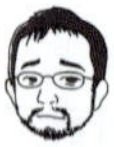
微熱か……デング熱やチクングニア熱だともっと高熱が出ることが多いんだがな．

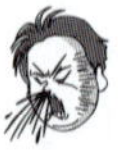
でも，それ以外の臨床症状や身体所見はデング熱に矛盾しませんッ！　熱が高くならないデング熱だってありえるんじゃないですか⁉　ねえ，そうでしょ？

JCOPY 498-02123

図P-1 本症例でみられた体幹の紅斑

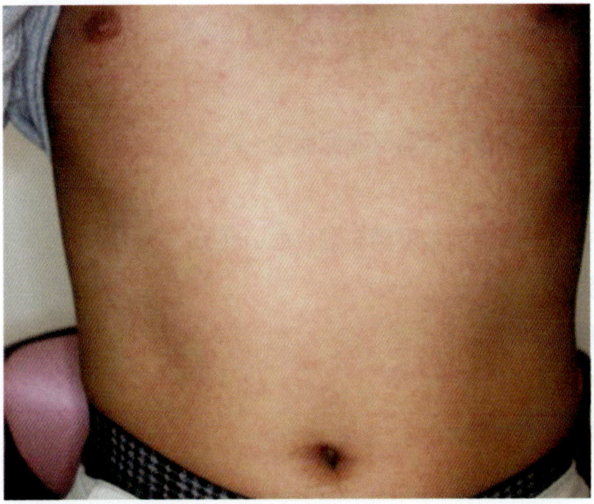

いったい何がおまえをそこまでデング熱に駆り立ててるんだよ…….

血液検査：WBC 3,310/μL，RBC 488×10^4/μL，Hb 14.0 g/dL，Hct 41.5%，Plt 14.9×10^4/μL，CRP 0.48 mg/dL，TP 7.6 g/dL，Alb 4.2 g/dL，AST 21 IU/L，ALT 15 IU/L，LDH 207 IU/L，γGTP 20 IU/L，ALP 189 IU/L，T-bil 0.6 mg/dL

フッフッフ……白血球も低い，血小板も下がっている，そしてCRPがあまり上がっていないッ！ いわゆる「デング三原則」を満たしますッ！

何がいわゆる「デング三原則」だよ．勝手にそんな原則を作るんじゃない！ でも確かに渡航歴からも，この血液検査結果からも，デング熱っぽいな…….

フッフッフ……ついに先生も認めましたか.

まあデング熱の可能性は高いのかもしれないけど，基本に立ち返ってプロブレムリストと鑑別疾患を考えてみよう.

（え～，もうデング熱って決まってるや～ん）はい……ではプロブレムリストを挙げます．

〈プロブレムリスト〉

#1 ボラボラ島から帰国後の発熱（潜伏期 2～7 日）

#2 不十分な防蚊対策

#3 全身に分布する一部癒合し浸潤を触れない紅斑

#4 両側眼球結膜充血

#5 頭痛，咽頭痛，関節痛

#6 後頸部リンパ節腫脹

#7 白血球および血小板減少

〈鑑別疾患〉

- デング熱
- チクングニア熱
- リケッチア症
- 風疹 / 麻疹

デング熱だとは思いますが，一応常にデング熱との鑑別が問題になるチクングニア熱を挙げました．しかしながらボラボラ島でのチクングニア熱の報告は見つけられませんでした（※この症例の時点では報告はありませんでしたが，2014 年 12 月以降チクングニア熱がタヒチでたびたびアウトブレイクしています）．加えて，いわゆる fever & rash の鑑別としてリケッチア症と風疹・麻疹を挙げました．しかし，リケッチア症についてはダニの曝露が明らかではなく，風疹・麻疹についても気道症状に乏しい点から否定的と考えます．

なるほど……あくまでデング推しだな．じゃあプランはどうする？

全身状態もよいので，デング熱，チクングニア熱の検査を国立感染症研究所に依頼して経過観察でもよいかとは思いますが，患者さんの希望があるのでデング熱迅速検査を行いたいと思います．まず間違いなく陽性になると思いますけど．

デング熱迅速検査：NS1（−），IgM（−），IgG（−）

い，陰性だとおおおお！（白目） ありえないッ！
ありえないんだああッ！

落ち着け，上村！

デング熱じゃなかったら，もう何だかわからないッス！

おまえホントにデング熱しか考えてなかったんだな…….まあ迅速診断キットの感度は高いとは言われているけど100％じゃないからな．まだデング熱の可能性が完全に否定されたわけじゃない．

そうか……スラムダンクでいうところの「まだ慌てるような時間じゃない」ということですね！

まあ，デング熱の可能性がかなり下がったのは間違いないけどな．他の鑑別疾患も考えて診断を進めないとなあ．

やっぱりそうですよねえ……でもボラボラ島でいったい何が起こっているんだ！ うおおおおおボラボラボラボラボラボラボラボラボラーレ・ヴィーア！

（無視して）あ，そういえば確かボラボラ島で今大流行している感染症があった気がしたんだよな……何だったかな．

えっ？ デング熱じゃなくてですか？

まあデング熱も流行ってるんだけど，それ以上に流行ってる感染症があるんだよ．CDC Travelers' Health の Travel Notices 図P-2 ってところを開いてみようか．

はい．

ジカ熱……？ 聞いたことないんですけど！ このジカ熱がタヒチで流行ってるってことですか．

図P-2　CDC Travelers' Health でのフランス領ポリネシアにおけるジカ熱のアウトブレイクに関するアラート（アクセス日：2013 年 12 月 13 日）

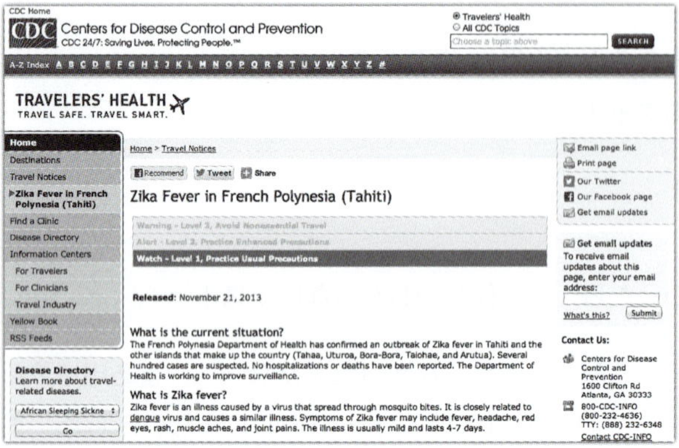

CDC Home
CDC Centers for Disease Control and Prevention
CDC 24/7: Saving Lives. Protecting People.™
Travelers' Health
All CDC Topics
Choose a topic above
SEARCH
A-Z Index A B C D E F G H I J K L M N O P Q R S T U V W X Y Z #

TRAVELERS' HEALTH
TRAVEL SAFE. TRAVEL SMART.

Home
Destinations
Travel Notices
▶Zika Fever in French Polynesia (Tahiti)
Find a Clinic
Disease Directory
Information Centers
For Travelers
For Clinicians
Travel Industry
Yellow Book
RSS Feeds

Disease Directory
Learn more about travel-related diseases.
African Sleeping Sickne
Go

Home > Travel Notices
Recommend Tweet Share

Zika Fever in French Polynesia (Tahiti)

Warning - Level 3, Avoid Nonessential Travel
Alert - Level 2, Practice Enhanced Precautions
Watch - Level 1, Practice Usual Precautions

Released: November 21, 2013

What is the current situation?
The French Polynesia Department of Health has confirmed an outbreak of Zika fever in Tahiti and the other islands that make up the country (Tahaa, Uturoa, Bora-Bora, Taiohae, and Arutua). Several hundred cases are suspected. No hospitalizations or deaths have been reported. The Department of Health is working to improve surveillance.

What is Zika fever?
Zika fever is an illness caused by a virus that spread through mosquito bites. It is closely related to dengue virus and causes a similar illness. Symptoms of Zika fever may include fever, headache, red eyes, rash, muscle aches, and joint pains. The illness is usually mild and lasts 4-7 days.

Email page link
Print page
Our Twitter
Our Facebook page
Get email updates

Get email updates
To receive email updates about this page, enter your email address:
What's this? Submit

Contact Us:
Centers for Disease Control and Prevention
1600 Clifton Rd
Atlanta, GA 30333
800-CDC-INFO
(800-232-4636)
TTY: (888) 232-6348
Contact CDC-INFO

そうそう．こないだ ProMED でそんな投稿があったんだよ．かなりの感染者が出てるって．

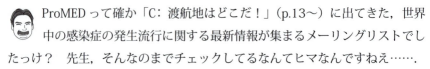

ProMED って確か「C：渡航地はどこだ！」（p.13〜）に出てきた，世界中の感染症の発生流行に関する最新情報が集まるメーリングリストでしたっけ？　先生，そんなのまでチェックしてるなんてヒマなんですねえ……．

うるさい！　輸入感染症診療のためには世界中の流行情報に敏感でいなければならないのだ！

ポイント　世界各地の流行情報はこまめにチェックしよう！

ふーん……じゃあその ProMED 図P-3 を見てみますか……．

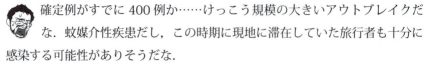

確かに 11 月 6 日にフランス領ポリネシアの医師からジカ熱のアウトブレイクについての投稿が掲載されていますね．

確定例がすでに 400 例か……けっこう規模の大きいアウトブレイクだな．蚊媒介性疾患だし，この時期に現地に滞在していた旅行者も十分に感染する可能性がありそうだな．

しかしジカ熱についての情報ってほとんどないですね．どんな感染症なんでしょうか……．

図P-3 ProMEDでのフランス領ポリネシアにおけるジカ熱のアウトブレイクに関するレポート

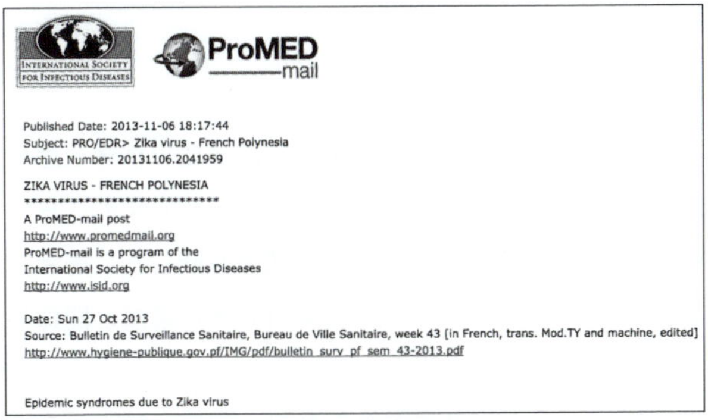
INTERNATIONAL SOCIETY FOR INFECTIOUS DISEASES

ProMED mail

Published Date: 2013-11-06 18:17:44
Subject: PRO/EDR> Zika virus - French Polynesia
Archive Number: 20131106.2041959

ZIKA VIRUS - FRENCH POLYNESIA
****
A ProMED-mail post
http://www.promedmail.org
ProMED-mail is a program of the
International Society for Infectious Diseases
http://www.isid.org

Date: Sun 27 Oct 2013
Source: Bulletin de Surveillance Sanitaire, Bureau de Ville Sanitaire, week 43 [in French, trans. Mod.TY and machine, edited]
http://www.hygiene-publique.gov.pf/IMG/pdf/bulletin_surv_pf_sem_43-2013.pdf

Epidemic syndromes due to Zika virus

(http://www.promedmail.org/direct.php?id=2041959)

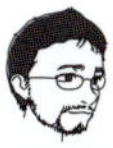
どうやらジカ熱は2007年に，同じオセアニアに属するミクロネシアのヤップ島でアウトブレイクが起こったことがあるようだな[1]．今回はオセアニアで起こった２度目のアウトブレイクということだな．これを見ると皮疹が出るのが９割，発熱や関節痛は６割，結膜充血も６割の患者でみられた，とあるし，おいおい，ちょっとこの症例にも合致しそうだぞ！

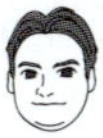
先生，興奮してますね．「Emerging Infectious Diseases」にジカ熱の総説がありました[2]．潜伏期はたぶん10日以内だろうと書かれていますので，これもこの症例に合致しますね．

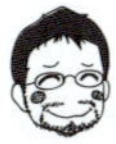
「たぶん」というのは，これまでの報告数が少なすぎてまだよくわかっていないということなんだろうな．でもデング熱迅速診断キットが陰性であったことも含めて考えると，ジカ熱の可能性が高そうだな．

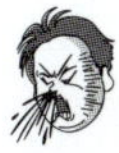
うおおおおおおおお！　めちゃレアな感染症じゃないっすか！　テンションMAX！　ところでどうやって確定診断すればいいんですか？

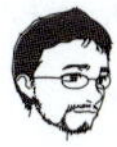
デングウイルスと同じフラビウイルスだから，基本的にはPCRで遺伝子を検出するか，抗体で診断することになるんだろうね．国立感染症研究所 ウイルス第一部のT先生に相談してみよう．あと結果が出るまでの，この患者さんのマネージメントはどうしようか？

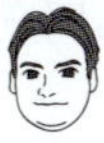
デング熱であったとしても軽症ですし，ジカ熱だとするとこれまでの報告例では重症化した症例はないようですので，ひとまず外来で経過観察

としたいと思います

よし，じゃあそうしよう.

患者の同意を得て，国立感染症研究所 ウイルス第一部に全血の検体と患者情報を送付しジカウイルスの検査を依頼した. 5日後に，リアルタイム RT-PCR でジカウイルスが検出されたとの報告を受けジカ熱と診断した. 患者は初診日から3日後に再診したが，皮疹はすでに消退傾向であり頭痛と関節痛も消失していた.

なお，この後もう1例同様にボラボラ島帰国後の発熱，頭痛，関節痛を主訴に当院を受診した患者がおり，尿からジカウイルスが検出されジカ熱と診断された.

FINAL 最終診断 DIAGNOSIS 疾患名 ジカ熱（ジカウイルス感染症）

いやー, 本邦初のジカ熱を2例も経験できるなんて, やっぱり僕って持ってるんでしょうねえ.

ジカ熱は自然治癒する疾患だから，もしかしたらこれまでに見逃されていた症例もあったのかもな.

じゃあそろそろフットサルに行ってきま～す. 今日こそはハットトリックが決められる気がします！

待て～い！ まさかこれで終わるつもりじゃないだろうな.

えっ……と言いますと？ 患者さんは2人とも元気になったし，めでたしめでたしですよね？

貴様！ それでも感染症医か！ 診断したわれわれには，この「ボラボラ島からの2例の輸入ジカ熱」という感染症疫学的にも重要な事例を国内，そして世界に報告する義務があるだろう！ もちろん患者さんから同意を得た上でな.

え〜…….それって報告して何かいいことあるんですかねえ…….

まあ，われわれにはないかもしれない．しかし，われわれの報告によって診断されずに見逃される患者や，今後ジカ熱に罹る患者を減らすことはできるかもしれないじゃないか！

あれ〜，先生，妙に熱いですね…….そんなキャラでしたっけ？

レアな感染症を診断して興奮しているのはおまえだけじゃないってことだッ！

ポイント　感染症疫学的に重要な症例はすぐさま報告しよう！

そうだったんですね！　じゃあどこに報告しましょうか？

では人間としての器の大きさから考えて，国内には上村が，世界には私が報告することにしよう．上村はさっそく保健所に報告してくれ．私はProMEDに投稿し，その後ECDCの機関誌Eurosurveillance[3]にも投稿してみるよ．

先生，おもいっきり自分だけいいところを持って行こうとしてませんか……？

バカヤロウ！　保健所への連絡だってとても大事なことだぞ！（※2013年当時はジカ熱は届出対象疾患ではありませんでしたので保健所への連絡は義務ではありませんでした）さあ，上村，そろそろフットサルに行く時間じゃないか？　ハットトリック，決められるといいな！

先生，人間としての器，めっちゃ小さいじゃないですか…….

◆

この症例を診断した日から５年が経ち……

上村よ．

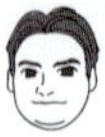
なんですか.

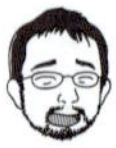
この5年前のジカウイルス感染症の症例，懐かしいよな…….

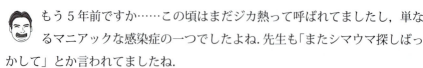

もう5年前ですか……この頃はまだジカ熱って呼ばれてましたし，単なるマニアックな感染症の一つでしたよね. 先生も「またシマウマ探しばっかして」とか言われてましたね.

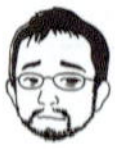
うむ. だが，2015年のブラジルでのアウトブレイク[4]後は，ジカウイルス感染症は公衆衛生上の大問題として，すっかりメジャーな感染症になっちゃったな.

先生もジカおやじとして成り上がりましたよね.

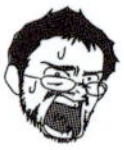
せめてジカおじさんと呼べッ！ 当時は全く注目を集めなかったこのときの症例報告も，2015年以降は引用回数が増えまくって，今では200近く引用されてるからな.

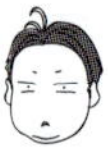
半分は僕の手柄ですからね. で，なんでそんなに引用されたんですか？

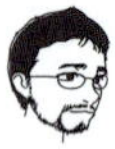
一つは，フランス領ポリネシアでのジカウイルス感染症のアウトブレイクを報告した最初だったからだな. そしてもう一つはジカウイルス感染症患者の尿検体からジカウイルスが検出された世界最初の症例だったからだ.

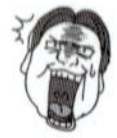
おおッ！ 尿のジカウイルスPCRって今では診断のスタンダードですけど，我々の報告が最初だったんですね.

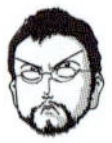
うむ. 我々がスタンダードを作ったと言っても過言ではないッ！

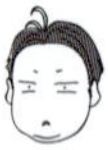
（うん，過言だな……）さすがッス.

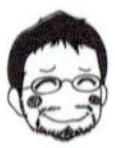
NEJMのジカウイルス感染症の総説も我々の論文を引用しているのだ. フッフッフ……[5].

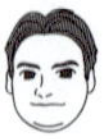
先生，自慢はそれくらいにして，ジカウイルス感染症の現状について教えてください. この患者さんの臨床像は典型的なジカウイルス感染症

表P-1 ブラジルでジカウイルス感染症と診断された患者の臨床像

臨床症状	頻度
皮疹	98%
発熱	67%
発熱出現から皮疹出現までの日数	1 日（0〜2 日）
関節痛	58%
瘙痒感	56%
頭痛	67%
眼球結膜充血	39%
関節腫脹	23%

だったと思うんですけど，ジカウイルス感染症での臨床像について教えてください.

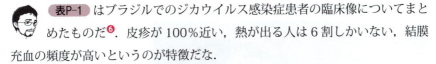

表P-1 はブラジルでのジカウイルス感染症患者の臨床像についてまとめたものだ[6]. 皮疹が 100％近い，熱が出る人は 6 割しかいない，結膜充血の頻度が高いというのが特徴だな.

皮疹が出るタイミングも，熱が出て 1 日ってことはデングよりも早いですね.

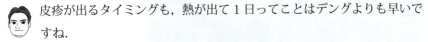

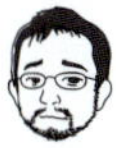
チクングニア熱と同じくらいのタイミングだな. 図P-4 図P-5 はジカウイルス感染症患者でみられた眼球結膜充血と皮疹の所見だ.

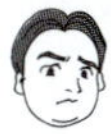
手にも紅斑が出るんですね……っていうか，デングとチクングニアとめっちゃよく似た臨床像だと思うんですけど……どうやって区別すればいいんですか？

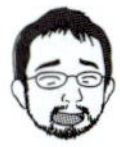
まあおまえのような小物は無理に臨床像で鑑別できなくていいよ. デングもチクングニアもジカもまとめて保健所に検査を依頼すればいいんだし.

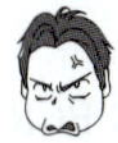
ムカッ！ 先生だって小物でしょ！ 細かい臨床像の違いを知りたいんですよ！

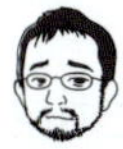
仕方ないな…… 表P-2 がデング熱，チクングニア熱，そしてジカウイルス感染症の臨床像の違いをまとめたものだ[7]. デング熱では高熱が出る，白血球・血小板低下の頻度が非常に高い，出血症状が出ることがある，と

図P-4 ジカウイルス感染症患者でみられた眼球結膜充血

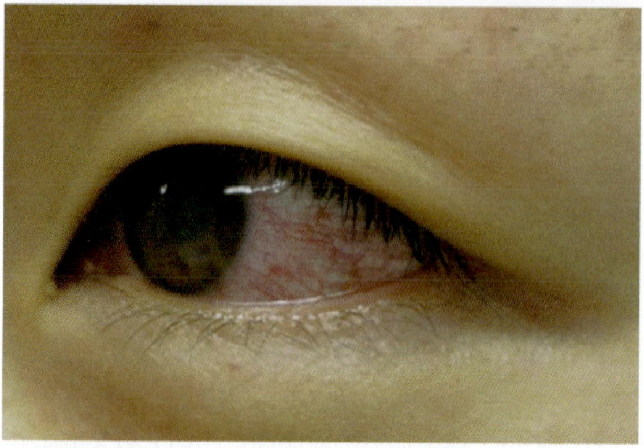

図P-5 ジカウイルス感染症患者でみられた紅斑・紅丘疹と眼球結膜充血

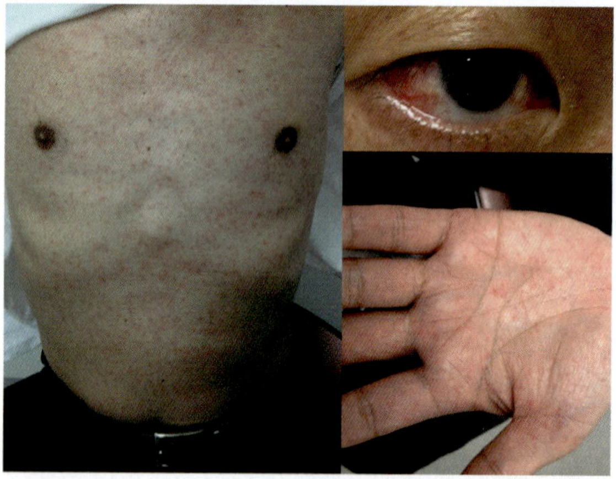

いうのが特徴だ．チクングニア熱は関節症状が強く，ときに関節炎を伴うこともある．ジカウイルス感染症はさっき言った通りだな．

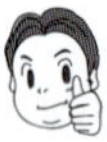
なーる．これで鑑別できること間違いなしッ！　で，確定診断はPCRですか？

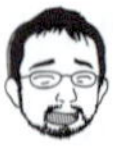
うむ．PCRは血液と尿を検体として提出することが重要だ．実はこの尿からジカウイルスが検出されることを発見したのは…….

表P-2 デング熱，チクングニア熱，ジカウイルス感染症の臨床像の違い

	デング熱	チクングニア熱	ジカウイルス感染症
発熱	＋＋＋＋	＋＋＋	＋
関節痛・筋肉痛	＋＋＋	＋＋＋＋	＋
関節炎	−	＋＋＋	＋
四肢の浮腫	−	−	＋
紅斑	＋＋	＋＋	＋＋＋
後眼窩痛	＋＋	＋	＋＋
結膜充血	±	＋	＋＋＋
リンパ節腫脹	＋＋	＋＋	＋
白血球 / 血小板減少	＋＋＋	＋＋	＋
出血症状	＋	−	−

表P-3 ジカウイルス感染症を疑う症例の要件について（厚生労働省 平成 28 年 2 月 24 日）

次の（1）～（3）にすべて該当し，かつ，他の感染症又は他の病因によることが明らかでない場合，ジカウイルスへの感染が疑われるため，ジカウイルス感染症を鑑別診断の対象とする．ただし，医師がジカウイルス感染症を疑う症例については，この限りではない．

（1）「発疹」又は「発熱（※ 1）」を認める
（2）「関節痛」，「関節炎」又は「結膜炎（非滲出性，充血性）」のうち少なくとも 1 つ以上の症状を認める
（3）流行地域の国から出国後 2～13 日以内に上記の症状を呈している

※ 1 発熱は，ほとんどの症例で 38.5 度以下との報告がある
※ 2 流行地域については厚生労働省ホームページに掲載

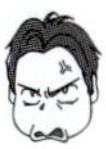
それはもう聞きましたッ！　血液と尿を提出ですね……．これは保健所でやってもらえるんですか？

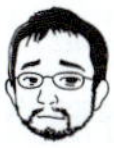
うむ．検査してもらえるかは保健所の判断になるが，一応検査をしてもらえるかどうかの一つの基準として **表P-3** のような厚生労働省の基準がある．これを満たしていれば検査してもらえることが多い．

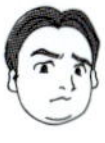
でも（2）の所見はないジカウイルス感染症もけっこうありますよね？

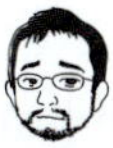
そう，だから一応「医師がジカウイルス感染症を疑う症例については，この限りではない」と書かれているわけだな．そこはもう保健所との交渉次第ってことになる．

だいたいどこの都道府県でもできるんですか？

今は全国の都道府県の衛生研究所で検査可能と聞いている．

なーる．ちなみに血液とか尿は発症からどれくらいの期間検出され続けるんですか？

Paz-Bailey らの報告によると，血液は中央値で発症から 15 日，尿は 11 日まで検出されたそうだ[8]．ただ，この研究だと妊婦が 9 人も含まれていて，妊婦はジカウイルスのウイルス血症が長い期間続く[9]のがわかってるから，妊婦さんに引っ張られて中央値が長くなっている可能性がある．当院で診断した 5 例のジカウイルス感染症の症例では，最初の 1 例を除いて全て血清は陰性で尿が陽性だった．私の印象では，血清から検出される期間はもう少し短いんじゃないかと思っている．

さすがジカおじさんですね．ちなみに PCR が陰性だったらどうしたらいいんですか？

一応，IgM 抗体を測定することで診断することもできる．でも同じフラビウイルスであるデングウイルスや日本脳炎ウイルスなどと交差反応することが知られている[10]ので，結果の解釈には注意が必要だな．

治療は特にすることないですよね？　ジカウイルス感染症の患者さんって基本元気ですし．

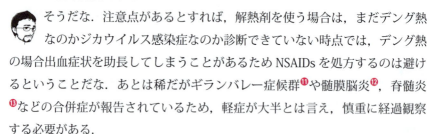

そうだな．注意点があるとすれば，解熱剤を使う場合は，まだデング熱なのかジカウイルス感染症なのか診断できていない時点では，デング熱の場合出血症状を助長してしまうことがあるため NSAIDs を処方するのは避けるということだな．あとは稀だがギランバレー症候群[11]や髄膜脳炎[12]，脊髄炎[13]などの合併症が報告されているため，軽症が大半とは言え，慎重に経過観察する必要がある．

なんか神経系の合併症ばっかりですね．

神経細胞に親和性の高いウイルスということだな．その最たる例が小頭症を始めとした先天性ジカウイルス感染症だな．

表P-3 先天性ジカウイルス感染症で認めるとされている所見

・**身体所見（神経学的所見を含む）** 小頭症 頭蓋顔面不均衡 余剰頭皮 大泉門閉鎖 大後頭隆起の異常突出 けいれん 振戦 子宮内発育遅延 腱反射亢進 易刺激性 筋緊張亢進 関節拘縮 彎足 臍ヘルニア	・**聴覚所見** 難聴（感音性難聴） ・**視覚所見** 網膜異常：眼内石灰化，白内障，小眼球症，黄斑変性，視神経異常 ・**画像所見** 頭蓋内石灰化 皮質異状：大脳・小脳萎縮，皮質・白質異常（脳回欠損，脳回肥厚） 脳室拡大 水頭症 脳室周囲嚢胞 脈絡叢嚢胞，Blakes 嚢胞 巨大大槽 小脳虫部欠損，小脳虫部異形成 脳梁異常 脳幹・脊髄変性

脚注：一部胎児期には不明で，出生後に判明する所見も含む．
（Costello A, et al. Bull World Health Organ. 2016; 94: 406-406A, Schuler-Faccini L, et al. MMWR Morb Mortal Wkly Rep. 2016; 65: 59–62 より）[14,15]

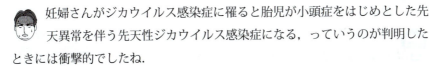

妊婦さんがジカウイルス感染症に罹ると胎児が小頭症をはじめとした先天異常を伴う先天性ジカウイルス感染症になる，っていうのが判明したときには衝撃的でしたね．

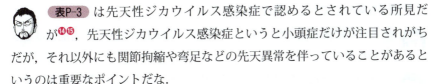

表P-3 は先天性ジカウイルス感染症で認めるとされている所見だが[14,15]，先天性ジカウイルス感染症というと小頭症だけが注目されがちだが，それ以外にも関節拘縮や彎足などの先天異常を伴っていることがあるというのは重要なポイントだな．

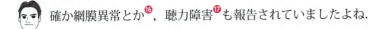

確か網膜異常とか[16]，聴力障害[17]も報告されていましたよね．

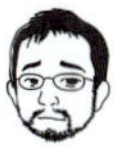
うむ．つまり今では先天性ジカウイルス感染症は「＝小頭症」ではなく，グラデーションのある病態で，聴力障害や網膜異常など様々な先天異常を含むものであるということだな．

で，実際にはジカウイルスに感染した妊婦さんの胎児はどれくらいの割合で先天性ジカウイルス感染症になるんですか？

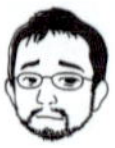
うむ．まず小頭症についてだが，フランス領ポリネシアでのアウトブレイクの際の小頭症事例から，数理モデルで解析されたところによると，妊婦が妊娠早期にジカウイルス感染症に罹患した場合，していない場合（10,000 人中 2 人）と比べて約 50 倍（10,000 人中 95 人）胎児が小頭症になるリスクが高くなると報告されている[18]．

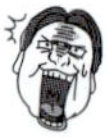
50 倍ッ！　ちゃばいッス．

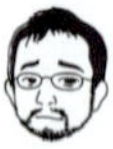
で，小頭症以外の先天異常を含めた場合の頻度だが，これについてはまだ結論が出ていない状況だが，まずブラジルから，ZIKV 陽性の妊婦の胎児の 42％に何らかの先天異常が認められたという衝撃的な報告が出た[19]．

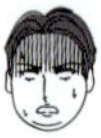
ほぼ半分ですね．思った以上に多いです．

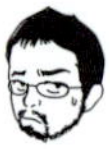
だがこの報告についてはちょっと怪しいんじゃないかと私は踏んでいる．この報告では 4 例の小頭症の報告が含まれているが，この 4 例はそれぞれ 8，12，30，38 週に感染した妊婦から産まれている．

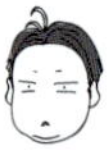
38 週って……もう頭蓋骨出来上がってる時期ですね……ジカウイルス関係ないんじゃ……？

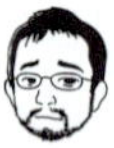
関係ないよな．ちなみにジカウイルスが陰性だったコントロール群でも 11％で何らかの先天異常がみられたということから，ジカウイルス以外の要因も関与している可能性が高い．

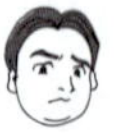
あとはこの著者，ブラジルのブラジル先生が盛っちゃった可能性はどうですかね．

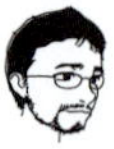
どうかな．ただこの 42％というのはやはり高すぎで，最近になってフランス領の中南米諸国からの報告では，ジカウイルス感染症に罹患した妊婦から産まれた子どもの 7％で何らかの先天異常がみられたという[20]．

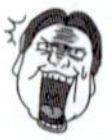
7％……全然違うじゃないですか！

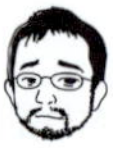
CDC の報告でも 6％[21]，他にも 7％という報告[22]もあるからだいたい 6～7％というのが実際のところじゃないかと考えられている．

なるほど．いつの妊娠時期に感染しても同じリスクなんですか．

これも妊娠早期が最もリスクが高いと言われている．

風疹と同じですね．

あとジカウイルス感染症で気をつけないといけないのは…….

先生，ジカについて語りだすと止まんないですね！　もうちょっと疲れてきたんでそろそろフットサル行ってきていいですか？

もうちょっとだけ語らせてくれ！　ガチの専門領域なんだよオレの！

手短かにお願いします！

でも上村の好きそうな話だよ，性交渉の話だから．

失敬な！　興味はなきにしもあらずですが．やぶさかではありませんが．で，ジカと性交渉が関係あるんですか？

ジカウイルス感染症は蚊媒介感染症であると同時に性感染症でもあるのだッ！

ほーん．

実は性交渉で感染することがあることは以前から知られていた[23]んだが，中南米でのアウトブレイク以降，様々な事実がわかってきた．まず男性の精液に長期間ジカウイルスが残留することが判明した[24]．

ほー，それで性交渉で感染するってことですね．

うむ．女性の腟分泌液からも最大２週間程度ジカウイルスが検出されることがあり[25]，女性から男性への感染も報告されている[26]が，男性から女性への感染の報告が多い．

男性だとどれくらいの期間ジカウイルスが残留するんですか？

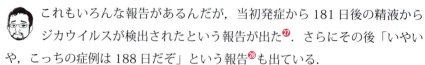

これもいろんな報告があるんだが，当初発症から 181 日後の精液からジカウイルスが検出されたという報告が出た[27]．さらにその後「いやいや，こっちの症例は 188 日だぞ」という報告[28]も出ている．

ギネスブックじゃないんですから……．

最近，NEJM に 2 つの大きなコホート研究が出たが，一つは 88 例中 45 例（51.1％）で精液中のジカウイルスが陽性で，この陽性例のうち ZIKV 消失までの中央値は 42 日で，95％の症例で 120 日までに消失するという報告だ[8]．もう一つはジカウイルス消失までの中央値は 54 日で，95％消失が 158 日で，1％未満の患者で 240 日後も陽性であったという[29]．

ギネス，塗り替わっちゃってますね．じゃあ発症から 240 日経っても性交渉で感染するってことですか？

いや，必ずしもそうとは限らない．このジカウイルスの検出というのは PCR で検出されただけであり，生きたウイルスかどうかはわからない．実際に 2 つ目の研究では精液のジカウイルスの培養も試みられているが，培養できたのは発症後 30 日以内の精液だけだったという．

つまり……つまりどういうことだってばよ !?

ジカウイルスが培養されるというのは，おそらくイコール感染性があるということだろうから，だいたいこの培養される 1 ヶ月くらいが感染性があるんじゃないかという推測ができるわけだな．一応，最長で発症 62 日後の精液からジカウイルスが培養された事例もある[24]．

じゃあジカに感染したら 2 ヶ月くらいは性交渉自粛っすね．

ところがそうじゃない．ジカに感染したら，ではなくジカの流行地域に渡航したら，だ．

すわッ？　どういうことだってばよ？　流行地域に行っただけでセックス禁止？

表P-4 カップルのうちいずれかがジカウイルス感染症流行地域に渡航した場合に性交渉を控える（またはコンドームを使用する）推奨期間

		男性	女性
妊娠あり		妊娠中はずっと	
妊娠なし	確定または症状あり	3ヶ月間	2ヶ月
	症状なし	3ヶ月間	2ヶ月
	流行地域に居住	要相談	

実はジカウイルス流行地域に渡航した後，特に症状がない人が性交渉をしたパートナーにジカウイルス感染症をうつしてしまった事例が複数例存在するッ[30,31]！

ガビーン！　症状がなくても無症候性に感染していて，セックスでうつしちゃうってことですか．

そういうことだ．なのでCDCは2018年現在，流行地域に渡航後は症状があろうとなかろうと男性は3ヶ月，女性は2ヶ月性交渉をしない，またはコンドームを使うことを推奨しているッ[32]！ 表P-4

3ヶ月ッ！　長ッ！

これでも短くなったほうだ．2018年8月までは男性は6ヶ月だったからな．

東南アジアに観光に行く日本人は500万人くらいいるって言われてますけど……みんなこれ知ってますかね？

どうだろうな……確かに東南アジアでもベトナムやタイなどではジカウイルス感染症が報告されているが，症例の数が少ないから問題になっていないだけなのかもしれないな．

日本でも性交渉で感染した症例が報告されたらニュースになりますよね．

重要なのは先天性ジカウイルス感染症を防ぐことであり，そのためには国内流行を防ぐということが一番重要だからな．まずは性交渉よりも渡航者の防蚊対策の徹底や，夏季は感染者が国内で蚊に吸血されないように指導することが大事だとは思うが，性交渉についても渡航前にアドバイスしたほうがいいだろう.

参考文献

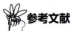

❶Kantele A, Lääveri T, Mero S, et al. Antimicrobials increase travelers' risk of colonization by extended-spectrum betalactamase-producing Enterobacteriaceae. Clin Infect Dis. 2015; 60: 837-46.

❷Hayes EB. Zika virus outside Africa. Emerg Infect dis. 2009; 15: 1347-50.

❸Kutsuna S, Kato Y, Takasaki T, et al. Two cases of Zika fever imported from French Polynesia to Japan, December 2013 to January 2014 [corrected]. Euro Surveill. 2014;19. pii: 20683.

❹Chen LH, Hamer DH. Zika virus: rapid spread in the Western hemisphere. Ann Intern Med. 2016; 164: 613-5.

❺Petersen LR, Jamieson DJ, Powers AM, et al. Zika virus. N Engl J Med. 2016; 374: 1552-63.

❻Cerbino-Neto J, Mesquita EC, Souza TM, et al. Clinical manifestations of zika virus Infection, Rio de Janeiro, Brazil, 2015. Emerg Infect Dis. 2016; 22: 1318-20.

❼Ioos S, Mallet HP, Leparc Goffart I, et al. Current Zika virus epidemiology and recent epidemics. Med Mal Infect. 2014; 44: 302-7.

❽Paz-Bailey G, Rosenberg ES, Doyle K, et al. Persistence of Zika virus in body fluids - final report. N Engl J Med. 2018; 379: 1234-43.

❾Driggers RW, Ho CY, Korhonen EM, et al. Zika virus Infection with prolonged maternal viremia and fetal brain abnormalities. N Engl J Med. 2016; 374: 2142-51.

❿Lanciotti RS, Kosoy OL, Laven JJ, et al. Genetic and serologic properties of Zika virus associated with an epidemic, Yap State, Micronesia, 2007. Emerg Infect Dis. 2008; 14: 1232-9.

⓫Cao-Lormeau VM, Blake A, Mons S, et al. Guillain-Barre syndrome outbreak associated with Zika virus infection in French Polynesia: a case-control study. Lancet. 2016; 387: 1531-9.

⓬Carteaux G, Maquart M, Bedet A, et al. Zika virus associated with Meningoencephalitis. N Engl J Med. 2016; 374: 1595-6.

⓭Mecharles S, Herrmann C, Poullain P, et al. Acute myelitis due to Zika virus infection. Lancet. 2016; 387: 1481.

⓮Costello A, Dua T, Duran P, et al. Defining the syndrome associated with congenital Zika virus infection. Bull World Health Organ. 2016; 94: 406-406A.

⓯Schuler-Faccini L, Ribeiro EM, Feitosa IM, et al. Possible association between Zika virus infection and microcephaly - Brazil, 2015. MMWR Morb Mortal Wkly Rep. 2016; 65: 59-62.

⓰de Paula Freitas B, de Oliveira Dias JR, Prazeres J, et al. Ocular findings in infants with microcephaly associated with presumed Zika virus congenital infection in Salvador, Brazil. JAMA Ophthalmol. 2016.

⓱Mittal R, Fifer RC, Liu XZ. A possible association between hearing loss and Zika virus Infections. JAMA Otolaryngol Head Neck Surg. 2017.

⓲Cauchemez S, Besnard M, Bompard P, et al. Association between Zika virus and

microcephaly in French Polynesia, 2013-15: a retrospective study. Lancet. 2016; 387: 2125-32.
⑲Brasil P, Pereira JP Jr, Moreira ME, et al. Zika virus infection in pregnant women in Rio de Janeiro. N Engl J Med. 2016; 375: 2321-34.
⑳Hoen B, Schaub B, Funk AL, et al. Pregnancy outcomes after ZIKV infection in French Territories in the Americas. N Engl J Med. 2018; 378: 985-94.
㉑Rice ME, Galang RR, Roth NM, et al. Vital signs: Zika-associated birth defects and neurodevelopmental abnormalities possibly associated with congenital Zika virus Infection - U.S. Territories and Freely Associated States, 2018. MMWR Morb Mortal Wkly Rep. 2018; 67 (31): 858-67.
㉒Honein MA, Dawson AL, Petersen EE, et al. Birth defects among fetuses and infants of US women with evidence of possible Zika virus infection during pregnancy. JAMA. 2017; 317: 59-68.
㉓Foy BD, Kobylinski KC, Chilson Foy JL, et al. Probable non-vector-borne transmission of Zika virus, Colorado, USA. Emerg Infect Dis. 2011; 17: 880-2.
㉔Musso D, Roche C, Robin E, et al. Potential sexual transmission of Zika virus. Emerg Infect Dis. 2015; 21: 359-61.
㉕Murray KO, Gorchakov R, Carlson AR, et al. Prolonged detection of Zika virus in vaginal secretions and whole blood. Emerg Infect Dis. 2017; 23: 99-101.
㉖Davidson A, Slavinski S, Komoto K, et al. Suspected female-to-male sexual transmission of Zika virus - New York City, 2016. MMWR Morb Mortal Wkly Rep. 2016; 65: 716-7.
㉗Barzon L, Pacenti M, Franchin E, et al. Infection dynamics in a traveller with persistent shedding of Zika virus RNA in semen for six months after returning from Haiti to Italy, January 2016. Euro Surveill. 2016; 21 (32).
㉘Nicastri E, Castilletti C, Liuzzi G, et al. Persistent detection of Zika virus RNA in semen for six months after symptom onset in a traveller returning from Haiti to Italy, February 2016. Euro Surveill. 2016; 21 (32).
㉙Mead PS, Duggal NK, Hook SA, et al. Zika Virus Shedding in Semen of Symptomatic Infected Men. N Engl J Med. 2018; 378: 1377-85.
㉚Brooks RB, Carlos MP, Myers RA, et al. Likely sexual transmission of Zika virus from a man with no symptoms of infection–Maryland, 2016–MMWR Morbidity and mortality weekly report. 2016; 65: 915–6
㉛Freour T, Mirallie S, Hubert B, et al. Sexual transmission of Zika virus in an entirely asymptomatic couple returning from a Zika epidemic area, France, April 2016. Euro Surveill. 2016; 21 (23): pii=30254
㉜Polen KD, Gilboa SM, Hills S, et al. Update: Inferim guidance for preconception courseling and prevention of sexual transmission of Zika virus for men with possible Zika virus exposure–United States, August 2018. MMWR Morpidity and mortality weekly report. 2018; 67: 868–71.

COLUMN＊コラム

輸入感染症は症例報告の宝庫！

世の中には症例報告を「でも臨床研究じゃないんでしょ？」と見下す者っていますよね．私の同僚にもいるんですけど（通称 Stone Gold 卿と呼ばれています），これはとんでもない誤解です．症例報告は臨床研究と同等，場合によっては臨床研究を上回る価値を持ち得るのです．

私はこの項で登場したジカウイルス感染症を国内最初の輸入例として Eurosurveillance に報告しました[1]．今でこそジカ熱は世界中の注目を集めている感染症ですが，私が診断した際の周囲のリアクションは「ふーん，こんな感染症もあるんだねえ」くらいのものでしたし，中には「あいつはシマウマ探しばっかりやってるクソ臨床医だ」などと言われのない（こともない）中傷を受けたものです．さらには「ジカを診断したってマジカ！?」だの「ジカに（直に）お会いできて光栄です」などとしょうもないジカジョークで語りかけてくる者もいて，私はジカ熱を診断したことを悔やんだことすらあったものです．

しかし，その後ジカウイルス感染症が世界的な注目を集めるに至り，2018 年 11 月の時点で被引用回数は 191 です．つまり 191 の論文に引用されたということです．この被引用回数を超えている臨床研究はそれほど多くはないと思います．それではこの症例報告の価値はどこにあるのでしょうか．

本稿の中でも述べましたが，この報告の価値を端的に述べると，①フランス領ポリネシアの当時のアウトブレイクのジカウイルス株の系統解析を行っていた，②尿からジカウイルスが検出された世界最初の症例であった，の 2 点ということになります．日本最初の，という点についてもある程度価値はあると思いますが，この点は被引用回数にはほとんど影響していないようです．①の系統解析については，近年では輸入感染症の症例報告に必ずと言って良いほど付いている情報です．例えば，図P-6 は 2014 年の国内デング熱アウトブレイクの報告[2]に掲載された系統解析結果です．2014 年の国内デング熱は DENV-1（デングウイルス血清型 1 型）によるものでしたが，このデングウイルスの E タンパクの系統解析を見て何がわかるかというと，我々の症例が全て国内感染第 1 例目の遺伝子配列と 100％一致している（つまりおそらく国内デング熱症例はほぼ全て 1 つの

図P-6 2014年のデング熱国内アウトブレイク時のデングウイルス系統解析

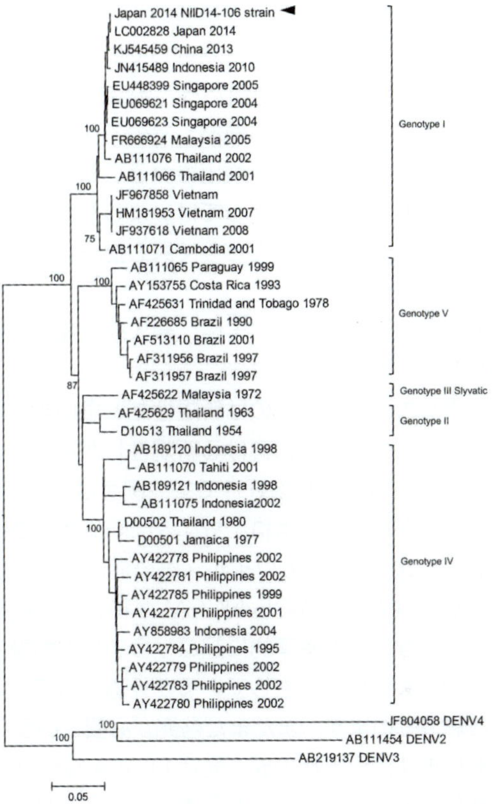
Japan 2014 NIID14-106 strain
LC002828 Japan 2014
KJ545459 China 2013
JN415489 Indonesia 2010
EU448399 Singapore 2005
EU069621 Singapore 2004
EU069623 Singapore 2004
FR666924 Malaysia 2005
AB111076 Thailand 2002
AB111066 Thailand 2001
JF967858 Vietnam
HM181953 Vietnam 2007
JF937618 Vietnam 2008
AB111071 Cambodia 2001
AB111065 Paraguay 1999
AY153755 Costa Rica 1993
AF425631 Trinidad and Tobago 1978
AF226685 Brazil 1990
AF513110 Brazil 2001
AF311956 Brazil 1997
AF311957 Brazil 1997
AF425622 Malaysia 1972
AF425629 Thailand 1963
D10513 Thailand 1954
AB189120 Indonesia 1998
AB111070 Tahiti 2001
AB189121 Indonesia 1998
AB111075 Indonesia2002
D00502 Thailand 1980
D00501 Jamaica 1977
AY422778 Philippines 2002
AY422781 Philippines 2002
AY422785 Philippines 1999
AY422777 Philippines 2001
AY858983 Indonesia 2004
AY422784 Philippines 1995
AY422779 Philippines 2002
AY422783 Philippines 2002
AY422780 Philippines 2002
JF804058 DENV4
AB111454 DENV2
AB219137 DENV3
Genotype I
Genotype V
Genotype III Slyvatic
Genotype II
Genotype IV
100
100
75
100
100
87
100
100
100
0.05

(Kutsuna S, et al. Emerg Infect Dis. 2015; 21: 517 より)[2]

ウイルス株によるものだろうと示唆される）ということ，近年インドネシアや中国で分離された株と相同性が高い（つまりこのあたりの地域から持ち込まれた可能性が高い）ことなどがわかります．系統解析はこうした付加的価値を症例報告にもたらしてくれます．なお私の勤務する国立国際医療研究センターは幸いなことに国立感染症研究所と道路を挟んで真隣に立地しており，比較的ハードルが低く系統解析をしていただける幸せな環境にあります．

②の尿からのジカウイルスの検出については，現在ジカウイルス感染症の診断のスタンダードになりつつあります．これを筆者が最初に報告した

のは僥倖としか言いようがありません，やはりジカウイルス感染症のような新興再興感染症はまだ感染者数が少なく，解明されていないことが非常に多いため，こうした何気ないことが価値の高い報告に繋がりうるということかと思います．ちなみになぜ尿を測定してもらったかというと，当時NCGMでデング熱を疑った患者がいたら，国立感染症研究所で血液と尿を一緒に提出するというプロトコルがあったのです（ちなみにデング熱は当時から尿中からデングウイルスが検出されることが知られていました）．ですので，ジカウイルス感染症を疑ってはいましたがデング熱の可能性もあるかなと思って，ルーチンでなんとなく尿も提出していたというわけです．

というわけで，私から読者の皆さまに，輸入感染症の症例報告を書くポイントを伝授したいと思います．

皆さん論文を書く際に意識するのは新規性だと思いますが，私は特に輸入感染症の症例報告では「疫学における新規性」が重要だと思っています．なんだかんだ言って，みんな初物好きです．例えば，日本初の回帰熱ッ[3]というとインパクトがありますよね．ちなみに回帰熱については日本2例目も私が診断しています[4]．ジカウイルス感染症に至っては3例目まで私が診断しているのですが[5]，いくらNCGMが輸入感染症の症例が多いと言えども，このようなことが確率的に起こりうるのか懐疑的に思っています．おそらく，他にも症例は発生しているが見逃されている可能性が高いのではないかと思っています．まだまだ啓発が必要ということですね．

こんなのもあります．日本初の成人発症PFAPA症候群ッ[6]！「成人発症」という条件付きですが，それでも日本初なのであります．周期性発熱症候群の中の一つ，PFAPA症候群は，通常小児で発症する疾患ですが，20代で発症したという稀な一例です．ちなみに，私が診断した時点で，私の周囲の臨床医2人が「あーそういえばオレも見たことあるな，成人発症例」と言っていたのですが，最初に論文化したのは私であるからして，初症例は私の論文なのです．友人の谷崎先生が報告した「日本最初のサルマラリア *Plasmodium knowkesi* 感染症の報告[7]」も，実は学会の議事録レベルではこれよりも前に報告があったようなのですが，論文化はされておらず，谷崎先生の報告が日本初ということになっています．「結局のところ，論文化したもの勝ち」というシビアな世界に我々は生きているのですね…….

「日本初」にこだわる必要はありません．例えば「キューバ初のチクン

図P-7 2016年当時のチクングニア熱の流行地図

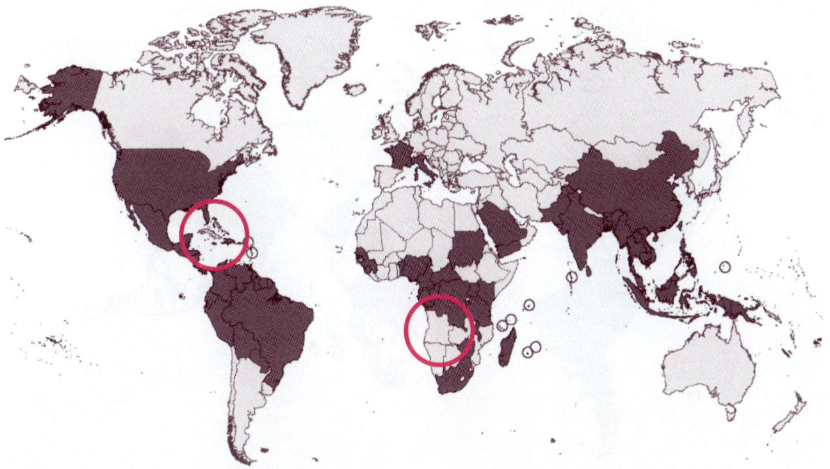
Current or previous local transmission of chikungunya virus

(http://www.cdc.gov/chikungunya/pdfs/chikungunyaworldmap_10-20-2015.pdf)

グニア熱[8]」「アンゴラ初のチクングニア熱[9]」という症例を我々は診断しています．図P-7 はこれらの症例を診断した当時の CDC のチクングニア熱の流行地図です．

これを見ていただくと，当時はキューバでもアンゴラでもチクングニア熱の報告はありませんでした．しかし，キューバの事例はどう考えてもチクングニア熱だよなあという臨床像で，予想通り血液からチクングニアウイルスが検出されました．アンゴラの方はちょっと我々も疑ってなかったのですが，国立感染症研究所の先生方の匠の技によって診断することができました．日本初のデング熱症例がドイツ人旅行者であった[10]ように，輸入感染症の世界ではときどきこのような「旅行者が流行を先取りしてしまう」事例が存在し，本症例もそれに該当します．これも輸入感染症の面白いところです．なお，我々の報告によって最近 CDC はチクングニア熱の流行地図を修正しました 図P-8 ．

見事にキューバとアンゴラが流行地域に変わっています．我々が報告したのは CDC の機関紙 Emerging Infectious Diseases 誌ですので，間違いなく我々の報告によって塗り替わっています．流行地図を塗り替える……感染症医冥利に尽きるとはこのことですね．

図P-8　2018年5月29日時点でのチクングニア熱の流行地図

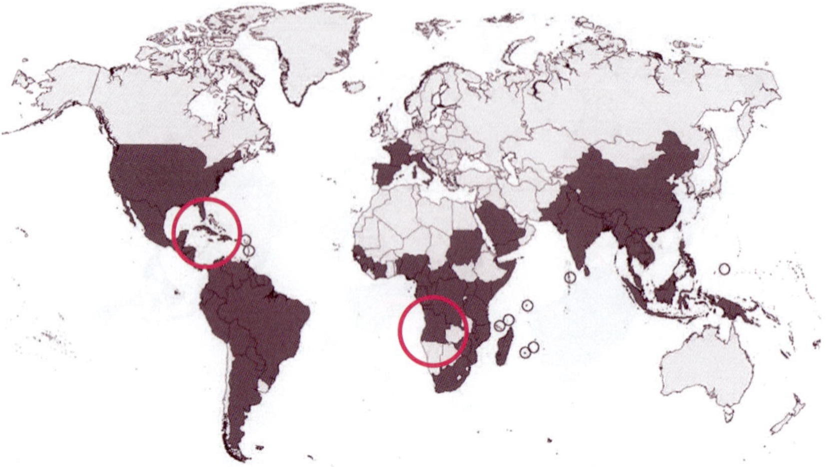
Current or previous local transmission of chikungunya virus

（https://www.cdc.gov/chikungunya/pdfs/Chik_World_Map_05-29-18-P.pdf）

さて，私の初物診断の歴史を見ながら，初物診断の重要性について述べてきましたが，それでは，どうすれば初物診断ができるようになるのでしょうか．それは「疫学を疑うこと」だと思います．現在の医療はこれまでの医学の知見の積み重なりによって成り立っており，疫学もまた然りです．ここでいう疫学とは「疾患の分布」のことであり，例えば「キューバでは国内チクングニア熱は流行していない」といった事実です．しかし，ときに疫学と病歴・身体所見を照らしあわせてみたときに矛盾が生じることがあります．明らかに関節炎を呈していてチクングニア熱が疑われるのに，キューバではチクングニア熱は報告されていない．こうしたときに，自身の病歴や身体所見を信じ，疫学を疑うことができるのが真の初物診断医ではないかと思います．疫学は症例の集積によって生まれるが，それを塗り替えるのもまた症例なのだと思います．例えば「PFAPA症候群は小児の疾患であり成人では報告がない」など，疫学はときに「常識」として我々に立ちふさがってきますが，こうした常識にとらわれない鑑別診断を挙げられることが初物診断医として重要なのだと思います．そして，もう一つのポイントは，系統解析を行ってもらって系統樹を論文に載せることです．これについては，我々医療者にとっては各都道府県の衛生研究所や国立感染症研究所の先生方にお願いするしかないところですが，日頃から密にコミュニケーションを取っておくことが重要だと思います.

　なお，私が初めて書いた症例報告で系統解析をしていただいた国立感染症研究所 川端寛樹先生は，今では年に数回マダニ採取にお供させていただく関係になっており，今や川端先生は私のマダニの師匠です．医療者と研究者とをつなぐ媒介節足動物……深い話ですね.

参考文献

❶ Kutsuna S, Kato Y, Takasaki T, et al. Two cases of Zika fever imported from French Polynesia to Japan, December 2013 to January 2014 [corrected]. Euro Surveill. 2014; 19（4）.

❷ Kutsuna S, Kato Y, Moi ML, et al. Autochthonous dengue fever, Tokyo, Japan, 2014. Emerg Infect Dis. 2015; 21: 517.

❸ Kutsuna S, Kawabata H, Kasahara K, et al. The first case of imported relapsing fever in Japan. Am J Trop Med Hyg. 2013; 89: 460-1.

❹ Kutsuna S, Kawabata H, Shiga N, et al. [Second Japanese case of relapsing fever]. Kansenshogaku Zasshi. 2014; 88: 713-4.

❺ Shinohara K, Kutsuna S, Takasaki T, et al. Zika fever imported from Thailand to Japan, and diagnosed by PCR in the urines. J Travel Med. 2016; 23（1）.

❻ Kutsuna S, Ohmagari N, Tanizaki R, et al. The first case of adult-onset PFAPA syndrome in Japan. Modern Rheumatology. 2016; 26: 286-7.

❼ Tanizaki R, Kato Y, Iwagami M, et al. Performance of rapid diagnostic tests for Plasmodium ovale Malaria in Japanese travellers. Trop Med Health. 2014; 42: 149-53.

❽ Tsuboi M, Kutsuna S, Kato Y, et al. Autochthonous Chikungunya fever in traveler returning to Japan from Cuba. Emerg Infect Dis. 2016; 22: 1683-5.

❾ Takaya S, Kutsuna S, Nakayama E, et al. Chikungunya fever in traveler from Angola to Japan, 2016. Emerg Infect Dis. 2017; 23: 156-8.

❿ Schmidt-Chanasit J, Emmerich P, Tappe D, et al. Autochthonous dengue virus infection in Japan imported into Germany, September 2013. Euro Surveill. 2014; 19（3）.

COLUMN＊コラム

検疫所って何するところ？

皆さんは検疫所をご存知でしょうか？　海外旅行から帰ってくると，入国手続きの前にサーモメーターを置いて監視している人がいると思います．あれが検疫官です．健康相談室も奥にあって，体調不良者の対応などをしています．

実はこのコラムも羽田空港国際線にある検疫所（東京空港検疫所支所）の健康相談室で書いています．何を隠そう，私も隠れ検疫官なのですッ！　数年前から月に数回ほど夜勤をさせていただいております．

検疫所の主な役割は「検疫感染症」の侵入を防ぐことです．福岡検疫所のHPによりますと，検疫とは「国内に常在しない感染症の病原体の国内侵入及びまん延を防止するため，海港や空港で人，貨物及び乗物の検査を行い，必要な措置をとること」とあります[1]．検疫所では，検疫法に基づき，海外から来港する船舶や航空機の検疫，海外の感染症情報の提供および予防接種等の申請業務を行っています．私の勤務する羽田空港では航空機の検疫が主になります．

現在の検疫感染症は 表P-5 になります．一類感染症の全て，二類感染症のうち鳥インフルエンザ（H5N1，H7N9）とMERSの3つ，4類感染症はデング熱，チクングニア熱，マラリア，ジカウイルス感染症の4つの蚊媒介感染症が指定されています．かつてはペストや黄熱，コレラなども検疫感染症に指定されていましたが最近は指定から外れており，近年ジカウイルス感染症が追加されています．

これらの感染症の国内への侵入を防ぐために，必要に応じて隔離，停留などを行うわけです．実際に2014年の西アフリカでのエボラ出血熱アウトブレイク時に国内で発生した疑似症9例のうち3例は空港検疫所で異常検知することで疑似症と発覚していますし，残り6例も健康監視中に検知されています．

もちろん全ての検疫感染症を検疫所で補足できているわけではありません．潜伏期がありますし，デング熱なんかは世界中の熱帯・亜熱帯地域から年間300例くらい輸入されているわけですので全てを検疫所で検知することは不可能です．水際対策の重要性が強調されていますが，医療機関で働く我々としてはこうした検疫が完璧なものではなく，知らず知らずの

表P-5 2018年12月時点で検疫感染症に指定されている感染症

感染症法に基づく分類	感染症の種類	実施する措置
一類感染症	エボラ出血熱，クリミア・コンゴ出血熱，痘そう，ペスト，マールブルグ病，ラッサ熱，南米出血熱	質問，診察・検査，隔離，停留，消毒等 ※隔離・停留先は医療機関
二類感染症	鳥インフルエンザ（H5N1），鳥インフルエンザ（H7N9），中東呼吸器症候群	質問，診察・検査，消毒等 ※隔離・停留はできない
四類感染症	デング熱，チクングニア熱，マラリア，ジカウイルス感染症	
新型インフルエンザ等感染症	新型インフルエンザ，再興型インフルエンザ	質問，診察・検査，隔離，停留，消毒等 ※停留は宿泊施設でも可能

うちに感染症が海外から持ち込まれる可能性があると思って油断せず診療に当たることが大事です．

検疫所ではデング熱などのPCR検査はできますが，処方ができるわけではありませんので，できることは限られています．しかし，輸入感染症診療に直結する検疫業務は私にとっては非常に熱い仕事です．

ちなみに検疫所での勤務はひっきりなしに患者が押し寄せてさぞかし忙しいのだろうと思われるかもしれませんが，機内検疫をすることは少なく，基本的には健康相談室でじっくりと相談者への対応をしています．問診と診察だけで検疫感染症の可能性を図り必要であれば検査を行ったり，医療機関へ紹介したりするのですが，この検疫官の業務は感染症医にとっても輸入感染症のトレーニングにもなるのではないかと思います（ありがたいことに，東京空港検疫所支所には『症例から学ぶ　輸入感染症 A to Z』を置いてくれています）．

参考文献

❶厚生労働省 福岡検疫所．https://www.forth.go.jp/keneki/fukuoka/kenekigyoumu.html

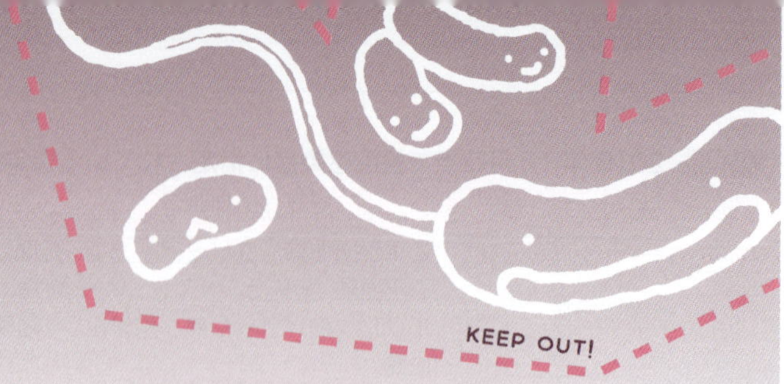
KEEP OUT!

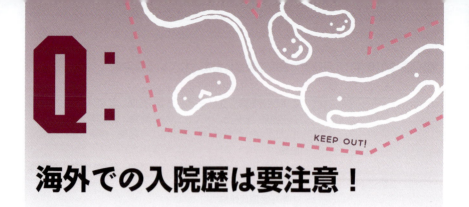

Q: 海外での入院歴は要注意！

CASE

２型糖尿病に対してインスリン療法中の 78 歳男性が，世界一周のクルーズ旅行中に肺炎を発症し，インドのムンバイの総合病院に入院となった．ムンバイの総合病院では細菌性肺炎と診断され抗菌薬が投与されたが呼吸状態が悪化し，入院２日目に気管挿管の上，人工呼吸管理が行われた．入院２週間後には呼吸状態の改善がみられたが，抜管はできず気管切開が行われた．入院２ヶ月後にカンジダ菌血症を発症しフルコナゾールで治療が行われている．入院３ヶ月後に胃瘻が造設された．いったん人工呼吸器の離脱が試みられたが，夜間になると SpO_2 が低下するため離脱できていない．入院４ヶ月が経過し，全身状態が安定したことから日本への帰国が可能と判断され，治療継続目的で当院に転院となった．

海外旅行中に肺炎になっちゃったんですね……でもなんとか日本に戻って来れることになってよかったですね．

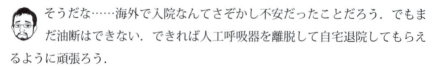

そうだな……海外で入院なんてさぞかし不安だったことだろう．でもまだ油断はできない．できれば人工呼吸器を離脱して自宅退院してもらえるように頑張ろう．

既往歴は２型糖尿病でインスリン療法中である．タバコは 20～70 歳まで１日 20 本程度吸っていたという．世界一周旅行に出る前は妻と二人暮らしであり，仕事は引退している．

紹介状によると，ムンバイの総合病院ではバンコマイシン，メロペネム，ピペラシリン・タゾバクタム，アミカシン，シプロフロキサシン，コリスチン，メトロニダゾール，フルコナゾール，ミカファンギンが投与されていた．また入院から３週間は集中治療室で治療が行われたとのことであった．

めっちゃ抗菌薬が使われてますね．

どういう細菌が検出されて，どういう感受性だったかが知りたいんだが記載がないな……．

でも少なくとも今のところは患者さんの全身状態は落ち着いているし，今すぐ抗菌薬を使わないといけない状況ではなさそうですね．じゃあ診察してきます．

ちょっと待った！　そのまま病室に入室するんじゃねえッ！

あ，そうか……なんかお土産とか持って入ったほうがいいですかね．久しぶりの日本ですからね．ちょっと雷おこし買ってきます！

いや，そうじゃない．この患者さんを診察するときは，ひとまず接触感染予防策を行うことにしよう．患者さんにも転院前にあらかじめそう説明してある．

えっ？　接触感染予防策って……ガウン，手袋を装着して診察するんですか？

そうだ．

この患者さんから耐性菌が検出されているわけでもないのに……もしかして，それでこの患者さんは個室に入られているんでしょうか？

そうだッ！

忽那先生……今日ばっかりは先生に愛想が尽きました……．この患者さんは４ヶ月もの間，異国の地で感染症と戦ってきた，いわば英雄ですよ！

そんな患者さんに接触感染予防策とはなんたる仕打ちッ！

上村……感情移入がすごいな．まあ気持ちはわかるが……海外で入院歴のある患者は耐性菌を保菌している頻度が高いって，早川先生の論文を見たことがないのか？

早川先生って……パヤパヤ先生ですか？

そうだ，パヤパヤ先生だッ！　NCGM では 2012 年から過去 2 ヶ月以内（今は過去 1 年以内）に海外で入院歴のある患者が入院する際，入院時に直腸スワブ，鼻腔スワブ，尿（カテーテルが入っている場合），痰（痰が出る場合）の培養検査による耐性菌スクリーニングを行い，結果が出るまでは個室管理で接触感染予防策を取っているのだッ！　その結果，23 例のうち 13 例から多剤耐性菌が検出されたという驚異的な結果だったのだッ[1]！

ぬなッ!?　そんなに多いんですか？

うむ．しかもこの中には OXA-48 というカルバペネマーゼを産生するクレブシエラなど，たちの悪い耐性菌も含まれているのだッ[2]！

表Q-1

OXA-48……もしやそのネーミングに秋元 康氏は関与しているのでしょうか．

（無視して）われわれの施設だけではない．海外で入院していた患者の受け入れから端を発した多剤耐性菌のアウトブレイクが報告されている．インドに入院歴のある患者から NDM-1 というカルバペネマーゼを産生する腸内細菌科が検出されたという事例も複数報告されている．

ふ～ん……実際にそういう事例があるんですね……．

輸入感染症というとマラリア，デング熱，腸チフスといった疾患を想起しがちだが，こういった耐性菌の輸入も輸入感染症の側面の一つなんだ．

確かに海外から持ち込まれた耐性菌が広がったら大変なことになりますよね．

表Q-1 国立国際医療研究センターで2012〜2016年に，海外での入院歴があるためNCGM入院時に耐性菌スクリーニング検査が行われた23人の耐性菌保有結果

計23例	
MDROが陽性になったケース	13（17%）
ESBL-*Escherichia coli*	6（26.1%）
MRSA	2（8.7%）
MDR *P. aeruginosa*	2（8.7%）
XDR/MDR-*A baumannii*	2（8.7%）
ESBL-K. pneumoniae	1（4.3%）
OXA-48 *K. pneumoniae*	1（4.3%）
VRE	1（4.3%）
MDR-Salmonella paratyphi	1（4.3%）

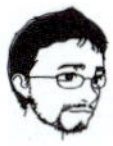
そう，疫学的なインパクトを考えると，国内ではマラリアよりも懸念すべき対象だと言っても過言ではない．

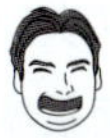
なるほど……わかりました．入院時に耐性菌のスクリーニングを行って，培養検査の結果が出るまでは接触感染予防策を行いたいと思います．

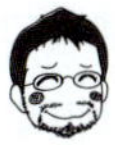
うむ．

来院時に直腸スワブ，鼻腔スワブ，吸引痰の培養を提出し，個室管理の上で接触感染予防策を行った．喀痰培養から多剤耐性アシネトバクター・バウマニが検出されたため接触感染予防策を継続した．幸い，院内で他の患者に耐性菌が伝播することはなく，3ヶ月のリハビリテーションの後に患者は自宅近くの介護老人保健施設に転院となった．

ポイント **海外で入院歴のある患者は耐性菌保菌のリスクが高い！**

◆

本症例は海外で入院歴のある患者さんの転院例でした．当院は海外からの転院（Medical Evacuation: MedEvacといいます）を年に数例受け入れているのですが，本症例のように過去1年以内に海外で入院歴のある症例は全て

入院時に耐性菌スクリーニングを行い，個室管理の上で接触感染予防策を行っています．もちろん耐性菌が検出されなかった場合は感染対策は介助されますが，初回のスクリーニング陰性であっても 入院中に耐性菌が検出されたケースもありますので隔離解除は慎重に判断しなければなりません．

こういったプラクティスは日本国内に定められた決まりがあるわけではありません（海外ではガイドラインが策定されている国もあります[3]ので，各施設ごとにこういった決まりを作っていく必要があるのではないかと思います．

この症例は入院歴のあった症例でしたが，単に海外渡航歴がある人も耐性菌保有のリスクになると考えられています．Laupland らの報告では，海外渡航歴のある患者は ESBL 保有のリスク比 5.7 であったとのことです[4]．中でもインド渡航歴は 145.6 ということで，インド渡航歴は要注意です．

渡航者の ESBL 保菌のリスク因子について調べた研究もあります．Kantele らは 430 人のフィンランド人旅行者の便を旅行前後で検査して ESBL の保菌率の変化について調査しました[5]．結果は渡航後に 21％の旅行者が ESBL 産生菌の保菌者となっていましたが，旅行者下痢症に対して行った抗菌薬スタンバイ治療がリスク因子となっていました．海外渡航歴があり，さらに抗菌薬曝露があれば耐性菌保菌のリスク因子となるわけです．旅行者下痢症は非常にコモンな輸入感染症ですが，軽症～中等症であれば安易なスタンバイ治療は慎まなければなりません．トラベルクリニックなどでスタンバイ治療のための抗菌薬を処方する際も，この点についてしっかりと説明する必要があります．

近年はメディカルツーリズムといって，医療サービスの受診や治療を行うために他国を訪れる方も増えており，人間ドックや美容整形など目的は様々です．安価で質の高い医療が受けられるということで人気を集めているようですが，これも帰国後に Surgical Site Infection を起こした事例などが報告されています[5]．

国際化が進めば，耐性菌の往来も活発になるということを医療従事者は知っておかねばなりません．なお，NCGM が中心になり作成された「医療機関における海外からの高度耐性菌持ち込み対策ガイダンス」が 2019 年 2 月に公開されました[6]．皆様のご施設での対策のご参考にして下さい．

参考文献

❶ Hayakawa K, Mezaki K, Sugiki Y, et al. High rate of multidrug-resistant organism colonization among patients hospitalized overseas highlights the need for preemptive infection control. Am J Infect Control. 2016; 44: e257-e9.
❷ Hashimoto A, Nagamatsu M, Ohmagari N, et al. Isolation of OXA-48 carbapenemase-producing Klebsiella pneumoniae ST101 from an overseas traveler returning to Japan. Jpn J Infect Dis. 2014; 67: 120-1.
❸ Lepelletier D, Andremont A, Grandbastien B, et al. Risk of highly resistant bacteria importation from repatriates and travelers hospitalized in foreign countries: about the French recommendations to limit their spread. J Travel Med. 2011; 18: 344-51.
❹ Laupland KB, Church DL, Vidakovich J, et al. Community-onset extended-spectrum beta-lactamase（ESBL）producing Escherichia coli: importance of international travel. J Infect. 2008; 57: 441-8.
❺ Kantele A, Lääveri T, Mero S, et al. Antimicrobials increase travelers' risk of colonization by extended-spectrum betalactamase-producing Enterobacteriaceae. Clin Infect Dis. 2015; 60: 837-46.
❻ 早川佳代子，守山祐樹，井手　聡，他．医療機関における海外からの高度耐性菌の持ち込み対策ガイダンス．
http://dcc.ncgm.go.jp/prevention/resource/resource.html

R:

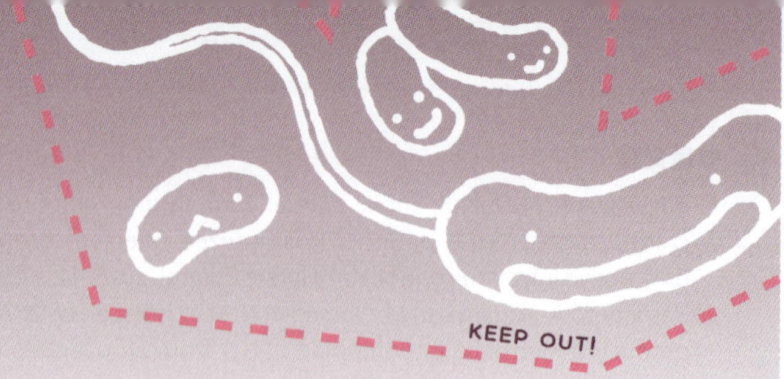
KEEP OUT!

海外で犬に咬まれたら

CASE

特に既往のない20代男性がカンボジアで犬に咬まれたことを主訴にNCGMを受診した．

3月10〜28日までタイ，ベトナム，カンボジアのバックパック旅行をしていたところ，3月25日にカンボジアのシュムリアップで野良犬にエサをやろうとして手を咬まれた．現地の病院を受診し出血はすぐに止まったが，狂犬病のことが心配になり日本に帰国した3月28日に検疫所に相談し，NCGMを紹介された．

狂犬病だなんて犬に咬まれたくらいで大げさだなあ……．ツバを塗っておけば治りますよ．とりあえず僕のツバを創部に塗って帰宅ということにしておきますね．

やめとけ！　創部が異常に臭くなって訴えられるぞ！

失敬な……僕のツバを何だと思ってるんですか．それはともかく，僕も小学生のときに犬に咬まれたことがあって病院を受診しましたけど，アカチンで消毒されただけで狂犬病がどうのこうのは言ってませんでしたよ．

まあ日本では輸入例を除いて人での感染事例は1956年が最後だからな……動物に関しても1957年のネコでの発生を最後に発症がないと言われている[1]．つまり日本で狂犬病に感染することは現時点ではまずないと言っていい．

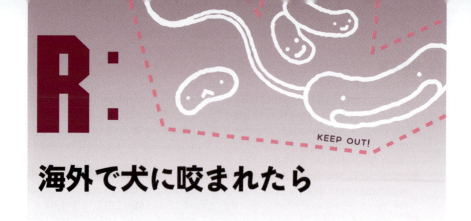

図R-1 狂犬病の発生状況

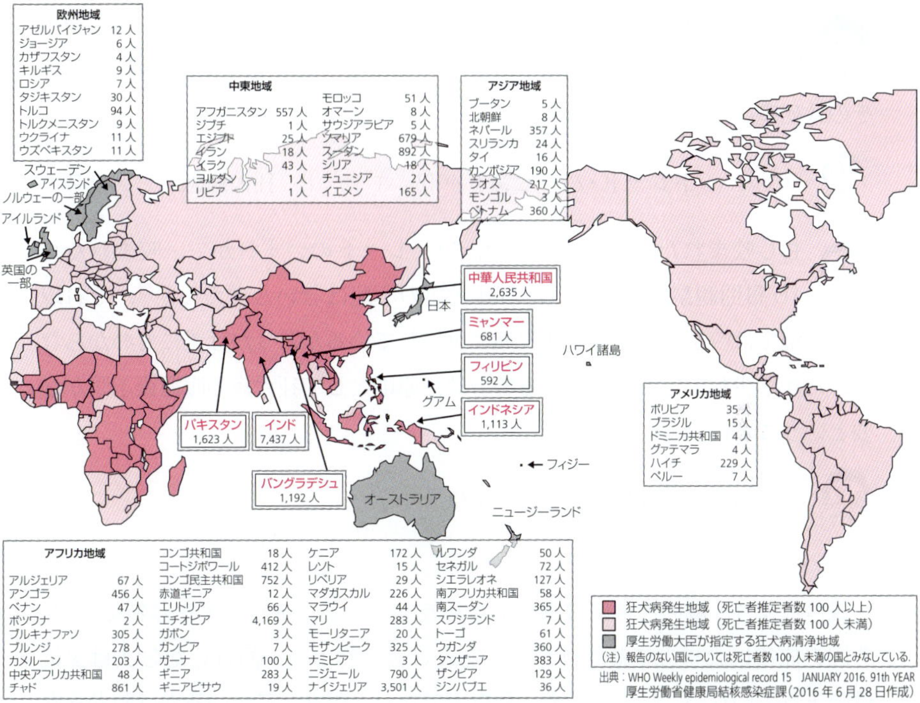
欧州地域
アゼルバイジャン 12 人
ジョージア 6 人
カザフスタン 4 人
キルギス 9 人
ロシア 7 人
タジキスタン 30 人
トルコ 94 人
トルクメニスタン 9 人
ウクライナ 11 人
ウズベキスタン 11 人
中東地域
アフガニスタン 557 人
ジブチ 1 人
エジプト 25 人
イラン 18 人
イラク 43 人
ヨルダン 1 人
リビア 1 人
モロッコ 51 人
オマーン 8 人
サウジアラビア 5 人
ソマリア 679 人
スーダン 892 人
シリア 18 人
チュニジア 2 人
イエメン 165 人
アジア地域
ブータン 5 人
北朝鮮 8 人
ネパール 357 人
スリランカ 24 人
タイ 16 人
カンボジア 190 人
ラオス 217 人
モンゴル 3 人
ベトナム 360 人
スウェーデン
アイスランド
ノルウェーの一部
アイルランド
英国の一部
中華人民共和国 2,635 人
日本
ミャンマー 681 人
フィリピン 592 人
ハワイ諸島
グアム
インドネシア 1,113 人
パキスタン 1,623 人
インド 7,437 人
バングラデシュ 1,192 人
オーストラリア
フィジー
ニュージーランド
アメリカ地域
ボリビア 35 人
ブラジル 15 人
ドミニカ共和国 4 人
グァテマラ 4 人
ハイチ 229 人
ペルー 7 人
アフリカ地域
アルジェリア 67 人
アンゴラ 456 人
ベナン 47 人
ボツワナ 2 人
ブルキナファソ 305 人
ブルンジ 278 人
カメルーン 203 人
中央アフリカ共和国 48 人
チャド 861 人
コンゴ共和国 18 人
コートジボワール 412 人
コンゴ民主共和国 752 人
赤道ギニア 12 人
エリトリア 66 人
エチオピア 4,169 人
ガボン 3 人
ガンビア 7 人
ガーナ 100 人
ギニア 283 人
ギニアビサウ 19 人
ケニア 172 人
レソト 15 人
リベリア 29 人
マダガスカル 226 人
マラウイ 44 人
マリ 283 人
モーリタニア 20 人
モザンビーク 325 人
ナミビア 3 人
ニジェール 790 人
ナイジェリア 3,501 人
ルワンダ 50 人
セネガル 72 人
シエラレオネ 127 人
南アフリカ共和国 58 人
南スーダン 365 人
スワジランド 7 人
トーゴ 61 人
ウガンダ 360 人
タンザニア 383 人
ザンビア 129 人
ジンバブエ 36 人
狂犬病発生地域（死亡者推定者数 100 人以上）
狂犬病発生地域（死亡者推定者数 100 人未満）
厚生労働大臣が指定する狂犬病清浄地域
（注）報告のない国については死亡者数 100 人未満の国とみなしている.
出典：WHO Weekly epidemiological record 15 JANUARY 2016. 91th YEAR
厚生労働省健康局結核感染症課（2016 年 6 月 28 日作成）

（厚生労働省．狂犬病より作成）[1]

そうですよねえ……あッ！　日本ではってことは，海外では狂犬病に感染することがあるってことですか？

そりゃそうだろ……日本はニュージーランド，ノルウェー，スウェーデンなどと並んで世界でも数少ない「狂犬病がみられない国」の一つなのだッ！ 図R-1 逆に言えば，それ以外の国では狂犬病に感染する可能性があるということになる[2].

なぬッ？

聞いて驚くなかれ……今でも狂犬病の感染者は年間 6 万人にも及ぶとされる[3].

ぬなッ！　でも，海外で動物に咬まれたからといって，この患者さんが咬まれた動物が狂犬病に感染しているかどうかなんてわからないじゃないですか！

そう，わからないんだよ．だからこそ万が一を考えて狂犬病の曝露後予防をしておくべきじゃないか？　だってごくごく稀な生存例を除けば，その致死率は 100％なんだから[4]．

ワン・ハンドレッド・パーセントッ!?　ギャー!!　狂犬病恐ろしいッス！

もし咬まれた動物が犬，ネコ，フェレットのいずれかで，咬まれた後10 日間観察し元気だったら狂犬病の心配はないと言えるが[5]，それ以外の状況では咬まれた動物が狂犬病に感染しているかどうかは誰にもわからない．だから少しでも可能性がある場合は，原則として狂犬病の曝露後予防が必要ということになる．

なるへそ……目からうろこッすね．

既往歴は 18 歳のときに虫垂炎で手術をしている．アレルギーは特にない．今回の旅行は大学の卒業旅行として友人３人と行った．同行した３人は犬には咬まれていない．咬まれた犬は野良犬であり，現在どこにいるかはわからないという．

現在の犬の行方はわからないそうです．やはり曝露後予防が必要でしょうか．

曝露後予防が必要かどうか評価するためには，咬まれた状況や創部の評価が重要だッ！　咬まれたといっても実は舐められただけということもあるし，甘咬みされただけということもあるからな．それによって狂犬病の発症リスクが異なるのだッ！ 表R-1

んな〜る．かじられたかどうか，血が出たかどうかが重要なんですね．

ポイント **海外での動物咬傷では WHO のカテゴリーに分類してリスク評価を行う．**

表R-1 狂犬病リスク評価のための曝露の分類

カテゴリー1	動物に触れる，餌を与える，創のない皮膚を舐められる →曝露とみなされない．曝露後予防は不要
カテゴリー2	わずかに皮膚をかじられた場合は，出血を伴わない引っ掻き傷や擦過傷 →軽度の曝露．ただちにワクチン接種を開始する
カテゴリー3	皮膚を貫通する咬傷や引っ掻き傷．創のある皮膚を舐められる．粘膜面の唾液による汚染（舐められるなど） →重度の曝露．ただちにワクチン接種と抗狂犬病ウイルス免疫グロブリン投与を行う

(World Health Organization: WHO position paper on rabies vaccines. Wkly Epidemiol Rec. 2010; 85: 309-20 より作成)[5]

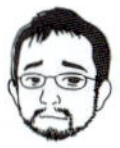

あとは創部そのものの評価が必要だ．狂犬病うんぬんの前に動物の口の中って汚いから，動物咬傷そのものが二次感染のリスクが高い．だから咬まれたらまずはすぐに創部を洗浄しないといけないし，原則として創部の一次閉創はしない．場合によっては抗菌薬の予防投与をしないといけないこともある．

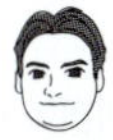

創部の評価はどういったポイントに気をつければいいんでしょうか．

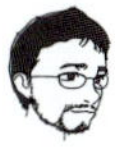

一般的には以下の咬傷の場合には抗菌薬の予防投与を行うべきとされている[6]．

〈動物咬傷で抗菌薬の予防投与を行うべき場合〉

①受傷 8 時間以内の中等度～重度の咬傷で，特に浮腫や挫滅創を伴うもの

②骨や関節に到達しているもの

③手の深い創傷

④免疫不全患者（肝疾患，無脾症，ステロイド投与患者など）

⑤人工関節に接する創傷

⑥外陰部に近い創傷

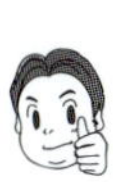

ほ～ん．ちなみに抗菌薬は何を使えばいいんでしょうか？

原則として動物咬傷の二次感染で原因となる *Pasteurella* 属（人による咬傷では *Eikenella* 属），*Staphylococcus* 属，*Streptococcus* 属，そして *Fusobacterium* 属，*Porphyromonas* 属，*Prevotella* 属，*Bacteroides* 属を含む嫌気性菌をカバーすべし！　ということになっている．ということは，例えばアモキシシリン・クラブラン酸（オーグメンチン）だと単剤でこれらをカバーできるな．

なるへそ！

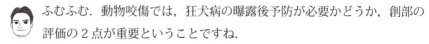

ポイント **動物咬傷に対する抗菌薬の予防投与のレジメは，**
アモキシシリン・クラブラン酸（オーグメンチン）250/125 mg，1 日 4 回，3〜5 日間
ペニシリンアレルギーの場合は，ドキシサイクリン（ビブラマイシン）100 mg 1 日 2 回＋メトロニダゾール 500 mg，1 日 3 回，3〜5 日間

ふむふむ．動物咬傷では，狂犬病の曝露後予防が必要かどうか，創部の評価の 2 点が重要ということですね．

いや，最後にもう 1 点，破傷風トキソイドや抗破傷風ヒト免疫グロブリン（TIG）が必要かどうかも検討しないとね．

破傷風！　でも今の日本人だとだいたい破傷風の免疫があるんじゃないですか？

いや，そうとも限らない．破傷風の定期接種が始まったのは 1968 年の予防接種法によるジフテリア・百日咳・破傷風混合ワクチン（DTP）の定期接種化からだから，1968 年よりも前に生まれている人（2015 年時点で 48 歳以上）は破傷風の免疫がないと考えておいたほうがいい．もちろん 1968 年以降に生まれていても接種記録があやふやな場合は免疫がないものとして対応したほうが安全だろう．

へえ．みんなが破傷風に免疫があるわけじゃないんですね．

表R-2 外傷時の破傷風予防の方法

動物咬傷は原則として「左記以外のすべての外傷」に含まれる

		きれいな傷	左記以外のすべての外傷
基礎免疫がない（DPT 接種が完了していない）または接種歴不明の場合		DTP ワクチン 3 回 または 破傷風トキソイド 3 回	ヒト破傷風免疫グロブリン 1 回 ＋ DTP3 回または 破傷風トキソイド 3 回
3 回以上の接種完了から（または最後の追加接種から）の経過期間	10 年以上	破傷風トキソイド 1 回	
	5〜10 年	予防不要	破傷風トキソイド 1 回
	5 年以内	予防不要	

（Kretsinger K, et al. MMWR Recomm Rep. 2006; 55（RR-17）: 1-37 より作成）[7]

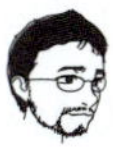

そう．それだけじゃなく，DTP や破傷風トキソイドを 3 回以上接種していて基礎免疫があると考えられる場合でも，創部の状態や最終接種からの時間によっては破傷風トキソイドや TIG が必要になる点は覚えておこう **表R-2** ．

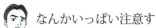

ポイント **破傷風の曝露後予防が必要かどうかは，①基礎免疫の有無，②最終接種からの年数，③創部の状態の 3 つから判断する**

なんかいっぱい注意することがあるんですね…….

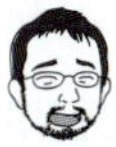

じゃあこの 3 点について注意して問診と診察をしてみよう．

破傷風の予防接種歴は生後 3 ヶ月〜2 歳までに DPT を 4 回接種していた．旅行前に狂犬病の予防接種はしていない．なお 3 月 25 日にカンボジアの病院を受診した際に Verorab という狂犬病ワクチンを接種されたという．

バイタルサインは意識清明，血圧 106/78 mmHg，脈拍数 65/ 分，体温 35.6℃，呼吸数 12/ 分，SpO_2 100%（室内気）．

左手の第 2 指の先端に犬に咬まれたと思われる牙痕を認める．骨の露出はなく，現在は出血や浸出液はない．発赤・腫脹・熱感もない．

傷はきれいですね．現時点で二次感染はなさそうですし，予防投与の適応もなさそうです．

そうだな．浅い傷のようだし抗菌薬はいらないだろう．では破傷風の予防はどうするべきか述べよッ！

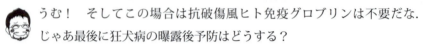

生後 3 ヶ月〜2 歳までに DPT を 4 回接種しているのみで 11〜12 歳時の定期接種である DT ワクチンは接種していないようです．基礎免疫はあると考えてよいと思いますが，20 代であり最後の接種から 10 年経っているので破傷風トキソイドを 1 回接種したいと思います．

うむ！　そしてこの場合は抗破傷風ヒト免疫グロブリンは不要だな．じゃあ最後に狂犬病の曝露後予防はどうする？

咬まれたときに出血していたということですから，WHO カテゴリー 3 になりますね．この場合，曝露後可能な限り早く抗狂犬病ウイルス免疫グロブリンと狂犬病ワクチンを接種すべしと書かれています[5]！

ま，抗狂犬病ウイルス免疫グロブリンは日本にはないんだけどな……．

えっ!?　ないって……そんな無責任な！

いやオレに言われても……抗狂犬病ウイルス免疫グロブリンは日本だけじゃなく世界でも入手困難なんだよ．抗狂犬病ウイルス免疫グロブリンが接種できなかったから狂犬病を発症したという報告はほとんどないし……[8]．

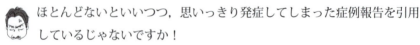

ほとんどないといいつつ，思いっきり発症してしまった症例報告を引用しているじゃないですか！

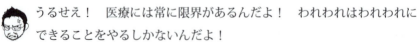

うるせえ！　医療には常に限界があるんだよ！　われわれはわれわれにできることをやるしかないんだよ！

……わかりました．ではせめて狂犬病ワクチンだけでも接種したいと思います．まず曝露前には狂犬病ワクチンを接種していないということです．

まあほとんどの人はそうだよな．もし曝露前に 2 回接種していれば，曝露後は day 0, day 3 の 2 回の接種でいいんだけどな．以前は曝露前接種は 3 回だったけど，2018 年 4 月から WHO は 2 回でいいっていう推奨に変えたんだよな[9]．ま，世界的に狂犬病ワクチンが不足してるってことも関係してることもあって，十分に検証されてからにしようってことでNCGMのトラベルクリニックではまだ3回接種にしてるけど．

ふーん．そういえば，この患者さんは犬に咬まれた後になるんですけど，カンボジアでVerorabとかいう怪しいワクチンを1回接種されたそうです．この怪しいワクチンは無視して最初から接種を開始してよいでしょうか？

怪しいワクチンって……Verorabは世界的に接種されてるVero細胞を使ったワクチンだよ．世界中で使われていてWHOが承認している狂犬病ワクチンの中にも入っているし，接種証明書もあるから大丈夫なんじゃないか．

でもこれから接種を開始するのは国産ワクチンですよね．途中から国産に変えてしまってもいいんでしょうか？

NCGMだとVerorabも置いてるんだけど，これを曝露後に接種するのは自由診療になるんだよな．つまり保険診療ができない．なので，原則として曝露後予防は国産ワクチンによる曝露後予防を行うことになる．海外で曝露後予防を開始して，帰国後に国産の狂犬病ワクチンの接種に切り替えた際の抗体価の上昇を調べた研究があるんだが[10]，これによると種類を途中で国産ワクチンに変えても合計5回接種後には発症予防レベルの抗体価が得られるとされているんだ．なので，カンボジアでのVerorabの接種を1回目として，2回目以降の予定を立てていいんじゃないか？

ふ～ん．わかりました．じゃあ3月25日を1回目として，2回目以降の計画を立てます．ところでWHOが推奨している[9]ような5回接種法（Essen方式）でいいんですか？　添付文書には6回って書いてあるんですけど……[11] 図R-2．

まあここも議論があるところだけだが……．アメリカのACIPなんか4回でいいとか言ってるからな[12]．

じゃあ4回でもいいんですね？

いや，日本の国産狂犬病ワクチンを接種する場合は，6回接種するのが無難だろう．

図R-2 Essen方式，ACIP方式，日本方式による曝露後の狂犬病ワクチン接種スケジュール（曝露前予防をしていなかった場合）

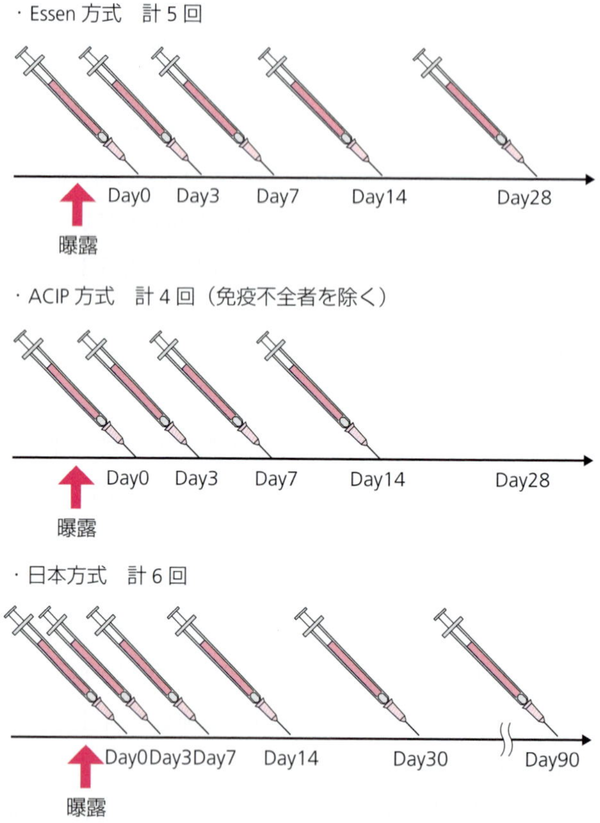
・Essen方式　計5回
Day0
Day3
Day7
Day14
Day28
曝露
・ACIP方式　計4回（免疫不全者を除く）
Day0
Day3
Day7
Day14
Day28
曝露
・日本方式　計6回
Day0
Day3
Day7
Day14
Day30
Day90
曝露

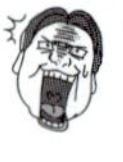

えっ．アメリカは4回でいいって言ってるのに6回も打つなんて，先生，正気ですか？

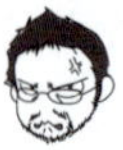

うるせえ！　よそはよそ，うちはうちなんだよ！　なんでもかんでもアメリカに追従しててはダメだッ！　というか，国産狂犬病ワクチンを5回した後に測定された抗体価の上昇が十分ではなかった，という研究もあるんだな[13]．まあ1998年の研究だからだいぶ前のものだし，実はここだけの話，現在の国産狂犬病ワクチンは当時のものより抗原量がこっそり増やされていると言われてるから，今であれば5回接種でも十分な抗体価が得られる可能性

が高いんだが……データが不十分な現時点では6回接種せざるをえないと思うな.

わかりました．そういうことなら6回接種にしたいと思います.

ポイント **日本の狂犬病ワクチン（化血研）では現時点では6回接種（day 0, 3, 7, 14, 30, 90）が望ましい！**

受診日にday 3として2回目の狂犬病ワクチンを接種し，また同時に受診日に破傷風トキソイドの接種を行った．抗菌薬の予防投与は行わなかった.

その後day 7，day 14，day 30，day 90の6回の接種を行う予定としていたが，出張のためにどうしても来院できずday 8に来院となった.

生死がかかっているのに出張とは悠長な……スケジュール通りに打てなかったので，最初から打ち直しましょう！　今日をday 0として，また3日後にday 3の接種に来院してもらいます.

おまえ他人には厳しいタイプだよな．まあ生きていくためには仕事も大事だからさ．ちなみに大幅なズレではなく数日くらいのスケジュールのズレであればそのまま続けて大丈夫だ[14]．今日をday 7とみなして，次は7日後をday 14（初回接種から15日目），16日後をday 30（初回接種から31日目），83日後をday 90（初回接種から91日目）として接種を続けよう.

ポイント **接種日が多少ずれてもスケジュールを修正して継続してOK！**

患者はその後6回の狂犬病ワクチン接種を完遂した．創部感染，破傷風・狂犬病の発症もなくフォローアップを終了した.

最終診断 FINAL DIAGNOSIS

疾患名 犬咬傷（狂犬病曝露後予防）

図R-3 2005〜2012 年に DCC を受診した 2381 人の受診理由

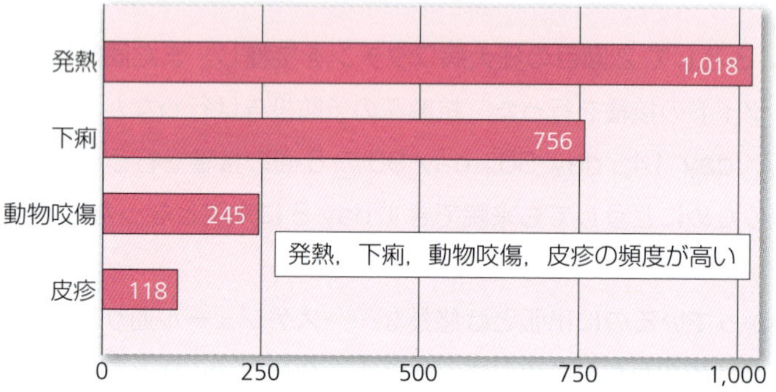
発熱
1,018
下痢
756
動物咬傷
245
皮疹
118
発熱，下痢，動物咬傷，皮疹の頻度が高い
0
250
500
750
1,000

（竹下 望，他．第 88 回日本感染症学会学術講演会第 62 回日本化学療法学会総会より）[15]

図R-4 2005〜2013 年に動物咬傷を主訴に DCC を受診した患者 248 名が咬まれた動物の内訳

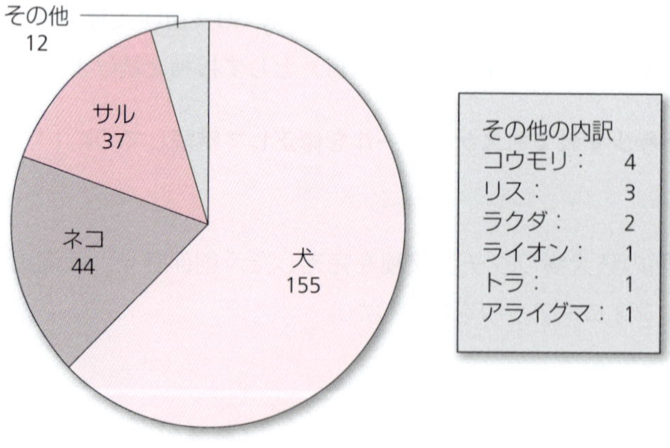
その他
12
サル
37
ネコ
44
犬
155
その他の内訳
コウモリ： 4
リス： 3
ラクダ： 2
ライオン： 1
トラ： 1
アライグマ： 1

（竹下 望，他．第 88 回日本感染症学会学術講演会第 62 回日本化学療法学会総会より）[15]

◆

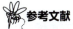

本症例は犬咬傷後に破傷風と狂犬病の曝露後予防を行った事例でした．動物咬傷はDCCのポストトラベル外来でも発熱，下痢に次いで頻度の高い受診理由の一つです[15] 図R-3．動物咬傷と一口に言っても様々です．DCCを受診する患者さんの中にはライオンやトラに咬まれたという方もいらっしゃいます 図R-4．狂犬病うんぬんというよりも，ライオンに咬まれて生きて帰って来れてよかったなと思いますが……．ほとんどが東南アジア，南アジアで動物に咬まれた方々であり，狂犬病発症のリスクがありますので，免疫状態や創傷のカテゴリーによっては破傷風や狂犬病の曝露後予防が必要になります．皆さんも海外に行った際には動物に不用意に近づかないようにしましょう．

参考文献

❶厚生労働省．狂犬病．https://www.mhlw.go.jp/bunya/kenkou/kekkaku-kansenshou10/
❷World Health Organization. WHO expert consultation on rabies. WHO Tech Rep Ser. 2005; Abstract 931, pg. 88.
❸The World Health Organization. Rabies. Epidemiology and burden of disease. http://www.who.int/rabies/epidemiology/en/（Accessed on September 26, 2018）
❹Gode GR, Saksena R, Batra RK, et al. Treatment of 54 clinically diagnosed rabies patients with two survivals. Indian J Med Res. 1988; 88: 564-6.
❺World Health Organization: WHO position paper on rabies vaccines. Wkly Epidemiol Rec. 2010; 85: 309-20. http://www.who.int/wer/2010/wer8532.pdf
❻Goldstein EJ. Bites. In: Mandell GL, Bennett JE, Dolin R, eds. Mandell, Douglas, and Bennett's principles and practice of infectious diseases. 8th ed. Philadelphia: Churchill Livingstone; 2014 p.3510-5.
❼Kretsinger K, Broder KR, Cortese MM, et al. Preventing tetanus, diphtheria, and pertussis among adults: use of tetanus toxoid, reduced diphtheria toxoid and acellular pertussis vaccine MMWR. Recomm Rep. 2006; 55（RR-17）: 1-37
❽Gowda VK, Basavaraja GV, Reddy H, et al. Paralytic rabies following cat scratch and intra-dermal anti-rabies vaccination. J Pediatr Neurosci. 2014; 9: 154-5.
❾Rabies vaccines: WHO position paper-April 2018.
❿高山直秀，菅沼明彦，笠井大介，他．外国製狂犬病ワクチンに引き続き国産狂犬病ワクチンで狂犬病曝露後発病予防を受けた人々における抗狂犬病抗体価．感染症学雑誌．2002; 76: 882-7.
⓫乾燥組織培養不活化狂犬病ワクチン添付文書．http://database.japic.or.jp/pdf/newPINS/00000280.pdf
⓬Rupprecht CE, Briggs D, Brown CM, et al; Centers for Disease Control and Prevention（CDC）. Use of a reduced（4-dose）vaccine schedule for postexposure prophylaxis

to prevent human rabies: recommendations of the advisory committee on immunization practices. MMWR Recomm Rep. 2010; 59 (RR-2): 1-9.

⑬高山直秀．当院で狂犬病曝露後免疫を受けた咬傷被害者における抗狂犬病抗体産生．感染症学雑誌． 1998; 72: 1046-9.

⑭Benjavongkulchai M, Kositprapa C, Limsuwun K, et al. An immunogenicity and efficacy study of purified chick embryo cell culture rabies vaccine manufactured in Japan. Vaccine. 1997; 15: 1816-9.

⑮竹下　望，金川修造，藤谷好弘，他．Travel related health problems in a travel clinic in Tokyo for 8 years. 第 88 回日本感染症学会学術講演会 第 62 回日本化学療法学会総会．

COLUMN ＊ コラム

コアラに咬まれたら

海外で犬やネコに咬まれた，と受診される患者さんは多いのですが，ときどきサルに咬まれたという方もいらっしゃいます．バリ島のモンキー・フォレストやシンガポールの動物園などで咬まれる方が多いようです．サル咬傷ではヘルペス B ウイルスに対する曝露後予防が必要になることがあります 表R-3[1]．

あと私が DCC に来てからまだ経験はないのですが，オーストラリアでコアラに咬まれることがあるようで，EID に「コアラ咬傷」について報告されています[2]．「コアラ咬傷」とかいうパワーワードの時点でこの論文は素晴らしいわけですが，コアラに咬まれることによって *Lonepinella koalarum* という菌に感染するらしいです．コアララム……かつてこれほどまでにかわいい名前の菌があったでしょうか．いや，ない．というかコアラって咬むんですね．皆さん，オーストラリアに行った際にはコアラ咬傷には注意です！！

参考文献

❶Cohen JI, Davenport DS, Stewart JA, et al. Recommendations for prevention of and therapy for exposure to B virus (Cercopithecine herpesvirus 1). Clin Infect Dis. 2002; 35: 1191-203.

❷Sinclair HA, Chapman P, Omaleki L, et al. Identification of Lonepinella sp. in Koala Bite Wound Infections, Queensland, Australia.

表R-3 サル曝露後にヘルペス B ウイルスへの予防が必要となる状況

予防が推奨される
ハイリスクな曝露源（病気のサル，免疫不全のサル，ヘルペス B ウイルスを排出しているサル，ヘルペス B 感染症に合致する病変を持つサル）による皮膚曝露（皮膚の整合性破綻を伴う）または粘膜曝露
不潔な皮膚曝露（皮膚の整合性破綻を伴う）または粘膜曝露
顔，首，体幹の裂傷
深い刺し傷
中枢神経，ヘルペス B ウイルス感染症が疑われる病変，眼瞼，粘膜などの組織，体液に関連した針刺し
サルの口腔または性器病変，中枢神経組織，ヘルペス B ウイルスに汚染された物質への曝露後の刺し傷や裂創
洗浄後の培養でヘルペス B ウイルスが陽性
予防が考慮される
十分に洗浄された粘膜汚染
十分に洗浄された皮膚曝露（皮膚の整合性破綻を伴う）
病気の，または免疫不全のサルの血液に汚染された針刺し
体液に汚染した物質または感染性のある細胞培養への曝露後に起こった刺し傷または裂創
予防のレジメン
バラシクロビル 1 g 1 日 3 回またはアシクロビル 800 mg 1 日 5 回を 14 日間
予防は推奨されない
皮膚の整合性破綻のない皮膚曝露
サル以外の霊長類への曝露

S:

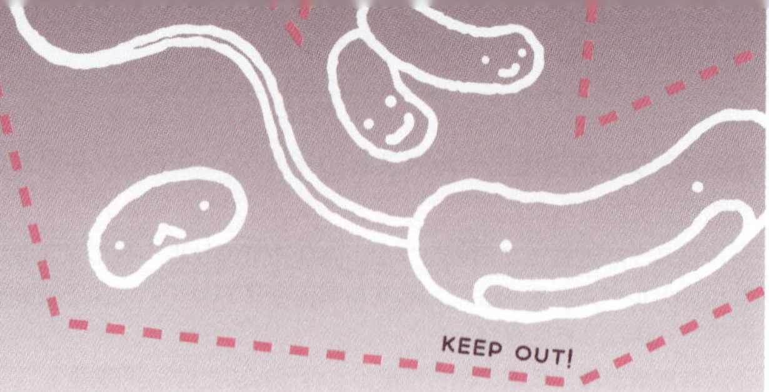
KEEP OUT!

渡航歴がなくても

CASE 01:

2014年のある日……生来健康な20代女性が救急車でNCGMに搬送された.

1週間前から突然の発熱，頭痛，全身の関節痛が出現し，近医を受診し感冒と診断され，抗菌薬（セフカペンピボキシル）と解熱薬を処方され経過観察されていた．その後も症状は続いていたが，昨日から微熱となり，頭痛，関節痛の程度も軽くなってきていた．昨日から四肢，体幹に皮疹が出ていたが，今朝起きると全身が真っ赤になっており，驚いて救急車を要請し当院に搬送された.

発熱と皮疹，か．輸入感染症を疑うキーワードが散りばめられていますね.

上村……おまえ成長したな……（涙）．そう，発熱と皮疹は海外帰国後に病院を受診した患者の主訴のトップ3に入るんだったな.

はいッス．常識ッス.

受診時には熱や頭痛，関節痛はよくなってきていて，そこに皮疹が出てきているということは，皮疹だけ遅れてできているということになるな.

なんかデング熱みたいですね.

既往歴やアレルギーは特にない．この 1 年は海外には行っていないという．野山を探索したりダニに咬まれたりということもない．性交渉歴はなく，これまでに特定のパートナーはいたことがないという．

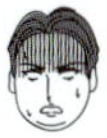
海外渡航歴がないだって……バカなッ！　この本は『輸入感染症 A to Z』のはずッ！　海外渡航歴がない症例が出てくるなんてことはありえないいいいいッ（白目）！

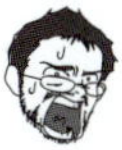
落ち着け，上村．あまり本のことは気にするな．リアルな臨床であれば海外渡航歴がない患者のほうが圧倒的に多いだろう．

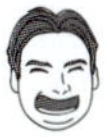
あ……そうか……夢だったのか．『輸入感染症 A to Z』なんて本はなかったんだ……．そもそも忽那先生が本を書くような器じゃないことは明白ッ……！　なぜ途中で夢だと気づかなかったんだオレは．よーし，この患者さんを診終わったら今から二度寝するぞ〜．

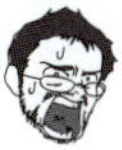
おまえはいちいち失礼なヤツだな．

身体所見：BP 102/78 mmHg，脈拍数 88/ 分，体温 37.2℃，呼吸数 18/ 分，SpO_2 99%（室内気）．

四肢，体幹に紅斑を認める 図S-1 以外には異常所見なし．

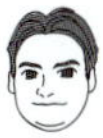
皮疹は全身に分布していますね．圧迫で消退します．現病歴から考えると，昨日は小紅斑だったものが現在は癒合しているということでしょうか．

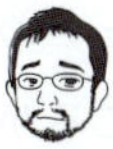
そういうことになるな．他にも気づいたことはないか？

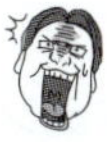
……ハッ！

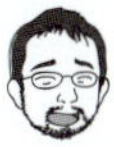
気づいたか，上村……．

図S-1 本症例でみられた皮疹

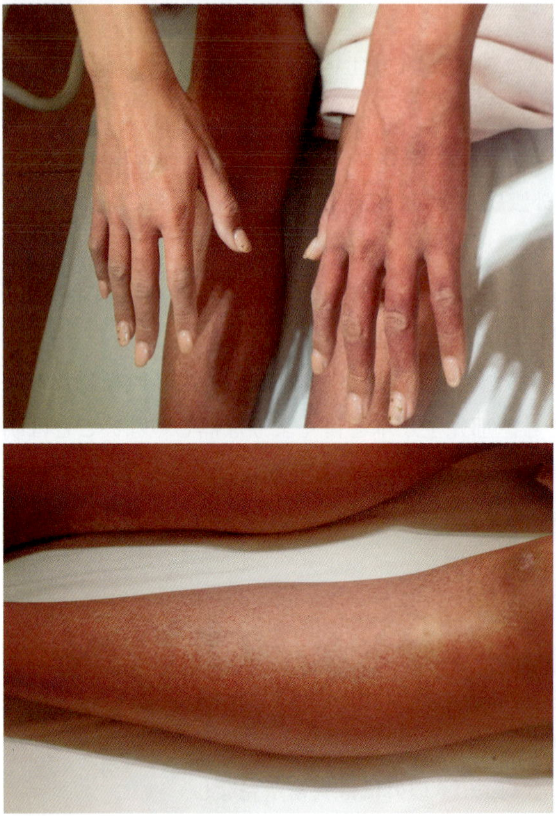

はい……爪の手入れが行き届いている！

そこじゃない！　そこはどうでもいいッ！　確かに紅斑とマニキュアのギャップは珍しいけども！　ほら，紅斑の中に白く抜けているところがあるだろう．

ああ，確かに．White islands in the sea of red ですね……ますますデング熱っぽいんですけど！　でも海外渡航歴がないしなあ…….

血液検査：WBC 1340/μL（Neu 47%，Lym 39%，Mono 12%），Plt

$5.6 \times 10^4/\mu$L，AST 33 IU/L，ALT 98 IU/L，CRP 0.18 mg/dL

白血球減少，血小板減少，そしてCRPも上がっていない…….うおおおおおデング熱以外の鑑別が出てこないッ！

うーん，確かになあ．麻疹や風疹にしては気道症状が全然ないし，リケッチア症にしても曝露歴がはっきりしないしな．強いて言えばパルボウイルスB19感染症とかな．パルボだともっと淡い紅斑のことが多いはずだから皮疹の性状は典型的ではないと思うけど，一応鑑別として考えておいてもいいかもな．あとは重症熱性血小板減少症候群(SFTS)なんかも鑑別に挙がるんじゃないか？　白血球と血小板が下がっていてCRPもあまり上がっていない……皮疹が出ているのはSFTSとしては非典型例かもしれんが．

いや，これはむしろ彼女の勘違いじゃないでしょうか．海外渡航歴がないって言ってますけど，ホントは行ってるんじゃないですか？　僕らを欺こうとしてるのだッ！

性交渉歴で本当のことを教えてくれないことはよくあるけど，海外渡航歴を教えてくれないってことはないだろ……っていうかさ，上村，おまえテレビとか見ないの？

テレビですか？　家にあることはありますが，最近はあまり見る時間がなくて…….

感染症は流行状況の把握が大事だっていつも言ってるだろう．テレビをつけてみろ．

えー，めんどくさいなあ……（テレビをつける）．あっ，忽那先生がテレビに出てる！

どうだ驚いたか．

ニュース番組でダウンタウンの松本と共演してるじゃないですか！（2014年当時）羨ましい！

フッフッフッ……まあまあ，それはいいから，何のニュースかよく見てみろ．

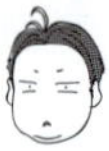
えーと……代々木公園でデング熱発生？　何いってんだこの番組.

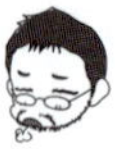
ホントに知らないんだなお前は.

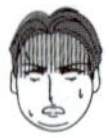
え……？　冗談じゃなくて？　代々木公園でデング熱？

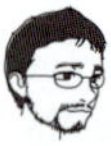
そう，今年の夏は代々木公園でデング熱が流行ってるんだよ．代々木公園に行っていないか聞いてみるといい.

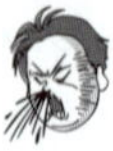
わかりました！　代々木公園歴を聴取します！

患者は発症の４日前に代々木公園で行われたイベントに参加していた．防蚊対策は特にしておらず，そこで複数の蚊に刺されたという.

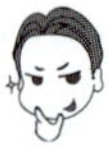
代々木公園サイン，陽性です！

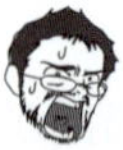
勝手に単語を作るんじゃない．何だよ代々木公園サインって.

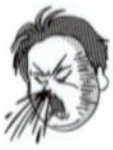
代々木公園で蚊に刺されたことを指します！　やはりデング熱が疑われますので，デング熱の迅速診断キットによる検査を行いたいと思います.

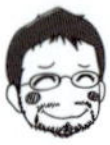
よし，やってみよう

図S-2 本症例のデング熱迅速診断キットの結果

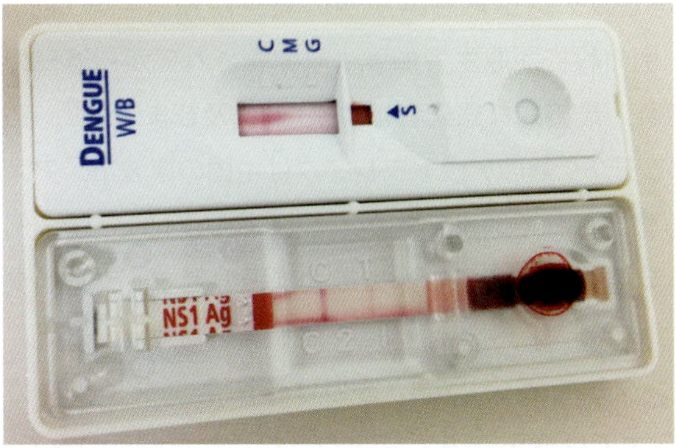
DENGUE W/B
C M G
S
NS1 Ag

やはり NS1 抗原陽性ッ（白目）！ 図S-2

国内デング熱ってことでよさそうだな．というわけで，後で届出を出しといてくれるか．

患者さんのマネージメントはどうしましょうか？　熱は下がってきているようですが，まだぐったりしていますし脱水もありそうです．

解熱する前後が最も重症デングに移行しやすい時期と言われているし，血小板の上昇を確認するまでは入院で様子をみたほうが安全だろうな．

了解ッス．

患者の両親の希望もあり，本症例は入院の上経過観察することとなった．補液を行うと患者の倦怠感は改善した．入院３日目（発症から９日目）に血小板の上昇傾向を確認し，入院５日目（発症 11 日目）に退院となった．

FINAL 最終診断 DIAGNOSIS

疾患名　国内発症デング熱

◆

▪ 国内デング熱症例の発生

2014 年の夏は日本国内でのデング熱感染事例の報告が相次ぎました. 2014 年 8 月 27 日に第 1 例の報告が厚生労働省より発表されてから連日のように新規の症例が報告され, 最終的な感染者は 160 例に及びました[1]. これまでも非流行地域におけるデング熱のアウトブレイクは中国の寧波市, アメリカ合衆国のハワイ州でも報告されていましたが, それぞれ 68 例, 122 例の規模であり, この 2014 年の東京の事例は過去最大規模のアウトブレイクと言えます.

熱帯・亜熱帯地域でデング熱を媒介しているのは主にネッタイシマカ *Aedes aegypti* ですが, 日本では成田空港で見つかったことがあるのみで, その他の地域ではネッタイシマカは存在しないということになっています. 今回のアウトブレイクの原因となった媒介蚊はヒトスジシマカであり, 日本の広い地域に分布しています. 温暖化の影響により, ヒトスジシマカの分布域は北上しており, 現在では本州 (青森県以南) から四国, 九州, 沖縄まで広く分布していることが確認されています[2].

▪ なぜ代々木公園だったのか？

日本国内でデング熱の感染が成立するためには, デング熱に感染したヒトが蚊に刺され, デングウイルスをもった蚊がまた別のヒトを刺すことによって新しいサイクルが生成される必要があります 図S-3 . これを繰り返すことによって流行が生まれるのです.

東京は世界でも最も人口が密集している都市の一つであり, 蚊の濃度も他の地域よりも高いという報告があります[3]. また代々木公園は渋谷–新宿地区の中心に位置しており, 人口濃度と蚊の濃度が相まって今回のアウトブレイクが起こったのではないかと推測されます. Kutsuna らの報告によると (手前味噌ですいません……), この流行を巻き起こしたデングウイルスの血清型はすべて DENV-1 であり, そのほとんどが同じ遺伝子配列であることがわかっています[1]. この遺伝子配列をみると, 中国の広州で検出されたデングウイルスやインドネシアで検出されたデングウイルスの配列に似ており, これらの地域から持ち込まれた可能性があります.

図S-3 デングウイルスの伝播

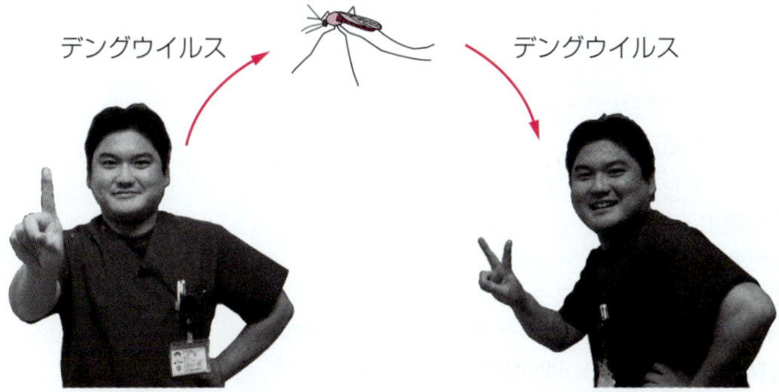
媒介蚊
デング熱発症者を吸血することによりデングウイルスを獲得し，
他のヒトを刺すことによりデングウイルスを感染させる
デングウイルス
デングウイルス
デング熱を発症したヒト
他のヒト

これまでの疫学調査によって，最も早くデング熱を発症していた国内事例の発症日は8月2日であることが明らかになっています．デング熱の潜伏期がおおむね3～7日であることを考えると，国内第1例が報告された8月27日の1ヶ月以上前の7月下旬から代々木公園にはデングウイルスをもった蚊が存在したことになります．つまり，この時期にデングウイルス血症の人が複数の蚊に刺されたことにより，公園内でウイルスをもつ蚊が増えたのではないかと考えられるのです．ここで注目したいのはアウトブレイク前夜に代々木公園で行われていたイベントです **表S-1**．

代々木公園では週末ごとに様々なイベントが開催されており，7月中旬～下旬にはブラジルフェスティバル，タイフェアといった熱帯・亜熱帯地域でありデング熱流行地域の国をフィーチャーしたお祭りが開催されていました．ブラジルはこの時期デング熱は少ないのですが，タイをはじめとした東南アジアはまさにデング熱の流行時期です[4]．このお祭りにはタイだけでなく東南アジア諸国からも多数参加しているようですし，もしかしたらこのお祭りに参加した海外からの渡航者がデング熱に感染していて，デングウイルスを持ち込んだのではないかというのが私の仮説です．もちろん外国人に限らず，東南アジアに旅行してデング熱に感染し帰国した日本人が代々木公園でヒトスジシマカに刺

表S-1 2014年7〜8月の代々木公園のイベント

7月	5（土）6（日）earth garden"夏"
	12（土）地球愛祭り 2014 in 東京
	12（土）13（日）OCEAN PEOPLES 2014
	19（土）20（日）ブラジルフェスティバル 2014
	20（日）東京朝市アースデイマーケット
	26（土）27（日）タイフェア in 東京 2014
	26（土）27（日）渋谷ハワイアンフェスティバル 2014
	27（日）大江戸骨董市
8月	2（土）3（日）アセアンフェスティバル 2014
	3（日）東京朝市アースデイマーケット
	6（水）うた会〜2014 夏〜
	9（土）10（日）ユーロフェス 2014
	12（火）東京スカパラダイスオーケストラフリーライブ
	12（火）【TOREMONO×LOOPPOOL】ストリートライブ
	16（土）17（日）BBOY PARK 2014
	16（土）17（日）カリブ中南米フェスティバル 2014

（http://www.yoyogipark.info/ad2014/ より作成）

されることによって「ヒト→蚊→ヒト」のサイクルが生まれた可能性もあります．

さらに代々木公園には，ほぼ毎日利用する人，定期的に利用する人だけでなく，公園内に長期間滞在する方など，蚊に刺されるリスクの高い利用者がいますので，そうした方をリザーバーとしてデングウイルスをもつ蚊の数が増え，感染が拡がったと考えられます．

▪今後も国内流行はみられるのか？

果たして今後もデング熱の国内流行はみられるのでしょうか？

2014年のアウトブレイクではほぼすべてのウイルス株が同一であったことがわかっていますが，静岡県熱海市で2014年9月に診断された症例はそれまでの国内のデングウイルスとは遺伝子配列が異なるウイルス株であり[5]，この症例は代々木公園などを推定感染地とする他の症例からは独立した，他の輸入症例を起点とする感染事例と考えられました．

実は2014年8月に国内デング熱が報告される以前に，2013年に日本で感染したというドイツ人の事例が報告されています[6]．この患者は50代のドイツ人女性で，観光のために2013年8月19~31日まで日本を訪れています 図S-3 ．ドイツに帰国した9月3日に発熱が出現し，9月9日に病院を受診しその後デング熱と診断されています．この患者の血清からはDENV-2特異抗体が検出されており，この患者が感染したウイルスはDENV-2であったと考えられます．つまり2014年のアウトブレイク株とは異なるウイルス株が2013年に存在していたと考えられるのです．

ということは，この2年間の間に少なくとも3つのデングウイルスが海外から日本に侵入し，国内での感染サイクルを成立させたことになります．もしかしたらわれわれが診断できていないだけで，これまでにも密かに発生していた国内デング熱症例はあったのかもしれません（自然によくなる感染症ですので）．そうしたことを考えると，来年以降も国内デング熱が報告される可能性は高いのではないかと思うわけです．

一方で，2014年のアウトブレイクは非常に稀な出来事であり今後起こる可能性は低いという見かたもあります[7]．今後国内流行が起こるのかどうかは非常に難しい問題です．

▪ デング熱の流行を防ぐためにわれわれにできることは？

しかし，今後再びアウトブレイクが起こるのかどうかはわかりませんが，何もせずに国内デング熱の発生を待っているわけにはいきません．これまで日本では日本脳炎以外には蚊が媒介する感染症が流行したことはなく，蚊の対策については不十分であったと考えられますが，今回のアウトブレイクを受けて，政府や自治体は今後ベクターコントロールに力を入れることでしょう．東京都では自治体にとって雨水枡など幼虫が発生しやすい場所への昆虫成長制御剤（IGR）散布や，CDCトラップなどを用いた定点調査による成虫密度のモニタリングなどが行われる予定です．

われわれ医療従事者にできることもあります．

①海外渡航者への啓発

②デング熱の早期診断と感染者の防蚊対策の徹底

の2つです．

①海外渡航者への啓発:

トラベルクリニックなどを受診したデング熱流行地域に渡航する人に，防蚊対策について十分な説明を行うことで海外でデング熱に罹患する人を減らすことができます．具体的にはディート（*N*, *N*-ジエチル-3-メチルベンズアミド）を含む防虫剤を適正に使用することが特に重要です．その他の防蚊対策については「E: 曝露歴をしっかり聴取しよう！」(p.28) をご参照ください．

②デング熱の早期診断と感染者の防蚊対策の徹底:

デング熱感染者は 発熱をしている時期（発症 1～7 日目くらい）に ウイルス血症になっています．この期間に蚊に刺されることによって「デングウイルスをもった蚊」が国内に出現してしまうわけです．

ですので，なるべく早い時期にデング熱と診断し，蚊に刺されないように指導することが重要です．保健所にデング熱の届出をすれば保健所からも蚊に刺されないように患者に説明がなされるようですが，念には念をということでわれわれからも十分に説明をしておきましょう．

次の症例も 2014 年の症例です．

CASE 02:

特に基礎疾患のない 30 代男性が，発熱を主訴に病院を受診した．

受診の 5 日前に 1 日 10 回以上の下痢があり，体熱感を自覚していた．その後も下痢が続くため受診前日に近医を受診し，抗菌薬（セフカペン）を処方された．下痢は治まったが発熱が続くため，デング熱が心配になり当院を受診した．

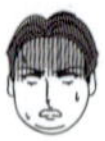

デ，デデ，デング熱だって!?（白目）

落ち着け，上村．まぁ「デング熱が心配で受診」ってのは 2014 年夏の都内ではよくある診療風景だったからな[8]．結局，デング熱じゃなくて，腎盂腎炎だったり溶連菌性咽頭炎だったりってのが意外に多いんだけどな[9]．

「デング熱が心配」というからには曝露歴が重要ですよね．2014 年のデング熱の国内流行は代々木公園から始まりましたから，ほとんどの患者が代々木公園への訪問歴があったはずです．要するに代々木公園歴が重要です！

代々木公園歴なんて単語を勝手に作るんじゃない！

既往歴は幼少時に直腸脱があったのみであり，アレルギーはない．タバコは 18 歳の時から 1 日 20 本以上吸っている．アルコールは機会飲酒である．この 1 年以上は海外には行っていない．職業はシステムエンジニアであり，居住地は神奈川県にあるものの，新宿区の職場で寝泊まりすることが多いという．野山探索歴，ネズミとの接触歴，淡水曝露歴などはない．代々木公園で毎朝ウォーキングをしている．

代々木公園来たァァァァァ！　代々木サイン陽性ッ！

上村，いいから落ち着け．そもそも代々木サインってなんだよ．代々木公園でウォーキングしている人なんて山ほどいるって．それだけでデング熱と決めつけるのは無理があるだろ．それよりも臨床経過が気になるな．下痢と発熱で始まって，今は発熱だけというのは，典型的な急性腸炎の経過とは異なる気がするね．

まあ「M: たかが下痢症，されど下痢症」(p.192) で学んだように，デング熱で下痢をすることもありますよね．デング熱だと思いますよ．

バイタルサインは血圧 134/71 mmHg，脈拍数 72/ 分，呼吸数 14/ 分，SpO_2 96%（室内気），体温 39.1℃．意識は清明．腹部は平坦・軟で，蠕動音はやや低下している．肝脾も触知しない．そのほか，身体所見では異常を認めなかった.

あまりパッとしない身体所見だなあ…….発疹もないですね.

体温が 39.1℃もあるのに脈拍数は 72 回だから，比較的徐脈があるよな.

デング熱でも比較的徐脈になるっていいますよね.発症してしばらくは発疹が出ないこともあるし.

しかし，フォーカスがはっきりしないな…….

忽那先生が前に言っていた「フォーカスがはっきりしないときに考える感染症」がまずは疑われますね.

お，いいね.そう，例えば感染性心内膜炎，肝膿瘍，胆管炎なども考えられるな.

なるほど……じゃあ血液培養は取っておくべきですね.

その他は何があったっけ？

えーと，腎盂腎炎，急性前立腺炎，あとはキャンピロバクター腸炎.

あとは輸入感染症だったな.マラリア，デング熱，腸チフス，レプトスピラ症，リケッチア症などの輸入感染症の多くはフォーカスのはっきりしない発熱疾患だから.

先生，この患者さんに海外渡航歴はありませんよ！

いや，まあそうなんだけどね.でもデング熱，腸チフス，レプトスピラ症，リケッチア症は国内でも診ることはあるだろ.

忽那先生はホントに輸入感染症好きですよね…….

血液検査：WBC 7,530/μL，RBC 458×10^4/μL，Hb 14.3 g/dL，Hct 41.4%，Plt 15.1×10^4/μL，CRP 15.6 mg/dL，TP 6.2 g/dL，Alb 3.1 g/dL，AST 28 IU/L，ALT 23 IU/L，LDH 272 IU/L，CK 60 IU/L，ALP 247 IU/L，γGTP 60 IU/L，BS 124 mg/dL，BUN 10.4 mg/dL，Cre 0.66 mg/dL，Na 135 mEq/L，K 3.7 mEq/L，Cl 124 mEq/L，T-bil 0.1 mg/dL

尿検査：白血球（－），細菌（－）

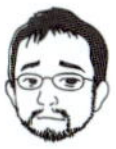
デング熱かと思っていたが……これはデング熱の可能性は低いかもな．

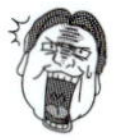
え～，なんでですか!?

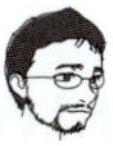
デング熱にしてはCRPが高すぎるんだよな．知らないのか．Kutsunaらの報告によると，デング熱ではCRPがほとんど上昇しない[8,10]と報告されていて，厚生労働省のデング熱診療マニュアル[11]にも「CRPは陽性化しても高値にならないのが特徴である」と記載されているんだな．もちろんCRPの高いデング熱を診たこともあるし，CRPだけでデング熱を完全に除外することはできないけどな．でもこの患者さんは血小板低下や白血球減少といったデング熱の特徴的な所見もないし，やっぱりデング熱の可能性は低いんじゃないかな．

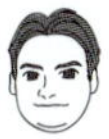
なるほど……（忽那先生，自分の論文の紹介頻度が半端ないな）．それにしても特徴のない血液検査結果ですね．膿尿もないし，腎盂腎炎や急性前立腺炎も可能性は低そうですね．今はないということですが最初は下痢もありましたし，フォーカスのはっきりしない発熱では腹腔内膿瘍なども鑑別に挙がりますので，腹部造影CTを撮影したいと思います．

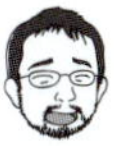
うん，そうだな．

腹部造影CT 図S-4 ：回盲部の腸管壁肥厚と液体貯留，腸間膜リンパ節腫脹，脾腫

図S-4 回盲部の腸管壁肥厚

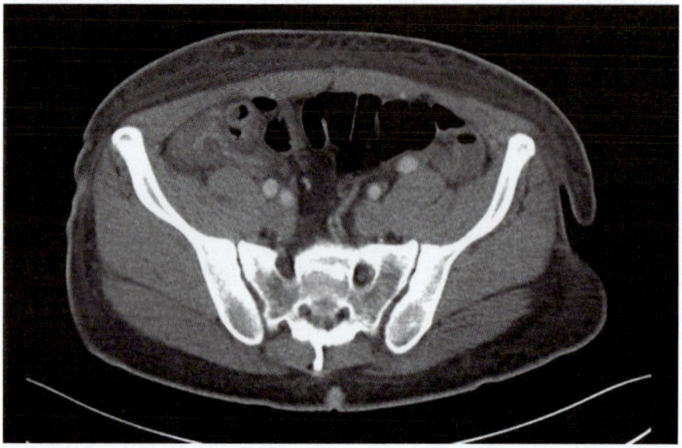

回盲部の炎症，腸間膜リンパ節の腫脹……．最初に下痢があって今は熱だけってことも含めて，なんか腸チフスっぽいですね．

確かに．あとはいわゆる細菌性腸炎，赤痢アメーバ症，腸結核も鑑別に挙がるだろうね．じゃあここまでのプロブレムリストをまとめて，鑑別診断を考えてみようか．

〈プロブレムリスト〉

#1 回盲部炎

#1-1 腸間膜リンパ節腫脹

#1-2 回盲部の腸管壁肥厚・液体貯留

#2 肝脾腫

#3 代々木公園でウォーキング

#4 比較的徐脈

〈鑑別診断〉

s/o 細菌性腸炎（キャンピロバクター腸炎，サルモネラ腸炎）

s/o 腸チフス（渡航歴なし）

s/o 赤痢アメーバ症

 JCOPY 498-02123

r/o 腸結核

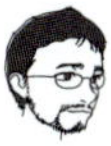
じゃあプランはどうしようか？

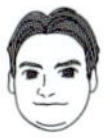
腸チフスを疑っている以上，血液培養 2 セット以上の採取は必須ですね．後は一般細菌と抗酸菌の便培養検査でしょうか． 便の塗抹でアメーバの栄養体がいないかの確認もしておきたいと思います．

〈診断的プラン〉
- 血液培養 2 セット（→腸チフス，感染性心内膜炎）
- 一般細菌および抗酸菌の便培養検査（→細菌性腸炎，腸チフス，腸結核）
- 便塗抹検査（→赤痢アメーバ症）

便の塗抹検査ではアメーバの栄養体は見られなかった．
患者は経過観察のため，いったん帰宅となった．
その翌日，細菌検査室から血液培養が陽性になったと報告が…… 図S-5 .

図S-5 本症例で陽性となった血液培養のグラム染色像

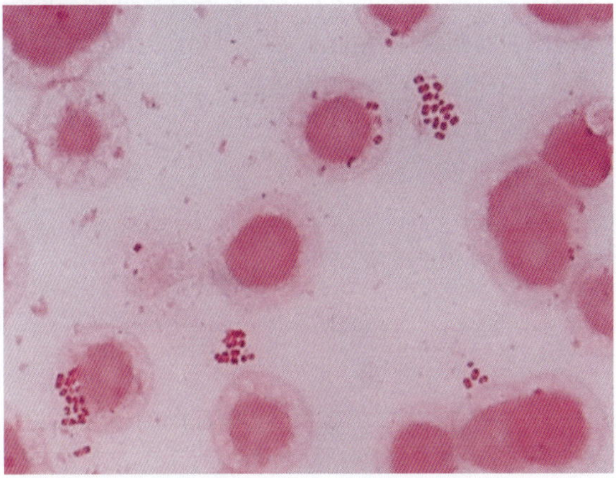

太いグラム陰性桿菌ですね.

しかも菌体の両端が強く染まっていて安全ピンのように見えるな.

はい，いわゆる「安全ピンサイン」ですね！

お前はホントになんとかサインが好きだな．でも，確かに腸内細菌科は両端が強く染まるから，ブドウ糖非発酵菌との鑑別に使えるので大事なポイントだな.

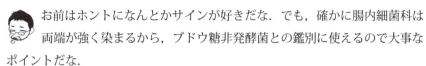

この経過で腸内細菌科と思われるグラム陰性桿菌が血液培養で陽性ということは……やはり腸チフスまたはパラチフスですね.

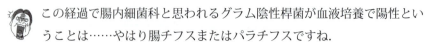

患者さんを呼んで治療を始めるべしッ！

腸チフスということは……セフトリものがたりですね！

そうだ，セフトリものがたりだ！（※「N：下痢，ときどき便秘……？」を参照）

患者さんに外来を再受診してもらい，セフトリアキソン 2 g の点滴を開始した．翌日には血液培養から検出された菌は *Salmonella* Typhi と同定され，便培養からも検出された．外来で 1 日 1 回の抗菌薬治療を 14 日間行い，患者は治癒した.

FINAL 最終診断 DIAGNOSIS　疾患名　腸チフス（国内発症例）

国内発症の腸チフスか……．いやー，なかなか珍しい症例だったな.

フッ，甘いですね忽那先生，僕なんか国内腸チフスは何例も経験してますよ．この 1 ヶ月で 3 例は診ました.

え，ちょっと待て．1ヶ月で国内発症の腸チフスが3例？　それはおかしいんじゃないか？

いやー，照れるなあ……．ま，やっぱり僕は生まれながらに何かを持ってるんでしょうね……（悦）．じゃ，そろそろフットサルの時間なんで僕はこのへんで……．

いやいや，その国内腸チフスってアウトブレイクなんじゃないか？　食事摂取歴って確認してるよな？

えっ……アウトブレイク？　食事摂取歴は一応聞いてるんですけど，腸チフスって潜伏期が2週間くらいだから聴取が難しいんですよね……．

その3人に共通した食事摂取歴があったりしないかな……？

ちょ，ちょちょ，ちょっと聞いてみます……．

国内腸チフス症例の3人の患者に詳しく食事摂取歴を確認したところ，ある飲食店Aで食事をしていたことがわかった．保健所に連絡して調査が行われたところ，飲食店Aの店員の便からも腸チフス菌が分離された．腸チフス菌が分離された店員は最近南アジアの出身国に一時帰国していたという．今回の腸チフスのアウトブレイクは，この店員が一時帰国時に腸チフス菌で汚染された食物を摂取して保菌者となり，日本に帰国後料理する際に感染源となったものと考えられた．

◆

腸チフス/パラチフスと言えば輸入感染症というイメージが強いと思いますが，実は報告されている年間約60例の腸チフス症例のうち，2〜3割は国内発症例が占めています．多くは疫学的な関連がなく，感染源は不明であるとされていますが，稀に本症例のようにアウトブレイクが起こることがあるので，食事摂取歴の詳細な問診が必要です．

このような腸チフス/パラチフスのアウトブレイクの事例は，国内では1998年に千葉県の飲食店で報告されており，26人の有症者が発生しています[12]．海外でもこのようなアウトブレイクは多数報告されていますが，最も有名な事例は「腸チフスのメアリー」でしょう[13]．メアリー・マローンは世界で初めて臨床報告されたチフス菌の健康保菌者であり，1900 年代初頭にニューヨーク市周辺で散発した腸チフスの感染源となりました．住み込みの料理人として働いた家のほとんどで，メアリーがやってきた直後に腸チフスを発症することが疫学的に見出され，ニューヨーク市衛生局で細菌学的な検査が行われた結果，彼女の便からチフス菌が検出されたため，病院に隔離・収容されました．彼女は訴訟を起こし，一時的に解放された際に消息を絶ち，さらに 25 人の感染者と 2 人の死者を出して発見されました．その後，彼女は亡くなるまでの 23 年間隔離され続けたということですが，病理解剖では胆嚢からチフス菌が検出され，保菌者であることが証明されました．

参考文献

1. Kutsuna S, Kato Y, Moi ML, et al. Autochthonous dengue fever, Tokyo, Japan, 2014. Emerg Infect Dis. 2015; 21: 517-20.
2. 厚生労働省 . デング熱国内感染事例発生時の対応・対策の手引き 地方公共団体向け（第 1 版）.
3. Kobayashi M, Komagata O, Yonejima M, et al. Retrospective search for dengue vector mosquito Aedes albopictus in areas visited by a German traveler who contracted dengue in Japan. Int J Infect Dis. 2014; 26: 135-7.
4. 国立感染症研究所感染症情報センター．日本で診断されるデング熱症例数の季節的変化とその感染国の流行季節の影響について．IASR. 2011; 32: 162-3. http://idsc.nih.go.jp/iasr/32/376/dj3762.html
5. 静岡県健康福祉部 医療健康局疾病対策課．デング熱の国内感染症例（県内 2 例目）の遺伝子検査 結果について．http://www.pref.shizuoka.jp/kinkyu/documents/140929_kisyahappyousiryou.pdf
6. Schmidt-Chanasit J, Emmerich P, Tappe D, et al. Autochthonous dengue virus infection in Japan imported into Germany, September 2013. Euro Surveill. 2014; 19: 20681.
7. Senda A, Sakuntabhai A, Inaida S, et al. Estimating frequency of probable autochthonous cases of dengue, Japan. Emerg Infect Dis. 2018; 24: 1705-8.
8. Kutsuna S, Kato Y, Moi ML, et al. Autochthonous dengue fever, Tokyo, Japan, 2014. Emerg Infect Dis. 2015; 21: 517-20.
9. 篠原　浩，忽那賢志，加藤康幸，他．デング熱国内感染疑い症例の後方視的検討．感染症学雑誌．2017; 91: 930-5.
10. Kutsuna S, Hayakawa K, Kato Y, et al. The usefulness of serum C-reactive protein and total bilirubin levels for distinguishing between dengue fever and malaria in returned travelers. Am J Trop Med Hyg. 2014; 90: 444-8.
11. 厚生労働省．デング熱診療マニュアル（第 1 版）．2014 年 9 月 3 日．http://www.

mhlw.go.jp/bunya/kenkou/kekkaku-kansenshou19/dl/20140903-09.pdf
⑫ 依田清江，小岩井健司．千葉県内で発生したパラチフスの集団事例について．IASR. 1999; 20: 7. http://idsc.nih.go.jp/iasr/20/233/dj233a.html
⑬ 荒木飛呂彦，鬼窪浩久．変人偏屈列伝．東京：集英社；2004.

COLUMN ＊ コラム

ドイツ人中年女性は日本のどこでデング熱に感染したのか？

このドイツ人症例が報告が掲載されたEurosurveillance誌の論文では笛吹市で蚊に刺されたと書かれており，あたかも笛吹市でデング熱に感染したかのような書きっぷりなのですが，いやいや，僕もわざわざ行ってきましたけど，笛吹ってかなり田舎ですよ．あんな人口密度が薄くて外国人観光客もほとんどいないところで（とか言うと笛吹の方に怒られますが）デング熱に感染するわけないじゃないですか．

Eurosurveillance誌[1]のほうには書かれていませんでしたけど，ProMEDの報告（http://www.promedmail.org/direct.php?id=2162194）にはこのドイツ人デング熱患者の日本旅行の旅程が書かれていて，この旅程から考えると笛吹で感染したとすると潜伏期は10〜13日になります 図S-4 ．もちろんそれくらいの潜伏期もありえるんですが，典型的にはデング熱の潜伏期は4〜7日なので，自然に考えると京都か東京で感染したんじゃないでしょうか．蚊なんてどこでも刺されるし，気づかずに刺されてることだってありますよね．

図S-4 ドイツ人デング熱患者における日本旅行の旅程と発症日との関係

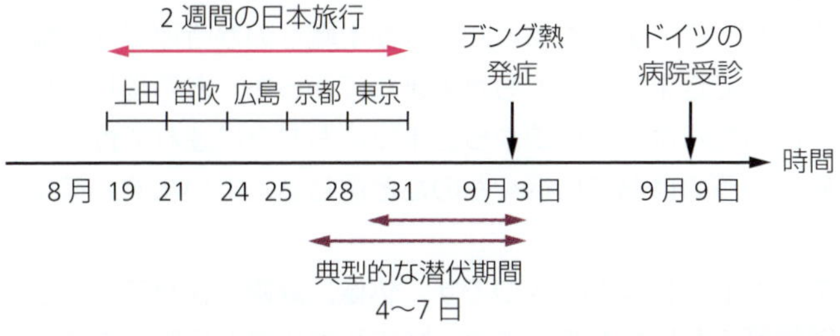
2週間の日本旅行
上田 笛吹 広島 京都 東京
デング熱
発症
ドイツの
病院受診
時間
8月 19 21 24 25 28 31 9月3日 9月9日
典型的な潜伏期間
4〜7日

参考文献

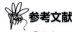

❶ Schmidt-Chanasit J, Emmerich P, Tappe D, et al. Autochthonous dengue virus infection in Japan imported into Germany, September 2013. Euro Surveill. 2014; 19: 20681.

COLUMN ＊ コラム

お寺とオレ

私は基本的に熱しやすく冷めやすい人間なのであります．初期研修医のときにやっていたDJや動画編集は今はやっていませんし（忙しいというのもありますが），今やっているダニ採集は初期研修医のときには考えられなかった趣味です．

しかし，一つだけずっと続けていることを挙げるとすると，それは「お寺巡り」ですね．これは初期研修医1年目から今日に至るまで続いている趣味です．おそらく生涯続けると思います．

初期研修医1年目のときに私は突然お寺に目覚めました．あるとき「そうだ，お寺に行こう」と思い立ち，当時研修をしていた下関市のお寺を巡りました．そこで「これしかない！」と思いました．何が「これしかない」なのかわかりませんが，とにかくそれからというもの全国のお寺を巡っています．初期研修医2年目のときには夏休みに1人で京都の寺を巡りました．住職に手紙をしたためて普段は公開されていない庭園を特別に拝観させていただいたこともあります．今の妻と交際していたときも，デートは基本お寺です．結婚式のウエディングケーキも，京都の龍安寺石庭をかたどったものでした 図S-5．医師5年目のときに感染症を専門にすることを決め，研修先を探していたのですが，お寺がたくさんあるという理由で奈良を選びました．ここまでくると，医師が本職なのか寺巡りが本職なのかわからなくなってきます．子どもが生まれてからも，お寺巡りは続きます．うちの子どもたちは小さい頃からあまりにもお寺に連れて行かれているので，家族というのはお寺に行くものだと信じ込んでいます．英才教育のたまものです．

お寺を鑑賞するポイントは主に3つです．仏像，庭園，建築です．渡航地，潜伏期，曝露歴みたいなものですね．特に私は仏像と庭園に重きを置

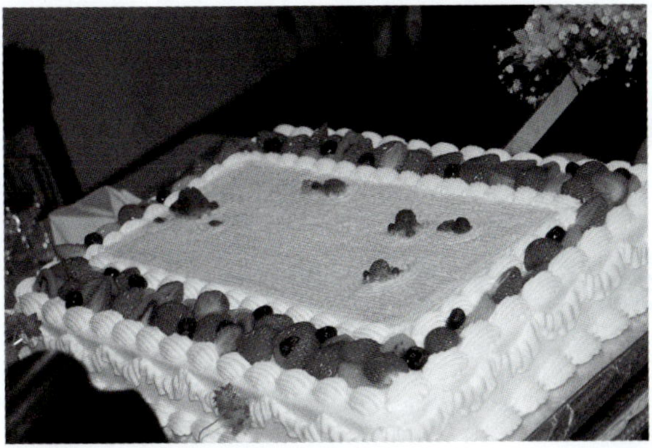

図S-5 忽那の結婚式のウェディングケーキ
竜安寺の石庭をモデルにしている.

いています．やはり仏像は奈良，庭園は京都が随一です．しかし，実は仏像・庭園ともにバランスの取れた滋賀が一番好きだったりします．突然ですが，ここで私の好きな仏像および庭園ベスト 3 を挙げさせていただきますと，

仏像ベスト 3

1. 十一面観世音菩薩（長浜市 渡岸寺）
2. 伎芸天（奈良市 秋篠寺）
3. 深沙大将（舞鶴市 金剛院）

庭園ベスト 3

1. 光明禅寺（太宰府市 重森三玲作）
2. 西芳寺（京都市 夢窓疎石作）
3. 頼久寺（高梁市 小堀遠州作）

という感じです．

これまで 1000 近いお寺に行ってきましたが，まだまだ日本には訪れていないお寺がたくさんあります．残りの人生を使ってじっくりと巡りたいと思います．

T:

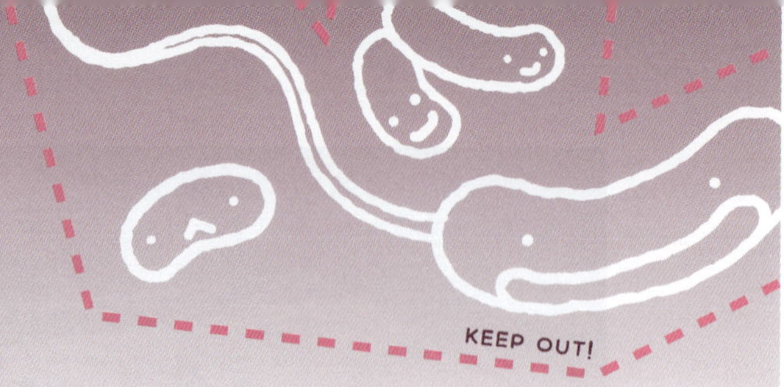
KEEP OUT!

鳥に気をつけろッ！

CASE

40 歳のインドネシア人男性が呼吸困難を主訴に NCGM を受診した．

当院受診 1 週間前に研修のために来日した．受診 3 日前から悪寒，腹痛を自覚した．入院当日に発熱，湿性咳嗽を認め他院を受診し，胸部 X 線で肺炎を認め，インフルエンザ A 陽性であったため，精査加療のため国立国際医療研究センター病院に搬送された．

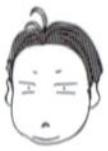
な～んだ，インフルエンザ A か．

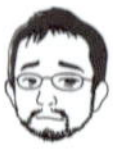
なんだってことはないだろう．

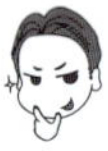
だってほら，僕くらいになるとジカウイルス感染症とか国内腸チフスとか，きらびやかな輸入感染症を診療してますからね．インフルエンザくらいだとちょっと物足りないっていうか…….

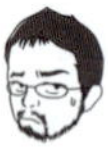
インフルエンザをなめると痛い目を見るからな．

糖尿病の既往があり，現地で加療されているという．タバコは 1 日 20 本を 20 年間吸っている．イスラム教徒でありお酒は飲まない．農家を営んでおり，今回の研修も日本の農業を学びに来たという．

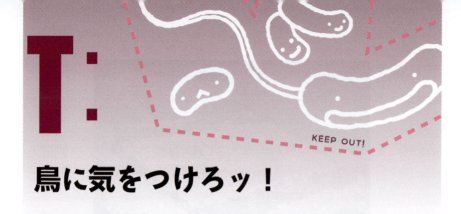

インフルエンザAですね．

どこがだよ！　この患者背景からはインフルエンザAの要素はないだろ．

っていうか，前医で診断されてるじゃないですか，インフルエンザAって．肺炎を起こしてますし，早く治療を開始しましょう！

待て！　身体所見をしっかり取ってからだ！

バイタルサインは体温 37.8℃，血圧 93/62 mmHg，脈拍数 134/ 分，呼吸数 37/ 分，意識清明．右下肺野で呼吸音が減弱しており，両肺で coarse crackles が聴取された．その他特記すべき異常所見を認めなかった．

ほら……肺炎ですよ．インフルエンザ肺炎．呼吸数も早いし，バイタルも逆転してるし，けっこう状態悪いですね．急いで喀痰培養を取って，グラム染色をしてみますかね．ちょっと痰が出にくいみたいだから，吸引するかな…….

待てッ！　その前に鳥の曝露を確認すべしッ！

鳥ですか……鶏肉は食べてないんじゃないですかねえ……それにしてもこの患者さん，キャンピロバクター腸炎を疑う要素ありましたっけ？

鶏肉じゃない．生きた鳥との曝露だ．

生で鳥を食べるってことですよね．鳥刺しですね．

もういいッ！　オレが聞くッ！

あ，いいです，僕ちょっとやることあるんでついでに聞いてきます．

鳥との曝露について聴取したところ，家禽を飼っており日頃からエサをやったり近距離で接することが多いという．

鳥，飼ってるそうですよ．

なんてこった……これはまずいことになったな……．

まさか農業だけでなく家禽まで飼っているとは……多角経営ですね．

これは保健所に相談しないといけないな……．

多角経営のあり方についてですか？　保健所よりも税理士の方がいいと思いますけど．

さっきからどうでもいいことを言うんじゃねえッ！　鳥インフルエンザだよッ！　鳥フルッ！

ほーん……鳥インフルエンザって聞いたことありますね．鳥のインフルエンザですか？

鳥に感染性を持つインフルエンザを鳥インフルエンザという．一般に鳥インフルエンザウイルスはヒトへの感染は起こしにくいと考えられているが，濃厚な曝露があった場合など例外的にヒトに感染する場合もあるのだッ！

ほんほん……確かにこの患者さん，鳥との曝露もあるし，迅速検査でインフルエンザ A って出てますね……ヤバいッ！　めちゃめちゃヤバいじゃないですかッ！

今頃ことの深刻さに気づいたか……インドネシアは H5N1 鳥インフルエンザのヒト感染例が多く報告されている国なのだッ！ 図T-1

インドネシア，めっちゃ出てるじゃないですか！　ガチですやん！

だからそう言ってるだろ！　とりあえず保健所に連絡して，疑似症対応にするか検討せねば……．

図T-1 鳥インフルエンザ発生国および人での確定症例

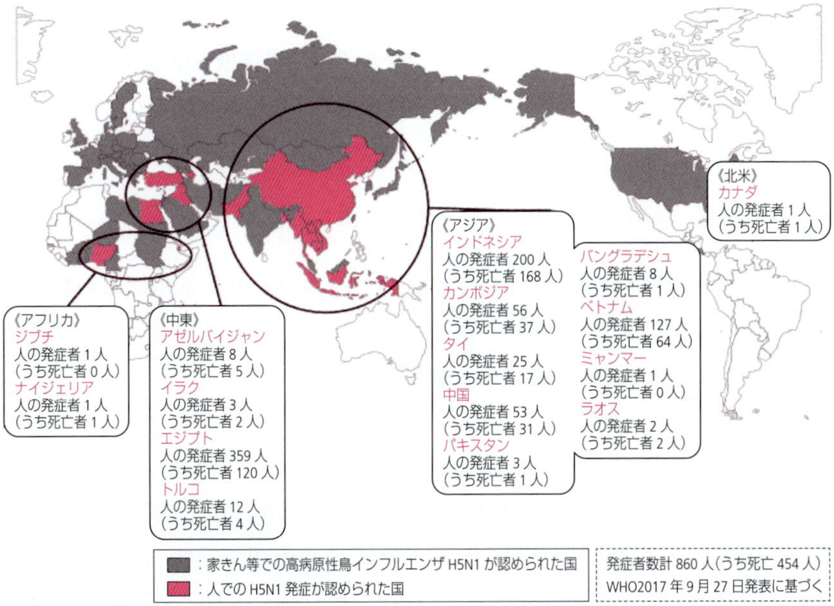
《北米》
カナダ
人の発症者 1 人
（うち死亡者 1 人）
《アジア》
インドネシア
人の発症者 200 人
（うち死亡者 168 人）
カンボジア
人の発症者 56 人
（うち死亡者 37 人）
タイ
人の発症者 25 人
（うち死亡者 17 人）
中国
人の発症者 53 人
（うち死亡者 31 人）
パキスタン
人の発症者 3 人
（うち死亡者 1 人）
バングラデシュ
人の発症者 8 人
（うち死亡者 1 人）
ベトナム
人の発症者 127 人
（うち死亡者 64 人）
ミャンマー
人の発症者 1 人
（うち死亡者 0 人）
ラオス
人の発症者 2 人
（うち死亡者 2 人）
《アフリカ》
ジブチ
人の発症者 1 人
（うち死亡者 0 人）
ナイジェリア
人の発症者 1 人
（うち死亡者 1 人）
《中東》
アゼルバイジャン
人の発症者 8 人
（うち死亡者 5 人）
イラク
人の発症者 3 人
（うち死亡者 2 人）
エジプト
人の発症者 359 人
（うち死亡者 120 人）
トルコ
人の発症者 12 人
（うち死亡者 4 人）
：家きん等での高病原性鳥インフルエンザ H5N1 が認められた国
：人での H5N1 発症が認められた国
発症者数計 860 人（うち死亡 454 人）
WHO2017 年 9 月 27 日発表に基づく

（厚生労働省結核感染症課の資料より）

先生……実はさっき，鳥の曝露を聞くときにインフルエンザの迅速検査やってみたんですけど……陰性でした．

おまえ……危険なことをするんじゃねえッ！　曝露するだろッ！

だって……鳥インフルエンザとか思ってなかったし……でも陰性ですよ．

前医では陽性だったそうなんだけどな……．まあ迅速検査は感度がそんなに高くないし．

保健所に一応聞いてみますか？

つーか，その前に前医に確認してみるか．

前医に確認したところ，前医でのインフルエンザ迅速検査の結果が陽性であったというのはガセであり，実際には陰性であったという.

保健所にも相談したが，当院でもインフルエンザ迅速検査は陰性であったことから，疑似症には当てはまらないと判断された.

なんだ……ガセですか……ビックリしましたよ…….

ま，インドネシアのH5N1鳥インフルエンザのヒト症例はこの数例報告がないしな……. よし，ひと安心したところでこの患者さんの診療だ. 採血と胸部X線を確認しておこう 図T-2 .

血液検査：WBC 1420/μL［Neut 21.1%，Lym 76.8%］，Hb 12.6 g/dL，Plt 0.9×10^4/μL，Alb 1.4 g/dL，T-Bil 1.3 mg/dL，GOT 120 IU/L，GPT 34 IU/L，LDH 296 IU/L，BUN 16.1 mg/dL，Cre 1.07 mg/dL，Na 132 mEq/L，K 3.5 mEq/L，Cl 101 mEq/L，CRP 23.16 mg/dL，PT-INR 1.79，APTT 45.5 sec，FDP 14.2 mg/dL，D-dimer 5.8 μg/dL

肺炎球菌尿中抗原：陰性，レジオネラ尿中抗原：陰性

すわッ！　本物の肺炎ですね. 喀痰は良い検体が取れませんでしたが，エンピリックに治療を開始しましょう.

白血球と血小板の減少は敗血症性ショックによるものか……？　これは思った以上に重症な肺炎だな……ちょっと気になる要素もあるからカルバペネムとレボフロキサシンで治療を始めることにしよう.

レボフロキサシンはレジオネラのカバーってことでわかるんですけど……カルバペネムですか？　抗菌薬適正使用的にはいかがなものかと.

それはわかるんだが，ちょっと気になることがあるんだよッ！　起炎菌がわかったらすぐにde-escalationするから！

わかりましたよ……

図T-2 本症例の胸部Ｘ線

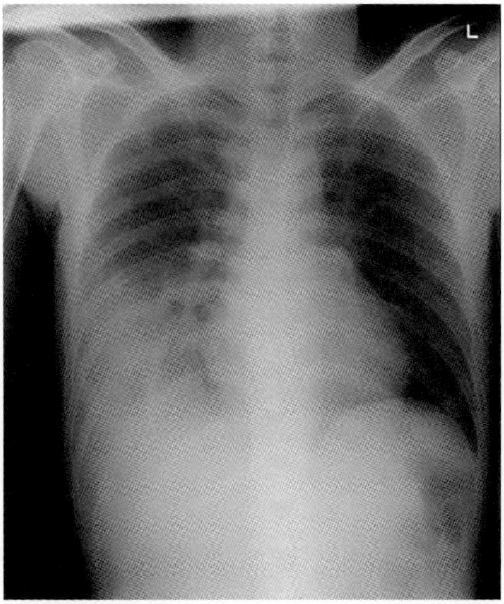

メロペネム１g ８時間ごととレボフロキサシン 500 mg 24 時間ごとの投与が開始された. 入院後, 呼吸状態悪化のため気管挿管され人工呼吸管理となった. 入院から５日目に血液培養が陽性との報告が届いた.

グラム陰性桿菌，ですね…….

やや細めだな……腸内細菌ではなさそうだな……インドネシア，農家，糖尿病……これはやはりあの菌かッ！

なんですか？　東南アジアでありえる市中肺炎っていうと，アシネトバクターとかですか？

確かにアシネトバクター肺炎も東南アジアの市中で罹患しうるが……とにかく院内では同定が難しいはずだから国立感染症研究所に依頼するぞッ！

その後，喀痰からも同様の菌が検出されたため国立感染症研究所で菌の同定

図T-3 本症例の血液培養液のグラム染色像

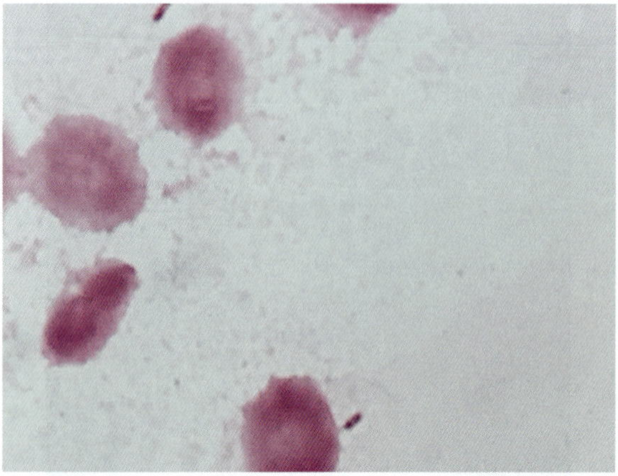

を依頼したところ，どちらの菌も *Burkholderia pseudomallei* と同定された.

やはり類鼻疽か……来院時からカルバペネムを使用していて良かったな…….

類鼻疽……？　鼻茸みたいな名前ですね.

類鼻疽は東南アジア，オセアニア，オーストラリアなどの地域の土壌，水などに分布する環境細菌 *Burkholderia pseudomallei* による感染症で，人は汚染された土壌や水，粉塵などの吸引や皮膚の創傷などから感染する[1]. 潜伏期は 1～21 日で，感染しても多くは不顕性感染だが，発症すると死亡率は高く，難治性で，再燃しやすいという特徴がある. 罹患者の大半が糖尿病を基礎疾患に持つというのも本疾患の特徴だな.

へえ……土壌にいる菌だから農家もリスクファクターってことですね.

その通りだッ！　フォーカスのない菌血症，皮下膿瘍，関節炎，骨髄炎，中枢神経感染症など様々な病像を呈するが，特に肺炎は予後が悪いことで有名だ！　最後まで気を抜かず治療するぞ！

図T-4 鳥インフルエンザ H7N9 のヒト感染例の発生状況

2018 年 3 月 2 日 WHO 発表による，2013 年 3 月以降，ヒト感染患者は 1,567 名
（うち，少なくとも 615 名死亡）．
発生地域は中国（4 市 19 省 4 自治区），香港特別区，マカオ特別区，台湾で，
輸入症例はマレーシア，カナダにて報告がある．

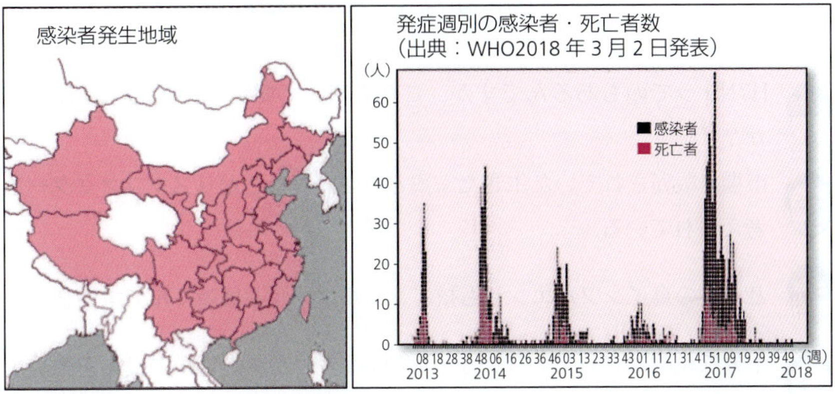
感染者発生地域
発症週別の感染者・死亡者数
（出典：WHO2018 年 3 月 2 日発表）
（人）
60
50
40
30
20
10
0
感染者
死亡者
08 18 28 38 48 06 16 26 36 46 03 13 23 33 43 01 11 21 31 41 51 09 19 29 39 49（週）
2013
2014
2015
2016
2017
2018

感染者数：中国（香港及びマカオを含む）1559 名，台湾 5 名，マレーシア 1 名（輸入症例），カナダ 2 名（輸入症例）
（内閣官房内閣官房新型インフルエンザ等対策室 HP より）

徐々に呼吸状態は改善し，第 10 病日に抜管し人工呼吸管理を離脱した．その後，計 4 週間のメロペネムの点滴治療を行ったところで ST 合剤の内服に変更し，インドネシアに帰国となった．その後，インドネシアの病院で計 3 ヶ月間以上の ST 合剤内服を予定している．

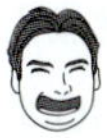
いやー，危なかったですね……救命できて良かったです…….

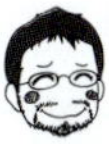
肺炎を伴う類鼻疽は予後が悪いからな．今回は運が良かったな．

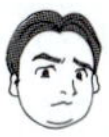
鳥インフルエンザかと思ったときは焦りましたけどね．東南アジア帰りの症例は注意しなきゃですね．

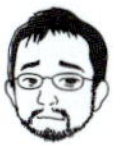
ここ数年は東南アジアからの報告は減っていて，エジプトからの報告が増えてるけどな **図T-4** ．あと鳥インフルエンザ H5N1 は日本国内の鳥からも分離されたことがある[2]から，日本でもヒト感染例が発生する可能性はあるぞ．

そうなんですか！?

稀とは言え，致死率 50％の感染症だからな……．あとは中国の H7N9 も要注意だな．中国の特に海岸沿いの地域で発生していて，こちらも致死率約 40％と非常に高い．

H7N9 ってのもあるんですか．これも鳥との曝露が関係してるんですか？

市場で販売されていた生きた家禽との曝露歴などがリスクファクターと考えられている．

どっちの鳥インフルエンザも抗インフルエンザ薬は効くんですか？

十分な検討はされていないが，WHO はオセルタミビルの投与を推奨する立場を取っている[3]．基本的には投与を行うのがいいだろう．

あと気になってるのは，鳥インフルエンザってヒト-ヒト感染するんですか？

なくはない，といったところだな．ときどき家族内感染と思われる事例が報告されている[4,5]．濃厚な接触があれば起こりうると考えられているが，MERS ほどうつりやすくはないだろう．

じゃあそんなに感染対策も気をつけなくて大丈夫ですね．

いや，感染症法では 2 類感染症に指定されているから特定，第一種または第二種感染症指定医療機関で診療することになっているし，WHO も CDC も MERS と同様の感染対策を推奨している[6,7]．つまり WHO は標準予防策に加えて飛沫感染予防策と接触感染予防策の徹底を推奨しており，サージカルマスク，アイガード，ガウン，手袋を装着してエアロゾル発生手技を行う際には N95 マスクを装着すべし，となっており CDC の方はより慎重に常に N95 マスクを装着すべし，となっている．また診察する部屋は陰圧室が望ましい．

へえ……やっぱり感染対策も気をつけないとダメなんですね．

鳥インフルエンザH5N1のヒト感染例は東南アジアでは減っているものの，H7N9の方は中国で近年も発生しています．特に2016～2017シーズンはかつてない規模の感染者が出ており，中国からの観光客の多い日本でも警戒が必要な感染症です．しかし，実は2017～2018シーズンはヒト感染例の報告が極端に減っています．これは，中国の鳥にH5/H7のインフルエンザワクチンを接種しまくったためだ，という報告が最近出ました[8]．もしかしたら本当にワクチンによって鳥インフルエンザが制圧される日が来るのかもしれませんが，まだ数年見てみないとなんとも言えないところかと思います．

参考文献

1. Wiersinga WJ, Currie BJ, Peacock SJ. Melioidosis. N Engl J Med. 2012; 367: 1035–44.
2. Soda K, Ito H, Usui T, et al. Incursion and spread of H5N1 highly pathogenic avian influenza viruses among wild birds in 2010–11 winter in Japan. J Vet Med Sci. 2013; 75: 605–12.
3. Organization WH. WHO rapid advice guidelines on pharmacological management of humans infected with avian influenza A（H5N1）virus. Geneva: World Health Organization; 2006.
4. Ungchusak K, Auewarakul P, Dowell SF, et al. Probable person–to–person transmission of avian influenza A（H5N1）. N Engl J Med. 2005; 352: 333–40.
5. Kandun IN, Wibisono H, Sedyaningsih ER, et al. Three Indonesian clusters of H5N1 virus infection in 2005. N Engl J Med. 2006; 355: 2186–94.
6. Interim Guidance for Infection Control Within Healthcare Settings When Caring for Confirmed Cases, Probable Cases, and Cases Under Investigation for Infection with Novel Influenza A Viruses Associated with Severe Disease. Centers for Disease Control and Prevention; 2014.
7. Clinical management of human infection with avian influenza A（H5N1）virus. Updated advice 15 August 2007.
8. Wu J, Ke C, Lau EHY, et al. Influenza H5/H7 virus vaccination in poultry and reduction of zoonotic infections, Guangdong Province, China, 2017–18. Emerg Infect Dis. 2019; 25: 116–8.

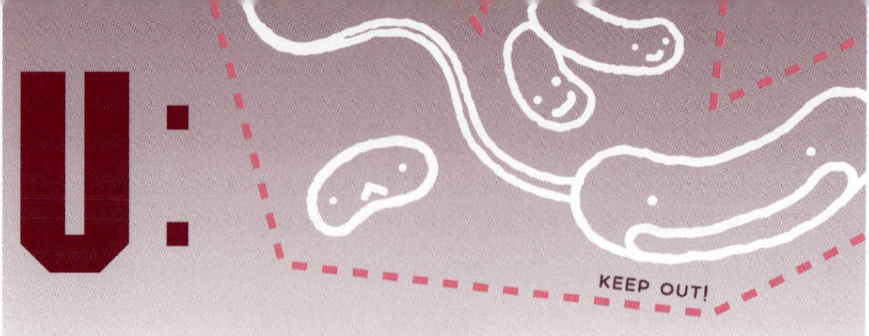
U:
KEEP OUT!

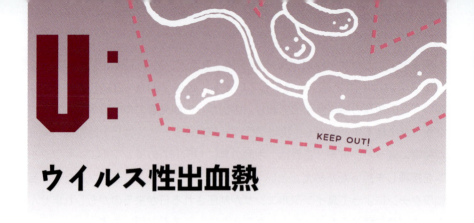

ウイルス性出血熱

先生，エボラがまた流行ってるみたいですね.

うむ．2019 年 2 月現在，コンゴ民主共和国の North Kivu 州を中心に流行しているな．すでに感染者は 800 人を超えているという.

2014 年の西アフリカの流行って最終的に何人でしたっけ？

2014〜2015 年の西アフリカのアウトブレイクではシエラレオネ，ギニア，リベリアの 3 カ国を中心に 28,646 人の感染者が報告され 11,323 人が死亡した（死亡率 39.5%）[1].

やっぱり規模が違いますね……あれは未曾有の危機だったんですね

そうだな．あのときの西アフリカでのエボラ出血熱（エボラウイルス病）のアウトブレイクは大きな犠牲者を出したが，一方でエボラ出血熱という病態の解明や治療の進歩にも影響を与えたのだ.

ふーん．具体的にはどんな病態がわかったんですか？

そうだな……例えば，post ebola syndrome って知ってるか？　これはエボラから回復した後も倦怠感などの症状が続く病態だ．シエラレオネでエボラに罹患した人のうち，70%で筋肉痛・関節痛，48%で頭痛，14%で眼痛などの眼症状が持続したという[2]．他にも聴力障害，ぶどう膜炎，脱毛，不眠症や脱力，体重減少などの症状も報告されている[3]．こうした慢性症状は,発症時の血中のエボラウイルス量が多いほど現れやすいようだ．

せっかくエボラから回復したのに辛いッスね……どれくらい続くんですか……？

数ヶ月というものから２年以上という報告まである[4]．

ホントに怖い感染症ッスね……．

うむ．あと，エボラが性感染症であることがわかったのも今回の流行でだな

性感染症？　マジですか？

エボラに罹患し，回復し半年経過した男性と性交渉した女性がエボラに罹患し亡くなるという事例が報告された[5]

またまた……半年って，さすがに関係ないでしょ？

この報告では，男性の精液から検出されたエボラウイルスと，女性の血清から検出されたエボラウイルスの遺伝子が完全に一致していることから，性交渉で感染したものと考えられる．

ま〜た精液ですか．先生，ジカのときも精液がどうとか言ってましたけど，精液好きなんですね．

別に好きなわけじゃねえッ！　確かにジカウイルスとこの点はよく似てて，エボラウイルスも長期間精液中に残留することがわかってきた[6]．中には１年以上経っても精液中からエボラウイルスが検出される人もいるようだ．

１年って！　長ッ！　１年もセックスできないってことですか？

これもジカウイルスと同じで，PCR でエボラウイルスが検出されること，イコール感染性があるわけではないだろう．だからといって，じゃあいつからなら大丈夫なのかについては，いつまでウイルス培養できたかというデータがないと示しようがないが……これほど大規模のアウトブレイクはそう

そうないだろうから，この問題が明らかになるのはしばらく先かもしれないな．

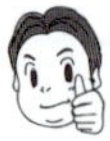
なーる．他には何か新しい情報はありますか？

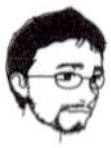
あとは症例報告レベルだが，どうやら再燃することがあるっぽいことがわかった[7]．シエラレオネに支援に行っていたスコットランド人女性が，現地でエボラに罹患してイギリスに帰国して治療が行われた．その９ヶ月後に髄膜脳炎の症状で再度病院を受診したところ，髄液からエボラウイルスが検出されたという．

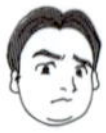
９ヶ月経って再燃ですか……どういう機序なんですかねえ．

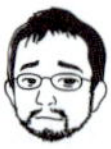
このような再燃事例はこの報告くらいだが，他にも再燃したときに家族にうつしたのではないかと考えられる事例もある[8]．

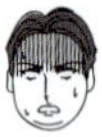
つくづくイヤな病気ですね…….

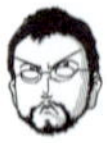
治療に関しても進展があった．一つは，先進国における治療成績が報告された．西アフリカにおける 2014～2015 年のエボラ出血熱のアウトブレイクでは致死率が 39.5％であったのに対し，MedEvac で搬送され先進国で集中治療を行うことで致死率は 18.5％まで低下することが示されたのだッ[9]！

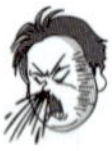
半分以下ッ！?　どうやったらそんなに予後が良くなるんですか？

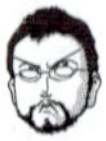
向炎症性サイトカインの増加やリンパ球のアポトーシスなどウイルス性出血熱の病態は敗血症性ショックに類似していると言われている[10]．つまりウイルス性出血熱の治療の基本は，抗菌薬を除いた敗血症性ショックの治療に準じた支持療法を行うことが肝要である，ということだ．Kreuels らは厳密な集中治療を行うことで救命できたエボラ出血熱患者の一例を報告している[11]．この症例では特別な抗ウイルス薬は投与されていないが，１日８L を超える激しい下痢や血管透過性亢進に対して 10L 以上の補液を行ったり，グラム陰性桿菌による敗血症や，意識障害や呼吸不全といった合併症のマネージメントを適切に行うことで救命することに成功している．この症例報告はぜひ一度

読むことをお勧めするが，基本に則った敗血症性ショックのマネージメントが重要ということが非常によくわかる報告だ．

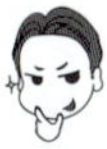
ふーん．集中治療が重要ってことですね．

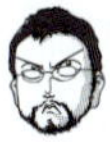
その通り．これからは感染症専門医だけでなく，集中治療医にも新興再興感染症診療に関わってもらう必要がある．NCGM も新感染症病棟の病床が改修され集中治療に対応できる ICU 型病床に生まれ変わったのだッ！

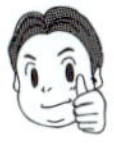
なるほど……感染を広げず，かつしっかり治療して救命する時代ですか……．ちなみに，エボラウイルスにファビピラビルが効くとか効かないとかって話がありませんでしたっけ？　結局エボラの治療薬ってどうなってるんですか？

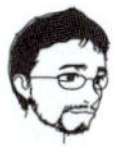
そう，エボラ出血熱の治療薬についても 2014 年のアウトブレイクで大きく前進したと言えるだろう．先程の先進国で治療したら予後が良かった，という報告も，この症例の 85％で何らかの研究段階の治療薬が投与されていたとされており，これらの治療薬が有効であった可能性がある．

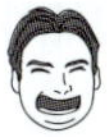
じゃあ，ついにエボラ出血熱の治療薬がッ!?

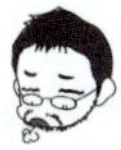
まあそんなに話はうまくいかないんだな．表U-1 はエボラ出血熱に対する治療薬の概要と現時点での治療成績をまとめたものだ．

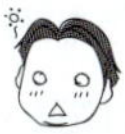
めっちゃいっぱいありますね．

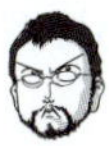
だがこれを見てわかる通り，「確実にエボラ出血熱に有効だ」という治療薬はまだないッ！

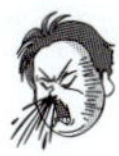
ショーーーーーーーーーーーック！！

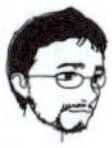
ここは語りたいところだから一つずつ紹介していこう．まず Zmapp だが，これはエボラウイルスの表面糖タンパクに対する 3 つのモノクローナル抗体の混合物だ．2013 年以降，動物実験でげっ歯類や霊長類に対する効果が報告されていた[12][13][14]が，2015 年 3 月からギニア，シエラレオネ，リベリア，アメリカ合衆国の 4 ヶ国でエボラ出血熱に感染したヒトに対する Zmapp

表U-1 エボラ出血熱に対する治療薬の概要と現時点での治療成績

	Zmapp	mAb114	REGN-EB3	ファビピラビル	Remdesivir (GS-5734)	回復者血漿	アーテスネート/アモジアキン
分類	モノクローナル抗体			抗ウイルス薬		回復者血漿	抗マラリア薬
剤形	点滴	点滴	点滴	経口薬	点滴	点滴	経口薬
投与方法	Day1,4,7	単回投与	単回投与	1日2回 14日間	1日1回 10日間	200-250 mLを15分空けて2回	1日1回 3日間
RCT	△	-	-	-	-	-	-
非ランダム化比較試験	-	-	-	△	-	×	
後ろ向き	-	-	-	○	-	-	○

の治療効果を検討するためのランダム化比較試験が行われた[15]．71人の患者が組み込まれ，標準治療群とZmapp投与群に割り付けられた．死亡者はZmapp投与群の方が少なかったものの（37% vs 22%），流行が終息したため患者の登録が想定を下回ったため有効性を評価するには至らなかった．

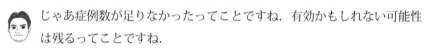

じゃあ症例数が足りなかったってことですね．有効かもしれない可能性は残るってことですね．

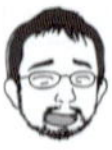
その通りだ．次にお待ちかねのファビピラビルだ．ファビピラビル（T-705，商品名アビガン）はRNA依存性RNAポリメラーゼ阻害剤で，現在のところ剤形は錠剤のみだ．本来，インフルエンザ薬として開発されたものだったが，動物実験でエボラウイルスに感染した動物への効果が報告されていた[16][17][18]ことから今回のアウトブレイクでも臨床研究が行われたというわけだな．

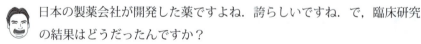

日本の製薬会社が開発した薬ですよね．誇らしいですね．で，臨床研究の結果はどうだったんですか？

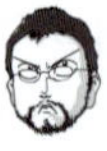
落ち着けッ！　西アフリカのアウトブレイクでは2つの臨床研究が行われた．まず一つ目は単アームの非ランダム化比較試験で，エボラ治療センターで99人の患者にファビピラビルが投与された[19]．この研究では，同センターにおける過去のエボラ出血熱患者の死亡率と比較したが，ファビピラビル投与群の死亡率に有意差はなかった．しかし，血中ウイルス量が少ない患者

ではファビピラビル投与にメリットがある可能性が残された．

血中ウイルス量が少ない患者だったら，元々予後がいいんじゃ……？

まあそうだろうな．もう一つは後ろ向き研究であり，シエラレオネの病院を 2014 年 10 月に受診しエボラ出血熱と診断され，標準治療を受けたコントロール群 85 人と，11 月に受診し標準治療に加えてファビピラビルが投与された群 39 人とが比較された[20]．死亡率はコントロール群よりもファビピラビル投与群の方が優位に低かった（56.4％ vs 35.3％；P＝.027）．

すごいッ！　ファビピラビル効いてるじゃないですか !?

だが，この研究はあくまでも後ろ向き研究であることや，他にも様々な制約があることから，この結果をもってファビピラビルがエボラ出血熱に有効であるとは判断し難いだろう．

うーむ……じゃあファビピラビルもさらなる検証が待たれる，って感じですね．

次の回復者血漿はおそらく効果がなさそうだな．ギニアで行われた非ランダム化比較試験では 84 人のエボラ出血熱患者に回復者血漿が投与され[21]，過去 5 ヶ月の間に同じ機関を受診した 418 人と比較されたが，死亡率に差はなかったと報告されている．その他，エボラ出血熱から回復した患者から得られたモノクローナル抗体であり動物実験では有効性が報告されている mAb114[22]，核酸アナログのプロドラッグであり，感染後 3 日経ったマカグザルにも有効であったなど，エボラウイルスへの高い効果が期待されている Remdesivir（GS-5734）[23]などもあるが現時点ではヒトでの効果は不明だ．

マニアッスね．オタクッスね．

あと面白いところでは，抗マラリア薬が有効かもしれないという話がある．抗マラリア薬であるアーテスネート / アモジアキン（Artesunate-amodiaquinc）の合剤が *in-vitro* で活性があることが報告されていたが[24]，リベリアのエボラ治療センターで本剤がエボラ出血熱患者にマラリア治療も兼ねて投与が行われた[25]．後ろ向きの解析では，アーテスネート / ルメファントリンが投与された患者群と比較して，アーテスネート / アモジアキンが投与された群の方が死亡リスクが 31％低かったという．

へえ……西アフリカだとマラリアも多いし，一石二鳥ですね

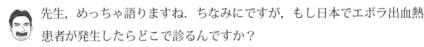

まあこれもあくまでも後ろ向き研究だけどな．というわけで，エボラ出血熱に対する治療薬に関する研究はかつてなく前進したが，まだコレという決定的な治療薬はない，というのが現状だな．

先生，めっちゃ語りますね．ちなみにですが，もし日本でエボラ出血熱患者が発生したらどこで診るんですか？

ここだーーーッ！　NCGM で診るんだよッ！

なにィィィィィィ！

もちろん当院だけが診るわけではない．現在の日本国内の診療体制を語る前に，日本の感染症法における各感染症の位置づけを確認しておこう．表U-2 が感染症法における一類～四類感染症だ．

ウイルス性出血熱は一類，MERS や鳥インフルエンザは二類なんですね．

そうだ．そして，一類感染症は特定または第一種感染症指定医療機関が診療し，二類感染症は特定または第一種・第二種感染症指定医療機関が診療することになっている．特定感染症指定医療機関は全国に 4 施設，第一種感染症指定医療機関は各都道府県に一施設以上，全国に 54 医療機関だッ！

図U-1

へえ……各都道府県に一つは必ずあるんですねえ．

第 1 版のときはまだ第一種指定医療機関のない都道府県があったんだが，この 4 年の間に残りの都道府県も指定されて，ついに全ての都道府県に設置されたのだッ！

なーる．でも都道府県に一つある必要はあるんですかね……．

表U-2 感染症法における感染症の分類

一類感染症（7）	二類感染症（7）	三類感染症（5）	四類感染症（44）
ウイルス性出血熱	結核	コレラ	デング熱
エボラ出血熱	MERS	腸チフス	ジカ熱
ラッサ熱	SARS	パラチフス	チクングニア熱
CCHF	鳥インフルエンザ	赤痢	黄熱 A 型肝炎
マールブルグ病	（H5N1/H7N9）	出血性大腸菌	レジオネラ
南米出血熱	ポリオ		SFTS
ペスト	ジフテリア		狂犬病
天然痘			ニパウイルス感染症
			etc…

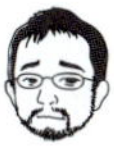
そこは議論の分かれるところだろうな．確かにどこで一類感染症が発生してもすぐ近くに搬送することができるということはメリットだろう．例えば沖縄で発生したときに東京まで搬送しないといけないということになると移動が大変だからな．

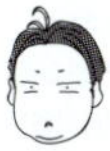
でも「エボラを診ることができる医療機関を全国に維持する」って相当大変ですよね？

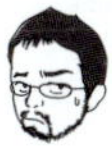
それがデメリットだな．例えば，エボラ出血熱の患者が入院したとして，医師 2 人で 3 交代制でローテを組んで 21 日間隔離をしながら診療するとなると，少なくとも 8 人は必要になる．

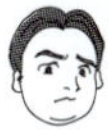
さらに一般病棟や外来などの病院機能を維持しようとするともっと人手が必要ですよね．

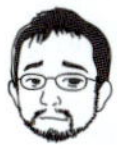
そんな施設が全国に 50 施設……ましてや MERS を診る第二種感染症指定医療機関なんて全国で 347 もの医療機関が指定されているわけだからな．この 347 医療機関が致死率 40％近い，医療従事者への感染のリスクもある MERS 患者の診断から治療までやる必要があるのっていうと…….

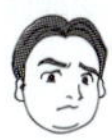
そもそも無理じゃないですか？　第二種感染症指定医療機関って言っても, 集中治療ができるわけじゃなくて, 隔離する病棟があるだけですよね？

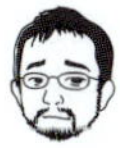
そう．あくまで隔離する病床を有している病院であって，MERS の診療が十分にできるかというと別の問題だろうな．

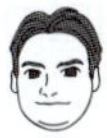
たとえ 347 の医療機関に MERS を診療できるハードを備えたとしても，肝心の医療従事者が足りていませんよね．忽那先生みたいな新興再興感

図U-1 特定または第一種感染症指定医療機関
（厚生労働省．感染症指定医療機関の指定状況．http://www.mhlw.go.jp/bunya/kenkou/kekkaku-kansenshou15/02-02.html より）

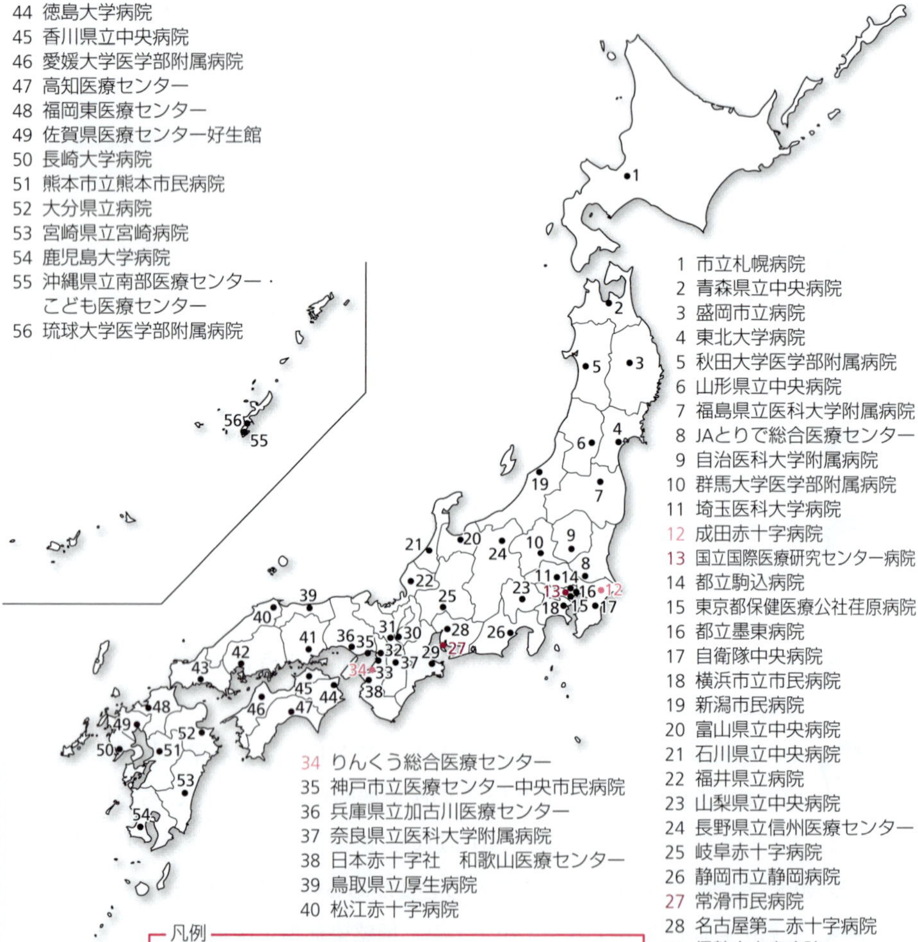

41 岡山大学病院
42 広島大学病院
43 山口県立総合医療センター
44 徳島大学病院
45 香川県立中央病院
46 愛媛大学医学部附属病院
47 高知医療センター
48 福岡東医療センター
49 佐賀県医療センター好生館
50 長崎大学病院
51 熊本市立熊本市民病院
52 大分県立病院
53 宮崎県立宮崎病院
54 鹿児島大学病院
55 沖縄県立南部医療センター・こども医療センター
56 琉球大学医学部附属病院

1 市立札幌病院
2 青森県立中央病院
3 盛岡市立病院
4 東北大学病院
5 秋田大学医学部附属病院
6 山形県立中央病院
7 福島県立医科大学附属病院
8 JAとりで総合医療センター
9 自治医科大学附属病院
10 群馬大学医学部附属病院
11 埼玉医科大学病院
12 成田赤十字病院
13 国立国際医療研究センター病院
14 都立駒込病院
15 東京都保健医療公社荏原病院
16 都立墨東病院
17 自衛隊中央病院
18 横浜市立市民病院
19 新潟市民病院
20 富山県立中央病院
21 石川県立中央病院
22 福井県立病院
23 山梨県立中央病院
24 長野県立信州医療センター
25 岐阜赤十字病院
26 静岡市立静岡病院
27 常滑市民病院
28 名古屋第二赤十字病院
29 伊勢赤十字病院
30 大津市民病院
31 京都府立医科大学附属病院
32 大阪市立総合医療センター
33 堺市立総合医療センター

34 りんくう総合医療センター
35 神戸市立医療センター中央市民病院
36 兵庫県立加古川医療センター
37 奈良県立医科大学附属病院
38 日本赤十字社　和歌山医療センター
39 鳥取県立厚生病院
40 松江赤十字病院

凡例
- 特定感染症指定医療機関
- 特定感染症指定医療機関・第一種感染症指定医療機関
- 第一種感染症指定医療機関

2018 年 5 月 1 日現在

染症の専門家なんてマニアックなヒトはほとんどいませんし，感染症専門医の数だってまだまだ十分とは言えないし…….

サラッと失礼なこと言うな，おまえ．でも確かに第二種感染症指定医療機関がMERSを診ろってのは無茶な話かもしれないな．2017年に総務省から発表された調査結果によると，特定または第一種感染症指定医療機関44施設のうち「体制不足等により，指定病床数どおりの患者等の受入れを危惧する指定医療機関」は10施設（23%）あったという．また，常勤の感染症専門医がいる医療機関も22施設（50%）だった，ということで第一種感染症指定医療機関ですら十分な体制とは言えない状況のようだな．

ましてや第二種感染症指定医療機関はもっと整ってないですよね．

こうしたウイルス性出血熱やMERSなどの新興再興感染症を診療する国としての体制は，大きく2つに分かれる．一つは特定の病院に集中させることだな．イギリスは確定されたウイルス性出血熱の症例についてはイギリス空軍の航空機で搬送しRoyal Free Hospitalに全て集めている．イタリアも同様に，ローマ（National Institute for Infectious Disease 'L. Spallanzani'）とミラン（Hospital 'L. Sacco'）の2つの医療機関に集中させる方針を取っている．これはイギリスやイタリアなど比較的国土の狭い国では有効な方針だろう．

なるほど．もう一つは日本のような分散型ですか？

アメリカも分散型になるが，アメリカの場合はエボラ出血熱を診る病院を大きく2つ，エボラアセスメント病院，エボラ治療センターとに分けて，エボラアセスメント病院は診断まで，エボラ治療センターは確定診断された患者が治癒するまでを担当することになっている．

エボラ治療センターはアメリカ国内にどれくらいあるんですか？

35施設が指定されているが，実際にウイルス性出血熱の診療を行った経験があるのは数施設だけのようだな．

35っていうと日本の特定・第一種感染症指定医療機関を合わせた58よりも少ないですね．

広大なアメリカでも35だからな．日本だともっと少なくていいだろうな．例えば各ブロックに一つとか．エイズ診療ブロック拠点病院みたいに.

な〜る. じゃあ８施設だけですね. 残りの医療機関はどうするんですか？

これはあくまで私の考えだが，私はアメリカのように機能を分けて「診断までの医療機関（アセスメント病院）」と「診断・治療までを行う医療機関（トリートメントセンター）」とに分けた方が良いと思っている．第二種感染症指定医療機関もMERSや鳥インフルエンザは診断までで，治療についてはトリートメントセンターに送った方が良いだろう.

先生ってときどき過激ですよね……そんなことを妄想してたんですか？

いや，その方がみんなにとっていいと思うんだけどな……だって某地方の第一種指定医療機関なんてさ，エボラが来たら各診療科の部長から順番に診療に当たることになってて，その理由が「若いヤツに死なせるわけにはいかない」なんだぞ？　別にエボラを診る医療従事者が全員死ぬわけじゃないんだけどな……．でもそういう不安に思っている医療機関の医療従事者も「診断まででいいんだ」って思えばもう少し楽になるんじゃないかな…….

なるほど……先生の妄想，ありがとうございました.

まあ実際に確定診断された患者をトリートメントセンターに搬送するってなった場合の搬送手段はどうするんだとか，未解決の問題はたくさんあるけどな.

先生……そろそろエボラ出血熱の臨床の話に戻っていいですか？　ウイルス性出血熱のそれぞれの臨床像を知りたいんですけど…….

よかろう. その前に, そもそもウイルス性出血熱とは何か知っているか？

それは……ウイルス性に出血する発熱疾患のことですッ！

おまえ勢いだけで言ってるだろ．ウイルス性出血熱とは，動物由来のRNAウイルス感染症であり，発熱，出血傾向，臓器不全を呈する新興感染症を指すのだッ！　ちなみにどういった感染症がウイルス性出血熱に当たるか知っているか？

エボラ出血熱……あとエボラ出血熱……そしてエボラ出血熱ですね？

知ってるのエボラだけじゃねえかッ！　まず狭義にはウイルス性出血熱とはエボラ出血熱，クリミア・コンゴ出血熱，マールブルグ病，ラッサ熱，南米出血熱の５つの疾患を指す．

ああ，一類感染症ですよね．狭義っていうことは，広義のウイルス性出血熱もあるんですか？

広義のウイルス性出血熱は，おまえも診たことがある疾患だ

えっ……僕が診たことある疾患ですか……まさか……高血圧ですか？

広義すぎるわッ！　例えばデング熱も広い意味ではウイルス性出血熱の仲間だ．重症化するとデング出血熱と呼ばれることもあるくらいだからな．

ああ，デングか……．他にもウイルス性出血熱ってあるんですか？

例えばSFTS（重症熱性血小板減少症候群）なんかも広義のウイルス性出血熱だな．ベクターや重症度も含めてクリミア・コンゴ出血熱と非常によく似た疾患と考えられている．野口英世が研究していた黄熱もそうだな．それ以外にも，表U-3のような疾患が含まれる．

オムスク出血熱……キャサヌル森林病……めちゃめちゃマニアックですね！

まあこの辺は覚えなくてもいいだろうな．これらのウイルス性出血熱の病態は基本的には同じだ．図U-2のように病原ウイルスは樹状細胞やマクロファージに感染し増殖する．その結果，自然免疫系が障害されたり各種サイトカインが産生されることで組織障害，凝固障害が起こり炎症反応が惹起されるわけだな．

惹起……ジャッキー・チェンみたいですね．でも例えば黄熱とハンタウイルス肺症候群では全然臨床像が違う気がするんですけど．

表U-3 広義のウイルス性出血熱

ブニヤウイルス	アレナウイルス	フラビウイルス	フィロウイルス
• クリミア・コンゴ出血熱 • リフトバレー熱 • 腎症候性出血熱 • ハンタウイルス肺症候群 • SFTS	• ラッサ熱 • 南米出血熱	• デング熱 • 黄熱 • キャサヌル森林病 • オムスク出血熱	• エボラ出血熱 • マールブルグ病

図U-2 ウイルス性出血熱の病態

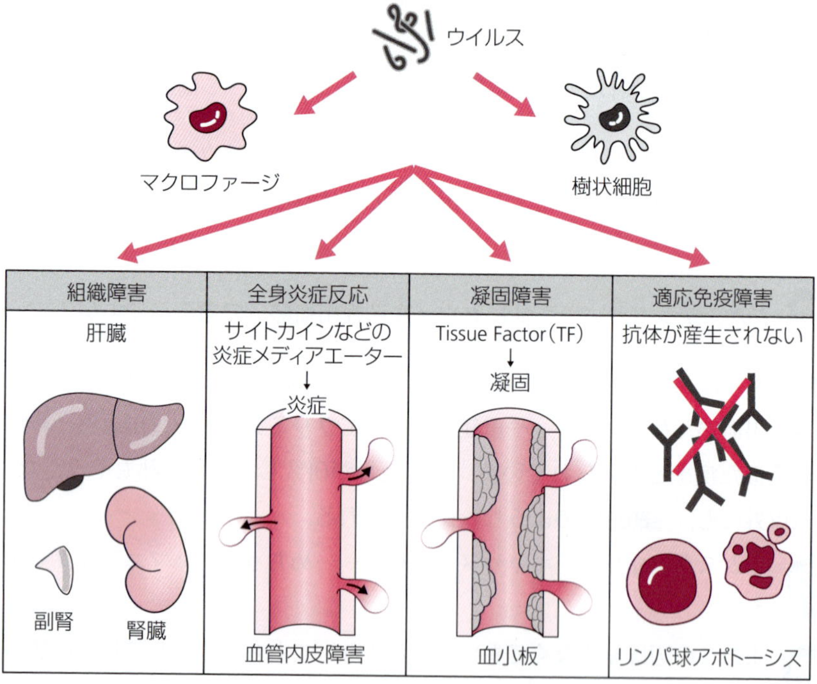

ウイルス
マクロファージ
樹状細胞
組織障害
全身炎症反応
凝固障害
適応免疫障害
肝臓
副腎
腎臓
サイトカインなどの
炎症メディアエーター
↓
炎症
血管内皮障害
Tissue Factor（TF）
↓
凝固
血小板
抗体が産生されない
リンパ球アポトーシス

まあそうだな．このような基本病態は共有しているものの，例えば黄熱は肝不全になりやすい，ハンタウイルス肺症候群は呼吸不全をきたしやすいなどそれぞれの疾患に特徴がある．

な〜る．致死率はどうなんですか？　みんなエボラみたいに 4 割くらいの人が死んじゃうんでしょうか？

表U-4 各ウイルス性出血熱の特徴

	エボラ出血熱	マールブルグ病	クリミア・コンゴ出血熱	ラッサ熱	南米出血熱
病原微生物	フィロウイルス科エボラウイルス属	フィロウイルス科マールブルグウイルス	ブニヤウイルス科ナイロウイルス属CCHFウイルス	アレナウイルス科ラッサウイルス	フニンウイルス（アルゼンチン出血熱），マチュポウイルス（ボリビア出血熱），グアナリトウイルス（ベネズエラ出血熱），サビアウイルス（ブラジル出血熱）
宿主	コウモリ？	オオコウモリ	マダニ，哺乳類（家畜など）	マストミス	げっ歯類
感染経路	コウモリや霊長類？からヒト ヒトからヒト	オオコウモリや霊長類からヒト ヒトからヒト	マダニや家畜からヒト ヒトからヒト	マストミスからヒト ヒトからヒト	げっ歯類からヒト ヒトからヒト
潜伏期	2～21日	3～16日	3～12日	5～16日	7～14日
流行地域	ウガンダ，コンゴ民主共和国，西アフリカなど	サハラ以南アフリカ	アフリカ，中東，バルカン半島，ロシア南部，中国西部	西アフリカ	南米
致死率	25～90％	25～90％	5～30％	～15％	15～30％

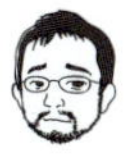

例えばクリミア・コンゴ出血熱の致死率はおよそ5％くらいと考えられている[26]．近年の日本国内のSFTSの致死率も同程度まで下がってきている．同じウイルス性出血熱でも重症度に違いがあるということだな

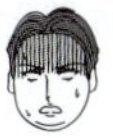

それでも5％って高いですよね…….

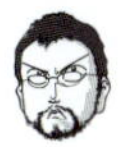

うむ．代表的なウイルス性出血熱の特徴について表に示したが，疾患によって異なるのは流行地域，宿主，感染経路，潜伏期，致死率などだな．これらの違いは覚えておいた方がいいだろう．

図U-3 エボラ出血熱患者の臨床症状の頻度

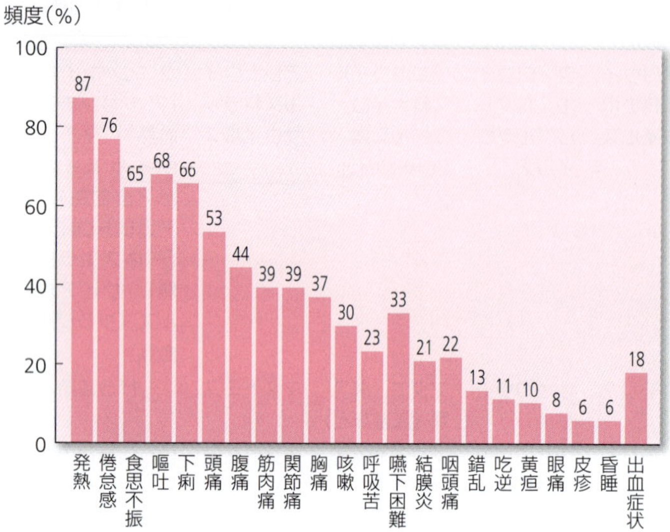
頻度(%)
100
80
60
40
20
0
87
76
65
68
66
53
44
39
39
37
30
23
33
21
22
13
11
10
8
6
6
18
発熱
倦怠感
食思不振
嘔吐
下痢
頭痛
腹痛
筋肉痛
関節痛
胸痛
咳嗽
呼吸苦
嚥下困難
結膜炎
咽頭痛
錯乱
吃逆
黄疸
眼痛
皮疹
昏睡
出血症状

(Team WER. N Engl J Med. 2014; 371: 148–95 より)[27]

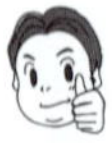

な〜る．で，臨床像はどれもよく似てるってことですよね．具体的にはどんな臨床像なんですか？

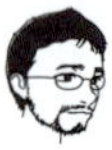

図U-3 は西アフリカでエボラ出血熱と診断された患者の臨床症状の頻度をまとめたものだ[27]．基本的にはマラリアと同じような発熱に加えて頭痛，関節痛などの非特異的症状を呈する．マラリアなどの熱帯病と比べて消化器症状の頻度が高いのが特徴と言えるだろう．

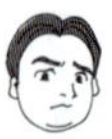

他のウイルス性出血熱もホントに同じような症状なんですか？

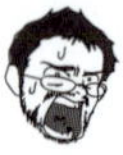

疑り深いヤツだな！ 図U-4 はトルコで診断されたクリミア・コンゴ出血熱患者 1,670 人の臨床症状をまとめたもの[26]だが，エボラ出血熱とよく似てるだろう．

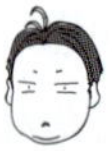

まあ……似てるっちゃ似てるッスね．

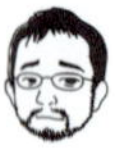

異なるのは無症候性感染の頻度と致死率だな．例えば，クリミア・コンゴ出血熱は 88％が無症候性感染と報告されているが[28]，エボラ出血熱

図U-4 クリミア・コンゴ出血熱患者の臨床症状の頻度

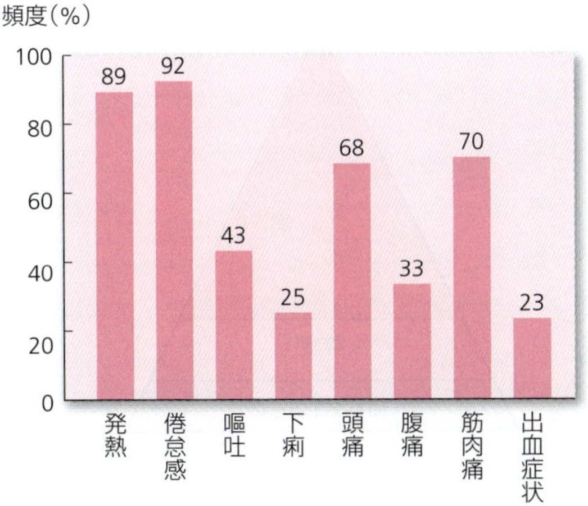
頻度(%)
100
80
60
40
20
0
89
92
43
25
68
33
70
23
発熱
倦怠感
嘔吐
下痢
頭痛
腹痛
筋肉痛
出血症状

(Yilmaz GR, et al. J Infect Dis. 2019; 13: 380-6 より)[26]

では無症候性感染は非常に少ないと考えられている．また致死率はクリミア・コンゴ出血熱では 5〜30％程度と見積もられているが，エボラ出血熱では知っての通り 25〜90％と非常に高い．

はえ〜．

わかりやすく図に例えるとこんな感じだ 図U-5 ．

なるへそ！　だいたいウイルス性出血熱の臨床像は大まかに漠然となんとなくわかりました．要は輸入感染症に典型的な臨床像ってことですね．

おっ，たまには鋭いな，上村．その通りだ，この臨床像は，出血症状など特徴的な所見を除けば，マラリア，デング熱，腸チフスといったコモンな輸入感染症の臨床像に類似している．つまりウイルス性出血熱を診断できるためには，輸入感染症を正しく診断できなければならないのだッ！

じゃあ僕なら大丈夫ですね．

図U-5 ウイルス性出血熱における無症候性感染，発症，重症者の頻度の違い

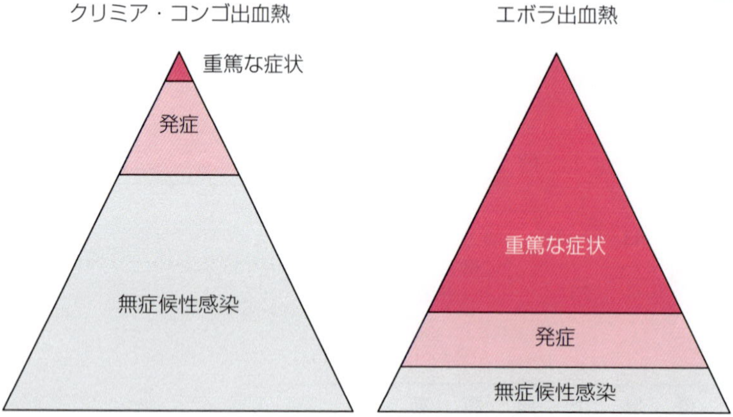
クリミア・コンゴ出血熱
重篤な症状
発症
無症候性感染
エボラ出血熱
重篤な症状
発症
無症候性感染

お，おう．

でも西アフリカから帰国したエボラ出血熱疑いの人が，実はマラリアでした，とかありそうですね．

実際にあるぞ．日本国内でもそういった事例が複数報告されている[29][30]．西アフリカで最も頻度の高い熱帯病はマラリアであるからして，一番の鑑別疾患はマラリアだ．問題は，こうした症例が第一種感染症指定医療機関に搬送された後にマラリアと診断されて，それが重症マラリアだった場合だな．

何が問題なんですか？　別に治療すればいいじゃないですか．

その治療薬がない場合があるんだよ．

えっ，第一種感染症指定医療機関ってキニーネ注を置いてるはずですよね？

この辺も勘違いされることが多いんだが，キニーネ注の使用ができるのは熱帯病治療薬研究班の薬剤保管機関であって第一種感染症指定医療機関ではない．これらの施設は一部重複しているが，都道府県によっては熱帯病治療薬研究班の薬剤保管機関がない地域もあるし，例えば兵庫県のように第一

種感染症指定医療機関と熱帯病治療薬研究班の薬剤保管機関が異なる医療機関である地域も存在するのだッ！ 図U-6

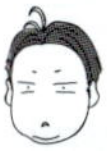
ややこしいですね．一緒にしたらいいのに．

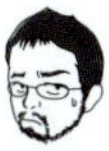
私もそう思うんだが……この辺は今後解決すべき課題だな．

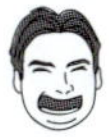
じゃあそろそろ治療について教えてください．

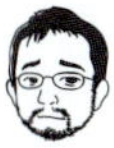
うむ．エボラ出血熱の治療については，さっき詳細に述べたな．その他のウイルス性出血熱については，とりあえずラッサ熱だけ覚えておけばいいだろう．ラッサ熱に対してはリバビリンが有効だと言われている[31]．

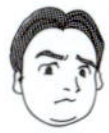
言われている，とか言ってめっちゃ古い文献を引用してるじゃないですか！　これホントに信用できるんですか !?

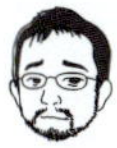
まあ n も少ない古い論文だしな……この論文のように劇的に効くかはわからんが，少なくとも有効ではあるだろう．

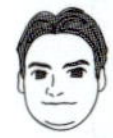
ラッサ熱以外のウイルス性出血熱に対してリバビリンってどうなんですか？

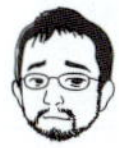
今のところ治療効果は証明されていない[32,33]．だが，曝露後予防には有効ではないかという報告もあり，今後の検証が待たれるところだな[34]．

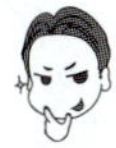
結局，ラッサ熱以外は支持療法が重要ってことですね．

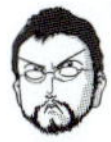
その通りだッ！　そしてもう一つ大事なのは医療従事者が感染しないことだな．

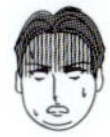
医療従事者が感染……ガチで怖いッス！

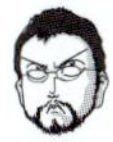
西アフリカでのエボラ出血熱のアウトブレイクでも多くの医療従事者がエボラ出血熱に罹患している[35]．スペインでクリミア・コンゴ出血熱が発生した際も，看護師が感染している[36]．ウイルス性出血熱のヒト-ヒト感染は吐物・便・血液などの体液曝露によるが，医療従事者は感染者の体液に曝露する機会が非常に多い．例えば，吐物や便の処理，点滴ルートの確保など様々

図U-6 日本全国の熱帯病治療薬研究班の薬剤使用機関

1 市立釧路総合病院　小児科
2 市立札幌病院　感染症内科
3 岩手県立中央病院　ICU科
4 仙台市立病院　感染症科
5 獨協医科大学埼玉医療センター
6 成田赤十字病院　感染症科
7 東京大学医科学研究所附属病院　感染免疫内科
8 国立国際医療研究センター
国際感染症センター
9 東京都立墨東病院　感染症科
10 東京都立駒込病院　感染症科
11 聖路加国際病院　内科感染症科
12 結核予防会新山手病院　内科
13 東京都保健医療公社荏原病院　感染症内科
14 横浜市立市民病院　感染症内科
15 新潟市民病院　感染症内科
16 長野県立信州医療センター　呼吸器/感染症内科
17 浜松医療センター　感染症内科
18 名古屋市立東部医療センター　感染症科
19 富山大学附属病院　感染症科
20 奈良県立医科大学附属病院　感染症センター
21 京都市立病院　感染症科
22 大阪市立総合医療センター　感染症内科
23 りんくう総合医療センター　感染症センター
24 神戸大学医学部附属病院　感染症内科
25 鳥取大学医学部附属病院　高次感染症センター
26 広島大学病院　感染症科
27 愛媛大学医学部附属病院　総合臨床研修センター
28 九州大学病院　グローバル感染症センター
29 長崎大学病院　感染症内科（熱研内科）
30 宮崎大学医学部附属病院　膠原病感染症内科
31 琉球大学医学部附属病院　第一内科

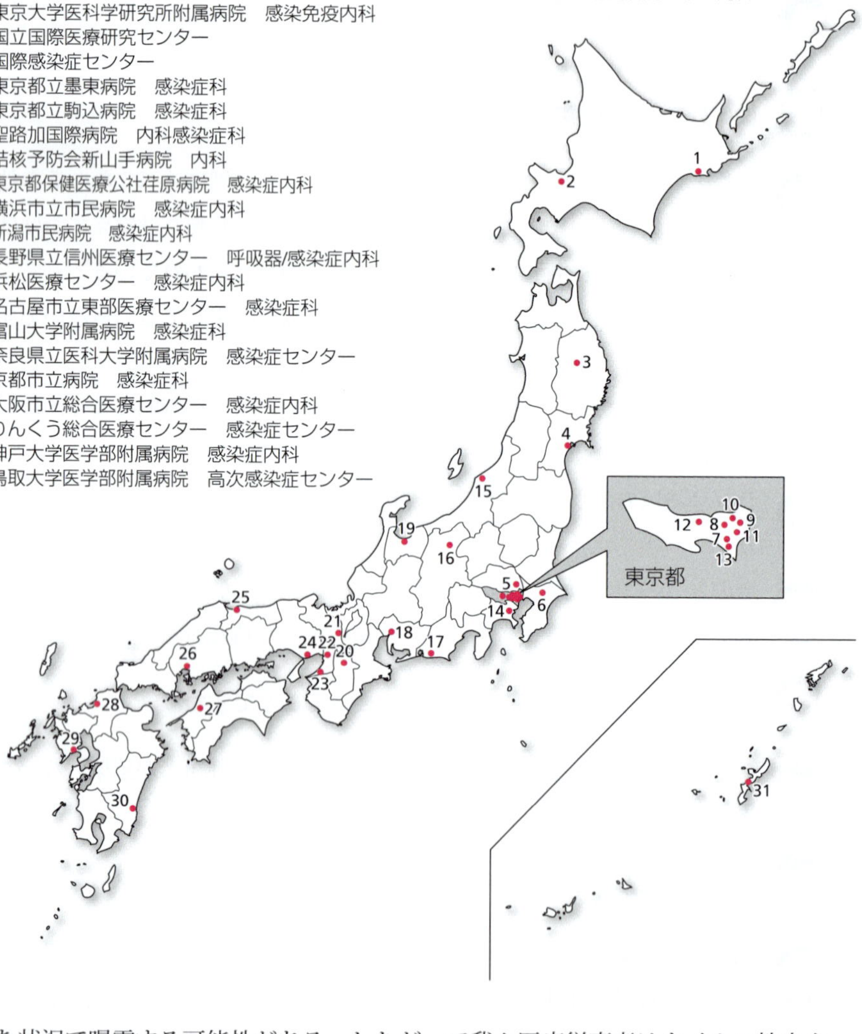

1
2
3
4
5
6
14
15
16
17
18
19
20
21
22
23
24
25
26
27
28
29
30
31
東京都
10
12
8
9
7
11
13

な状況で曝露する可能性がある．したがって我々医療従事者はウイルス性出血熱に感染しないように日頃から備えておかなければならないのだッ！

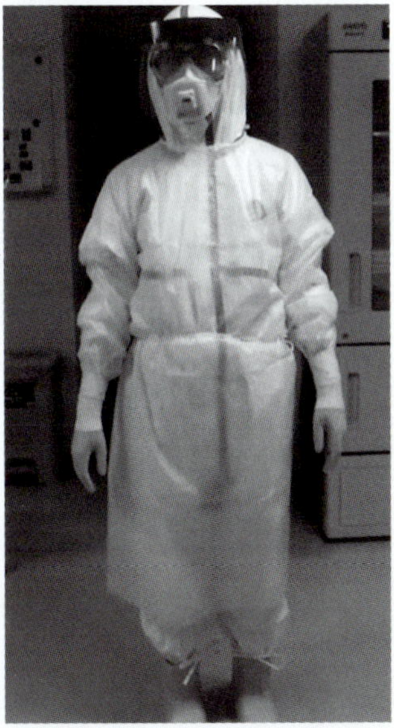

図U-7 NCGMにおけるウイルス性出血熱患者診療の際のPPE（フルPPE）

どう備えておけばいいんでしょーか !?

日頃から個人用防護具（PPE: personal protective equipment）の着脱訓練や，シミュレーションなどを行っておくことだな．特にPPEの着脱は慣れておかないと本番で急にやれと言われてもできないし，脱ぐときに曝露してしまう危険があるからな．

PPEか……アレ着て診療するの暑いんですよねえ．

身を護るためだからな．

ちなみにNCGMのウイルス性出血熱診療の際のPPEってどういう格好なんでしたっけ？

基本のPPEは 図U-7 のようなものだな．二重手袋，二重ガウン，ゴーグル，フェイスシールド，N95マスク，シューズカバーを装着しておりフルPPEと呼ばれている．

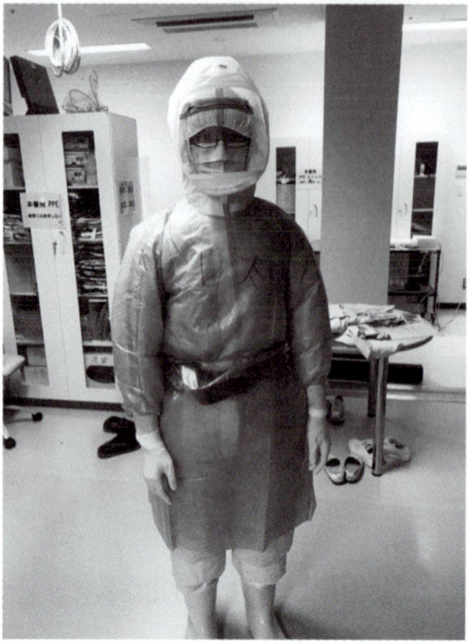

図U-8 PAPR を装着した医療従事者

フムフム．基本ってことは応用があるんですか？

気管挿管などのエアロゾル発生手技を行う際や，長時間診療を行うことが想定される場合には電動ファン付呼吸用保護具（Powered Air-Purifying Respirator: PAPR）を装着して診療にあたる 図U-8 ．通常のフル PPE だと 1 時間くらい着ているだけでも体力の限界に達するが，これだと長時間でも診療可能だし，エアロゾル発生手技を行う際も曝露のリスクが非常に低い．

へえ……なんかますます宇宙服っぽいッスね．NCGM の PPE はわかりましたけど，他の医療機関は何を参考にして PPE を選べばいいんですか？

これらの PPE の選び方については国内ではガイドラインがないため各医療機関がそれぞれ選定する必要がある．WHO[37] や CDC がガイドラインを策定しているのでこうしたものを参考にするといいだろう．NCGM でも PPE の着脱動画を作成して YouTube で公開しているのでぜひ参考にしてほしい．

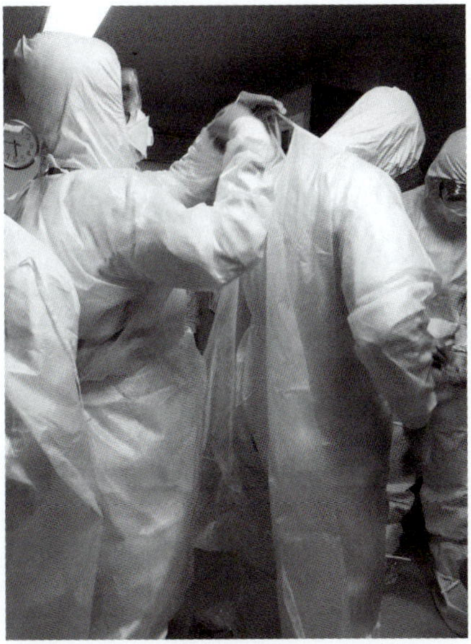

図U-9 NCGMにおけるフルPPE着脱訓練の風景

なるほど．これで完璧ッスね．

PPEを選ぶだけではダメで，繰り返し着脱のトレーニングをして，本番でもスムーズに着脱できるようにしておくべしッ！

な〜る．NCGMでは週1で訓練してるんですよね 図U-9 ．

うむ．全ての医療機関が毎週やる必要はないと思うけど，国内での発生に備えて定期的に訓練することが大事だな．

そういえば前回のアウトブレイクのときって，日本国内では確定例は出ませんでしたよね？　疑似症はどれくらい発生したんですか？

NCGMでは4例の疑似症を診療した[38]が，全国では厚生労働省結核感染症課によると9例とされている 表U-5 ．東京や大阪などの都市部だけでなく地方を含め全国で発生したと聞いている．

ってことはどこで発生してもおかしくないんですね．さっきの総務省の調査で「患者等の受入れを危惧する」と答えた第一種感染症指定医療機関の都道府県に発生しちゃったら大変ですね．

表U-5 西アフリカでのエボラ出血熱の流行の際に日本国内で発生したエボラ出血熱疑似症事例

No.	第一報報告日	年齢	性別	国籍	住所地/滞在地	滞在国	報告の経緯	検査結果	備考
1	10月27日 (H26)	40代	男性	−	−	西アフリカ	羽田空港到着時に発熱あり	陰性	本人の希望により，これ以上の情報は非公開
2	11月7日 (H26)	60代	男性	日本	東京都	リベリア	本人から検疫所に連絡	陰性	近医を受診。近医は扁桃腺炎と診断
3	11月7日 (H26)	20代	女性	ギニア	−	ギニア	関西国際空港到着時に発熱あり	陰性	マラリア陽性
4	12月29日 (H26)	30代	男性	日本	東京都	シエラレオネ	本人から保健所に連絡	陰性	遺体袋との接触歴あり。急性副鼻腔炎と診断
5	1月18日 (H27)	70代	女性	日本	東京都	シエラレオネ	本人から検疫所に連絡	陰性	インフルエンザ陽性
6	3月15日 (H27)	40代	男性	外国籍	東京都	リベリア	本人から検疫所に連絡	陰性	マラリア陽性
7	5月18日 (H27)	40代	男性	日本	福岡県	ギニア	本人から検疫所に連絡	陰性	マラリア陽性
8	7月1日 (H27)	40代	男性	日本	静岡県	ギニア	本人から検疫所に連絡	陰性	マラリア陽性
9	7月15日 (H27)	30代	男性	ギニア	−	ギニア	成田空港到着時に発熱あり	陰性	感染性腸炎疑い

（厚生労働省結核感染症課の発表資料より）

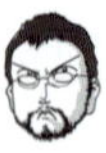
その場合も，前回の西アフリカのアウトブレイクの際に，NCGMから専門チームが派遣され診療支援する体制が作られたので安心だッ！

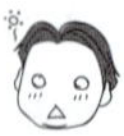
へえ……そんなことになってたんですね．

表U-6 エボラ出血熱疑似症患者の定義

医師が，38℃以上の発熱又はエボラ出血熱を疑うその他の臨床症状（嘔吐，下痢，食思不振，全身倦怠感等）を有し，かつ，次のa又はbを満たす者を診察した結果，エボラ出血熱が疑われると判断した場合，エボラ出血熱の疑似症患者として取り扱うこと
a. 21日以内にエボラ出血熱患者（疑い患者を含む）の体液等（血液，体液，吐瀉物，排泄物など）との接触歴（感染予防策の有無を問わない）
b. 21日以内にエボラ出血熱発生地域（ギニア，シエラレオネ，リベリア，ウガンダ，スーダン，ガボン，コートジボワール，コンゴ民主共和国，コンゴ共和国）由来のコウモリ，霊長類等に直接手で接触するなどの接触歴がある

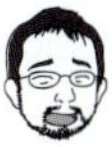

では最後に，エボラ出血熱の疑似症症例の定義を確認しておこう．**表U-6** が2018年12月現在のエボラ出血熱疑似症の症例定義だ．以前の定義と違って，明確な曝露歴が必須となっているところがポイントだな．

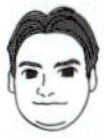

西アフリカで流行していた当初は，流行国から帰国して21日以内に熱が出たら全員疑似症ってなってましたもんね．

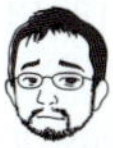

うむ．それに比べると，より精度の高い定義と言えるだろう．

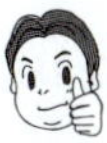

この定義もMERSと同じく，大事なのは渡航地，潜伏期，曝露歴の3つですね．

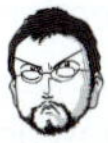

その通りだッ！

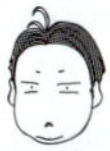

いやー，先生の話，ガチで長かったッス……ちょっとエボラについて話しかけたら，めっちゃ喋りだすんですもん…….

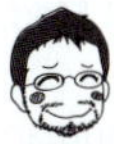

よし，そろそろ満足したからフットサルに行っていいぞ．

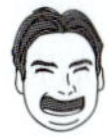

今日はフットサルではなくビートルズ・バーに行ってきます．ビートルズのコピーバンドのライブを見ながら飲めるんですよ．

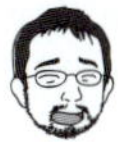

それめっちゃいいな．オレも行くッ！！

参考文献

❶Bishop AA. Investigation of Biological, Sociological, and Statistical Factors Contributing to the Emergence and Spread of the 2014 Ebola Virus Disease Outbreak in West Africa. 2016.

❷Scott JT, Sesay FR, Massaquoi TA, et al. Post-Ebola syndrome, Sierra Leone. Emerg Infect Dis. 2016; 22: 641.

❸Jagadesh S, Sevalie S, Fatoma R, et al. Disability among Ebola survivors and their close contacts in Sierra Leone: a retrospective case-controlled cohort study. Clin Infect Dis. 2017; 66: 131–3.

❹Clark DV, Kibuuka H, Millard M, et al. Long-term sequelae after Ebola virus disease in Bundibugyo, Uganda: a retrospective cohort study. Lancet Infect Dis. 2015; 15: 905–12.

❺Mate SE, Kugelman JR, Nyenswah TG, et al. Molecular evidence of sexual transmission of Ebola virus. N Engl J Med. 2015; 373: 2448–54.

❻Deen GF, Broutet N, Xu W, et al. Ebola RNA persistence in semen of Ebola virus disease survivors. N Engl J Med. 2017; 377: 1428–37.

❼Jacobs M, Rodger A, Bell DJ, et al. Late Ebola virus relapse causing meningoencephalitis: a case report. Lancet. 2016; 388: 498–503.

❽Dokubo EK, Wendland A, Mate SE, et al. Persistence of Ebola virus after the end of widespread transmission in Liberia: an outbreak report. Lancet Infect Dis. 2018; 18: 1015–24.

❾Uyeki TM, Mehta AK, Davey Jr RT, et al. Clinical management of Ebola virus disease in the United States and Europe. N Engl J Med. 2016; 374: 636–46.

❿Bray M, Mahanty S. Ebola hemorrhagic fever and septic shock. J Infect Dis. 2003; 188: 1613–7.

⓫Kreuels B, Wichmann D, Emmerich P, et al. A case of severe Ebola virus infection complicated by gram-negative septicemia. N Engl J Med. 2014; 371: 2394–401.

⓬Qiu X, Wong G, Fernando L, et al. mAbs and Ad-vectored IFN-alpha therapy rescue Ebola-infected nonhuman primates when administered after the detection of viremia and symptoms. Sci Transl Med. 2013; 5: 207ra143.

⓭Pettitt J, Zeitlin L, Kim DH, et al. Therapeutic intervention of Ebola virus infection in rhesus macaques with the MB-003 monoclonal antibody cocktail. Sci Transl Med. 2013; 5: 199ra13.

⓮Qiu X, Wong G, Audet J, et al. Reversion of advanced Ebola virus disease in nonhuman primates with ZMapp. Nature. 2014; 514: 47–53.

⓯Davey RT Jr, Dodd L, Proschan MA, et al. A randomized, controlled trial of ZMapp for Ebola virus infection. N Engl J Med. 2016; 375: 1448–56.

⓰Oestereich L, Ludtke A, Wurr S, et al. Successful treatment of advanced Ebola virus infection with T-705（favipiravir）in a small animal model. Antiviral Res. 2014; 105: 17–21.

⓱Smither SJ, Eastaugh LS, Steward JA, et al. Post-exposure efficacy of oral T-705（favipiravir）against inhalational Ebola virus infection in a mouse model. Antiviral Res. 2014; 104: 153–5.

⓲Bixler SL, Bocan TM, Wells J, et al. Efficacy of favipiravir（T-705）in nonhuman

primates infected with Ebola virus or Marburg virus. Antiviral Res. 2018; 151: 97–104.
⑲Sissoko D, Laouenan C, Folkesson E, et al. Experimental treatment with favipiravir for Ebola virus disease (the JIKI trial): a historically controlled, single-arm proof-of-concept trial in Guinea. PLoS Med. 2016; 13: e1001967.
⑳Bai CQ, Mu JS, Kargbo D, et al. Clinical and virological characteristics of Ebola virus disease patients treated with favipiravir (T-705) -Sierra Leone, 2014. Clin Infect Dis. 2016; 63: 1288–94.
㉑van Griensven J, Edwards T, de Lamballerie X, et al. Evaluation of convalescent plasma for Ebola virus disease in Guinea. N Engl J Med. 2016; 374: 33–42.
㉒Corti D, Misasi J, Mulangu S, et al. Protective monotherapy against lethal Ebola virus infection by a potently neutralizing antibody. Science. 2016; 351: 1339–42.
㉓Warren TK, Jordan R, Lo MK, et al. Therapeutic efficacy of the small molecule GS-5734 against Ebola virus in rhesus monkeys. Nature. 2016; 531: 381–5.
㉔Madrid PB, Chopra S, Manger ID, et al. A systematic screen of FDA-approved drugs for inhibitors of biological threat agents. PLoS One. 2013; 8: e60579.
㉕Gignoux E, Azman AS, de Smet M, et al. Effect of artesunate-amodiaquine on mortality related to Ebola virus disease. N Engl J Med. 2016; 374: 23–32.
㉖Yilmaz GR, Buzgan T, Irmak H, et al. The epidemiology of Crimean-Congo hemorrhagic fever in Turkey, 2002–2007. Int J Infect Dis. 2009; 13: 380–6.
㉗Team WER. Ebola virus disease in West Africa-the first 9 months of the epidemic and forward projections. N Engl J Med. 2014; 371: 1481–95.
㉘Bodur H, Akinci E, Ascioglu S, et al. Subclinical infections with Crimean-Congo hemorrhagic fever virus, Turkey. Emerg Infect Dis. 2012; 18: 640–2.
㉙エボラ出血熱流行地からの帰国者 における熱帯熱マラリア症例. IASR. 2015; 36: 1-2.
㉚一般市中病院に来院した西アフリカからの帰国者における熱帯熱マラリアの一例. IASR. 2014; 35: 274–5.
㉛McCormick JB, King IJ, Webb PA, et al. Lassa fever. Effective therapy with ribavirin. N Engl J Med. 1986; 314: 20–6.
㉜Elaldi N, Bodur H, Ascioglu S, et al. Efficacy of oral ribavirin treatment in Crimean-Congo haemorrhagic fever: a quasi-experimental study from Turkey. J Infect. 2009; 58: 238–44.
㉝Ceylan B, Calica A, Ak O, et al. Ribavirin is not effective against Crimean-Congo hemorrhagic fever: observations from the Turkish experience. Int J Infect Dis. 2013; 17: e799–801.
㉞Ergonul O, Keske S, Celdir MG, et al. Systematic review and meta-analysis of postexposure prophylaxis for Crimean-Congo hemorrhagic fever virus among healthcare workers. Emerg Infect Dis. 2018; 24: 1642–8.
㉟Organization WH. Health worker Ebola infections in Guinea, Liberia and Sierra Leone: a preliminary report. 2015.
㊱Negredo A, de la Calle-Prieto F, Palencia-Herrejon E, et al. Autochthonous Crimean-Congo hemorrhagic fever in Spain. N Engl J Med. 2017; 377: 154–61.
㊲WHO Guidelines Approved by the Guidelines Review Committee. Personal Protective Equipment in the Context of Filovirus Disease Outbreak Response: Rapid Advice Guideline. Geneva: World Health Organization; 2014.

38 Kutsuna S, Yamamoto K, Takeshita N, et al. Experiences of response measures against the 4 suspected cases of Ebola virus disease from West Africa in the National Center for Global Health and Medicine, Tokyo, Japan. Jpn J Infect Dis. 2018; 71: 62–4.

C O L U M N ＊ コ ラ ム

日本唯一のウイルス性出血熱の症例

ウイルス性出血熱と言うと「そんな病気日本に来るはずないっしょ～」と思われる方も多いと思いますが，実は日本国内で診断されたことがあります．なんちゃってではなくガチのウイルス性出血熱です．今から遡ること約 30 年，1987 年に東大医科研で診断されて荏原病院で入院したラッサ熱の症例です．

しかし，日本唯一のウイルス性出血熱の症例なのにあまり知られていない……．ネットで調べても週刊医学会新聞での倉田 毅先生がたの対談でチラッと触れられていたりするくらいで情報はほとんどありません．

というわけで，決してヒマなわけではないのですが，日本唯一のウイルス性出血熱症例の真実を探るべく調査をしましたッ！

まずインターネットで検索すると，「1987 年に私が東大医科研に在職していた時に医科研附属病院で見つかったラッサ熱患者の例を思い出しました．（中略）その詳しいいきさつは私の著書『エマージングウイルスの世紀』に書いてあります」という東大名誉教授 山内一也先生の記載が見つかりました[1]．そう言われたら読むしかねえッ！　ってことで，『エマージングウイルスの世紀』を（中古で）購入しました[2]．本症例のことが書かれていた箇所を読んでみますと，患者はシエラレオネに 2 週間測量のために滞在した技師だそうで，帰国後 6 日目に倦怠感，発熱，咽頭痛のため近医を受診し抗菌薬を処方されたが改善しないということで医科研の附属病院を受診したとのことです．当初マラリアが疑われたが否定され，症状は 7～10 日をピークとして快方に向かったとのことです．当時主治医チームがウイルス性出血熱を疑い血清抗体価を測定したところラッサウイルス抗体が陽性となりラッサ熱と診断したそうです．CDC にウイルス分離を依頼したもののウイルスは分離されなかったとのことです．患者は入院後

JCOPY 498-02123

表U-6 本邦初のラッサ熱症例の来院時血液検査

入院時検査成績			
血液学検査		Ⅱ	22.9%
赤沈	17 mm/h	Ⅲ	35.4%
RBC	502×10^4/mm^3	Ⅳ	19.0%
Hb	16.3 g/dL	Ⅴ	10.3%
Ht	48.2%	T. Bil.	0.5 mg/dL
WBC	4200/mm^3	T.P.	6.6 g/dL
Band	17.5%	T. Chol.	143 mg/dL
Seg	38.5%	CPK	252 IU
Lymph	26.0%	HBD	217 IU
Mono	8.0%	BUN	15.0 mg/dL
Eosino	0%	Cr	1.0 mg/dL
Base	0%	UA	3.3 mg/dL
Atypical Lymph	10.0%	Na	131 mEq/L
Plt	4.9×10^4/mm^3	K	3.5 mEq/L
		Cl	93 mEq/L
凝固系検査		**血清学検査**	
PT	11.5 sec	CRP	7.07 mg/dL
APTT	28.9 sec	**尿検査**	
Fbg	311 mg/dL	糖	(−)
FDP	10 μg/mL	蛋白	(+)
生化学検査		ケトン体	(⧺)
GOT	83 IU	沈渣	RBC：3/LPF
GPT	50 IU		

〔日本臨牀．1989; 47（1）〕

2ヶ月で退院しますが，退院1ヶ月後に再度具合が悪くなり，今度は荏原病院の高度安全病棟に入院になります．この際もラッサウイルスは分離されなかったそうです．この辺りの再燃が疑われるエピソードはエボラ出血熱の再燃を想起させますね❸.

こうなってくるともう少し詳しく知りたくなります．論文化されてないのかなーと思い Pubmed で「lassa Japan」で検索するとあっさりと「The first imported case of Lassa fever in Japan」という文献が見つかりました．どうやら日本語で論文化されているっぽいです．日本臨牀という雑誌の 1989 年の号ということで病院の図書館で探してみると見つかりました．「ラッサ熱本邦初輸入例の臨床経験」❹．これをみると，臨床症状として倦怠感，発熱以外にも「顔面は潮紅し浮腫状で，結膜充血，咽頭発赤，口腔内アフタ，両側耳下腺・頸部リンパ節腫脹を認めた．胸部には異常所見はなく，腹部では心窩部と下腹部の圧痛，軽度の肝腫大がみられた．四肢には多数の点状出血と散在性 の紅斑・小丘疹が観察された」とあります．ふんふん．入院時の血液検査では血小板低下と軽度の肝機能障害がみられています 表U-6 ．異型リンパ球も出ていますね．ラッサウイルス抗体は来院時は陰性だったものが，20 日後の血清では 1280 倍と陽転化しています．一旦良くなった後の再燃が疑われたエピソードについては，全身の漿膜炎の病態ではないかと考察されており，その漿膜炎の中の心膜炎が増悪し心不全に至ったため心膜剥離術が行われたとのことです．臨床経過についても詳しい経過が掲載されています．

ということで本邦初のウイルス性出血熱の症例についてご紹介しました．いやー，非常に興味深い経過ですね．こうした重要な症例は形に残すことが重要ですね．こうして 30 年経っても当時の症例について詳細に知ることができますからね．やはり臨床医たるもの，症例報告を書くべしッ！ということですね．ええ．

参考文献

❶人獣共通感染症連続講座 第 92 回 ウイルス性出血熱に関する最近の話題：エボラウイルスの宿主；ドイツでのラッサ熱患者 https://www.primate.or.jp/forum/

❷山内一也．エマージングウイルスの世紀．河出書房新社．

❸Jacobs M, Rodger A, Bell DJ, et al. Late Ebola virus relapse causing meningoencephalitis: a case report. Lancet. 2016; 388: 498–503.

❹Hirabayashi Y, Oka S, Goto H, et al. The first imported case of Lassa fever in Japan. Nihon Rinsho. 1989; 47: 71–5.

V: バイオテロって起こりえますか？

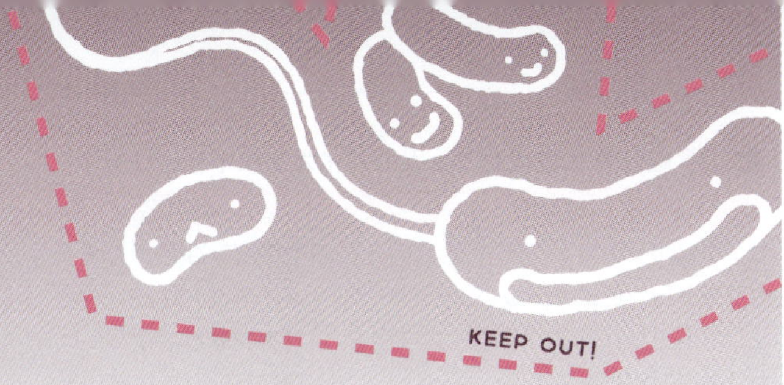
KEEP OUT!

CASE

50 代のソマリア人男性が発熱，頭痛，左背部痛を主訴にNCGM を受診した．来院 10 日前に研修目的のためソマリアより来日し，同日よりラマダーンのため絶食を開始した．来日翌日から頭痛，めまい，左側腹部痛が出現したため，研修先の医務室を受診し整腸剤を処方された．来院 2 日前（来日8 日後）体熱感と関節痛が出現した．来院前日（来日 9 日後）も症状が続くため再び研修先の医務室を受診した．マラリア迅速検査およびインフルエンザ迅速検査が施行されたがどちらも陰性であった．医務室から市中病院に紹介となりを受診し採血したところ CRP が 10 であったため DU を投与した上で NCGM 救急外来に紹介となった．

DU ってなんですか．なんかいかにも常識のように書いてますけど．

上村，DU を知らないのか．モグリだなおまえ．DU というのは「だいたいうんこ」のことだな，うん．

先生……ついに頭おかしくなったんですか？

おかしくなってないッ！　もはや DU という単語は初期研修医の 3 人に 2 人が知っている医学用語だぞ！（忽那調べ）

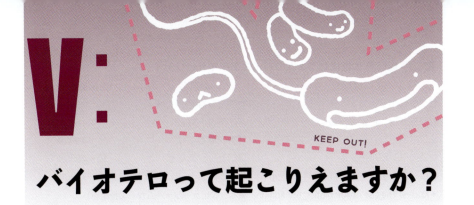

表V-1 経口第 3 世代セフェムのバイオアベイラビリティ

薬剤名	商品名	bioavailability
セフジニル	セフゾンなど	25%＊
セフジトレンピボキシル	メイアクトなど	16%＊
セフポドキシム	バナンなど	46%＊
セフカペンピボキシル	フロモックスなど	30～40%※
テビペネム ピボキシル	オラペネム	45～71%※

（＊Kucers' The Use of Antibiotics_6th Edition，※インタビューフォームからの推定値）

それたまたまでしょ．っていうか「だいたいうんこ」ってなんですか．何がうんこなんですか．先生の頭ですか？

オレの頭はうんこじゃねえッ！　DU とは経口第 3 世代セフェムを指すのだッ！

経口第 3 世代セフェムがなんで「だいたいうんこ」なんですか．

経口第 3 世代セフェムはバイオアベイラビリティが極端に低いことは上村も知ってるだろう．

ああ，それってよく聞きますね．

表V-1 は経口第 3 世代セフェムのバイオアベイラビリティをみたものだが，いずれも非常に低い．半分以上が吸収されない．つまりだいたいうんこになって出ていくのだッ！

安直ですね……でもバイオアベイラビリティが低くても全く効果がないってわけでもないんでしょ？　確か溶連菌性咽頭炎にエビデンスがあるって聞いたことがあるんですけど．

確かに溶連菌性咽頭炎では経口ペニシリンよりも経口第 3 世代セファロスポリンの方が除菌率が高かった，という報告はある[1]．しかし，このメタアナリシスが選んだ 35 の臨床研究には研究の質の問題や製薬会社からの資金援助などの問題があり鵜呑みにして良いものではないッ！

え，そうなんですか．

確かに DU が全く効かないということはないだろう．実際に使えば効くこともあると思う．だがしかし，DU が第一選択薬となる状況はほとんどないという事実も合わせての方便として「だいたいうんこになるから使うべきではない」ということを喧伝しているわけだな．

先生，製薬メーカーとかに恨まれてませんか？　そのうち駅のホームから突き落とされそうですね．

駅のホームドアの整備が急がれるな．

既往歴として 3 年前と 4 年前にマラリア（原虫種不明）に罹患し治療したという．また 7 年前に鼠径部に銃弾を受け摘出している．豚肉を食べて皮疹が出たことがあるという．性交渉歴は覚えてないくらい前に離婚した元妻としたのが最後だという．喫煙は 1 日 10 本を 30 年間，お酒は飲まない．職業は養蜂家であり，日本に来た目的は水系のエンジニア関連の研修中とのことであった．日本にはソマリアからケニア，トルコ，アラブ首長国連邦を経由して来日した．

銃創の既往がありますね…….

いかにもソマリアっぽいよな…….

養蜂家ってのも診断に関係ありますかねえ？　蜂を大量に飼ってるってことですよね？　蜂に刺されたりとか．

まあアナフィラキシーの症状ではなさそうだよな．アレルギー症状って感じではないような気がするが．

バイタルサインは血圧 160/87 mmHg，体温 38.0℃，脈拍数 103/ 分，SpO_2 97%（室内気）であった．眼球結膜に充血を認め，左 CVA 叩打痛を認める以外には身体所見上異常を認めなかった．直腸診では前立腺の圧痛を認めなかった．

あっ，CVA 叩打痛陽性ですね．意外とただの尿路感染症ですかね．

うーん，まあ渡航歴に引っ張られすぎて尿路感染症を見逃すってパターンもけっこうあるし，コモンな疾患は常に考えるべきだが…….

ッスよね．UTI ッスよ．ウティーッスよ．

UTI をウティーって言うの初めて聞いたけどな．でも 50 代の男性が UTI を起こすってのがちょっと変だよな．定義からすると複雑性尿路感染症になるだろこの場合.

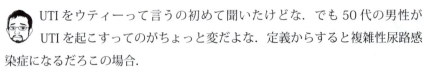

直腸診でも所見がないみたいですし前立腺炎ってわけでもなさそうですね.

血液検査：WBC 8630/μL，RBC 418×10^4/μL，Hb 12.2 g/dL，Hct 34.5%，Plt 25.0×10^4/μL，CRP 8.96 mg/dL，T-bil 0.8 mg/dL，AST 27 IU/L，ALT 48 IU/L，LDH 202 IU/L，CK 50 IU/L，ALP 405 IU/L
γGTP 117 IU/L，BS 142 mg/dL，BUN 15.7 mg/dL，Cre 1.25 mg/dL，Na 133 mEq/L，K 4.1 mEq/L，Cl 96 mEq/L
尿検査：pH 5.5，比重 1.016，蛋白±，糖－，ケトン－，潜血 2+，亜硝酸塩－，白血球反応 2+

尿検査で白血球反応と潜血が出ているな……やはり所見からは UTI が疑われるな.

ウティーッスね.

でも前立腺肥大の既往もなくて，前立腺炎の所見もないわけだろ．他に解剖学的な異常がないか確認しておくべきじゃないか？

なるほど……では腹部造影 CT を撮影したいと思います.

左腎にデカい結石があるな.

図V-1 本症例の腹部造影 CT の腎臓の高さでのスライス

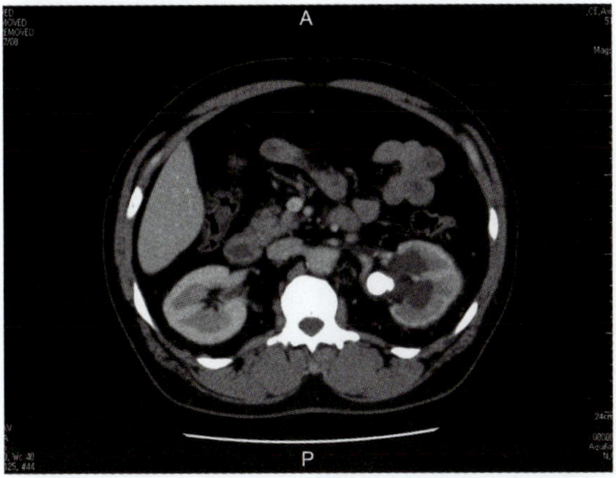
A
P

それによる水腎症もあります．これが原因だったんですね．

今回は UTI でいいだろう．泌尿器科に外科的介入の必要性について相談するのと，尿のグラム染色を確認しておこう．

泌尿器科にコンサルトしたところ，複数の結石がありすぐに治療できるものではないということで，全身状態も落ち着いていることからソマリア帰国後に治療を行う方針となった．

尿のグラム染色を行ったところ 図V-2 の所見が認められた．

グラム陰性桿菌だな．

ちょっと染まりが弱い気がしますが腸内細菌科でいいんですかね．

まあ頻度的にはそうだよな．医療曝露もなさそうだし，大腸菌，クレブシエラなどの腸内細菌科ということでいいだろう．

懸念されるのはソマリアでの大腸菌やクレブシエラの ESBL 率ですが･･･ PubMed で調べてみましたがデータがありませんッ！

図V-2 本症例の尿グラム染色所見

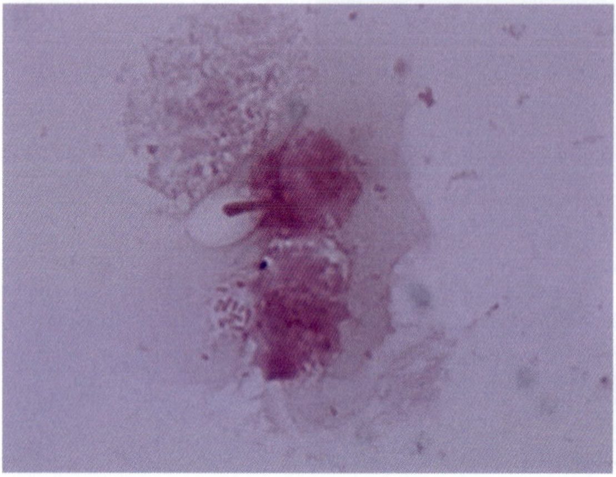

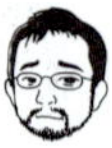
日本よりも高い可能性はあるが……全身状態も安定しているし，まずはESBL 産生菌はカバーせずに ST 合剤で開始しよう．今日が金曜日だから週明けの月曜日に再診にしよう．

ST 合剤 2 錠を 1 日 2 回で治療を開始した．

3 日後に外来でフォローアップしたところ解熱しており左腰背部痛も改善していた．尿培養は「発育なし」との結果であったが抗菌薬が奏効していると判断し，治療を継続とした．

しかし，初診日から 5 日後に細菌検査室より連絡があり小型グラム陰性桿菌が発育したとの連絡があった．

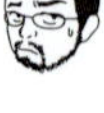
5 日で陽性か……けっこう時間がかかったな．

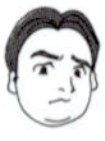
長いですね．しかも小型グラム陰性桿菌って……腸内細菌科じゃなさそうじゃないですか？　グラム染色を見てみましょうか．

血液培養ボトル液のグラム染色を行ったところ 図V-3 の所見が認められた．

図V-3 本症例の血液培養ボトル液のグラム染色所見

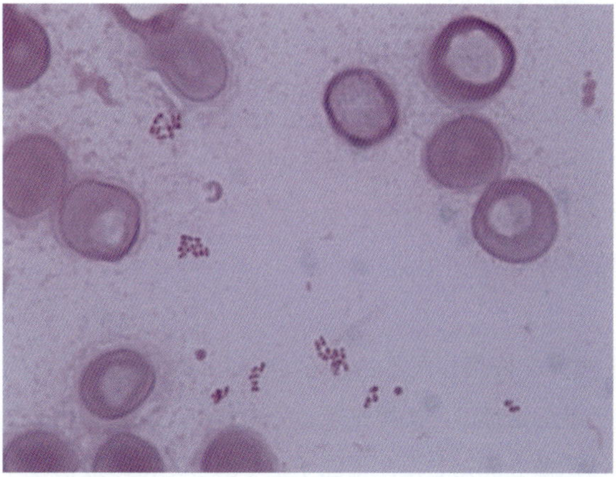

あ，ホントだ．小型ですね．見た目的にはインフルエンザ桿菌とかパスツレラとかですかねえ．

これは……上村，今すぐ細菌検査室に連絡して同定を中止してもらえッ！

自分から検査をお願いしておきながらなんたる身勝手さ……．

あと患者に連絡するぞッ！　ラクダや羊の生乳や生肉の摂取歴を確認すべしッ！

生乳……？　先生，急に何を言ってるんですか……．

患者に電話したところ，やはり解熱しており全身状態は良好であった．

生乳の摂取歴を確認したところソマリアではヨーグルト，ラクダの肉，ラクダ乳，羊肉，生の蜂の幼虫などを食べているとのことであった．

めっちゃ食べてますね．ラクダっておいしいんですかね．僕も食べてみたいッス．

やめとけ！　ブルセラ症になるぞ．

ブルセラ症？　そういえばブルセラって昔流行りましたよね．

おまえが言ってるブルセラは違うヤツだと思うぞ．ブルセラ症は人畜共通感染症だ．同定はBSL3実験室でないとダメだから，隣の国立感染症研究所に同定検査を依頼しよう．

国立感染症研究所に同定検査を依頼したところ *Brucella melitensis* と同定された．患者にはブルセラ症の治療のため再来院してもらい，ドキシサイクリンとゲンタマイシンによる治療を開始した．帰国予定であったため最初の1週間はNCGMで治療を行い，残りの治療はソマリアで行うこととなった．

ブルセラ症か……バブルの頃を思い出しますね．

だからおまえが言ってるブルセラは違うヤツだからな．

でもよくブルセラ症ってわかりましたね．ブルセラ症のウティーって珍しいんじゃないですか？

そうだな．そもそもブルセラ症のうち5〜10%が泌尿器系の合併症がみられると言われているが，その泌尿器系合併症のあるブルセラ症のうち11%が腎盂腎炎だったという報告がある[2]．つまりブルセラ症全体でみると腎盂腎炎というプレゼンテーションは約1%ということになる．

めっちゃ稀ですやん．ブルセラウティー，めっちゃ稀ですやん．

だがこのグラム染色像は非常に特徴的で，確かに上村の言ったようにインフルエンザ桿菌やパスツレラなどを考える所見なんだが，実はもう一つ，ブルセラもこのグラム染色所見なのだッ！

激マニアック！

図V-4 ブルセラ症の流行地域

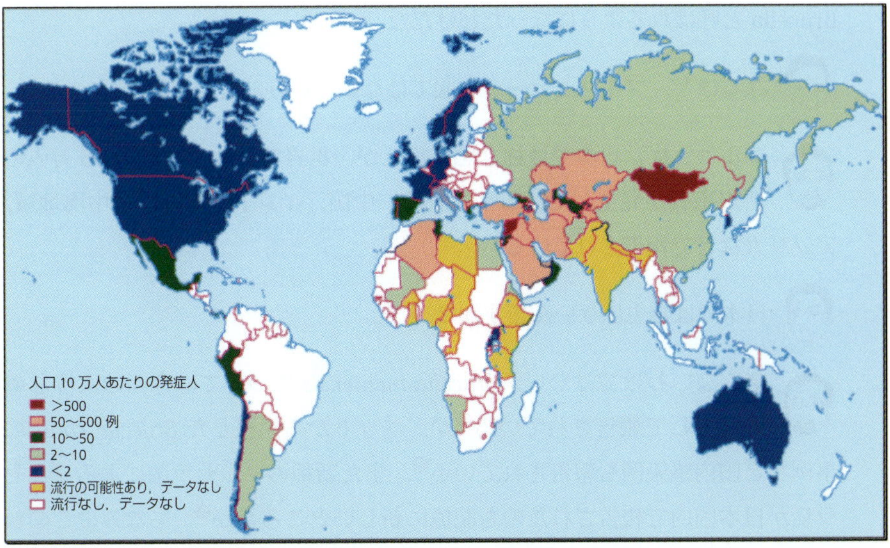
人口 10 万人あたりの発症人
>500
50〜500 例
10〜50
2〜10
<2
流行の可能性あり，データなし
流行なし，データなし

（Pappas G, et al. Lancet Infec Dis. 2006; 6: 91–9 より）[3]

アフリカはデータがあまりないがおそらくブルセラ症の流行地域 図V-4 だからな．もしかして，と思ったというわけだな．

ブルセラ症ってどんな病気なんですか？

うむ．そもそもブルセラ症は Jeffery Allen Marston という英国の軍医がクリミア戦争中に地中海のマルタ島で英国兵の間で見られたマルタ熱について記述したところから始まる…….

先生……かいつまんでお願いします．

これでもかいつまんでるんだよ！

ではさらにそれをかいつまんでお願いします！

おまえ，人にものを聞く態度じゃないよな．まあいい．で，さらに同じく英国軍医であった David Bruce がこのマルタ熱の患者から細菌を分離し報告したのが1887年のことだ．後にこの細菌はBruce氏の功績を讃えてBrucellaと呼ばれるようになったわけだな．

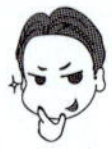
なるほど．ブルマとセーラー服ではないということですね．

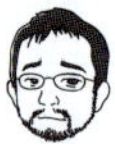
ブルセラ症は日本では稀な感染症だが，世界では今も毎年約50万人の新規患者が発生しているとされる．中国，インド，中東，地中海地域，アフリカなどで報告されている．

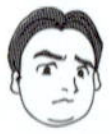
日本では発生はないんですか？

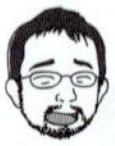
全くないわけではない．*Brucella melitensis*については今回のような輸入例として報告されている[4]が，ペットから感染した*Brucella canis*の事例など国内感染例も報告されている[5]．また新種のブルセラ菌によるブルセラ症が日本国内で報告されたのも記憶に新しいところだが[6]．ちなみにこの新種のブルセラ菌を報告したのは佐久医療センターの嶋崎先生というオレのダチ公だ．

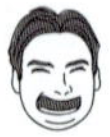
僕のダチ公でもあります．

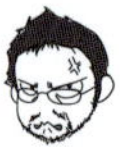
いや，オレの方がよりダチ公だッ！

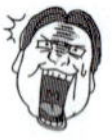
どうでもいいんで続けてください！！

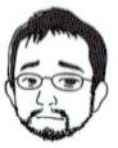
細菌学的にはグラム陰性の偏性好気性短小桿菌で，細胞内寄生菌だ．ブルセラ属菌は感染力が非常に強く，10〜100個で感染する能力があるとされる．ヒトで重要なのは*Brucella melitensis*，*Brucella suis*，*Brucella abortus*，*Brucella canis*の4つだ．*B. melitensis*は羊やラクダ，*B. suis*はブタなど，*B. abortus*はウシ，*B. canis*は犬が自然宿主だ．羊やラクダの生乳を飲んだり，保有動物と濃厚接触することで感染する．したがって酪農家や牧畜家といった職業がリスクファクターとなる．

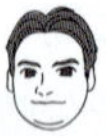
濃厚接触ってことは粘膜やキズのある皮膚との接触でも感染するってことですね．

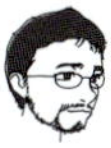
うむ．その通りだ．潜伏期はだいたい 1～4 週だが，ときに数ヶ月と長い潜伏期を経て発症することもある．急性型ブルセラ症は主に *B. melitensis* によって起こり，感冒様症状を呈する．発熱以外にも頭痛，筋肉痛，関節痛，倦怠感，盗汗などの非特異的症状がみられる．発熱は数週続いた後に解熱し，数週間隔で再び発熱を繰り返すことがある．

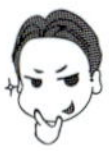
今回の症例はウティーでしたけど，局所臓器に感染することもあるってことですよね？

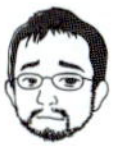
うむ．ブルセラ症の約 30％で局所臓器に感染巣があるとされる．特に多いのは骨髄炎や関節炎で，特に仙腸関節や下部腰椎が侵されやすい．椎体炎は亜急性～慢性の経過をたどり，流行地域では結核性脊椎炎の重要な鑑別疾患となる．他にも肺病変，泌尿器系など様々な臓器で病変を作りうる．

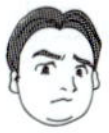
診断が難しそうですね．診断は今回のように培養検査ですよね？

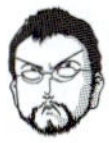
基本は血液培養での診断だが，他にも骨髄培養や胸水培養，喀痰培養，尿培養からも分離されることがある．ちなみに今回は疑えなかったから仕方ないが，ブルセラ症を疑っているときは細菌検査室には必ず「ブルセラ症を疑ってます」と伝えておくべしッ！

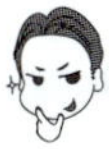
やっぱり当たったときカッコいいからですよね．

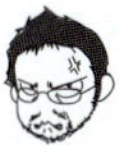
そうじゃねえッ！　ブルセラ菌はエアロゾルの吸引によって検査室曝露が起こりうる細菌なのだッ！　特に細菌検査技師さんはハイリスクであり，crude attack rate も約 40％と非常に高い[7,8]．

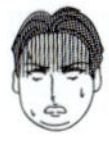
ちゃばいッスね．あと，不明熱の患者さんを診てたときにブルセラ抗体って測ったことがあるんですけど，アレはなんですか？　もちろん陰性でしたけど

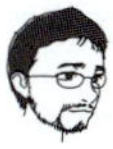
慢性経過の症例では血液培養は感度が低く，この場合は抗体検査での診断となる．抗原がアボルタスの場合は 40 倍以上，カニスの場合は 160 倍以上の抗体価で陽性となる．これらのいずれかの方法でブルセラ症と診断した場合は 4 類感染症として保健所に届け出なければならない．

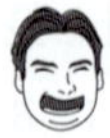
先生ってホント届け出好きですよね．届け出おじさんですね．

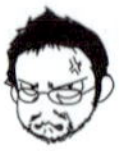
バカヤロウ！　届け出は医師の義務だッ！　我々の届け出によって国内の感染症の疫学が作られるのであり，その疫学を元に我々は診断していることを忘れるなッ！

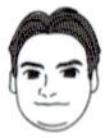
届け出なかったら罰金もありましたよね．

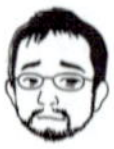
これまでに執行された前例はないらしいけどな．治療はドキシサイクリンにストレプトマイシンを足したり，ゲンタマイシンを足したり，リファンピシンを足したりする併用療法が基本となる．今回エンピリック治療で使用した ST 合剤も効果があるとされる．治療期間は最低 6 週間と長期投与が必要であり，椎体炎など局所感染巣によっては 12 週異常の治療が必要になることがある．

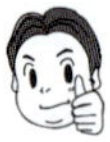
ほーん．なるへそね〜．もう診ることのない病気かもしれませんけど，勉強になりました．

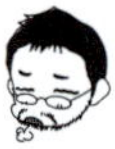
本当に診ないといいけどな……上村よ．東京オリンピックパラリンピックで懸念される感染症は何か知っているか．

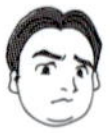
えーと，デング熱とか麻疹とかですか？　最初に言ってましたよね

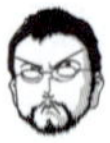
確かに蚊媒介感染症も麻疹もマスギャザリングにより流行が懸念される感染症だ．だがもう一つ注意しなければならないものがある……それはバイオテロだッ！

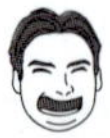
バイオテロ……またまた〜．そんな不安を煽っちゃって〜．バイオテロなんてそうそう起こるもんじゃないでしょ〜．

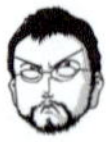
まあそうそう起こるもんじゃないだろうが，我々は備えておく必要があるだろう．ちなみにバイオテロに使われる可能性もある微生物について述べよッ！

えーと……エボラと……エボラと……エボラですね？

表V-1 CDCによるバイオテロ対処の準備が必要となる感染症の分類

Category A agents	Category B agents	Category C agents
天然痘	Q熱	ニパウイルス感染症
ペスト	オウム病	ダニ媒介性ウイルス出血熱
野兎病	*Clostridium perfringens* 毒素	黄熱
アレナウイルス（ラッサウイルスなど）	*Escherichia coli* O157:H7	多剤耐性結核
炭疽	ブルセラ症	ハンタウイルス感染症
ボツリヌス毒素	発疹チフス	ダニ媒介性脳炎
フィロウイルス（エボラ，マールブルグ）	*Staphylococcus enterotoxin B*	
	コレラ菌	
	鼻疽菌	
	アルファウイルス（EEE, WEE, VEE）	
	サルモネラ症	
	Cryptosporidium parvum	
	類鼻疽菌	
	リシン毒素	
	赤痢	

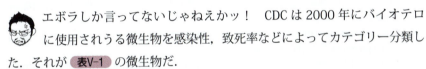

エボラしか言ってないじゃねえかッ！ CDCは2000年にバイオテロに使用されうる微生物を感染性，致死率などによってカテゴリー分類した．それが**表V-1**の微生物だ．

先日の類鼻疽（メリオイドーシス）も入ってるんですね．後は知らない病気が多いッス．

確かにこれらの感染症は稀であり，天然痘のようにすでに根絶された微生物も含まれているな．

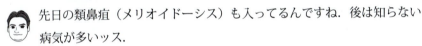

根絶してるなら注意しなくていいんじゃないですか？

天然痘ウイルスは今も公式にはアメリカとロシアの二カ国が保有している．非公式に保有している国もあるかもしれないし，バイオテロに使用される可能性は残っているだろう．アメリカでは2018年に世界初の天然痘の治療薬が承認されているくらいだ．

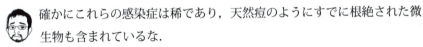

じゃあこういうマニアックな感染症についてもある程度知っておいた方がいいってことですね．

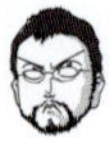

そういうことだな．DCC ではこれらバイオテロで使用されうる感染症について診療マニュアルを作成して HP で公開しているので参考にすべしッ！

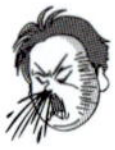

激マニアック！

参考文献

❶ Casey JR, Pichichero ME. Meta-analysis of cephalosporins versus penicillin for treatment of group A Streptococcal tonsillopharyngitis in adults. Clin Infect Dis. 2004; 38: 1526–34.

❷ Erdem H, Elaldi N, Ak O, et al. Genitourinary brucellosis: results of a multicentric study. Clin Microbiol Infect. 2014; 20: O847–53.

❸ Pappas G, Papadimitriou P, Akritidis N, et al. The new global map of human brucellosis. Lancet Infect Dis. 2006; 6: 91–9.

❹ Yamamoto K, Kato Y, Mutoh Y, et al. A traveler from Africa with fever and aggravated chronic back pain. Clin Infect Dis. 2018; 66: 806–7.

❺ 今岡浩一．ブルセラ症の最近の話題．モダンメディア．2009; 55: 77–85.

❻ 新規ブルセラ属菌によるブルセラ症と診断された日本人男性の一例．IASR. 2018; 39: 84–6.

❼ Sayin-Kutlu S, Kutlu M, Ergonul O, et al. Laboratory-acquired brucellosis in Turkey. J Hospit Infect. 2012; 80: 326–30.

❽ Traxler RM, Lehman MW, Bosserman EA, et al. A literature review of laboratory-acquired brucellosis. J Clin Microbiol. 2013; 51: 3055–62.

W:

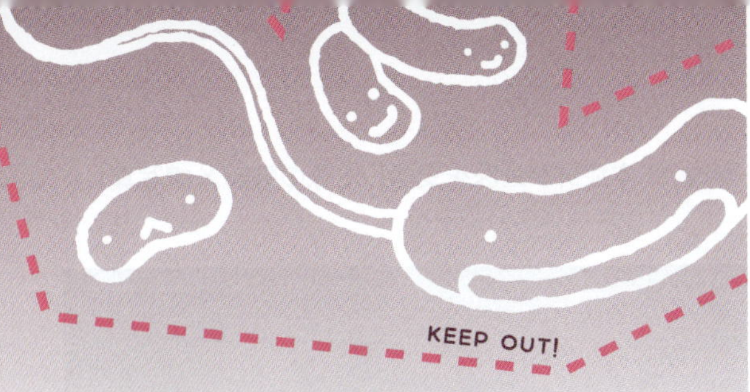
KEEP OUT!

ガチなヤツに気をつけろッ！

CASE

70 代の日本人男性が 1 ヶ月以上続く咳嗽のため，1 年前に近医を受診した．このときの胸部 X 線で左下葉に陰影を認めた 図W-1 ため精査目的で A 病院に紹介となった．この A 病院で行われた胸部 CT で左肺 S6 胸膜直下に 50 mm 大の腫瘤影が確認された 図W-2 ．

1 ヶ月以上続く咳嗽の精査で見つかった結節影ですか…….

まずは周囲への感染性も考慮して，肺結核を除外したいところだな．あとは同じ抗酸菌による非定型抗酸菌症，細菌ではノカルジア，真菌ではアスペルギルスやクリプトコッカスも鑑別になるが……これらの感染症の発症リスクとなるような免疫不全はあるのかが気になるところだな．

抗酸菌感染症は免疫不全がなくてもありえますが，確かにその他は免疫不全が背景にあることが多いですよね．

あとは非感染症として肺がんも考えておくべきだろう．喫煙歴を知りたいな．

胸部 CT や喀痰培養検査，血液検査などの結果，悪性腫瘍は否定的であり肺化膿症と判断され，シタフロキサシン 50 mg 2T 分 2，10 日間を処方された．

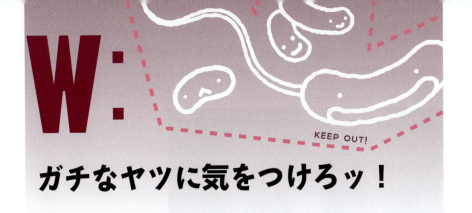

図W-1 本症例が近医を受診した際の胸部 X 線写真
左中肺野に結節影を認める.

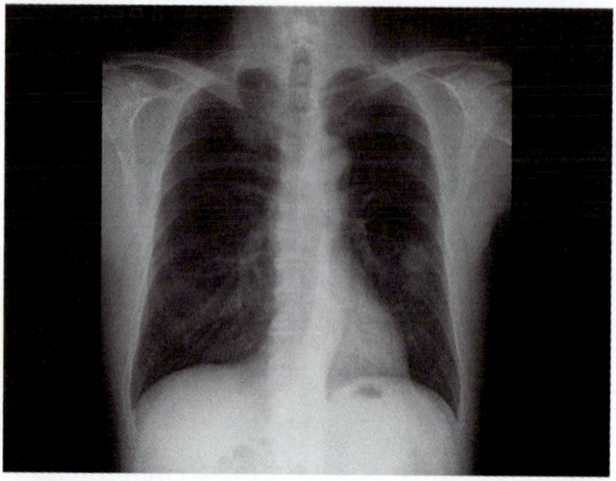

図W-2 本症例が A 病院を受診した際に撮影された胸部 CT の肺野条件
S6 胸膜直下に 50 mm 大の腫瘤影を認める.

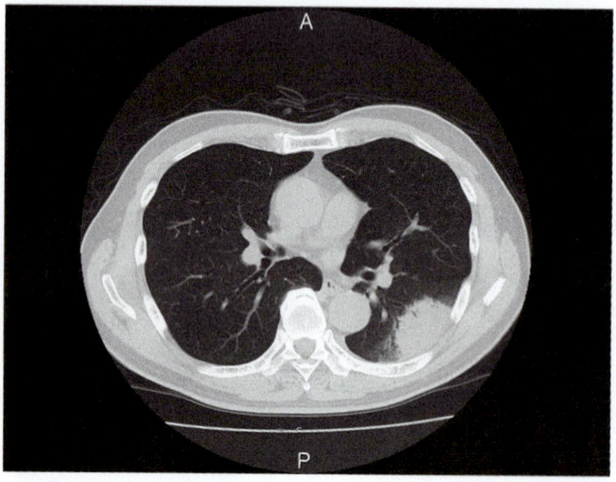
A
P

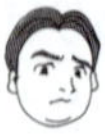

どういう結果を元に肺化膿症と診断されたんですかね.

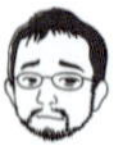

気管支鏡検査はしてなさそうなので，まあおそらく腫瘍マーカーが陰性で，喀痰培養から何らかの細菌が検出されたから肺化膿症と診断したん

じゃないか.

シタフロキサシン内服後も咳嗽が遷延するため，A 病院の受診から 3 ヶ月後に別の病院 B を受診した．この時点では左 S6 の陰影は 30 mm 大に縮小していた．気管支鏡検査を施行したが，擦過細胞診で悪性所見はなく，グロコット染色も陰性であった．BAL 液の一般培養，抗酸菌塗抹・培養・PCR も全て陰性であった．ここでもやはり何らかの細菌による肺化膿症ではないかという診断でセフジトレンピボキシル 100 mg 3T 分 3 が 14 日間処方された.

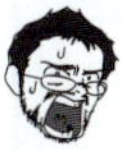
セフジトレンピボキシルだと……DU ッ！　ここにきてまさかの DU ッ[1]！

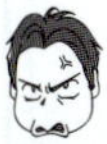
落ち着いてください！　たぶんここでは「だいたいうんこ」の話は本筋とは関係ないッス！

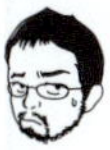
しかしすでに 4 ヶ月も咳嗽が続いていて，すでに慢性咳嗽と言って良い時期になっているが，気管支鏡検査までやっても一般培養も抗酸菌も陰性だったということか…….

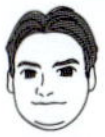
肺結核の可能性は低くなったということですかね.

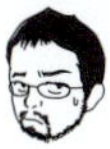
A 病院でシタフロキサシンが 10 日間処方されており，このキノロン系抗菌薬の処方が結核菌に中途半端に作用して気管支鏡検査でも検出されなかった可能性は残しておくべきだろうが，さすがに 3 ヶ月後だからな…….

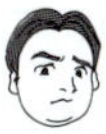
他に慢性咳嗽の原因としては百日咳がありますが，この症例のように肺に結節を作るというのは臨床像が異なりますね.

セフジトレンピボキシル内服後も咳嗽は続き，さらにこの頃より頭痛が出現した．もはや埒が明かないので C 病院の人間ドックで FDG-PET を施行したところ，左肺 S6 の腫瘤は不変であったが，新たに左肺 S10 に 15 mm 大の結節が出現していた 図W-3 ．また，このときに指摘はされていなかったが，後方視的に見ると左小脳にも集積が認められている.

図W-3 本症例の FDG-PET の結果
左 S6，S10 に結節があり FDG 集積が認められる．

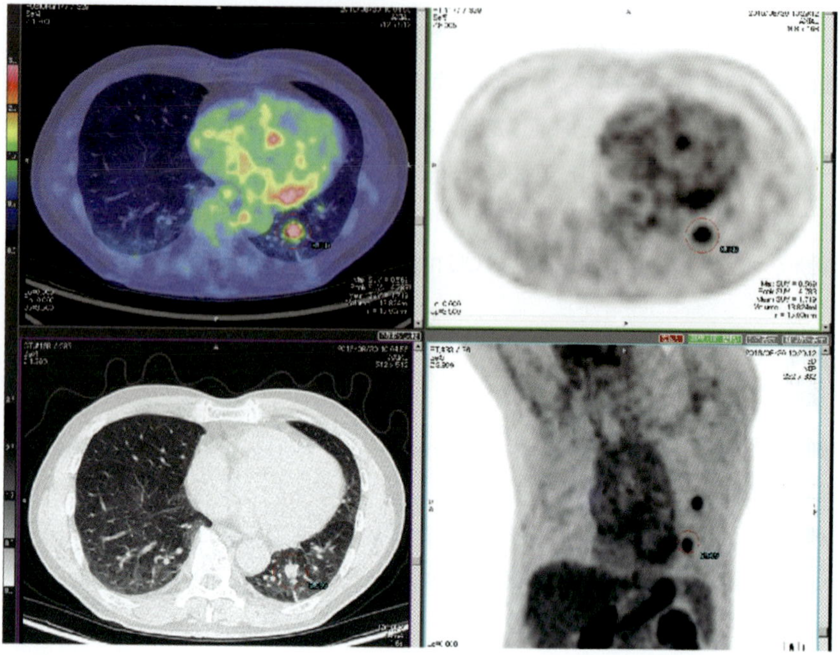

肺の結節が一つ増えているということか…….

おまけに頭痛と小脳病変まで出現しちゃってるんですけど．

うーん，頭の病変というのは診断のためのカギと言っていいだろう．ここは「肺と頭蓋内に同時に病変を作る感染症」に的を絞って考えると良いのではないだろうか．

え，そんな感染症ありますっけ？　思いつかないんですけど…….

バッキャロウ！　表W-1 が肺と頭蓋内に病変を作りうる感染症の一覧だッ！　必ず覚えておくべしッ！

ふーん……なるへそ．じゃあこの中から鑑別を考えていけばいいってことですね．

表W-1 肺と頭蓋内に同時に病変を作りうる感染症

細菌:	敗血症性肺塞栓症，ノカルジア症，抗酸菌症（結核症および非結核性抗酸菌症）
真菌:	クリプトコッカス症，アスペルギルス症，コクシジオイデス症
原虫:	トキソプラズマ症
その他:	悪性リンパ腫

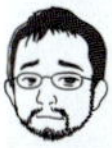
うむ．ところでこの 表W-1 を見て何か気づくことはないか．

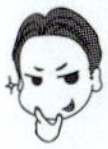
あ，そういえば敗血症性肺塞栓症以外は細胞性免疫不全のときに問題となる微生物ばっかりですね．

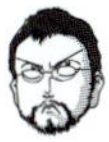
その通りッ！　免疫正常の状態では罹ることが稀な感染症ばかりなのだッ！　しかし本症例は今のところ細胞性免疫不全の有無が明らかではないッ！

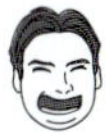
そこが今後の診断のポイントになってきそうですね．

その後も症状が続くため，B 病院に戻り再度気管支鏡検査を施行した．この際，病理所見で真菌様の物質と壊死性変化が認められたという．何らかの真菌感染症ではないかということでエンピリックにフルコナゾール 400 mg/ 日を経口投与で開始した．この頃からふらつきが出現し徐々に進行しいよいよ独歩も困難になってきた．　小脳病変については別の問題だと考えられ悪性腫瘍も疑われたため，手術目的で脳神経外科に入院となった．B 病院入院時の頭部 MRI を 図W-4 に示す．

入院後，病変摘出のために手術が行われ，術後の経過も良好であった．術中に採取された髄液培養は陰性であったが，摘出検体の培養検査でコロニーが発育した 図W-5 ため，感染症科に紹介となった．

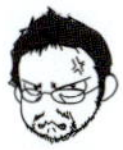
おい，上村，起きろ，現病歴が終わったぞ．

図W-4 本症例の B 病院入院時の頭部 MRI 画像
左：拡散強調画像，右：FLAIR 画像

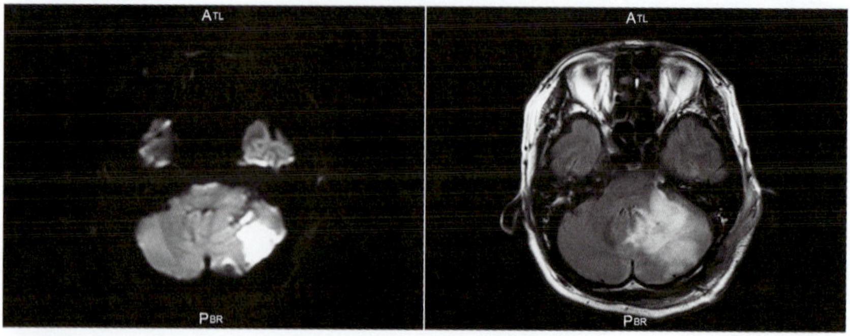
ATL
PBR
ATL
PBR

図W-5 本症例の術中検体から発育したコロニー
（培地はサブロー培地）

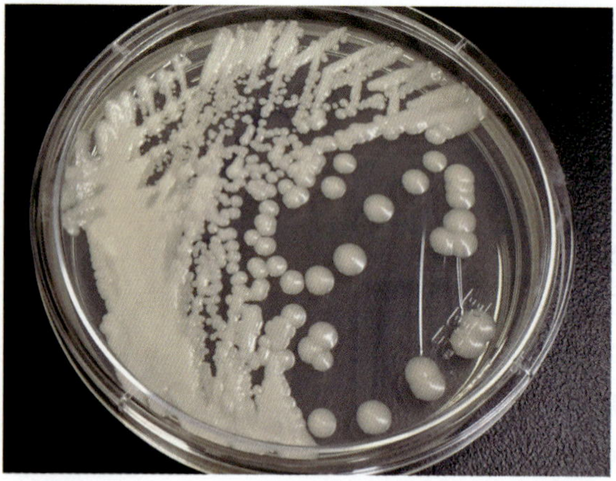

あ，すいません……ちょっと現病歴が長すぎて…….

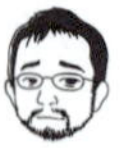
しかし何気に重要な情報が最後の方に出てきたな．気管支鏡での病理所見で真菌様の物質が見られただの，術中検体の培養検査からコロニーが形成されただの．

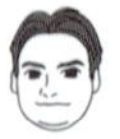
この培地はサブロー培地ですね．ということは真菌と考えて良いのでしょうか．

まあこの展開は真菌だよな．

しかも，肺病変も脳病変も一元的に考えて良さそうですよね．

既往歴は高血圧症，前立腺肥大症で現在加療中であり，40 歳の頃に A 型肝炎に罹患している．喫煙歴はなく，アルコール摂取も機会飲酒程度である．木材加工業者の会社社長をしており，木材の加工のためにカナダのバンクーバーに年に数回訪れている．過去 1 年の性交渉はないとのことであった．

基礎疾患に免疫不全がないッ！！

少なくとも HIV 感染症とか，ステロイドを飲んでるとか，そういうわかりやすい細胞性免疫不全はなさそうですね．

そんなバカな……細胞性免疫不全のない患者がこのような複雑な病態を呈するだなんて…….

既往に A 型肝炎がありますから，性感染症のリスクはあるんじゃないですか？　HIV 感染症はどうですかね？

かなり稀だが，梅毒ということで肺梅毒とゴム腫とかもありえるかもな．

海外渡航歴はどうですかね？　バンクーバーってなんか感染症あるんですかね？

バンクーバーか……都会だよなあ……少なくとも熱帯感染症とかはなさそうだよなあ．

っすよねえ．じゃあこの渡航歴は診断とは関係なさそうですかね．

意識清明（GCS E4V5M6），体重 67.7 kg，身長 174 cm，体温 35.9℃，血圧 127/79 mmHg，脈拍数 74 / 分，呼吸数 18/ 分

頭部：眼瞼結膜貧血なし，眼球黄染なし，左後頭部に手術痕あり

頸部：頸部リンパ節腫脹なし，項部硬直なし

胸部：呼吸音・心音に異常なし

腹部：平坦，軟，腸蠕動音正常，肝脾は触れない

四肢：下腿浮腫なし，皮疹なし

CN2：視野正常（対座法）

CN3・4・6：眼球運動左右ともに正常，眼瞼下垂なし，複視なし，
左注視で水平性眼振あり

CN5：顔面触覚 V1-3 で左右差なく正常

CN7：額のしわ寄せ・閉眼・口角挙上について異常なし

CN9・10：口蓋垂は正中で挙上制限なし，咽頭後壁カーテン徴候なし

CN11：胸鎖乳突筋筋力・上僧帽筋筋力，左右差なく正常

CN12：挺舌時偏位なし，舌萎縮・線維束攣縮なし

言語：失語，構音障害，嗄声なし

瞳孔：3 mm/3 mm，対光反射 +/+

運動：Barre−/−，Mingazzini−/−

感覚：触覚，上肢下肢左右差なく正常

協調運動：歩行異常なし

MMT：上腕二頭筋・三頭筋，腸腰筋 大腿四頭筋，膝関節屈曲筋群
いずれも 5/5

WBC 6850/μL，RBC 3.69×10^{6}/μL，Hb 11.6 g/dL，Ht 33.5%，Plt 25.7×10^{4}/μL，TP 6.6/dL，Alb 4.0 g/dL，T-Bil 0.4 mg/dL，GOT 18 IU/L，GPT 22 IU/L，LDH 172 IU/L，ALP 217 IU/L，γGTP 73 IU/L，CRP 0.08 mg/dL，BUN 12.8 mg/dL，Cre 0.84 mg/dL，Na 138 mEq/L，K 3.9 mEq/L，Cl 103 mEq/L

HIV 抗体陰性，RPR（−），TPHA（−）

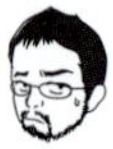
うーん……身体所見上は左注視で水平性眼振ありってことくらいか.

JCOPY 498-02123

術後ですからねえ……血液検査所見も異常所見なしですね.

HIV も梅毒も陰性だな.

これはちゃばいっすね．全然わかんないッス.

ひとまずいつものようにプロブレムリストを挙げてみようか.

#1 左 S6, S9 の肺結節
#2 頭痛，ふらつきと左小脳病変（術中検体の培養からコロニー形成）
#3 カナダのバンクーバーへの渡航歴
#4 A 型肝炎の既往

こんなところですかね……コロニーも生えてますから感染症で良さそうですよね.

うむ．やはり肺病変と頭蓋内病変を同時に作りうる感染症からの鑑別になりそうだな.

で，問題は「明らかな細胞性免疫不全がない」ってことですよね.

まあこの中で言うと，抗酸菌症，ノカルジア症，クリプトコッカス症は免疫不全がなくても発症しうるからな.

とすると，この 3 つのうちいずれかってことになりますかね.

しかもだ……今回はご丁寧にコロニーまで生えちゃってるからな．サブロー培地に.

確かクリプトコッカスなどの真菌だけじゃなく，ノカルジアもサブロー培地に生えることがありますよね.

その通りだ……だが，ここはやはり気管支鏡検査の病理所見で「真菌様の物質」がみられたという事実を重視したいところだな.

つまり……*Cryptococcus neoformans* によるクリプトコッカス症ということですね！

いや，おそらくこれは *neoformans* ではなくガチなヤツだッ！

ガチなヤツ？　何言ってるんですか．*neoformans* だってガチでしょう．*neoformans* をバカにしないでください！

おまえもなんでそんなに *neoformans* の肩を持つんだよ．オレが言いたいのは *Cryptococcus gattii* のことだよ．脳に腫瘤を作っている点，免疫不全がない点，そしてバンクーバーで木材加工しているという点からは *neoformans* よりも *gattii* を疑うべきじゃないか．

サブロー培地から発育したコロニーを MALDI-TOF MS にかけたところ，*Cryptococcus gattii* との結果が出た．さらに国立感染症研究所で菌株の MLST（multilocus sequence typing）解析を依頼したところ *C. gattii*（VGIIa）と同定 カナダ・バンクーバー島アウトブレイク株と一致したためカナダで感染したものと考えられた．

FINAL 最終診断 DIAGNOSIS　疾患名　播種性 *Cryptococcus gattii* 感染症

え，なに，ガッティ？　なんですかそれ．

Cryptococcus gattii はオーストラリアやカナダやアメリカの西部で流行している endemic fungi の一つだ．

播種性 *Cryptococcus gattii* 感染症と診断されたため，アムビゾーム 4 mg/kg/day とフルシトシン 100 mg/kg/day による導入療法を開始したが食思不振のためフルシトシンは中止した．その後，アムビゾームによると思われる間質性腎炎も出現したため導入療法は 4 週間で終了した．導入療法が予定より短くなったためフルコナゾール 800 mg/ 日による地固め療法を 12 週行い，その後維持療法としてフルコナゾール 200 mg/ 日 12 ヶ月の予定で投与した．その後，再発はなく経過している．

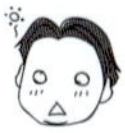
クリプトコッカス症って *neoformans* だけかと思ってました．

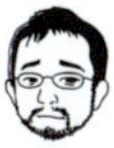
確かに国内におけるクリプトコッカス症の原因菌の大半が *Cryptococcus neoformans* だからな．

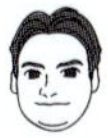
C. neoformans はハトの糞とかにいるやつですよね．

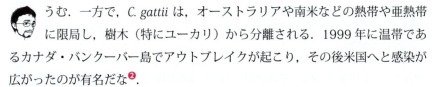

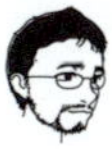
うむ．一方で，*C. gattii* は，オーストラリアや南米などの熱帯や亜熱帯に限局し，樹木（特にユーカリ）から分離される．1999 年に温帯であるカナダ・バンクーバー島でアウトブレイクが起こり，その後米国へと感染が広がったのが有名だな[2]．

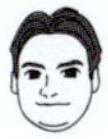
日本で感染するってことはないですよね？

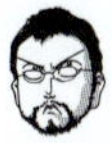
それが日本でも渡航歴のない *C. gattii* の症例が報告されており国内感染例と考えられているのだッ！

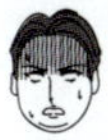
デンジャラスッ！（泣）

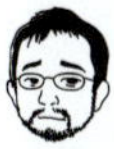
今のところ，木々などの環境中に存在する *C. gattii* を肺に吸い込むことで人に感染し，ヒト-ヒト感染はないと考えられている．

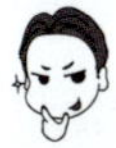
な〜る．

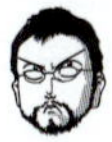
あと *C. neoformans* と違い，本症例のように感染者の多くは免疫正常者である点が重要だッ[3]！

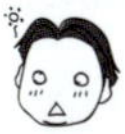
症状は普通のクリプトコッカス症と同じと考えていいんでしょ〜か．

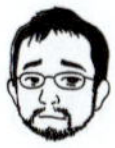
確かによく似てはいる．発症すると発熱，悪寒，頭痛などの症状がみられ，感染臓器は肺，脳，あるいはその両方に腫瘤をつくるのが特徴だ．

表W-1 代表的な輸入真菌症の特徴

疾患名（原因菌）	主な流行地	危険因子	標的臓器（病態）	潜伏期*
コクシジオイデス症（*Coccidioides immitis* or *C. posadasii*）	北米（アリゾナ，カリフォルニア，ニューメキシコ，テキサス），メキシコなど中南米	細胞性免疫障害（AIDSなど），糖尿病，妊娠，COPD，喫煙，人種（黒人，アジア人）	肺，皮膚，髄膜，骨など	1-4W
ヒストプラズマ症（カプスラーツム型）（*Histoplasma capsulatum*）	北米（オハイオー ミシシッピー渓谷），中南米，東南アジア（タイなど），オセアニア，など	細胞性免疫障害（AIDSなど），COPD	肺，肝，脾臓，骨髄，副腎，粘膜など	1-4W
パラコクシジオイデス症（*Paracoccidioides brasitiensis*）	中南米（ブラジル，コロンビア，ベネズエラなど）	飲酒，喫煙，男性	肺（肺炎，肺線維症），皮膚粘膜（潰瘍），リンパ節，副腎など	数ヶ月から数十年
マルネッフェイ型ペニシリウム症（*Penicillium marneffei*）	タイ，中国南部，ベトナムなど	細胞性免疫障害（AIDSなど）	肺，肝，脾臓など	不明
ブラストミセス症（*Blastomyces dermatitidis*）	北米（ウイスコンシン，イリノイ，オハイオーミシシッピー渓谷），アフリカ，中南米など	細胞性免疫障害（AIDSなど）	肺，皮膚，骨，前立腺など	4-6W
ガッティ型クリプトコッカス症（*Cryptococcus gattii*）	オセアニア，東南アジア，中南米，カナダ西海岸，米国の一部（西海岸，ハワイなど）など広汎	不明#	肺，脳，髄膜など	不明

*：これらの潜伏期は症例により大きく異なる上，再燃により発症する例も少なくない点に注意

#：従来のオセアニアに見られるタイプと，近年北米で大量発生したタイプとは原因菌の性質が異なっている可能性がある

（亀井克彦．Medical Mycology Journal. 2012; 53: 103-8 より）[4]

ただ，頭蓋内にクリプトコッカス腫（*Cryptococcoma*）を作る頻度が高いよう

図W-6 代表的な輸入真菌症の流行地域

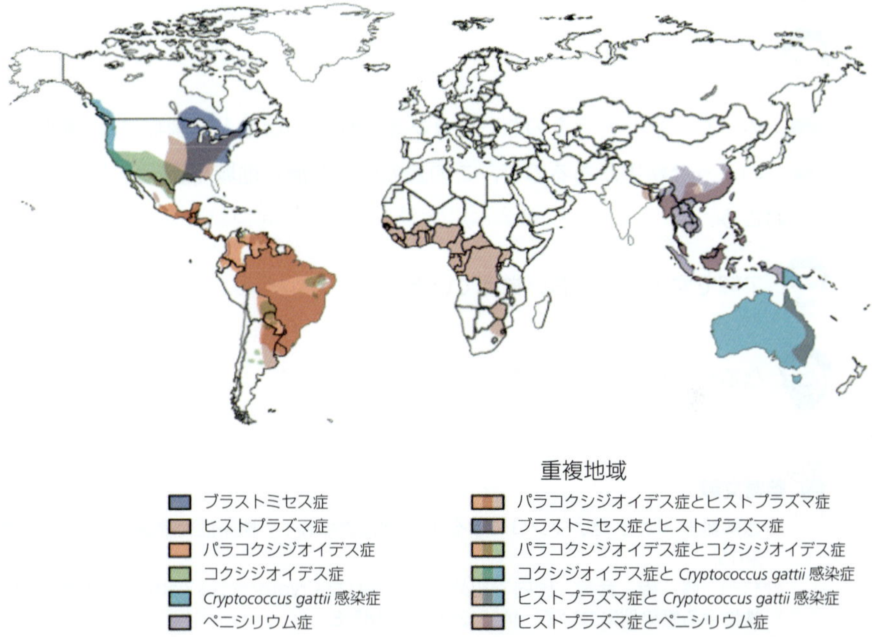
重複地域
ブラストミセス症
ヒストプラズマ症
パラコクシジオイデス症
コクシジオイデス症
Cryptococcus gattii 感染症
ペニシリウム症
パラコクシジオイデス症とヒストプラズマ症
ブラストミセス症とヒストプラズマ症
パラコクシジオイデス症とコクシジオイデス症
コクシジオイデス症と *Cryptococcus gattii* 感染症
ヒストプラズマ症と *Cryptococcus gattii* 感染症
ヒストプラズマ症とペニシリウム症

（Stefan S, et al. Lancet Neurol. 2018 より）[5]

だな．

診断は *C. neoformans* と同じように，髄液培養や髄液中のクリプトコッカス抗原でいいんですか？

まあそれでもいいんだが，クリプトコッカス抗原だと菌種の同定まではできないから，「これはただのクリプトコッカスじゃない……ガチなヤツ（*C. gattii*）だ！」と思ったら積極的に培養検査で菌種を同定すべきだッ！ただし，*C. gattii* の同定は簡単ではなく，L-canavanine glycine bromothymol blue（CGB）培地という特殊な培地や質量分析（TOF-MS），分子生物学的同定法などが必要になるから，困ったら専門家に相談すべしッ！

なるへそ～．ところで真菌症も海外で感染するものがあるんですね．知りませんでした．

いわゆる Endemic Fungi と呼ばれるものだな．他にどのような感染症があるか知っているか？

いえ，知りません！

めっちゃ堂々と言うのな．とりあえず代表的な輸入真菌症には 表W-1 のような疾患があるので，この表の内容と流行地域 図W-6 くらいは覚えておこう．

了解です！　おいおい覚えていきます！

なるべく早く覚えような

参考文献

❶忽那賢志．「だいたいウンコになる」抗菌薬にご用心！　感染症相談室．A ナーシング．2015.

❷杉田　隆，張　音実．国内で初めて確定された Cryptococcus gattii genotype VGIIa 株による感染例について．IASR. 2015; 36: 187-8.

❸MacDougall L, Kidd SE, Galanis E, et al. Spread of Cryptococcus gattii in British Columbia, Canada, and detection in the Pacific Northwest, USA. Emerg Infect Dis. 2007; 13: 42-50.

❹亀井克彦．輸入真菌症とその問題点．Medical Mycology Journal. 2012; 53: 103-8.

❺Stefan S, et al. Advances in the diagnosis and treatment of fungal infections of the CNS. Lancet Neurol. 2018.

X:

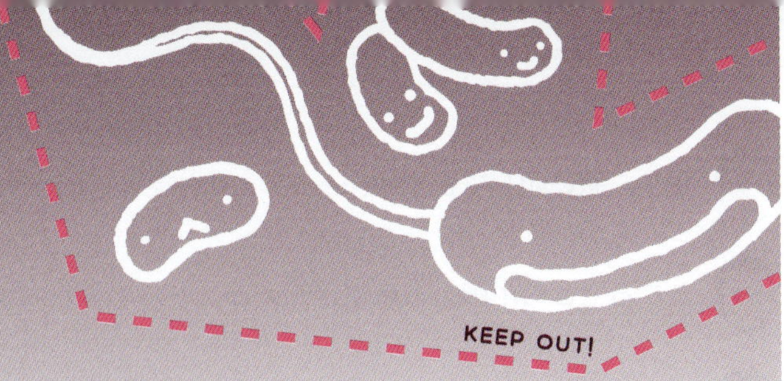
KEEP OUT!

結核を見逃すなッ！

CASE

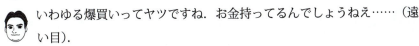

50代の中国人女性がNCGMを受診した．普段は中国の上海に住んでいるが，2週間前から日本に観光に来ている．東京，京都，大阪と周り，観光や買い物を楽しんでいた．来日する3ヶ月前くらいから咳嗽が続いていたが，あまりひどくなかったことから様子を見ていたという．来日してから微熱傾向にあり，咳嗽がひどくなってきたことから，来日したついでに診てもらおうということで受診に至った．

中国人観光客だな．

いわゆる爆買いってヤツですね．お金持ってるんでしょうねえ……（遠い目）．

そうだな．日本の保険を持っていないから自費診療になるし，NCGMの場合は2018年11月時点で保険を持たない外国人は1点20円で算定してるからけっこうかかることを受付で説明しても「無問題！」って感じだったみたいだからな．

最近はこういう海外の富裕層が日本に医療を求めて来日することも珍しくないみたいですね．

メディカルツーリズムってヤツだな．医療の世界でもこうしたインバウンド需要が増加していると言われているのだ（ニヤリ）．

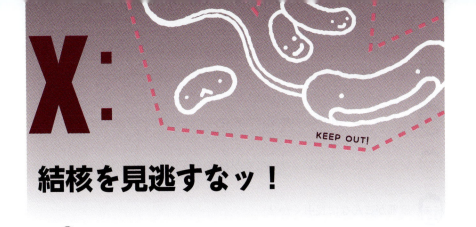

先生，悪い顔してますね…….

ところでこの中国人の患者さんだが，どうアプローチする？

いや，ただの風邪じゃないですかねえ…….

風邪がこんなに長引くか？

咳喘息とかあるんじゃないですかねえ……ほら，中国って空気汚染がすごいらしいですからね．PM2.5 ってヤツですよ，きっと．

ちょうど外来の陰圧室が空いてるから，そこで診るようにしようか．

えー．あそこ遠いんですけど…….

既往歴は高血圧，糖尿病があるとのことであるが，内服薬も持っておらず紹介状もないため詳細不明である．職業は専業主婦だが夫が会社を経営している，いわゆる富裕層である．

ホントに「ちょっと受診してみよう」って感じで来院した感じですね．

うむ．最近はこういう外国人が増えてるんだよな．

ROS として，咳嗽，喀痰，微熱，体重減少（3 ヶ月前から 5 kg 減っている）がある．血痰はなく，食欲不振もない．その他，消化器症状や泌尿器症状はないという．

体重が 3 ヶ月で 5 kg も減ってるんですね……やっぱり PM2.5 が…….

おまえ，PM2.5って言いたいだけだろ！

えっ，でも他に原因がありますかね？

身体所見：体温 37.4℃，血圧 168/108 mmHg，脈拍数 97/ 分，呼吸数 18/ 分，SpO_2 99％（室内気），身体所見では胸部左背側で呼気時 wheeze を聴取する以外は特記所見を認めなかった．

wheeze が聴取されました．やはり私が思った通り，大気汚染による喘息ですね……．

上村……一応，胸部 X 線を撮っとこうか．

一応撮っとこうって……先生はとっとこハム太郎ですか！！　Choosing Wisely の欠片もないじゃないですか！

うるせえ！　どっちかというとおまえの方がハム太郎っぽいだろうが！！

失敬な……わかりましたよ，じゃあ胸部 X 線を撮っておきますか 図X-1 ．

あれ……右肺野に浸潤影が……．

やっぱりな……．

肺炎ですか……意外ですねえ……じゃあ喀痰グラム染色をしますかね．

採痰室で取るようにな．あと，グラム染色は安全キャビネット内でやるようにしよう．

先生，やけに慎重ですねえ．ただの肺炎ですよ．

まあまあ，いいから．

図X-1 本症例の胸部 X 線所見

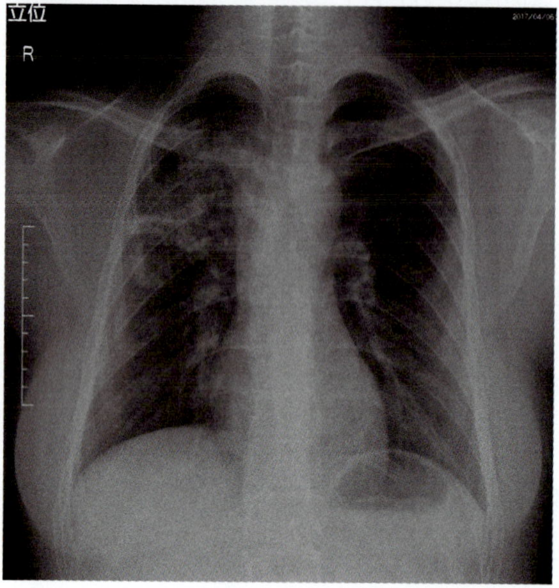
立位
R

はいはい…….

うーん……上皮細胞も多いし，これ唾液ッスね．取り直しかな…….

どれどれ……ああ，確かに唾液っぽいな……．……ムムッ！　上村，このグラム染色，なんか変なグラム陽性桿菌がいないか？ 図X-2

え～，そうですか？　普通の常在菌ッスよ．

ホラホラ，ちょっと顕微鏡のピントをずらしてみると…….

……ん？　菌が透けましたね 図X-3 ．

どうだ，透けただろう．

スケスケッスね．セクシーッスね．

図X-2 本症例の喀痰グラム染色

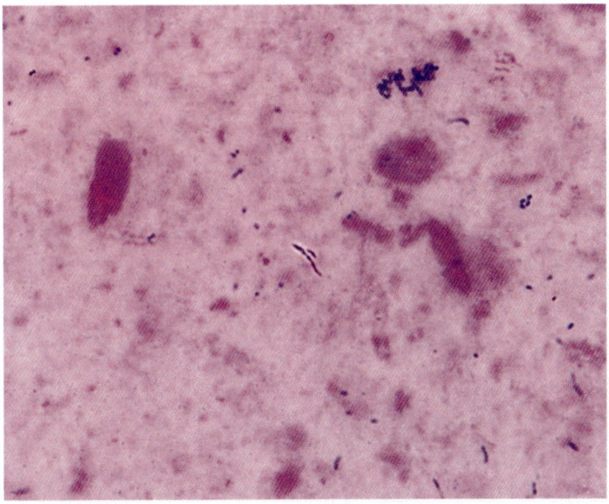

図X-3 図 X-2 のグラム染色像の顕微鏡のピントを少しずらしてみたときの所見

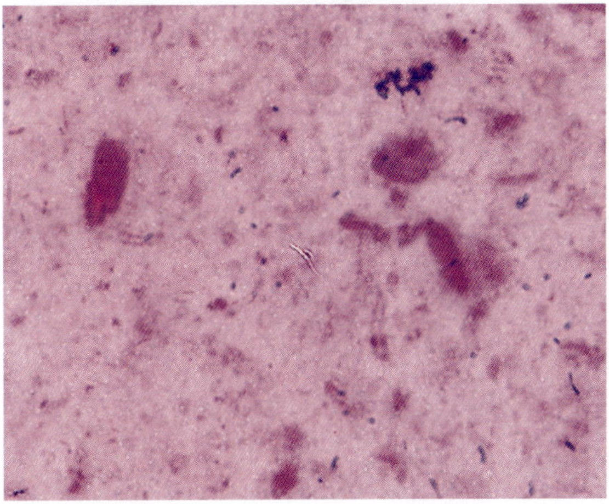

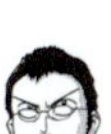

そんなことを言ってる場合じゃないッ！　早くチール・ネルゼン染色をすべしッ！

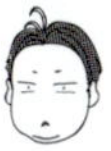

……は？

図X-4 本症例の喀痰チール・ネルゼン染色所見

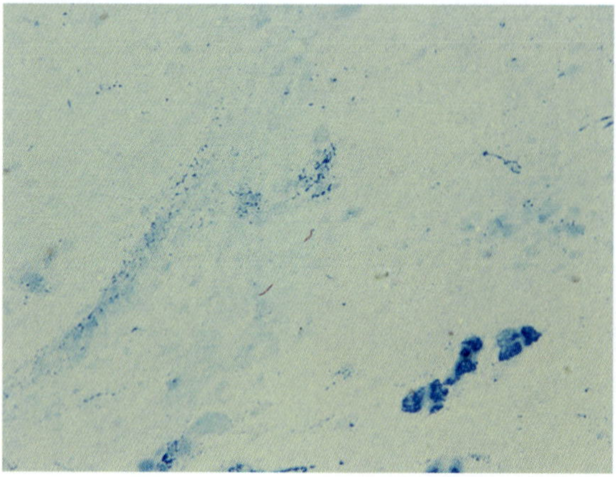

早くチール・ネルゼン染色をするんだよッ！

先生，もはや言ってる意味がわかんないんですけど……神経梅毒になっちゃったんじゃないですか？

もういいよ！　オレが染めるッ！

ほげえええええええええ！　な……なな……なんじゃこりゃぁ(白目)！　図X-4

結核菌だよ．

結核……肺炎だと思ったのに……．

曝露しなくて良かったな．そもそも数ヶ月続く咳嗽なんだから，一番最初に結核が鑑別に挙がって然るべきなんだが……．

だって……この本，『症例から学ぶ　輸入感染症 A to Z』だからてっきりヒストプラズマとかそっち系かと……．

深読みしすぎなんだよ！

JCOPY 498-02123

図X-5 グラム染色の幽霊の所見

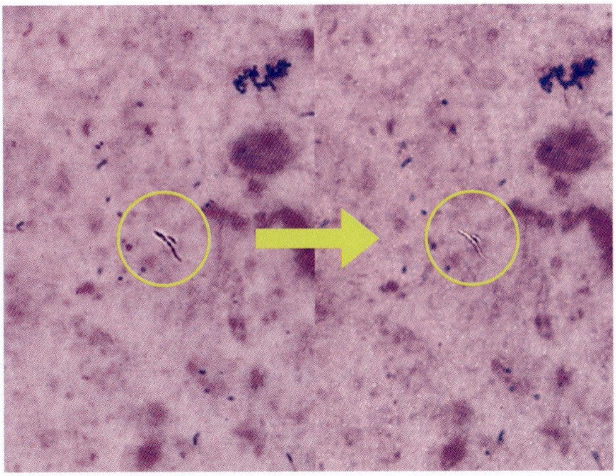

っていうか，あのグラム染色は何だったんですか？　あのスケスケのヤツは．

アレはな，グラム染色の幽霊（Gram-ghost）と呼ばれる所見だ 図X-5 ．

ああ，消えるから幽霊ですか．ベタですね．

オレが付けたんじゃないぞッ！

ほら，こんな感じで透けるんだ．結核菌の周りが脂質で覆われているためにこのような所見になると言われる．

なーる．じゃあ排菌してるってことですから，隔離入院の上で治療を開始しなきゃですね．

まあ一応，非定型抗酸菌症って可能性もなくはないから，PCR の結果を待ってからにしようか．今日はひとまずマスクを付けてホテルに帰ってもらって，明日また来てもらおうか．

了解ッス．でもどの時点で結核だと思ってたんですか？

そらお前，中国人女性って時点でだよ.

はい，差別！　先生，訴えられますよ.

差別じゃない！　これはれっきとした疫学的事実に基づいているのだッ！

疫学的事実……？

上村よ……日本は結核の中蔓延国だということは知っているな．年間に何人くらいが結核を発症していると思う？

かなり多いですよね……5 人くらいですか……？

年間 5 人くらいだったらオレ 1 人で診る可能性あるわッ！　2017 年の 1 年間で約 17,000 人だ.

多ッ！

NESID の結核登録者情報調査年報集計結果によると，平成 29 年の日本の結核罹患率は 10 万人あたり 13.3 人だ．ちなみに他の先進国を見てみると，アメリカが 2.2 だ.

6 倍ッスね．チャバいッスね.

だが，日本の結核罹患率は，着実に低下傾向にある 図X-6 ．もうすぐ 10 を切るというところだ.

パねえッスね．最強ッスね.

うむ．結核診療に関わってきた人々の努力の賜物だな．じゃあ中国やその他のアジア諸国の結核罹患率は 10 万人あたり何人くらいだと思う？

うーん……9 万人くらいですか？

図X-6 日本の結核罹患率の推移

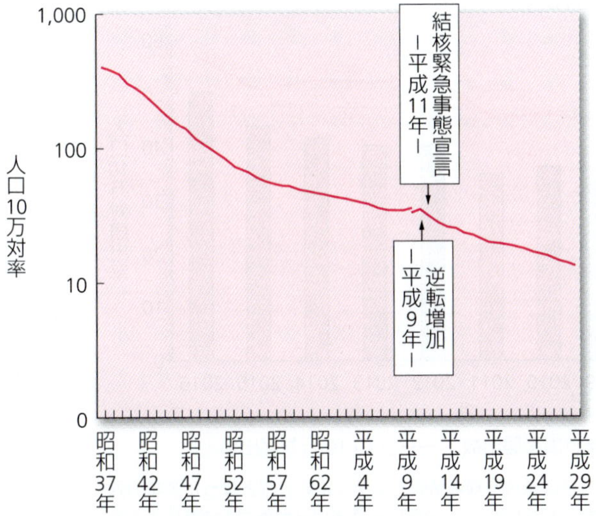
1,000
100
10
0
人口10万対率
結核緊急事態宣言
—平成11年—
逆転増加
—平成9年—
昭和37年
昭和42年
昭和47年
昭和52年
昭和57年
昭和62年
平成4年
平成9年
平成14年
平成19年
平成24年
平成29年

（厚生労働省 平成 29 年 結核登録者情報調査年報集計結果より）

おまえの数字の感覚はどうなってるんだよッ！　10 万人中 9 万人が結核を発症してたら中国人は全員結核ってことになっちゃうだろうがッ！中国は 2016 年で 10 万人あたり 55 人だ.

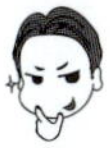
ほーん.

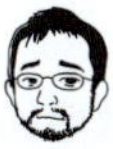
ベトナムが 108 人，フィリピンは 322 人だッ！

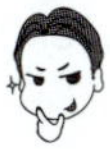
なるへそ.

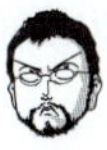
つまり，アジア諸国の出身者は日本人よりも結核のリスクが高いということだ．これは外国人診療をする上で非常に重要な事実なのだッ！

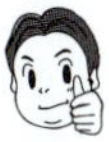
そうということですか.

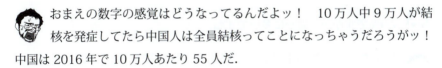

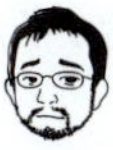
ちなみに 2016 年に日本で診断された結核患者のうち，実に 7.9％（1,338 人）が外国生まれだったとされる.

図X-7 外国生まれ結核患者届け出数および人口 10 万対届け出率の年次推移，2007～2016 年

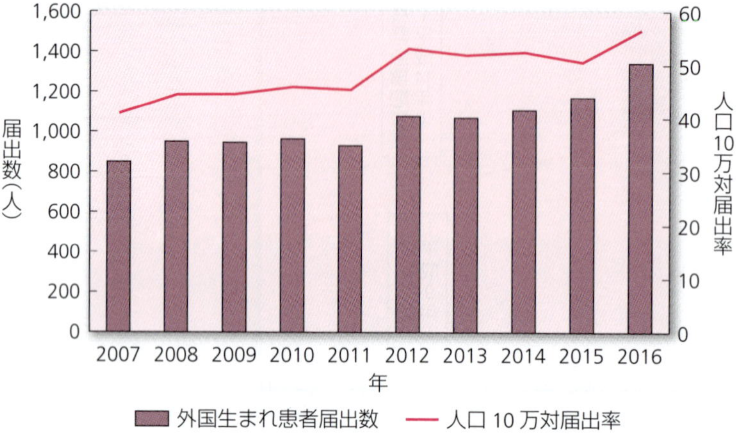
1,600
1,400
1,200
1,000
800
600
400
200
0
届出数（人）
60
50
40
30
20
10
0
人口10万対届出率
2007 2008 2009 2010 2011 2012 2013 2014 2015 2016
年
外国生まれ患者届出数
人口 10 万対届出率

注：届出率の算出にあたり，分子は結核登録者情報システムに新登録となった各年の外国生まれ結核患者数（出生国不明を除く），分母は法務省の在留外国人統計による各年末時の在留外国人を用いた．
(IASR. 2017; 38: 234–5 より)[1]

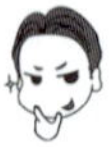
7.9％ですか……確かに多いですね．

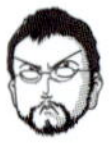
しかも，この外国生まれの結核患者の届け出数は年々増加傾向なのだッ！

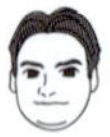
着実に増加してますね．

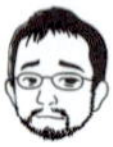
そうだッ！　日本国内の結核罹患率は減っている中，外国人結核は増加傾向にある……今回のような旅行者のこともあれば，日本に居住していることもある．

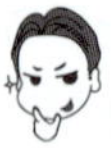
日本に居住している外国人も，生まれてから母国で育つ間に結核菌に曝露しているから，日本に来てから発症することがあるってことですね．

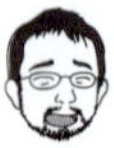
うむ．そういうことだ．

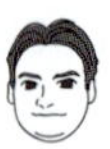
ちなみになんですけど……旅行者が結核になった場合，帰国できないんですか？

排菌している場合は，旅行者と言えども結核予防法第35条に基づき隔離の対象となる．この場合，無保険であっても全額公費負担になる．排菌している患者を治療しないわけにはいかないからな．

じゃあ排菌がなくなるまで帰国できないってことですね．

そういうことだな．そもそも塗抹陽性患者は飛行機に乗っちゃダメだからな[1]．

やっぱ飛行機の中に排菌している結核患者がいたら大変なことになりますよね．

まあ実際には機内には，換気システムやHEPAフィルターがあるから感染リスクがすごく高いわけではないみたいだけどな．結核患者に機内で曝露した4,328人の乗客者を対象としたメタアナリシスでは，結核に曝露した2,761人でスクリーニングが行われたところわずか10人がツベルクリン反応の陽転化を認め，活動性結核発症はなかったという報告がある[2]．WHOのガイドラインでは原則として抗酸菌塗抹陽性かつ培養陽性，または塗抹陰性でも培養陽性の結核患者は民間航空機に乗せるべきではないと書いてるけど，リスクが高いフライトは8時間以上の長距離のものと定義している[3]．

ほえ〜．じゃあ中国くらいならこのまま帰っちゃっても大丈夫ですね．

いやいや，知っててそれを見過ごすことはできんだろ．きちんと治療をしてから帰ってもらわないとな．

GeneXpertでリファンピシン耐性遺伝子は検出されず，HREZ（イソニアジド，リファンピシン，エタンブトール，ピラジナミド）の4剤で治療が開始された．3週間後には感受性が判明し全ての抗結核薬に感受性であることが判明した．

3回連続培養が陰性であることを確認し，2ヶ月後に退院となり中国に帰国した．

いやー，無事に治療が終わって良かったですね．

MDR-TB じゃなくて良かったな．

MDR-TB って……多剤耐性結核？　プス……プスス〜．先生，またまた〜．そんな超レアなヤツ考えちゃって〜．先生の得意なシマウマ探しですか〜？　プスス〜

シマウマじゃねえッ！　WHO Global report 2015 によれば，中国における新規結核症例の実に 5.7％が MDR-TB なのだッ！

それって……多いんですか？

日本では 2015 年に 48 例の MDR-TB 症例が報告されている．2015 年の新規結核が 18,280 人だから，0.26％だな．中国の方が 20 倍以上 MDR-TB のリスクが高くなるわけだな．

20 倍ッ！　天文学的数字ッ！　あー，日本に住んでて良かった……ここだったらそんなにリスクは高くないですからね．

バカヤロウッ！　もはやここ新宿は日本であって日本ではないッ！

そんなバカなッ!?　新宿はジャポンですよ！　ジパングですよッ!!

この図を見ろ…… 図X-8．

これは……我らが新宿区？

そうだ……新宿区の 1 キロメーター四方あたりの新規結核患者数を見たものだ[4]．

つまり……どういうことだってばよ？

中心の濃い地域は，1 キロメーター四方あたり 30〜40 人の新規結核患者が毎年診断されてるってことだ……．

新宿ちゃばいッスね．

図X-8 新宿区における1キロメーター四方あたりの新規結核患者数

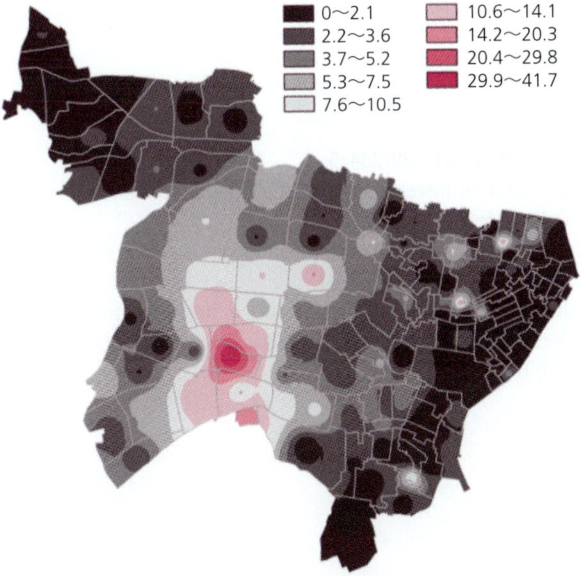
0〜2.1
2.2〜3.6
3.7〜5.2
5.3〜7.5
7.6〜10.5
10.6〜14.1
14.2〜20.3
20.4〜29.8
29.9〜41.7

(Izumi K, et al. Plos One. 2015; 10: e0138831) [4]

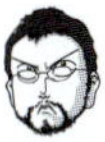
2018年11月時点で，新宿区の人口346,975人のうち，外国人は43,690人……つまり13%が外国人なのだッ！

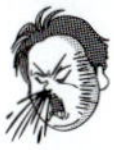
グローバリゼーション！

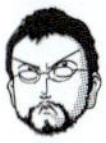
そして，特に中国，ベトナム，ミャンマーといった結核蔓延国出身の外国人が多いのが特徴なのだッ！

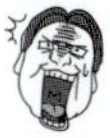
つまり新宿区は結核のホットスポットってことですね！

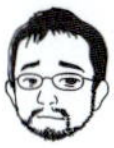
うむ，西の西成，東の新宿だな．

外国人旅行者の増加によって，結核蔓延国からの旅行者も増えています．特に中国人観光客は年間700万人を超えており，結核の輸入も懸念されるところです．このような結核蔓延国からの旅行者や，免疫不全などリスクファクターのある患者さんの診療では，結核の検査の閾値を低くして臨床症状から少しでも結核が疑われるようであれば胸部 X 線撮影，抗酸菌検査を行うようにしましょう．

参考文献

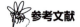

❶輸入感染症としての結核．IASR. 2017; 38: 234–5.
❷Abubakar I. Tuberculosis and air travel: a systematic review and analysis of policy. Lancet Infect Dis. 2010; 10: 176–83.
❸WHO. Tuberculosis and air travel: guidelines for prevention and control: World Health Organization; 2008.
❹Izumi K, Ohkado A, Uchimura K, et al. Detection of tuberculosis infection hotspots using activity spaces based spatial approach in an urban Tokyo, from 2003 to 2011. Plos One. 2015; 10（9）: e0138831.

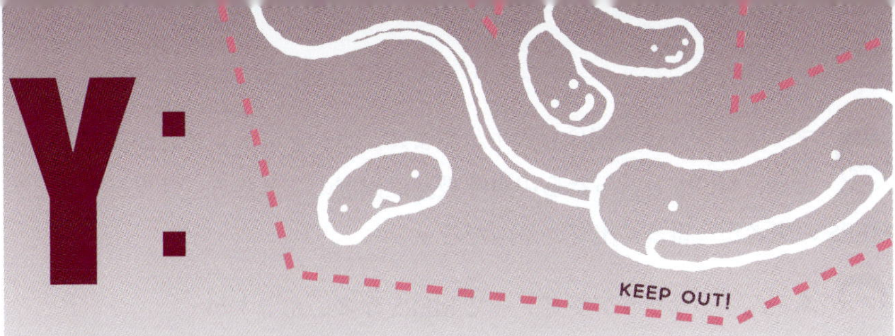
Y:
KEEP OUT!

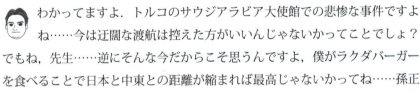

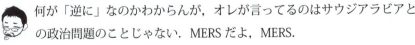

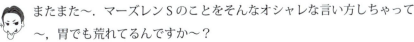

MERS に気をつけろッ！

忽那先生，ちょっとお願いがあるんですけどいいですか？

なんだ？

明日からドバイにラクダバーガーを食べに行ってきますので，その間の当直をお願いしてもいいですか？　当直代は僕がもらいますんで．

ちょっと待て．いいわけねえだろッ！

大丈夫ですよ，先生にもラクダチーズを買ってきますから．

いらねえよッ！　おまえ，それがどれだけ危険なのかわかってないのか．

わかってますよ．トルコのサウジアラビア大使館での悲惨な事件ですよね……今は迂闊な渡航は控えた方がいいんじゃないかってことでしょ？でもね，先生……逆にそんな今だからこそ思うんですよ，僕がラクダバーガーを食べることで日本と中東との距離が縮まれば最高じゃないかってね……孫正義もきっと賛成してくれますよ．

何が「逆に」なのかわからんが，オレが言ってるのはサウジアラビアとの政治問題のことじゃない．MERS だよ，MERS．

またまた〜．マーズレン S のことをそんなオシャレな言い方しちゃって〜，胃でも荒れてるんですか〜？

マーズレンＳは今関係ない！　おまえ，ホントにテレビとか見てないんだな．MERS と言ったら中東呼吸器症候群のことだろ．サウジアラビアMERS の患者が一番多く出ている国だろッ！

ふーん……サウジアラビアって MERS が多いんですか．

そうだ．MERS は名前の通り中東で流行している感染症だが，症例の大半はサウジアラビアで報告されているのだッ！　サウジアラビアでラクダバーガーを食べるとかいう行為は慎むべしッ！

ラクダと MERS って関係あるんですか？

むしろ関係しかないッ！

か，関係しかない？

ヒトコブラクダは MERS のリザーバーだと考えられているのだッ！　実際に，ヒトコブラクダとヒトから検出された MERS-CoV が完全に一致したという報告もあり[1]，ヒトコブラクダからヒトに感染しているというのはほぼ間違いないと考えられている．そしてヒトコブラクダとの濃厚接触によってヒトは MERS に感染しうるというのも間違いないだろう．

濃厚接触……（ポッ）．

どんな想像をしてるんだッ！　ヒトコブラクダとの濃厚接触とは，例えばラクダ業者とかだ．ラクダ業者は MERS-CoV の抗体陽性率が高く，普段から MERS-CoV に曝露する頻度が高いと考えられている[2]．

鼻水を浴びたりとかですかねえ．

うむ．あとはラクダのミルクから MERS-CoV が検出されたという報告もあることから[3]，おそらくラクダの生のミルクの摂取も MERS 感染のリスクと考えられている．

なるほど……ラクダには近づかないほうがよさそうッスね.

うむ.

でもラクダに近づく予定はないんで，行ってもいいですよね？

これだけは言っておく……病院を受診するときは気をつけろッ！

病院，ですか……？

これまでのMERSのアウトブレイクはラクダ周辺で起こってるんじゃない……病院で起こっているんだッ！

織田裕二ッスね．先生，全然似てないッスね.

そういうことはいいんだよッ！　とにかく病院には行くなよ．MERSのリスクだからな.

ラクダから感染するMERSなのに，なんで病院がリスクなんですか？

まず，MERSはヒト-ヒト感染で伝播することがわかっている[4]．さらに，病院の中でアウトブレイクしやすいという特徴があるのだッ！

ほーん.

図Y-1 はMERSの流行曲線だが，2013年と2015年に2つの大きなアウトブレイクがあるのがわかるだろう.

ありますね.

2013年は，サウジアラビアのJeddahの病院での大規模なアウトブレイクを反映している[5]．また2015年は，言わずもがな，韓国でのアウトブレイクだが，これも病院内でのアウトブレイクによるものだ．韓国での感染者は全員どこかの病院で患者と接触したことで感染したことがわかっている[6].

図Y-1 世界における MERS 確定症例数

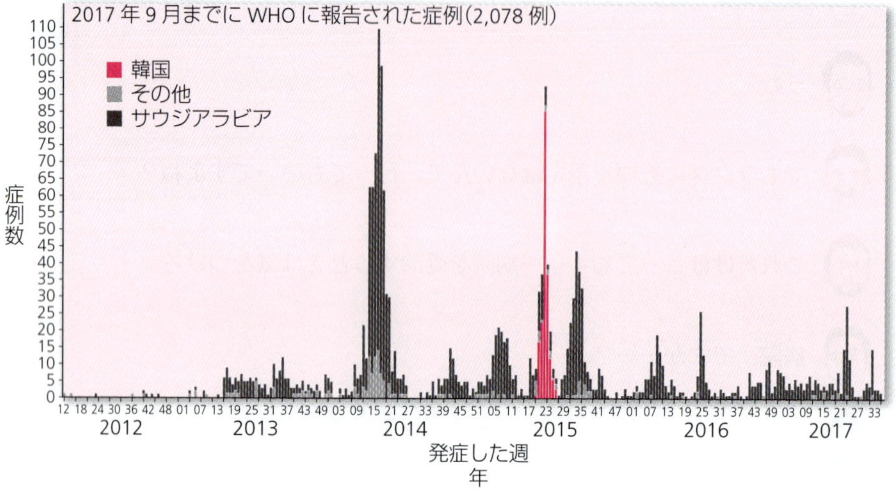
2017 年 9 月までに WHO に報告された症例(2,078 例)
韓国
その他
サウジアラビア
症例数
2012
2013
2014
2015
2016
2017
発症した週
年

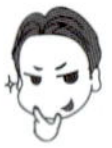
なるへそ．病院内で広がりやすいんですね．そう言えば，SARS（重症急性呼吸器症候群）も同じように病院内で広がりやすいって話でしたね．

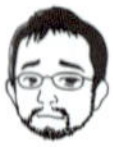
そう，MERS も SARS と同じコロナウイルスによる感染症だが，SARS で言われていたスーパースプレッディング現象が MERS でも報告されている．例えば，韓国でのアウトブレイクでは，最初の 1 人目つまり index case は 29 人に MERS を感染させており，他にも 80 人以上に感染させたと考えられる人がいたこともわかっている．

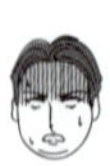
やばいッスね．

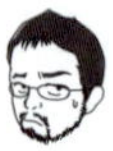
我々医療従事者もハイリスクだ．韓国では患者のうち 21％が医療従事者だったと言われている．MERS 患者に濃厚に曝露する可能性があるから当然と言えば当然だが．

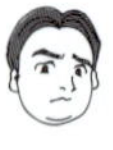
この患者っていうのは，もともと MERS 以外の病気で病院に罹っていた人ってことですね．いやー，MERS 怖いですね．基本的には中東で流行ってる感染症ってことでいいんですよね．

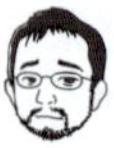
その通りだ．患者の大半はサウジアラビアで報告されており，それ以外の症例も中東地域で報告されている．さっきも言ったがこの地域のヒト

JCOPY 498-02123

図Y-2

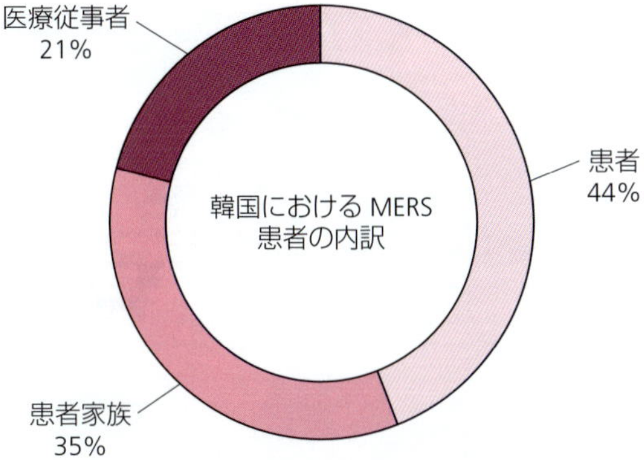
医療従事者
21%
患者
44%
韓国における MERS
患者の内訳
患者家族
35%

コブラクダが MERS-CoV を保有していることがあり，さらにこの地域の人々はラクダとの距離が近い文化的背景があるためと考えられている．実際にラクダ業者は MERS-CoV の抗体が有意に高いという報告もある[2]．

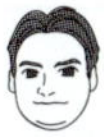
韓国以外にも輸入例ってあるんですか？

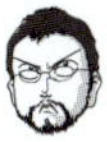
ヨーロッパやアメリカ，そしてアジアでも輸入例が報告されている 図Y-3 ．アジアでは中国，タイ，マレーシア，フィリピンで報告がある．日本でも輸入例がいつ起こってもおかしくないッ！　また韓国以外でもイギリス，フランス，チュニジアなどでは輸入例を発端としたヒト-ヒト感染が報告されている[7]．

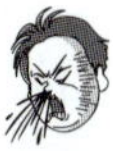
オソロシス！！　やっぱりドバイに行くのやめようかな…….

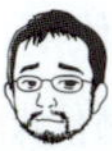
いや，何もドバイに行くのをやめろと言っているわけじゃないぞ．ラクダと濃厚接触するのはやめとけってだけだ．

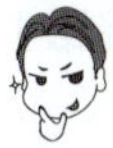
じゃあドバイで世界一高いビルに登るだけなら大丈夫ですか？

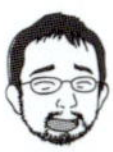
まあ MERS に感染する可能性は高くはないだろうな……でも帰国してから発熱しようもんなら疑似症扱いになったりややこしいことになるからお勧めはしないが．

図Y-3 MERS が報告されたことのある国

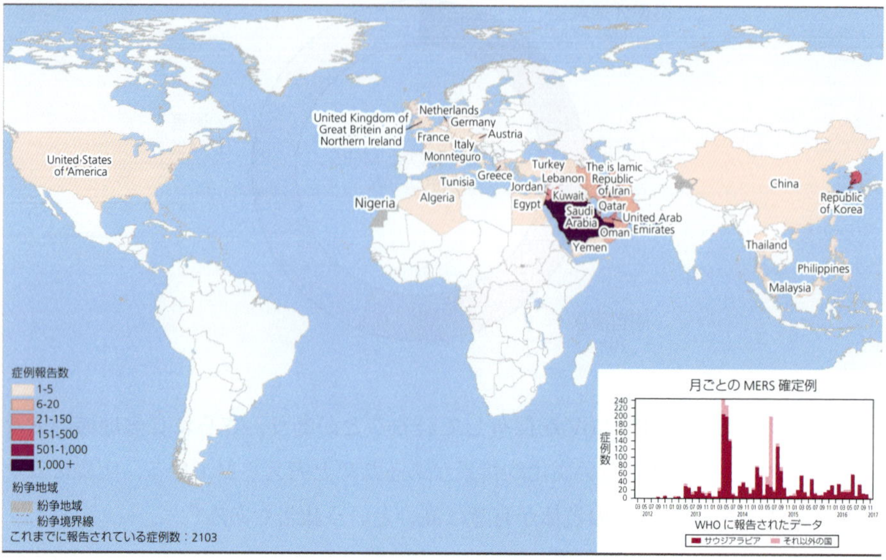
United Kingdom of Great Britein and Northern Ireland
Netherlands
Germany
France
Austria
Italy
Monnteguro
United States of America
Tunisia
Greece
Turkey
Lebanon
The is lamic Republic of Iran
Algeria
Jordan
Kuwait
Nigeria
Egypt
Saudi Arabia
Qatar
United Arab Emirates
Oman
Yemen
China
Republic of Korea
Thailand
Philippines
Malaysia
症例報告数
1-5
6-20
21-150
151-500
501-1,000
1,000＋
紛争地域
紛争地域
紛争境界線
これまでに報告されている症例数：2103
月ごとの MERS 確定例
症例数
WHO に報告されたデータ
サウジアラビア
それ以外の国

（https://www.who.int/emergencies/mers-cov/map-17-november-2017.png?ua=1）

確かに……ちなみにどうなったら疑似症扱いになるんですか？

ちょっとややこしいんだが，2018 年 12 月時点で MERS 疑似症の定義は 2 つある．定義 1 と定義 2 と呼ばれるものだ 表Y-1 表Y-2 .

なるほど……複雑ですね……ちょっと覚えきれないんですけど！！（泣）

まあ全て丸暗記する必要はない．ここでも重要なのは渡航地，潜伏期，曝露歴であるということだな．中東諸国への渡航歴，14 日以内の潜伏期，MERS 患者やヒトコブラクダへの曝露歴，まずは落ち着いてこの 3 点を確認することが大事だ．あとは実際の臨床像が合致するかどうかだな．

ポイント **MERS を疑う手がかりもやっぱり渡航地・潜伏期・曝露歴！**

な〜る．MERS ってどんな症状なんですか？

表Y-1 MERS 疑似症患者の定義 1

次の a 又は b に該当する者（ただし，これらの者が MERS ではなく他の疾病であることが明かな場合を除く）について，当面の間，MERS 疑似症患者として取り扱うこと
a. 38℃以上の発熱及び咳を伴う急性呼吸器症状を呈し，かつ臨床的又は放射線学的に肺炎，ARDS 等の肺病変が疑われる者であって，発症前 14 日以内に流行国（中東地域の一部）において，MERS であることが確定した患者との接触歴があるもの又はヒトコブラクダとの濃厚接触歴（※鼻や口等との接触や，生のミルクや非加熱の肉などの摂食）があるもの
b. 発熱又は急性呼吸器症状（軽症の場合を含む）を呈する者であって，発症前 14 日以内に，MERS であることが確定した患者を診察，看護若しくは介護していたもの，MERS であることが確定した患者と同居（当該患者が入院する病室又は病棟に滞在した場合を含む）していたもの又は MERS であることが確定した患者の気道分泌液，体液等の汚染物質に直接触れたもの

（平成 29 年 7 月 7 日健感発 0707 第 2 号 https://www.mhlw.go.jp/file/06-Seisakujouhou-10900000-Kenkoukyoku/0000170505.pdf）

表Y-2 MERS 疑似症患者の定義 2

医師は，MERS の臨床的特徴を有する者について，a，b，又は c に該当し，かつ，他の感染症又は他の病因によることが明らかでない等から MERS が疑われ，かつ，検体から病原体の少なくとも 1 つの遺伝子領域が確認されたもの
a. 38℃以上の発熱及び咳を伴う急性呼吸器症状を呈し，臨床的又は放射線学的に肺炎，ARDS などの実質性肺病変が疑われる者であって，発症前 14 日以内に WHO の公表内容から MERS の初発例の発生が確認されている地域に渡航又は居住していたもの
b. 発熱を伴う急性呼吸器症状（軽症の場合を含む）を呈する者であって，発症前 14 日以内に WHO の公表内容から MERS の初発例の発生が確認されている地域において，医療機関を受診若しくは訪問したもの，MERS であることが確定した者との接触歴があるもの又はヒトコブラクダとの濃厚接触歴があるもの
c. 発熱又は急性呼吸器症状（軽症の場合を含む）を呈する者であって，発症前 14 日以内に，MERS が疑われる患者を診察，看護若しくは介護していたもの，MERS が疑われる患者と同居していたもの又は MERS が疑われる患者の気道分泌液若しくは体液等の汚染物質に直接触れたもの

（平成 27 年 1 月 21 日健感発 0121 第 1 号 https://www.mhlw.go.jp/bunya/kenkou/kekkaku-kansenshou11/pdf/h27_0122-1.pdf）

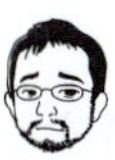
基本は呼吸器感染症なので，発熱＋呼吸器症状というのが大まかな症状だ．サウジアラビアの MERS 患者 47 例の臨床症状をまとめたのが 表Y-3 だ[8]．

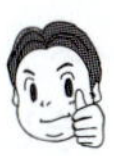
確かに発熱と呼吸器症状の頻度が高いですけど……嘔吐・下痢などの消化器症状が出ることもあるんですね．

表Y-3　サウジアラビアでの MERS 患者 47 例の臨床症状の頻度

発熱	98%
咳嗽	87%
乾性咳嗽	47%
喀痰	36%
喀血	17%
呼吸苦	72%
胸痛	15%
咽頭痛	21%
鼻汁	4%
腹痛	17%
嘔気	21%
嘔吐	21%
下痢	26%
筋肉痛	32%
頭痛	13%

うむ．これは鳥インフルエンザなどの重症呼吸器ウイルス感染症とも共通する症状だな．

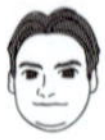
で，診断は PCR ですよね？　どこでできるんですか？

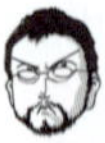
そもそも検査のための検体採取をするのは特定または第一種・第二種感染症指定医療機関ということになっているわけであるからして，その他の病院では曝露の危険もあることから余計な検査はすべきではないッ！　ただちに保健所に連絡すべしッ！

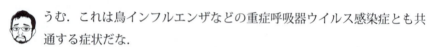

ポイント　MERS 疑似症の可能性があればただちに保健所に連絡を！

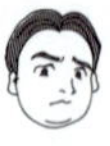
でも NCGM は特定感染症指定医療機関だから新感染症病棟で検査するんですよね．

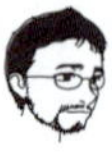
うむ．この日本国内の診療体制については詳しくはまた後で説明しよう．とりあえず検査の検体採取はこれらの感染症指定医療機関で行う．そして地方衛生研究所や国立感染症研究所で PCR 検査を行って陽性であれば診断

となる．

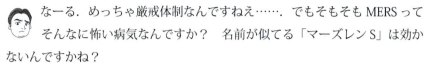

なーる．めっちゃ厳戒体制なんですねえ……．でもそもそもMERSってそんなに怖い病気なんですか？　名前が似てる「マーズレンS」は効かないんですかね？

現時点でMERSに有効な抗ウイルス薬はない．それは胃薬であるマーズレンSも例外ではないッ！

頼みの綱のマーズレンSが……（泣）．

2018年12月7日までに全世界で2266例のMERS症例が報告されているが，そのうち804例が亡くなっている．つまり致死率は35.5％ということになる．

致死率35.5％って……エボラ並みじゃないですか！　MERS激ヤバでしょ！　終わりだ……もう世界は終わりだ〜！

落ち着けッ！　MERSが恐ろしい感染症であることは間違いない……だが，実際のMERSの致死率はここまでは高くないだろう．

実際のって……実際のMERSの致死率が35.5％って話でしょ〜がよ！　なにわけわかんないこと言ってるんですか!?

感染症はしばしば軽症では検査が行われずに見逃されやすい．逆に重症例はしっかりと診断されることが多い．つまり，見かけの致死率は高くなりやすい傾向にあるんだ．現に，積極的な検査が行われた韓国では186人の患者に対して死亡者36人，致死率は19.6％％と約半分だった．

19.6％でも十分高いでしょ！

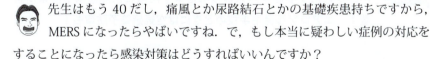

その通り．いずれにしても怖い感染症には間違いないが，死亡者の多くは基礎疾患を持った高齢者が多いということも覚えておくべしッ！

先生はもう40だし，痛風とか尿路結石とかの基礎疾患持ちですから，MERSになったらやばいですね．で，もし本当に疑わしい症例の対応をすることになったら感染対策はどうすればいいんですか？

現時点ではまだ完全にはわかっていないこともあるが，MERS-CoVは飛沫感染および接触感染で伝播すると考えられている．なので，WHO

は標準予防策に加えて飛沫感染予防策と接触感染予防策の徹底を推奨している[9].
病室は陰圧室が望ましく，装着すべき個人防護具はサージカルマスク，アイガード，ガウン，手袋の装着，だな．

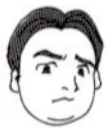
ふーん，N95 マスクは要らないんですか？　意外ですね．

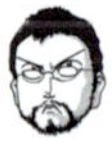
いや，完全に不要というわけではなく，気管挿管や気管内吸引などのエアロゾルが発生するような場合には N95 マスクを着用を含む空気感染予防策を推奨しているのだッ！

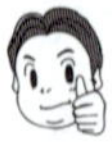
ですよね～．なんとなく N95 がないと不安なんですよ…….

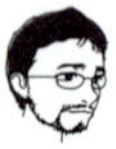
確かに CDC はエアロゾル発生手技に限らず空気感染予防策を推奨してるけどな[10]．この違いは，まだ MERS という感染症がよくわかっていないからということもあるだろうし，CDC は資源が豊富なアメリカのための機関であり，WHO は世界中の感染対策のことを考えないといけない機関であり途上国も状況も配慮した感染対策を提示しなければならないという，それぞれの立場の違いも関係しているのかもしれないな．

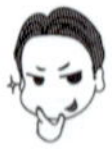
じゃあ N95 マスクを付けておいた方が無難ってことですね！

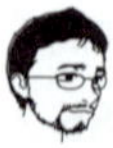
いや，現時点ではなんとも言えないが……でも大事なことは，中東からの輸入例が報告された国の大半では MERS は広がっていないということだ．N95 マスクにこだわらなくても，適切な接触感染予防策と飛沫感染予防策を行えば MERS の伝播は抑えられると思うけどな．

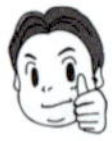
んな～る．

ポイント **MERS に対する感染対策は接触感染予防策と飛沫感染予防策が重要！　エアロゾル発生手技のときには空気感染予防策も！**

参考文献

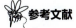

1. Azhar EI, El-Kafrawy SA, Farraj SA, et al. Evidence for camel-to-human transmission of MERS coronavirus. N Engl J Med. 2014; 370: 2499-505.
2. Alshukairi AN, Zheng J, Zhao J, et al. High prevalence of MERS-CoV infection in camel workers in Saudi Arabia. mBio. 2018; 9; pil: e01985-18.
3. Reusken CB, Farag EA, Jonges M, et al. Middle East respiratory syndrome coronavirus (MERS-CoV) RNA and neutralising antibodies in milk collected according to local customs from dromedary camels, Qatar, April 2014. Euro Surveill. 2014; 19; pil: 20829.
4. Drosten C, Meyer B, Muller MA, et al. Transmission of MERS-coronavirus in household contacts. N Engl J Med. 2014; 371: 828-35.
5. Oboho IK, Tomczyk SM, Al-Asmari AM, et al. 2014 MERS-CoV outbreak in Jeddah—a link to health care facilities. N Engl J Med. 2015; 372: 846-54.
6. Park HY, Lee EJ, Ryu YW, et al. Epidemiological investigation of MERS-CoV spread in a single hospital in South Korea, May to June 2015. Euro Surveill. 2015; 20: 1-6.
7. Guery B, Poissy J, el Mansouf L, et al. Clinical features and viral diagnosis of two cases of infection with Middle East Respiratory Syndrome coronavirus: a report of nosocomial transmission. Lancet. 2013; 381: 2265-72.
8. Assiri A, Al-Tawfiq JA, Al-Rabeeah AA, et al. Epidemiological, demographic, and clinical characteristics of 47 cases of Middle East respiratory syndrome coronavirus disease from Saudi Arabia: a descriptive study. Lancet Infect Dis. 2013; 13: 752-61.
9. Infection prevention and control during health care for probable or confirmed cases of Middle East respiratory syndrome coronavirus (MERS-CoV) infection Interim guidance Updated 4 June 2015.
10. Control CfD, Prevention. Interim infection prevention and control recommendations for hospitalized patients with Middle East respiratory syndrome coronavirus (MERS-CoV). 2015.

Z: 最終試験

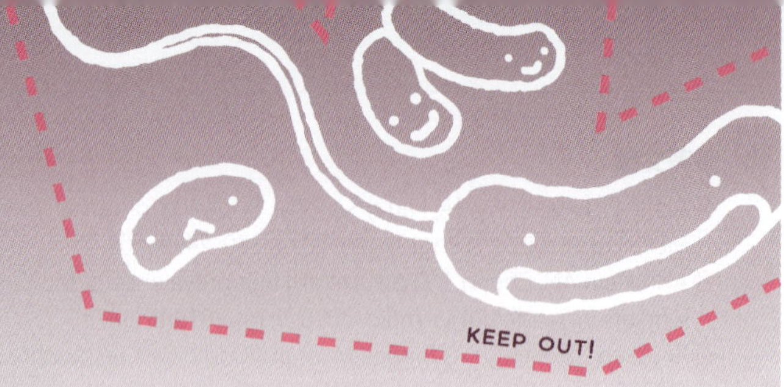
KEEP OUT!

上村よ…….

なんですか，先生.

おまえにはオレの輸入感染症に関する全てを叩き込んだつもりだ.

先生の輸入感染症に関する全て，意外とあっさりしてますね.

うるさいッ！　全てと言っても，重要なところだけコンパクトにまとめたのだッ！

あざーっす！

というわけで，ここからは最終試験だ……これからオレの提示する症例たちを見事に診断したら輸入感染症マスターのライセンスを与えよう！

なんかハンター試験っぽいッス！

うむ！　では症例を提示するぞッ！

CASE 01:

JICAの灌漑エンジニアとしてギニア共和国に滞在していた50代男性が，現地滞在中に出現した発熱，咽頭違和感，関節のだるさ，頭痛を主訴にNCGMを受診した．6月初旬からガーナのタマレに滞在していたが，6月末に左下奥歯痛が出現した．7月初旬から悪寒に続いて38～39℃台の発熱，鼻汁，咳・痰，咽頭違和感，左前頸部リンパ節腫脹を認めた．7月中旬に日本に帰国し，帰国翌日に左奥歯を抜歯したが，発熱，咽頭違和感などの症状は変わらず，7月下旬より両肘・膝関節のだるさも加わった．体重も1ヶ月3kg減少し，いよいよ心配になりNCGMを受診した．

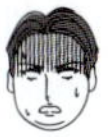
複雑すぎるッ！　無理ですッ（白目）！

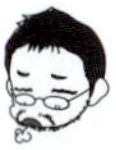
いきなり諦めるなよ．

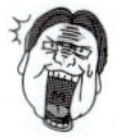
だって，いろいろ要素ありすぎますよ！

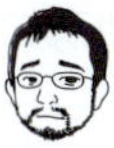
最初は齲歯からの歯性感染症が原因と思われた発熱が，抜歯後も発熱と咽頭違和感，関節のだるさが遷延しているという経過だろ．そんなに複雑じゃないぞ．

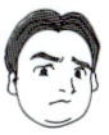
うーん．もしかしたら「齲歯」と「発熱，咽頭違和感，関節のだるさ」は別のエピソードなのかもしれないですね．

既往歴は20年前に急性B型肝炎に罹患した．8年前に蓄膿症で手術を行った．1年前にシエラレオネで熱帯熱マラリアに罹患し，マラリア罹患後の貧血が遷延したため当院でフォローアップされていた．常用薬はない．当院受診前に，近医歯科から処方されたアモキシシリン，ジクロフェナクナトリウムを内服している．アレルギーは特にない．

マラリアッ（白目）！

いちいちリアクションが大げさだな．

先生，マラリアに一度なった人はまたマラリアになるんです……俗にいう上村理論です．

どんな理屈だよそれは．ただの偏見だろ．

しかし急性B型肝炎の既往ですか……性交渉歴はしっかり聴取しておきたいですね．

おっ，なかなか目のつけどころが良いな．急性B型肝炎はSTDだからな．

STDで咽頭違和感というと，淋菌性咽頭炎，梅毒，HSV感染症，急性HIV感染症などでしょうか．

ガーナでは高級ホテルに滞在しており，現地での食事も全てホテルで摂っていたという．生水・氷，生野菜，生フルーツの摂取はしていない．6月末に加工されたチーズを買って食べたという． 動物曝露はない．7月初旬に5～10 mm程度の羽のついた虫に左側頸部を刺され，水疱形成したが消毒のみで自然治癒したという．シックコンタクトは特にないが，現地の同僚でマラリアに罹患していた人が複数人いたという．現地での性交渉は全くなく，本人はMSM（Men who have sex with men）を否定している．

虫に刺されたという思わせぶりな曝露歴がありますね．

でも虫に刺されたのと発熱などの症状が出現したのはほぼ同時期だからなあ……これをどう考えるかだな．

ガーナという渡航地からは，まずはマラリアを考えたいところですが，これだけ長い期間発熱が続いていることから考えると，少なくとも熱帯熱マラリアではないですかね……．熱帯熱マラリアであれば1週間も放って

図Z-1 **ツエツエバエ**
本症例とは別の患者さんが「この虫に刺された」
と持参されたものです

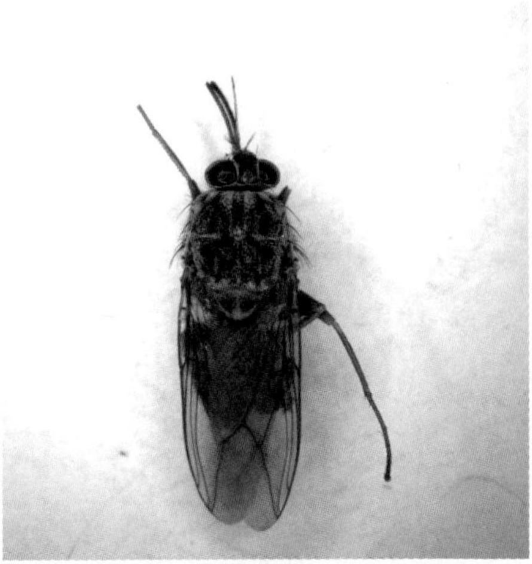

おけば重症化してしまうでしょうし．あるとすれば非熱帯熱マラリアでしょうか．

フムフム．なかなかよい考察だな．

あとは，この刺された虫というのはツエツエバエ 図Z-1 じゃないでしょうか！　だとすればアフリカ睡眠病（アフリカ・トリパノソーマ）ではないでしょうかッ！

ちなみにアフリカ睡眠病って旅行者ではかなり稀な感染症だけどな．ほら，1975 年から 2010 年の間でガーナ渡航後にアフリカ睡眠病と診断された人はいないんだって 図Z-2 ．この患者さんもガーナでは比較的衛生的な環境で生活していたみたいだし，リスクは低いんじゃないかな．

フッ……「レア感染症ハンターの忽那」と呼ばれた先生がそんな弱気な発言をするとは……（※呼ばれていません）．渡航者のアフリカ睡眠病もこれまで見逃されてきただけなのかもしれませんよ！　たとえ 35 年間報告がなくても，36 年目に診断されるかもしれないじゃないですか！

図Z-2 渡航者のアフリカ睡眠病

太字はアフリカ睡眠病と診断された渡航者の数を，国の色は国内での発生頻度を表す．

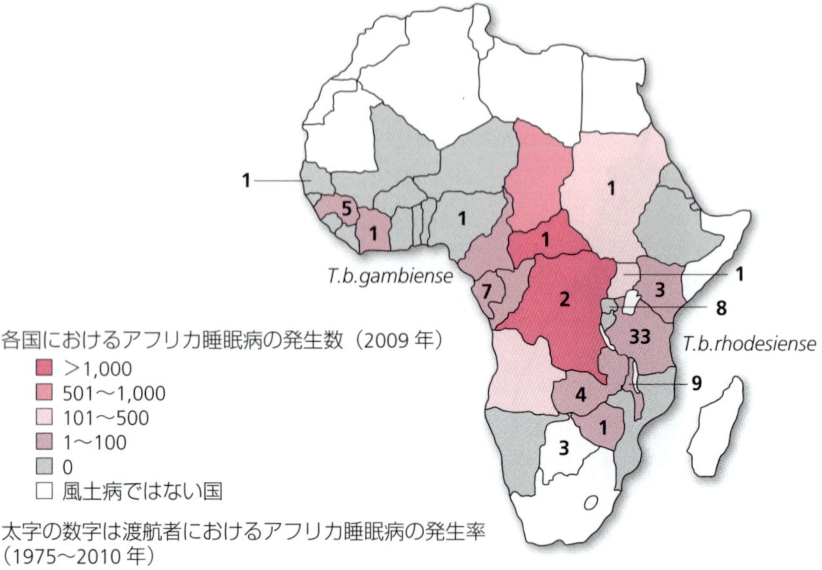

1
5
1
1
1
1
T.b.gambiense
7
2
1
3
8
33
T.b.rhodesiense
9
4
1
3
各国におけるアフリカ睡眠病の発生数（2009 年）
＞1,000
501～1,000
101～500
1～100
0
風土病ではない国
太字の数字は渡航者におけるアフリカ睡眠病の発生率（1975～2010 年）

（Urech K, et al. PLoS Negl Trop Dis. 2011; 5: e1358 より）[1]

なんか今日の上村，カッコいいな…….

でも教科書に書いてある “chancre” と呼ばれる皮膚潰瘍のエピソードもないし，潜伏期も合わないですねえ.

まあ，どうせマラリアの診断のためにギムザ染色はするからトリパノソーマも確認できるんじゃないか.

何言ってるんですか！　この患者さんがアフリカ睡眠病だとすると西アフリカだから *Trypanosoma brucei gambiense* によるものですよ！ *gambiense* は東の *rhodesiense* と違ってギムザ染色でも検出できないことが多いんです！

なんでそんなマニアックなこと知ってるんだよ.

常識ですッ！

来院時は意識清明で，バイタルサインは体温 37.8℃，血圧 138/104 mmHg，脈拍数 110/ 分，呼吸数 15/ 分，SpO_2 99%（room air）であった．身体所見では抜歯した左下歯茎部に軽度黄色変化を認めたが，下顎骨の叩打痛はない．両側前頸部（左>右）および左顎下リンパ節が腫脹し圧痛を伴う．左側頸部の虫刺傷部位に 1 cm 大の色素沈着を認めるが潰瘍形成はない．

下顎骨の骨髄炎はなさそうな感じですね．

まあ叩打痛だけで判断できないこともあるけど，少なくとも明らかなフォーカスとは言えないだろな．どうだ，手強い症例だろう．

じゃあここまでのプロブレムを整理して，鑑別疾患を考えてみます．

〈プロブレムリスト〉

#1 ガーナ渡航中から約 1 ヶ月間続く発熱
（輸入感染症とすると潜伏期 0〜1 ヶ月）
#2 左下奥歯の齲歯（抜歯後）
#3 頸部リンパ節腫脹（有痛性：左>右）
#4 咽頭違和感
#5 体重減少
#6 関節のだるさ（肘・膝）
#7 マラリアの既往
#8 左頸部虫刺傷後
#9 乳製品の摂取
#10 咳・痰（現在は消失）
#11 鼻汁（現在は消失）

〈鑑別疾患〉

〔輸入感染症〕

マラリア

アフリカ睡眠病

ブルセラ症

腸チフス

肺結核，結核性リンパ節炎

伝染性単核球症（EBV, CMV, HIV）

〔一般感染症〕

齲歯による歯性感染症（下顎骨髄炎）

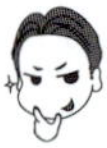

こんな感じでいかがでしょうか.

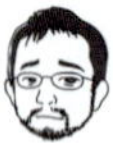

感染症ばっかりだな……まず，発熱の持続期間が長くなればなるほど感染症の可能性は下がってくるという事実は知っておこうな．数日間続く発熱，という場合は多くの場合感染症が原因だけど，1 年間続く発熱で感染症ということはかなり稀だからな.

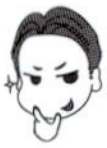

でもここで挙げた感染症は長い経過を辿ることもありますよ.

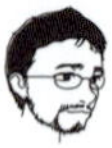

まあそうだな．アフリカ睡眠病は診たことがないから何とも言えないけど，教科書的には *gambiense* による早期症状による間欠的な発熱は 3 年くらい続くなんて書かれてるな．マラリアもさっき言った通り非熱帯熱マラリアなら可能性はあるかもな．個人的には齲歯から始まっているエピソードなので，一元的に考えれば歯性感染症が一番疑わしいと思うけど．頸部リンパ節腫脹もそれで説明がつくんじゃないかな.

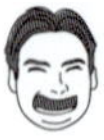

笑止ッ！「輸入感染症においてはオッカムのかみそりは切れ味が悪い」という言葉を忘れたのですかッ！　この齲歯のエピソードだけでは関節のだるさや体重減少が説明できないのではッ!?

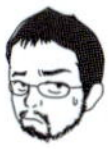
ま，まあそうだな．

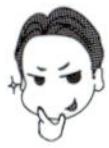
むしろ頸部リンパ節炎はアフリカ睡眠病によるものを考えます！

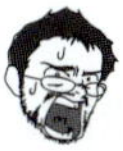
わかったわかった．じゃあプランを立ててみろッ！

〈診断プラン〉

- 歯科受診し齲歯と下顎骨髄炎の評価（→齲歯による歯性感染症）
- 血液培養 2 セット採取（→腸チフス，ブルセラ症）
- 血液検査，EBV・CMV・HIV 抗体検査（→伝染性単核球症）
- 末梢血ギムザ染色（→マラリア，アフリカ睡眠病）
- 胸部 X 線検査（→肺結核）
- 頸部リンパ節生検（→結核性リンパ節炎，アフリカ睡眠病）

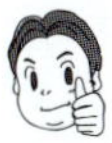
「治療プラン」については全身状態も良いことから現時点ではペンディングとしたいと思います．

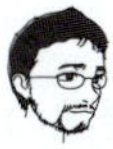
そうだな．治療するって言っても今のところは治療しようがないしな．

血液検査: TP 8.3 g/dL，Alb 3.5 g/dL，AST 31 U/L，ALT 52 U/L，LDH 135 U/L，ALP 799 U/L，T-Bil 0.6 mg/dL，γGTP 287 U/L，BUN 15.3 mg/dL，Cre 0.75 mg/dL，Na 138 mEq/L，K 4.5 mEq/L，Cl 106 mEq/L，血糖 106 mg/dL，CRP 10.37 mg/dL，WBC 11780/μL，NEUT 83.1%，LYMPH 11.6%，MONO 4.8%，EOSI 0.3%，BASO 0.2%，RBC 438×10^4/μL，Hb 13.5 g/dL，Ht 40.4%，Plt 50.5×10^4/μL

RPR 定性（—），TPHA 定性（—），HBs-Ag（—），HCV-Ab（—），HIV-Ag（—），EBV-EBNA Ab 10，EBV IgG 40，EBV IgM <10，CMV-IgG 2.6，CMV-IgM 0.49

血液培養：2セット陰性

末梢血ギムザ染色：3回繰り返し行ったが，マラリア原虫，トリパノソーマ原虫を認めず

胸部X線検査：異常なし

歯科を受診したところ，齲歯はあるものの口腔内病変が熱源である可能性は低いと評価された．骨髄炎の評価のため下顎のMRIを撮影したが骨髄炎を認めなかった．

耳鼻咽喉科に頸部リンパ節生検について相談したところ，リンパ節腫脹は齲歯に伴う炎症による反応性腫脹と判断され保留となった．

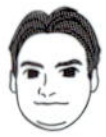
うーん……鑑別に挙げていた疾患の可能性は下がりましたね……．まあトリパノソーマはまだ除外できていませんが．それどころか手がかりが何もないですね．

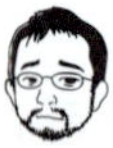
頸部リンパ節の腫脹は齲歯に伴うもの，か……．まあ確かにそれで説明はつくからね．

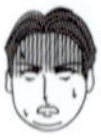
もはや迷宮入りです！

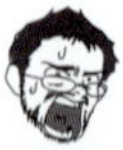
迷宮入りが早いな！　じゃあヒントだが，さっきも言ったように発熱の持続期間も考えると感染症以外も考えないとな．

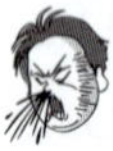
感染症以外のことはわかりませんッ！

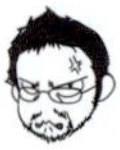
そういうことを堂々と言うんじゃない．これまでにわかったことは，齲歯があって，たぶんそれによって頸部リンパ節腫脹があったってことだろ．これまでのプロブレムリストで齲歯によるもので説明ができるプロブレムと，それだけでは説明できないプロブレム，そしてこれまでの検査でおそらく診断とは関係ないであろうとわかったプロブレムに分けてみたらどうだ．

〈プロブレムリスト〉

〔齲歯で説明できるもの〕

#2 左下奥歯の齲歯（抜歯後）

#3 頸部リンパ節腫脹（有痛性：左＞右）

〔齲歯だけでは説明できないもの〕

#1 ガーナ渡航中から約 1 ヶ月間続く発熱
（輸入感染症とすると潜伏期 0〜1 ヶ月）

#4 咽頭違和感

#5 体重減少

#6 関節のだるさ（肘・膝）

#10 咳・痰（現在は消失）

#11 鼻汁（現在は消失）

〔これまでの検査で診断とは関係ないだろうとわかったもの〕

#7 マラリアの既往（→ギムザ染色で 3 回陰性）

#8 左頸部虫刺傷後（→ギムザ染色で 3 回陰性）

#9 乳製品の摂取（→血液培養で陰性）

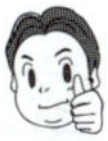
こんな感じでしょうか.

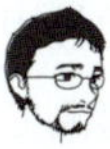
うむ．じゃあこの『齲歯だけでは説明できないプロブレム』から鑑別疾患を考えてみようか.

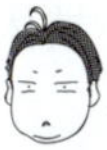
えーと，感染症以外の発熱疾患だと膠原病，悪性疾患，内分泌疾患，その他を考えます（棒読み）.

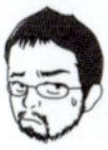
具体的には？

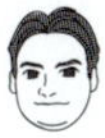
うーん……膠原病ってもう少し発熱以外に症状があるイメージですよね．関節炎とか皮膚症状とか．悪性疾患で熱が出る病気っていうと悪性リンパ腫とか白血病，腎細胞癌，肝細胞癌が多いと聞いたことがあります[2]．内分泌だと甲状腺機能亢進症とかですかね．その他は……深部静脈血栓症，薬剤熱，痛風・偽痛風あたりが頻度が高いと思います.

いいじゃないか．じゃあその中で可能性が高そうな疾患から検索していけばいいんじゃないか．

#4 咽頭違和感，#5 体重減少，#6 関節のだるさ，あたりからは甲状腺疾患ですかね……残った血清で甲状腺機能を測定してみて良いでしょうか？

そうだね，測定してみようか．

TSH 0.029 μU/mL，Free T3 5.75 pg/mL，Free T4 2.47 ng/dL

キターーーーーッ！　甲状腺機能が亢進していますッ！　甲状腺機能亢進症ですッ！　輸入感染症マスター上村誕生ッ！

待て待て．まだこれで診断がついたわけじゃないからな．甲状腺機能が亢進する疾患はたくさんあるわけだから．

えっ．甲状腺機能亢進症＝バセドー病でしょうよ，頻度から言って．

もちろんバセドー病の頻度が高いんだけど，この患者さんで合わないところはないか？

そう言えばバセドー病って若い女性に多い病気ですよね．ということは他に甲状腺機能が亢進する病気……例えば橋本病の急性増悪や亜急性甲状腺炎でも甲状腺機能が亢進することがありますね．ではバセドー病を考えてTSH レセプター抗体を，橋本病を考えて TPO 抗体と抗サイログロブリン抗体を測定してみます．

TSH レセプター抗体 0.6 IU/L，抗 TG 抗体 22.8 U/mL，TPO 抗体 6.7

ば，バカな……どれも陰性だとッ？

まあ抗体が陰性のバセドー病や橋本病もあるからな．

図Z-3 本症例の甲状腺エコー

右葉（24.2×21.9 mm）および左葉（18.0×18.1 mm）に全体的に不均一で，境界不明瞭な圧痛を伴う低エコー領域を認める．一部血流はあるが，低エコー部位ではほぼ血流はない．

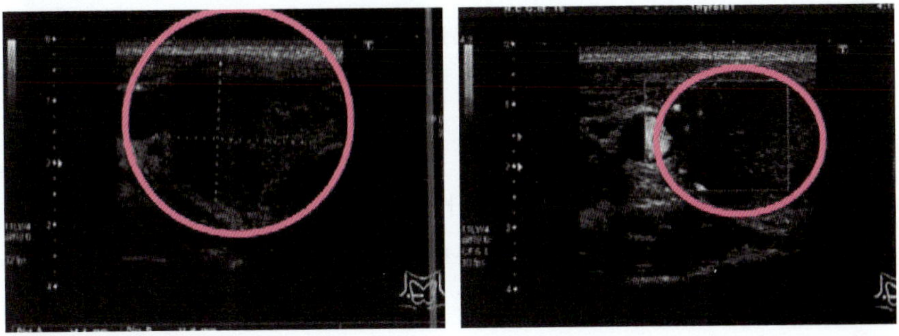

図Z-4 本症例のテクネシウムシンチグラフィ

甲状腺への取り込み低下を認める．

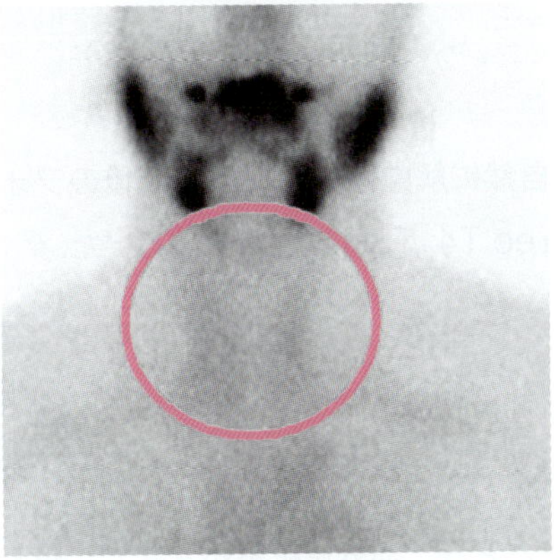

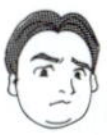

えーと……教科書にはこの後の通常の診断アプローチとしては，甲状腺エコーとテクネシウムシンチグラフィと……おかしいな……この本は『症例から学ぶ　輸入感染症 A to Z』だったはずなんだけどな…….

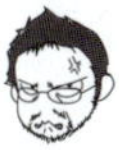

バカヤロウ！　輸入感染症を診るってことは，輸入感染症以外も診るってことなんだよ！

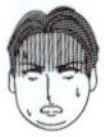

先生，意味がわかりません（白目）！

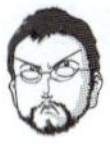

いいから，甲状腺エコーとテクネシウムシンチグラフィの結果を示すぞ！ 図Z-3 図Z-4

甲状腺エコーで低エコー領域……テクネシウムシンチグラフィで甲状腺への取り込み低下……つまり……つまりどういうことだってばよ？

えっ……もうここで診断なんだけど…….

……わかりませんッ！

諦め早ッ！　仕方ない……バセドー病や橋本病で陽性となる各種抗体が陰性で，甲状腺超音波検査で疼痛部に一致した低エコー域があり，T4 高値・TSH 低値，CRP の上昇があることから亜急性甲状腺炎が最も考えられる[3]．このまま数週経過観察して自然に良くなるようであれば亜急性甲状腺炎と診断して良いということになるだろう．

亜急性甲状腺炎か……紙一重だな…….

外来でフォローアップとしたところ，自然に解熱傾向となり 8 週後のフォローアップの時点で測定した Free T3, Free T4, TSH は正常化していた．

FINAL 最終診断 DIAGNOSIS　疾患名　亜急性甲状腺炎

上村よ……この症例で言いたかったことは，海外渡航歴があっても輸入感染症とは限らないということだ！

確かに渡航歴があるとそっちに気がいって輸入感染症ばかりが鑑別に挙がっちゃいますね．気をつけなければ…….

ポイント　**渡航後であっても輸入感染症とは限らない！**

というわけでまだ上村には輸入感染症マスターの資格は時期尚早だったようだな…….

ちょい待ち！　ほぼ紙一重だったでしょ！　泣きのもう一回戦おなしゃす！

JCOPY 498-02123

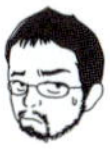
えっ．

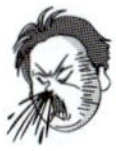
だって輸入感染症マスターの試験で輸入感染症じゃないって納得いかないッス！　泣きのもう一回戦おなしゃす！

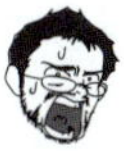
おまえホントに自分勝手だよな．仕方ない，もう一症例だけ提示してやろう．

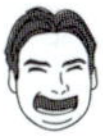
シャラーッ！　バッチコーイ！

CASE 02:

特に既往のない20代の日本人女性が発熱を主訴に受診した．9月12日に39℃の発熱があり近医受診し感冒と診断され，塩酸セフカペンピボキシル（CFPN-PI，すなわちDU），ロキソプロフェンを処方された．CFPN-PI 100 mg×3/日を3日間内服して解熱したという．その後も9月24日，10月4日にも同様の発熱エピソードがあり，CFPN-PIをそれぞれ2回，1回飲んで解熱した．患者本人は「明らかに毎回抗菌薬を飲むと熱が下がる」と自覚している．熱が出ているときには下肢全体が痛くて重い感じがするという．本日10月15日にも発熱が出現したため感染症が心配になり受診した．

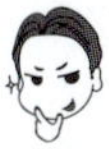
発熱以外に症状がない……これすなわち輸入感染症の典型的症状ッ！

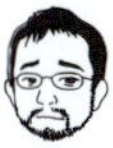
1例目と同様，輸入感染症とは限らないからな．

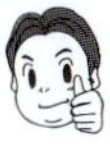
そうですね，一応感染性心内膜炎，腎盂腎炎，肝膿瘍とかも鑑別としては考えられますかね．

その通り.

しかし，この患者さんは症状そのものは発熱しかないみたいですけど，発熱のパターンが特徴的ですね……発熱を何度も繰り返してて……毎回抗菌薬を 1～3 日間と中途半端な期間しか飲んでないから，再発を繰り返しているのかな.

その可能性はあるだろうな．あるいは毎回別々の発熱疾患に罹患しているという可能性も，もしかしたらあるかもしれない．まあ基礎疾患のない若い女性が，突然そんなにいろんな病気にかかるなんてことは考えにくいけどな.

なるほど……ご本人は抗菌薬を飲むと熱が早く下がると感じているようですが，細菌感染症なんでしょうか？

患者の解釈モデルは時として大きなヒントになるからな．鵜呑みにしちゃいけないけど，参考にするのは良いだろう.

既往歴はアレルギー性鼻炎がある．タバコは 20 歳から 1 日 3 本程度吸っており，アルコールは機会飲酒のみである．現在は大学生で就職活動が忙しいらしい．現在は交際相手はおらず，最後の性交渉は 1 年以上前である．妊娠・出産歴もない.

特にこれと言って問題はなさそうですね……．海外渡航歴はどうなんでしょうかね.

聞きたいか.

聞きたいです！

どうしても聞きたいか.

いいから早く教えてください！

9月1日から8日までウズベキスタンに渡航歴があった．リシタンという地方都市の日本語学校でボランティアをしていたという．現地の家庭にホームステイをして，食事も家庭料理を主に食べていたという．水はペットボトルに入ったものだけを飲んでいた．生野菜は何度か食べたという．渡航に際してトラベラーズワクチンは接種していない．マラリアの予防内服もしていない．滞在の2日目の昼間にダニに噛まれた痕があることに気づいたという．

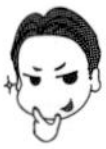
ウズベキスタンということは旧ソビエト連邦から独立した国ですね．

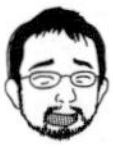
うむ．通はウズベクって言うんだぞ．

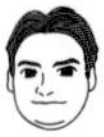
どうでもいい情報はやめてください！……周期的に発熱を起こす輸入感染症というと，三日熱マラリアや四日熱マラリアを想起しますが，この患者さんの発熱はちょっと周期が長すぎるように思いますね．っていうか，そもそもウズベキスタンではマラリアに感染する危険はあるのかな？　ちょっと調べてみますね．えーと……fit for travel（http://www.fitfortravel.nhs.uk）のウズベクのマラリア・マップではウズベク全域でマラリアのリスクは低いとされていますね．CDCのイエローブックでもマラリアについての記載はありません．PubMedで，ウズベクでは近年三日熱マラリアが年間数例程度報告されているという報告を見つけました．どちらにしても，ウズベクではマラリアのリスクは高くはないようです．

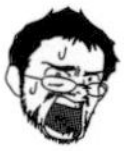
どうでもいいと言いつつ，おまえもウズベクって使ってるじゃないか！で，マラリアのリスクは高くないみたいだな．他にはどんな感染症のリスクがあるだろうか．

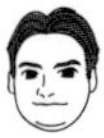
デング熱も多くはないようです．罹りうる感染症としてはポリオ，炭疽，ペスト，ダニ脳症，結核，ジフテリア，破傷風，腸チフス，狂犬病，A型肝炎，B型肝炎，インフルエンザ，HIV感染症，麻疹，ブルセラ症などがあるようです．この中で臨床像が合致するのは腸チフス，ブルセラ症，A型・B型肝炎などでしょうか．でも周期的な発熱パターンが説明できそうなのは，腸

チフスとブルセラ症くらいですかね．あるいは抗菌薬の影響で再発を繰り返しているのかもしれないですね．

バイタルサインは体温 39.8℃，血圧 112/70 mmHg，脈拍数 90/ 分，呼吸数 14/ 分．意識は清明（GCS E4V5M6）で，身体所見では右大腿内側に痂皮を認めた以外には特記すべき異常所見を認めなかった．血液検査所見では，WBC 7,290/μL，Hb 11.3 g/dL，Hct 32.7 %，Plt 15.8×10^4/μL，CRP 19.5 mg/dL，AST 26 IU/L，ALT 69 IU/L であった．

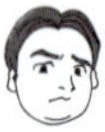
なんとも言えない身体所見と血液検査結果ですね．血小板が下がってないのでマラリアの尤度は少し下がるくらいかな．でもいずれにしてもマラリアの除外は必要だなあ……とりあえずここまでのプロブレムリストを整理してみます．

ウズベキスタン渡航後の繰り返す発熱（10～12 日間隔の発熱周期で 4 回の発熱エピソード）
  # 下肢全体の関節痛・筋肉痛
  # CFPN-PI 内服後に解熱していると患者本人は実感している
ダニと思われる虫刺痕
肝機能障害

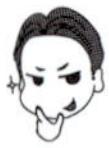
こんな感じでしょうか． 鑑別診断としては，

輸入感染症
  # マラリア
  # 腸チフス
  # ブルセラ症
非輸入感染症
  # インフルエンザ

感染性心内膜炎

を挙げたいと思います.

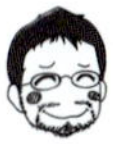
輸入感染症だけでなく，帰国後に国内で感染した可能性を考えて非輸入感染症も挙げたのは素晴らしいッ！　非感染症としては何か鑑別があるだろうか.

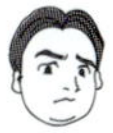
うーん……ちょっと思いつかないです.

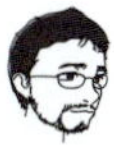
自己炎症症候群でこのような周期性発熱を呈する可能性はあるかもしれないな. 発症年齢としてはやや遅いけど，家族性地中海熱やTNF受容体関連周期性症候群の臨床像としては大きく矛盾はしないかもしれない. ただ発熱周期がちょっと合わないかな……これだけ短い間隔で発熱を繰り返す周期性発熱症候群はないんじゃないか. まあこの辺の疾患は致死的なものではないし，遺伝子を調べて診断することになるから優先順位としては下がる，ということでいいだろう.

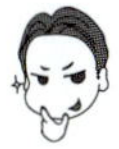
ほんほん……ではマラリアの迅速検査，腸チフス，ブルセラ症，感染性心内膜炎の診断のために血液培養，インフルエンザの迅速検査をまずは行いたいと思います.

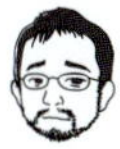
うむ. では結果を示すぞ.

マラリアとインフルエンザの迅速検査は陰性であった. 血液培養を2セット採取した.

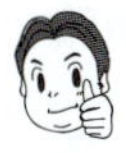
マラリアは迅速検査が陰性でしたが，ギムザ染色も確認したいと思います.

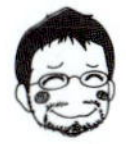
上村……ようやく迅速検査とギムザ染色の両方を確認するクセが身についたな……オレは嬉しいぞッ！

図Z-5 本症例の末梢血ギムザ染色像

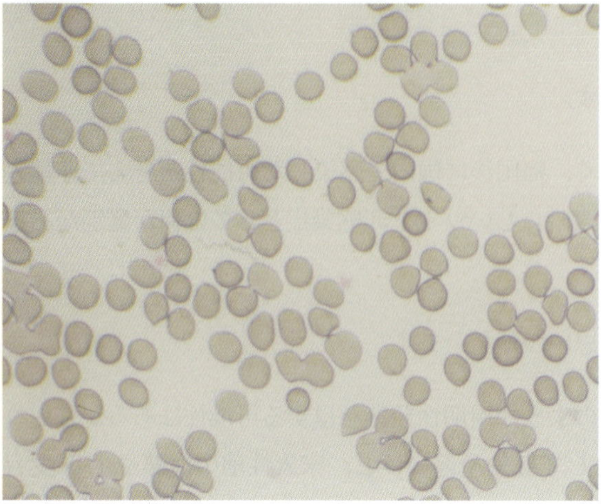

はい，コスモが目覚めてセブンセンシズが覚醒しました！

じゃあギムザ染色をしてみよう．

15分後…… 図Z-5

先生，なぜかキモいのがいません！　ノンキモスです！

うん……そうだな．マラリア原虫はいないようだな．

これは……マラリアのときに学んだ「ギムザ染色は3回繰り返せ」ってヤツでは……．幸い患者さんはまずまず元気そうなので，血液培養の結果を待って，外来フォローということにしたいと思います．そして非熱帯熱マラリアを考慮して，連日3回ギムザ染色を行います！

では経過を紹介しよう．

JCOPY 498-02123

2回目，3回目のギムザ染色もマラリア原虫は認められず，1週間後も血液培養も陰性であった．今回は抗菌薬を飲まないように指導していたが，3日ほど発熱が続いたあと，自然に解熱したという．

しかし，前回の発熱からちょうど12日後に5回目のエピソードとなる発熱が出現し，再び当院を受診した．

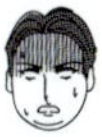
身体所見も血液検査所見もやっぱり前回の発熱のときと同じでパッとしませんね．手詰まりだ……困ったな…….

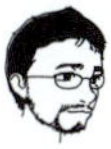
もう一度基本的なところに立ち返ってみたらどうだ．

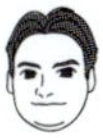
基本的なところ……まずこの患者さんは9月1日から8日までウズベキスタンに渡航していて，9月12日に最初の発熱エピソードが出現しているから，全て同一の原因と考えれば潜伏期は4～11日ということになるから比較的潜伏期の短い感染症ということになります．曝露歴を振り返ってみると……ダニ曝露があったから，そこから鑑別を絞ってみようかな……ダニ曝露で起こる輸入感染症だと……ボレリア感染症，リケッチア症，クリミア・コンゴ出血熱，Q熱，野兎病，ダニ脳炎，エーリキア症，と教科書にはあるな．

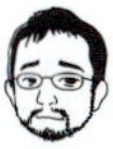
この中で臨床像が近いのはどれかな？

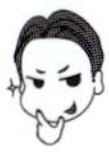
ボレリア感染症の中に回帰熱ってありますね．なんかいかにも熱が繰り返しそうな病名だと思います．別名smear-negative malariaって書いてますからますますそれっぽいッス．

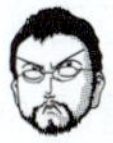
ムムッ！

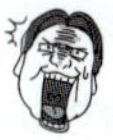
回帰熱の潜伏期は5～10日ということだから，この症例にも合致するな……あッ！　PubMedでもウズベキスタンから帰国後に回帰熱と診断されたフランスの症例報告を見つけました！……回帰熱の診断はギムザ染色でできると書いてるな……よし，前回のギムザ染色をもう一度見せてください！

……なんか縮れ毛っぽいのがいます！　まさか染色するときに僕の陰毛が紛れ込んだとか……？

図Z-6　本症例の末梢血ギムザ染色像（拡大）

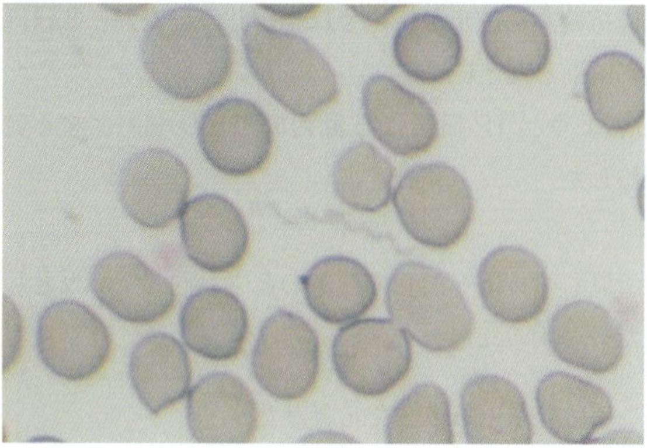

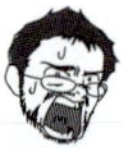
落ち着け，上村！　スケール的にありえないだろ！

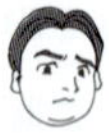
ということは……これがスピロヘータということですか.

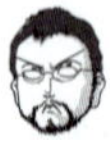
では診断を答えてもらおうか.

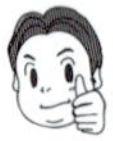
回帰熱です！

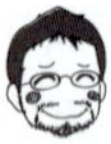
うむ！　見事だッ！

本症例はダニ媒介性回帰熱としてミノサイクリン 100 mg 1 日 2 回で治療を開始した. 治療開始後 2 日目には解熱し，5 日目に退院となった. 合計 10 日間ミノサイクリンを内服し治療を終了したが，その後発熱は出現しなかった. 国立感染症研究所に PCR 検査を依頼したところ，系統解析の結果菌種は *Borrelia persica* と同定された.

最終診断 FINAL DIAGNOSIS 疾患名 ダニ媒介性回帰熱（*Borrelia persica*）

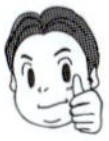
回帰熱とはこれまたマニアックな……でも勉強になりました．

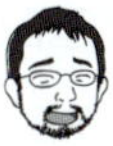
この症例は私が奈良市で一人感染症医をしていたときに診断した症例で，私が輸入感染症の世界に飛び込むきっかけになった思い出深い 1 例だ[4]．弟子のおまえに診断してもらって感無量だ．

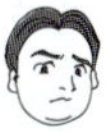
いや，別に弟子ってわけでは…….

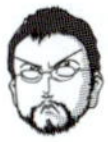
ちなみに輸入回帰熱というのは非常にレアであり，これまでにも世界中で 20 例に満たない程度の報告しかない．

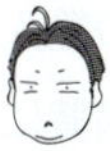
（この人，ヒトの話聞いてないな……）．

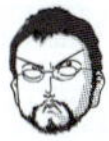
ちなみに私は NCGM に来てからもう 1 例回帰熱を診断しているが，これは決して捏造ではないぞッ！[5]

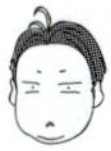
はいはい…….

回帰熱はスピロヘータの一種であるボレリア属細菌による感染症であり，軟ダニと呼ばれる *Ornithodoros* 属ダニにより媒介されるダニ媒介性の *Borrelia turicatae*, *B. duttonii* など，およびシラミ媒介性の *B. recurrentis* が病原体として知られており，地域によってその分布が異なります[6]．回帰熱はボレリアによる菌血症による発熱期と，体内臓器中に潜伏した状態である無熱期を繰り返すことによって周期性の発熱を呈することを特徴とします．潜伏期は 5～10 日と比較的短く，頭痛，関節痛，筋肉痛，嘔気などの非特異的症状を伴う突然の発熱で発症します．回帰熱においても「輸入感染症はフォーカス不明の発熱を呈することが多い」の定理は成り立つのです．発熱期は 1～3 日間続き，その次の発熱期までの間の無熱期は 4～14 日間です．

ダニ刺傷による痂皮がみられるのは回帰熱症例の25%以下であり，痂皮がないからといって回帰熱を除外することはできません．したがって，流行地から帰国した後に周期性の発熱を呈する患者では回帰熱を考えておく必要があります．もちろん稀な感染症ですので，1回目の発熱でいきなり回帰熱を考える必要はないと思います．診断は発熱期に採取した末梢血のギムザ染色でスピロヘータを同定することですが，ボレリアの菌種同定のためには鞭毛抗原遺伝子（flaB）や回帰熱群ボレリアに特異的なglpQ遺伝子のPCRを行い，塩基配列決定と系統解析を行う必要があります．治療はドキシサイクリン100 mg1日2回を10日間のレジメが一般的ですが，ペニシリンGやセフトリアキソン，クラリスロマイシンなどでも治療可能です．本症例はセフカペンピボキシルを何度か内服しその度に発熱が頓挫していたが，これはおそらくセフカペンピボキシルが回帰熱ボレリアに効いていた（が治癒には至らなかった）ものと考えられます．

先ほども述べたように回帰熱は非常に稀な感染症であり，流行地からの輸入回帰熱の症例は世界中でも報告は少ないと言われていますが，様々な抗菌薬に感受性を示し，数日間の抗菌薬治療で治癒しうること，また病原性の弱い種類の回帰熱ボレリア感染症では，無治療でも自然に治癒することもあり得ることから，これまでも診断されずに見逃された輸入回帰熱の症例があるのではないかと私は思っています．だってそんな稀な感染症なのに，私が日本で2例立て続けに診断するなんてこと，確率的にあり得ないですよね？　きっとどこかで見逃されているのではないかと思っています．時には致死的となる感染症ですし，また抗菌薬で治癒可能な疾患ですので，渡航後に原因不明の周期性発熱を呈する患者では，回帰熱を鑑別診断として挙げるようにしましょう．

C O L U M N ＊ コ ラ ム

日本でも土着回帰熱？

回帰熱というと，輸入感染症だと思われている方が多いと思います．しかし……しかし，なんと日本でも回帰熱に感染することがあるんですッ！

2013 年 に New England Journal of Medicine[1]，Lancet[2]，Annals of Internal Medicine[3]といったメジャージャーナルに，症例報告が次々と掲載されました． こういった超メジャージャーナルに症例報告が載るのは非常に珍しく，よほど重要な症例であったということになります．その掲載された症例報告は，どれも *Borrelia miyamotoi* という回帰熱ボレリアによる感染症のものでした．

Borrelia miyamotoi は北海道の根室に生息する *Ixodes persulcatus*（シュルツェマダニ）から初めて分離された回帰熱スピロヘータであり，*miyamotoi* という名前からおわかりのように，この回帰熱ボレリアは当時旭川医科大学医動物学教室にいらっしゃった宮本健司先生の名前に由来しています． ボレリアはライム病を起こすグループと，回帰熱を起こすグループに分かれます．ライム病グループはカタダニ（hard tick）が媒介し，回帰熱グループはヒメダニ（soft tick）が媒介するのが一般的ですが，*miyamotoi* は回帰熱グループに属しながらもカタダニ hard ticks に媒介されるという特徴があります．ですのでライム病と *Borrelia miyamotoi* 感染症の共感染ということが起こりうるわけです．

この *Borrelia miyamotoi* は元々はヒトに対する病原性はわかっていませんでした．最初に *Borrelia miyamotoi* のヒトにおける感染例に関する報告は，ロシアからでした．46 例の *Borrelia miyamotoi* 感染症が報告されました[4]．この 46 例の臨床症状は発熱，倦怠感，頭痛といった非特異的な症状が主でしたが，ライム病にみられる遊走性紅斑を呈した患者も 9 例ありました（この 9 例はライム病との共感染なのかもしれません）．また，この 46 例のうち 5 例は周期性発熱を呈したと報告されており，*Borrelia miyamotoi* 感染症も“回帰熱”となることが示されています．

では肝心の日本ではどうなのかということですが，実は日本でもこれまでに *Borrelia miyamotoi* 感染症が報告されています．これまでにライム病と診断された 408 例の患者の血清を後ろ向きに PCR をかけまくったところ 2 例の患者の血清から *Borrelia miyamotoi* の遺伝子が検出されています[5]．この2例はいずれも北海道在住の患者で発症のそれぞれ10日，14日前にダニ咬傷歴がありました．どちらも血清診断でライム病と診断されており，ライム病と *Borrelia miyamotoi* 感染症との共感染と考えられます．また北海道ではダニの疫学調査が行われており，シュルツェマダニだけでなく，*Ixodes pavlovskyi* も *Borrelia miyamotoi* を保有していることがわかっています[6]．その後も次々と北海道での感染例が報告されており，年間数例は届け出が出されています．ついに日本でも回帰熱に感染する時代がやってきました……（というか気づいていなかっただけで元々あったのだと思いますが）．*Borrelia miyamotoi* の保有状況についての調査はまだ行われていませんが，シュルツェマダニは北海道や長野県を中心に全国に分布していますし[7]，新潟で感染したと考えられる事例も報告されています．ひとまずは，

①ライム病疑いの患者では血清を採取して *miyamotoi* PCR も同時に依頼する
②シュルツェマダニの生息する地域でのダニ曝露後に ful-like illness を呈した患者で，原因がわからない場合（特に繰り返す発熱を呈する場合）に関しては *miyamotoi* 検査を考慮する

あたりが現実的なアプローチかと思われます．

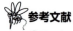

参考文献

❶ Gugliotta JL, Goethert HK, Berardi VP, et al. Meningoencephalitis from Borrelia miyamotoi in an immunocompromised patient. N Engl J Med. 2013; 368: 240–5.
❷ Hovius JW, de Wever B, Sohne M, et al. A case of meningoencephalitis by the relapsing fever spirochaete Borrelia miyamotoi in Europe. Lancet. 2013; 382: 658.
❸ Chowdri HR, Gugliotta JL, Berardi VP, et al. Borrelia miyamotoi infection presenting as human granulocytic anaplasmosis: a case report. Ann Intern Med. 2013; 159: 21–7.
❹ Platonov AE, Karan LS, Kolyasnikova NM, et al. Humans infected with relapsing fever spirochete Borrelia miyamotoi, Russia. Emerg Infect Dis. 2011; 17: 1816.
❺ Sato K, Takano A, Konnai S, et al. Human infections with Borrelia miyamotoi, Japan. Emerg Infect Dis. 2014; 20: 1391.
❻ Takano A, Toyomane K, Konnai S, et al. Tick surveillance for relapsing fever spirochete Borrelia miyamotoi in Hokkaido, Japan. PLoS One. 2014; 9: e104532.
❼ Fournier P-E, Fujita H, Takada N, et al. Genetic identification of Rickettsiae isolated from ticks in Japan. J Clin Microbiol. 2002; 40: 2176–81.

COLUMN ＊ コラム

日本海に浮かぶ無人島にまだ誰も罹ったことのない回帰熱ボレリアが……？

日本に潜んでいる回帰熱ボレリアは *miyamotoi* だけではありません！

皆さんは沓島という無人島をご存知でしょうか？

沓島は舞鶴市の沖合い，若狭湾に浮かぶ無人島で，冠島とともに京都府指定冠島沓島鳥獣保護区（集団繁殖地）に指定されている島です． ウミネコやヒメクロウミツバメといった海鳥が繁殖しており，海鳥の繁殖保護のため原則として上陸が禁止されています．禁止されていることは知りつつも，私はどうしても沓島に上陸したいと思っていました……． なぜ私が沓島に執着するのか． それは，一つは名前が「くつ」だから． そしてもう一つは，そこに回帰熱ボレリアがいるからであります． 沓島は太古より舞鶴の地域の人々の信仰の対象であり，不可侵の土地であったとのことですが，ここに足を踏み入れた者は原因不明の熱病に襲われていたとのことです． そんな幻の地，沓島の回帰熱に関する報告をご存知でしょうか．これまでに全く知られていない新種の回帰熱が沓島のダニから分離されたという，2009 年の Emerging Infectious Dieseases に掲載された衝撃的な報告です❶． この日本に，世界中のまだ誰も罹患したことのない種類

図Z-7 沓島でゲットしたダニ *Carios* sp.

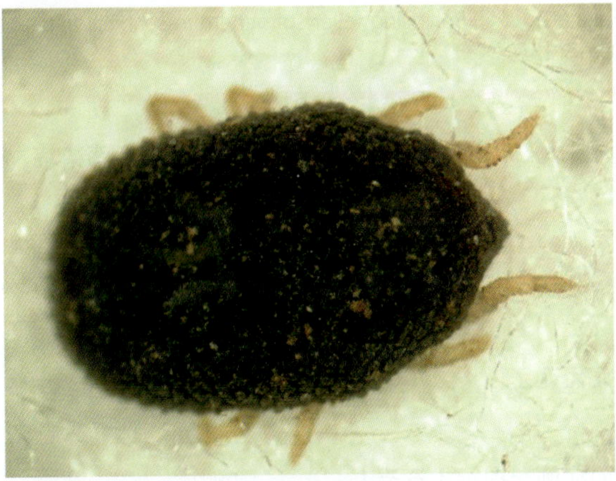

（写真提供：国立感染症研究所 川端寛樹先生）

の回帰熱が存在する…….それも，人類が足を踏み入れることのできない無人島で．心震える話ではないでしょうか．ロマン溢れる話ではないでしょうか．

まだヒトの感染例は正式には報告されておらず（もしかしたら沓島で伝承されている謎の熱病が回帰熱なのかもしれませんが），少なくとも回帰熱ボレリアを持ったダニが存在することは間違いないようです．私がこの話を初めて川端先生から伺ったのは2014年の2月5日，川端先生にNCGMにお越しいただき回帰熱のご講演をしていただいたときでした．その話を聞き，何としてでも沓島に行きたいと思いました．しかし，上陸が禁止されている島であり，一般市民がおいそれと入れる場所ではありません．ここはやはり回帰熱ボレリアの権威，国立感染症研究所細菌第一部第4室長，川端寛樹先生にお供するしかないッ！

というわけで，川端先生が京都府から許可を得て沓島に上陸するという話を聞きつけ，2014年9月23日に行ってまいりました．船をチャーターし沓島に上陸した我々は，断崖絶壁をよじ登り，死の危険を感じつつダニを採取しました．このときの模様はブログID Conference「ダニーズ，約束の地へ」の回に詳しく書かれています．結論から言いますと，ダニはゲットしたものの新種の回帰熱には誰も罹りませんでした．回帰熱になってみたかった…….次また沓島に行けるのはいつの日になるのか……ダニーズ戸山支部の冒険は続くのであります．

参考文献

❶Takano A, Muto M, Sakata A, et al. Relapsing fever spirochete in seabird tick, Japan. Emerg Infect Dis. 2009; 15: 1528.

というわけで，免許皆伝ですな……これで晴れて私も輸入感染症マスター…….

いやいやいや，まだだろ．だってこれで1勝1敗だし．あと1戦だろ．

えええええええええええええ！　ズルい！　インチキだ！

うるさいッ！　次の症例を提示するぞ！

JCOPY 498-02123

CASE 03:

40代の日本人女性が発熱を主訴に受診した．
来院の1週間前に悪寒を伴う発熱が出現した．その後，仕事を継続していたが倦怠感と発熱は続いていた．来院の2日前に近医を受診し，インフルエンザ迅速検査が行われたが陰性であった．アモキシシリン，トラネキサム酸，カロナール400 mgが処方されたがその後も改善しないため，当院を受診した．

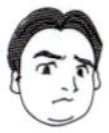
1週間続く発熱ですか……でも逆に1週間続いても仕事が続けられるくらいは元気だったってことですよね．熱帯熱マラリアだったら7日間も続いたら死んじゃいますもんね．

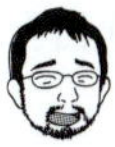
だいぶアセスメントが様になってきたな．

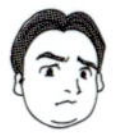
アモキシシリンは無効のように見える経過ですね．ウイルス感染症なのか，アモキシシリンではカバーされない細菌感染症なのか，あるいは原虫感染症……？

現在治療中の疾患は特にないが，昨年扁桃腺摘出術，2年前に蓄膿症のため手術をしている．内服薬は前医に処方された薬剤のみである．タバコは3年前まで10～15本/日吸っていたが現在は吸っていない．お酒は焼酎をグラスで3杯/日飲む．薬剤や食べ物のアレルギーはない．

既往歴や社会歴は特に問題なさそうですね……っていうかもったいぶってないで早く海外渡航歴を教えてください．

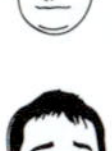
おっ，上村，よく海外渡航歴があるってわかったな．おまえさては超能力者か？

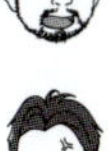
この本の最終試験で海外渡航歴がない症例が出るわけないでしょ！　早く教えてくださいッ！

まあまあそう焦りなさんな……これが直近の海外渡航歴だ.

発熱する９日前から４日前まで南アフリカのクルーガー国立公園に観光目的で滞在し，現地でサファリやゲームドライブを行った.

南アフリカか……これまでの症例では出てきてない国だな……確かアフリカだけどマラリアのリスクはほとんどなかったはず…….

その通りだ. 南アフリカでは，モザンビークとジンバブエとの国境地域を除いてマラリアのリスクはない. ただ，クルーガー国立公園はそのジンバブエとの国境付近だけどな.

くッ……マラリアは渡航地からは除外できないということか……でも発熱９日前から４日前まで滞在していたということは潜伏期は 4～9 日ということ. つまり潜伏期的にはマラリアはほぼないッ！

やるな（ニヤリ).

あとは曝露歴……現地での食事内容，宿泊施設，蚊やダニの曝露，渡航前のワクチン接種歴，性交渉歴を聞きたいですッ！

よかろう.

渡航前のワクチン接種やマラリア予防薬の処方はない. 現地ではレストランでのみ食事を摂り屋台などでは食べていない. 宿泊は三ツ星ホテルでエアコンの効いた部屋で窓は閉め切っていたという. 外出時には虫よけの使用はなく，クルーガー国立公園では蚊にもダニにも刺されたことを覚えている. 現地での性交渉はない.

フムフム……曝露歴の中でリスクがありそうなのは蚊とダニですね.

図Z-8 本症例の左右足背にみられた複数の痂皮

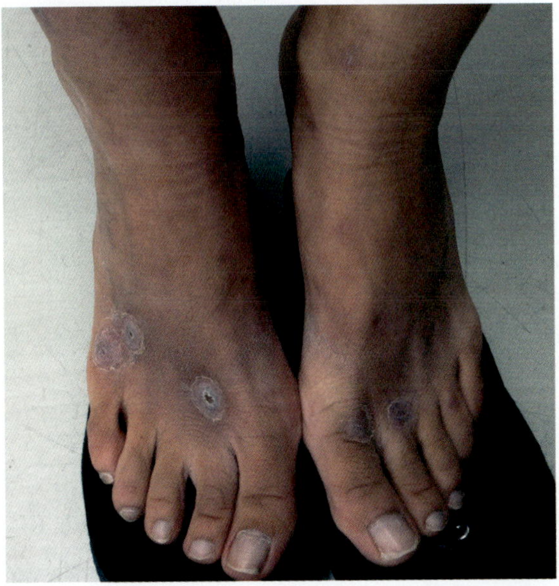

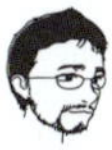
だからといって食事による感染症の可能性が全くなくなったわけではないぞ.

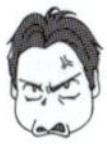
わかってますよ！　ちょっと集中したいんで余計なこと言わないでください.

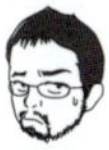
なんだよ……じゃあ身体所見な.

バイタルサインは体温 36.7℃, 血圧 138/88 mmHg, 脈拍数 62/ 分 , 呼吸数 17/ 分 SpO_2 98% (RA). 見た目からは重症感はなく, 意識もはっきりとしている. 左鼠径リンパ節腫脹と圧痛を認める. また左右の足背に複数の痂皮を認めた 図Z-8 . この痂皮以外には皮膚所見に異常はみられなかった.

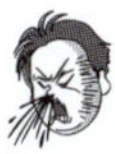
ギョエーーーーーーー！!!　痂皮がめっちゃたくさんある！　こんなの初めて見ました！

表Z-1

WBC	5,640/μL	TP	7.7 mg/dL
NEU	68%	Alb	4.6 mg/dL
LYM	20%	T-bil	0.4 mg/dL
EOSINO	3%	AST	47 U/L
Hb	16.6 g/dL	ALT	45 U/L
Plt	24.1×10^4/μL	LDH	247 U/L
BUN	9 mg/dL	ALP	348 U/L
Cre	0.79 mg/dL	γGTP	52 U/L
Na	142 mEq/L	CK	100 U/L
K	4.0 mEq/L	CRP	1.89 mg/dL

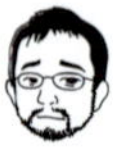
どうだ，すごいだろう．

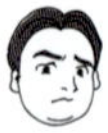
痂皮があるってことはリケッチア症……？　でもリケッチア症にしては紅斑がないな……．

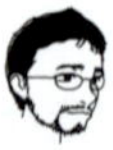
じゃあ血液検査を示すぞ 表Z-1 ．

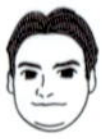
肝酵素上昇と，CRP がちょっと上がってますね．

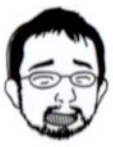
ではここまでの情報から診断を答えてもらおうか．

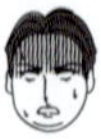
えー！　情報これだけですか．

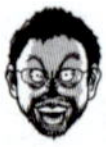
さあ，答えてみろッ！

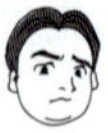
うーん……じゃあまたプロブレムリストを整理して鑑別診断を考えてみるか……．

〈プロブレムリスト〉

悪寒を伴う 1 週間続く発熱，頭痛，倦怠感（潜伏期 4〜9 日）

複数の痂皮

南アフリカでの蚊やダニの曝露
肝酵素上昇

〈鑑別診断〉
リケッチア症
デング熱，チクングニア熱
レプトスピラ症
〈プラン〉
• デング熱迅速検査（→デング熱）
• リケッチア症の抗体検査（→リケッチア症）
• MAT 法（→レプトスピラ症）

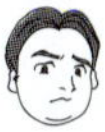
こんなところかなあ……まあでも発症から 1 週間の時点で白血球減少も血小板減少もないし，デング熱はちょっと違うかなあ．レプトスピラ症も淡水曝露がないし，眼球結膜充血もないし違うっぽいなあ…….

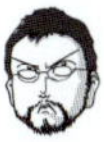
診断は一つだけ答えるべしッ！

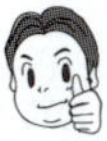
えーと……じゃあリケッチア症で！

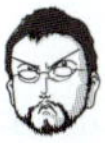
……もう一声ッ！

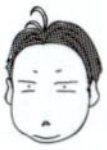
……え？

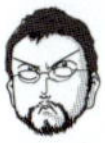
リケッチア症っていろんな種類の感染症の総称だろうがッ！　specific な疾患名を答えよッ！

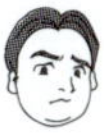
えー……．この地域のリケッチア症ってなんだったかなあ……．確かアフリカ南部で流行ってる紅斑熱群リケッチアがあったよなあ……つーかそのままアフリカ紅斑熱だったような…….

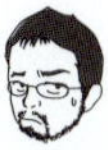
ムムッ．

アフリカ紅斑熱……アフリカ紅斑熱でおなしゃす！！

…………………………………………….

…………………………………………….

正解だッ！

ひゃっほーーーーーーーーーーーい！　ひゃっほーーーーーーーーーーーい！

輸入感染症マスターの称号を与えよう……よくぞここまで成長したな……（泣）.

いえ，これも全て僕自身の才能のおかげです.

え……いや，でもほら，おまえ１人だけだとさすがに難しかったんじゃないかな……？

そうですね……僕を生んでくれた両親に感謝したいと思います.

うん，そうだな．両親には感謝しないとな．あとほら，忘れてる人がいるだろ.

やっぱり高校のときの担任の先生ですね．あのときの担任の先生の励ましがなかったら今の自分はいなかったわけですから.

そうだよな．うんうん．でもほら，最後に一番お世話になった人がいるだろ……？

他にいたかな……あ，佐村河内守ですか？

オレは出てこないのかよ！　オレの順番は佐村河内守より下かよ！！

冗談ですよ．先生のご指導のおかげの部分もなきにしもあらずです.

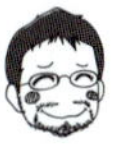
うむ，うむ（泣）.

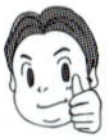
でもやっぱり感染症って面白いですね．改めて感染症を専門に選んで良かったと思います．もっといろんな感染症を知りたいですね．

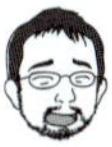
そうだな．今回はNCGMで診断した輸入感染症の症例を中心に学んだが，まだまだ日本国内には他にも面白い症例があるかもしれないな…….

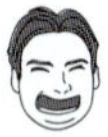
そのうち，全国巡りなんかしちゃっても面白いかもしれませんね.

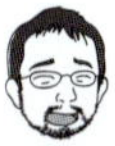
あ，それいいな．今度ヒマを見つけて全国巡りしようぜ.

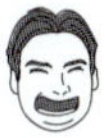
じゃあ次は『上村が斬るッ！　日本全国感染症巡りの旅』ですね！

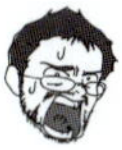
なんでおまえが主役なんだよッ！

『日本全国 感染症ケースカンファレンス道場破り』（「J-IDEO」に連載中）に続く

まだまだ２人の物語は続きますが，それはそれとして輸入感染症としてのリケッチア症についてまとめておきます.

日本国内ではツツガムシ病と日本紅斑熱が主なリケッチア症ですが，世界各地には様々なリケッチア症が流行しています 図Z-9 .

またリケッチア症の疫学は目まぐるしく変化しており，これまでアジアにしかいないと考えられていた *Orientia tsutsugamushi* のヒト感染例が報告される[8]など日々変化しています．この図に載っているリケッチア以外にも *R. heilongjiangensis*（極東紅斑熱）を始めとした様々なリケッチアが分布しています．アジア帰国後のリケッチア症ではツツガムシ病がマラリア，デング熱，チクングニア熱，腸チフス，レプトスピラ症などと並んで重要な鑑別疾患となります.

これらの臨床的特徴をまとめると 表Z-2 のようになります.

図Z-9 世界各地のリケッチア症

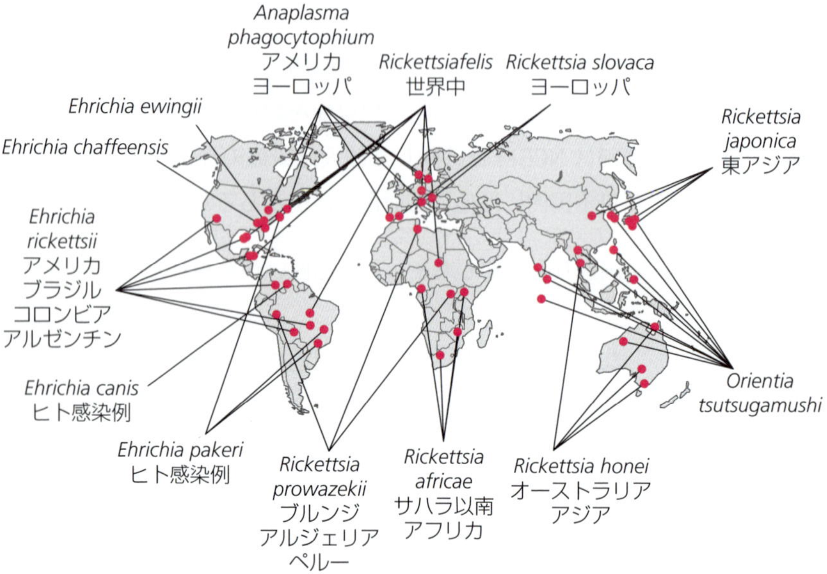

Anaplasma phagocytophium
アメリカ
ヨーロッパ
Rickettsiafelis
世界中
Rickettsia slovaca
ヨーロッパ
Ehrichia ewingii
Ehrichia chaffeensis
Rickettsia japonica
東アジア
Ehrichia rickettsii
アメリカ
ブラジル
コロンビア
アルゼンチン
Ehrichia canis
ヒト感染例
Ehrichia pakeri
ヒト感染例
Rickettsia prowazekii
ブルンジ
アルジェリア
ペルー
Rickettsia africae
サハラ以南
アフリカ
Rickettsia honei
オーストラリア
アジア
Orientia tsutsugamushi

(Walker DH. Clin Infect Dis. 2007; 45: S39-44 より)[7]

表Z-2 各リケッチア症の臨床的特徴

		紅斑熱群				発疹チフス群	
	ツツガムシ病	日本紅斑熱	ロッキー山紅斑熱	地中海紅斑熱	アフリカ紅斑熱	発疹熱	発疹チフス
発熱	○	○	○	○	○	○	○
発疹	○	○	○	○	△	△	△
刺し口	○	○	極めて稀	○	複数	×	×
分布	アジア・オセアニア	日本	米大陸	地中海沿岸	サハラ以南アフリカ大陸	世界中（温帯・熱帯沿岸地域）	世界中（現在極めて稀）
ベクター	ツツガムシ	マダニ	マダニ	マダニ	マダニ	ノミ	シラミ
リンパ節腫脹	○	稀	×	稀	○		
血小板減少	○	○	○ (DIC 稀)	○	報告なし	△	△
致死率	0.5%	0.9%	0.4%	2.5%	0%	1%	4～60%
					集団感染		神経症状，潜伏感染

(国立感染症研究所．安藤秀二先生のご厚意による)

本症例はアフリカ紅斑熱の症例でしたが，リケッチア症に特徴的な皮疹が少なく，また痂皮が複数みられることが多いのが特徴的です．同じリケッチア症でも微妙な臨床像の違いや重症度が違うことは非常に興味深い点です．

診断は痂皮や全血の PCR 検査でリケッチアの遺伝子を検出するか，抗体検査での診断となります．痂皮がある場合にはこれを生検して PCR を行うことが望ましいです．抗体検査を行う際は，必ずペア血清を提出する必要がある点には注意が必要です（初診時には抗体陰性のことが多々あります）．

治療はテトラサイクリン系抗菌薬を使用しますが，リケッチア症が疑われた際には確定診断を待たずに抗菌薬を開始することが重要です．個人的にはアフリカ紅斑熱は非常にマイルドな感染症ですので待つことは可能だと思いますが，患者さんの状態を見て判断しましょう．

参考文献

❶Urech K, Neumayr A, Blum J. Sleeping sickness in travelers-do they really sleep? PLoS Negl Trop Dis. 2011; 5: e1358.

❷To F. Fever of unknown origin: a clinical approach. UBC Medical Journal. 2013; 4（2）.

❸Nishihara E, Ohye H, Amino N, et al. Clinical characteristics of 852 patients with subacute thyroiditis before treatment. Intern Med. 2008; 47: 725-9.

❹Kutsuna S, Kawabata H, Kasahara K, et al. The first case of imported relapsing fever in Japan. Am J Trop Med Hyg. 2013; 89: 460-1.

❺忽那賢志，川端寛樹，志賀尚子，他．日本人 2 例目となる回帰熱症例．感染症学雑誌. 2014; 88: 713-4.

❻Parola P, Raoult D. Ticks and tickborne bacterial diseases in humans: an emerging infectious threat. Clinical Infect Dis. 2001; 32: 897-928.

❼Walker DH. Rickettsiae and rickettsial infection: the current state of knowledge. Clin Infect Dis. 2007; 45（Supplement. 1）: S39-S44.

❽Weitzel T. Dittrich S, López J, et al. Endemic scrub typhus in South America. N Engl J Med. 2016; 375: 954-61.

輸入感染症早見表

疾患名 （病原体）	潜伏期	流行地域	ベクター/ 曝露	診断	治療
鳥インフルエンザ（H5N1）	2～8日	東南アジア 東アジア	家禽	RT-PCR	オセルタミビル，ペラミビル，ザナミビル
鳥インフルエンザ（H7N9）	3～7日	中国	家禽	RT-PCR	オセルタミビル，ペラミビル，ザナミビル
MERS-CoV	2～14日	アラビア半島	感染者 ヒトコブラクダ	RT-PCR	支持療法
黄熱	3～8日	南米， アフリカ	ヤブカ（ジャングルでは *haemagogus* と *sabethes*）	RT-PCR， IgM ELISA	支持療法
デング熱	4～7日	熱帯・亜熱帯	ヤブカ	NS1, IgM, IgG, RT-PCR	支持療法
日本脳炎	5～15日	アジア，西大西洋，アフリカ（?）	イエカ	IgM ELISA	支持療法
リフトバレー熱	2～6日	アフリカ， アラビア半島	蚊（地域によって媒介蚊が異なる），感染動物	RT-PCR，IgM，ELISA	支持療法
狂犬病	20～60日（通常4週以上，ときに数ヶ月・数年）	世界中	動物咬傷	唾液： ウイルス分離，RT-PCR 血清・髄液： RFFIT 皮膚生検： RT-PCR，免疫蛍光抗体染色	支持療法
チクングニア熱	3～7日	熱帯・ 亜熱帯	ヤブカ	IgM, IgG, RT-PCR	支持療法

疾患名（病原体）	潜伏期	流行地域	ベクター/曝露	診断	治療
エボラウイルス病	2〜21日	西アフリカ，中央アフリカ	感染者動物（オオコウモリなど）	RT-PCR	支持療法
マールブルグ病	3〜9日	中央アフリカ	感染者動物	RT-PCR	支持療法
ラッサ熱	6〜21日	ナイジェリア〜西アフリカ	感染者動物（げっ歯類）	RT-PCR	リバビリン
クリミア・コンゴ出血熱	1〜9日（ダニ） 3〜13日（感染動物やヒト）	南ヨーロッパ，アフリカ中東地域，中国北西部	カタダニ 感染したヒトや動物	RT-PCR	支持療法
南米出血熱	7〜14日	南米	感染者 動物（げっ歯類）	RT-PCR	支持療法
ジカウイルス感染症	2〜14日	熱帯・亜熱帯	ヤブカ	IgM, IgG, RT-PCR	支持療法
麻しん	7〜21日	世界中	ヒトからの接触感染，空気感染	IgM, IgG, PCR	支持療法
水痘	10〜21日	世界中	ヒトからの接触感染，空気感染	IgM, IgG, PCR	発症早期や重症例にはアシクロビル
A型肝炎	15〜50日	熱帯・亜熱帯（特に南アジア）	食事，性交渉	抗体検査，PCR	なし
B型肝炎	1〜4ヶ月	世界中	血液曝露，性交渉	HBs抗原，HBc抗原，HBV-DNAなど	慢性肝炎では抗ウイルス剤

疾患名（病原体）	潜伏期	流行地域	ベクター/曝露	診断	治療
E型肝炎	15～60日	熱帯，亜熱帯	食事：国内ではイノシシ，シカ，ブタの生レバーなど	IgM抗体，RT-PCR	支持療法
HIV感染症	2～4週	世界中	性交渉	抗原抗体検査，PCR	抗HIV薬
炭疽	1日（皮膚炭疽） 1～7日（肺炭疽）	アジア，アフリカ	感染動物およびその体液など	培養検査，RT-PCR	長期間の抗菌薬併用療法 抗血清
腸チフス	6～30日	南アジア，東南アジア	糞口感染	培養検査	抗菌薬治療（多剤耐性が多い）
発疹チフス（*Rickettsia prowazekii*）	7～14日	中央アフリカ，アジア，アメリカ大陸	コロモジラミ，ムササビの外部寄生虫，ある種のマダニ	IgM/IgG，ELISA，PCR	DOXY
レプトスピラ症	2～29日	世界中（特に南アジア，東南アジア，南アメリカ）	げっ歯類などの感染動物の尿との接触	IgM/IgG，ELISA，PCR	軽症：DOXY，AZM 重症：PCG，DOXY，CTRX
シラミ媒介性回帰熱（*Borrelia recurrentis*）	4～14日	エチオピア，エリトリア，スーダン	コロモジラミ	末梢血塗抹検査 IgM/IgG，ELISA，PCR	DOXY（JH反応が起こり重症化することがある）
類鼻疽（*Burkholderia pseudomallei*）	1～21日（より長期のことも）	南アジア，東南アジア，オーストラリア北部	土壌や水	培養検査	CAZまたはカルバペネム，その後STによる長期治療

疾患名（病原体）	潜伏期	流行地域	ベクター/曝露	診断	治療
発疹熱（*Rickettsia typhi*）	7～14日	世界中，特に東南アジア	ネズミノミ	IgM/IgG ELISA, PCR	DOXY，クロラムフェニコール
オロヤ熱/カリオン病（*Bartonella bacilliformis, B. rochalimae, and B. ancashensis*）	10～210日	南アメリカ，特にペルー	サシチョウバエ	培養検査	CPFX+CTRX，クロラムフェニコール
ツツガムシ病（*Orientia tsutsugamushi*）	6～20日	アジア，オーストラリア北部	ツツガムシ	IgM/IgG ELISA, PCR	DOXY，AZM
紅斑熱群リケッチア症	2～14日	世界中	大半がマダニ	IgM/IgG ELISA, PCR	DOXY
ペスト（*Yersinia pestis*）	2～6日（腺ペスト），1～3日（肺ペスト）	アフリカ，アジア，南アメリカの辺鄙な地域	ネズミノミ	培養検査	アミノグリコシド（GM，SM），テトラサイクリン，キノロン
肺結核	数ヶ月～数年	世界中	ヒトからの空気感染	喀痰抗酸菌塗抹・抗酸菌培養・PCR	抗結核薬
ブルセラ症	1～4週	中東，アフリカ，アジア，南米など	羊，ラクダなどの生乳摂取，動物との接触	血液培養，抗体検査	抗菌薬治療
東部アフリカ睡眠病（*Trypanosoma brucei rhode siense*）	7～21日	東アフリカ，南アフリカ	ツエツエバエ	血液，リンパ節，潰瘍組織のギムザ染色	スラミン（早期）エフロルニチン+ニフルチモックス（後期），メラルソプロール（後期）

疾患名（病原体）	潜伏期	流行地域	ベクター/曝露	診断	治療
熱帯熱マラリア	7〜30日（大半が10日を超える）	アフリカ，アジア，南米（特にサハラ以南アフリカ）	ハマダラカ	血液のギムザ染色，迅速診断キット	キニーネ注（重症） リアメットなどのACT（非重症）
Knowlesi マラリア	10〜14日	東南アジア，特にボルネオ島	ハマダラカ	血液のギムザ染色	熱帯熱マラリアと同様
住血吸虫症	3〜8週（片山熱）	アジア，アフリカ，南米	淡水曝露	尿や便での虫卵検出，抗体検査	プラジカンテル
赤痢アメーバ症	1〜3週以上	世界中	食事，性交渉	便や膿瘍での虫卵・栄養体検出，PCR，抗体検査	メトロニダゾール，パロモマイシン

代表的な輸入感染症の流行地域，潜伏期，感染経路，診断方法，治療
（Thwaites GE, Day NP. Approach to fever in the returning traveler. N Engl J Med. 2017; 376: 548-60 を参考に作成）

索 引

あ行

さ行

た行

な行

は行

ま行

や行

ら行

わ行

欧文

数字

・著者略歴

忽那賢志

(くつなさとし)

2004年3月　山口大学医学部を平凡な成績で卒業
2004年4月〜　関門医療センターで初期研修医として無難に過ごす
2006年4月〜　山口大学医学部附属病院 先進救急医療センターで医員としてポータブルレントゲン撮影や口腔内洗浄などに従事
2008年10月〜　奈良県立医科大学附属病院 感染症センターで医員として関西の多くのお寺を巡る
2010年4月〜　市立奈良病院 感染症科で医長を勤めながらにして西国三十三ヶ所の寺院を巡るという偉業を達成
2012年4月〜　国立国際医療研究センター 国際感染症センターでフェローとして東京デビュー
2013年10月〜　国立国際医療研究センター 国際感染症センター 医員として現在に至る

日本中のお寺を巡りながら，ダニを収集することを趣味としている．
最も好きなお寺は奈良県の室生寺，最も好きな仏像は滋賀県渡岸寺の十一面観世音菩薩，最も好きな日本庭園は京都府東福寺光明院庭園，最も捕まえたいダニは京都府の無人島・沓島の *Carios* spp. である．

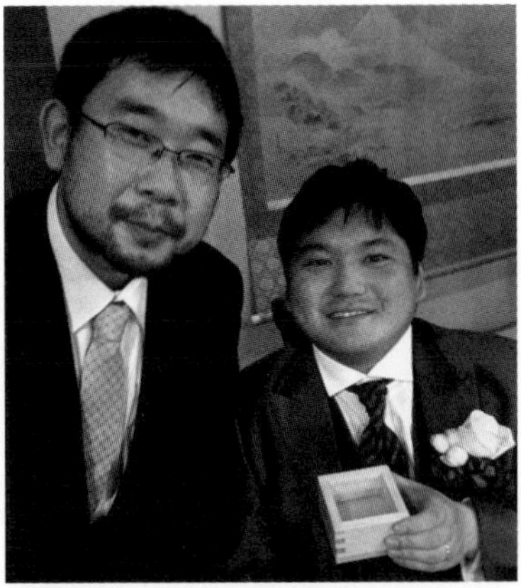

筆者近影（左）．結婚式の上村先生（右）と．

症例から学ぶ
輸入感染症 A to Z ver.2 ©

発　行　2015年4月15日　1版1刷
　　　　2019年4月10日　2版1刷

著　者　忽那賢志

発行者　株式会社　中外医学社
　　　　代表取締役　青木　滋
　　　　〒162-0805　東京都新宿区矢来町62
　　　　電　話　(03) 3268-2701 (代)
　　　　振替口座　00190-1-98814番

印刷・製本/横山印刷㈱　〈HI・HO〉
ISBN978-4-498-02123-5　Printed in Japan